Systemized orthodontic treatment mechanics

系统化正畸治疗技术

Richard P McLaughlin
San Diego,California, USA

John C Bennett
London, UK

Hugo J Trevisi
Presidente Prudente, Brazil

编著

曾祥龙　许天民　　主译

Mosby International 授权
天津科技翻译出版公司出版

著作权合同登记号：图字：02-2001-263

图书在版编目(CIP)数据

系统化正畸治疗技术/(美)麦克劳夫林(McLaughlin, R.P.)等编著；曾祥龙，许天民主译.—天津：天津科技翻译出版有限公司，2002.5(2025.7重印)

书名原文：Systemized Orthodontic Treatment Mechanics

ISBN 7-5433-1496-7

Ⅰ.系… Ⅱ.①麦… ②曾… ③许… Ⅲ.口腔正畸学 Ⅳ.R783.5

中国版本图书馆CIP数据核字（2002）第010731号

. . . .

ISBN 0 7234 3171X

. . . .

授权单位：Mosby International
出　　版：天津科技翻译出版有限公司
地　　址：天津市和平区西康路35号
邮政编码：300051
电　　话：022-87894896
传　　真：022-87893482
网　　址：www.tsttpc.com
印　　刷：山东临沂新华印刷物流集团有限责任公司
发　　行：全国新华书店
版本记录：889mm×1194mm　12开本　28印张　316千字　配图950幅
2002年5月第1版　2025年7月第5次印刷
定价：196.00元

（如发现印装问题，可与出版社调换）

主译 曾祥龙 许天民

译者（以姓氏笔画为序）

许天民　医学博士，北京大学口腔医学院正畸科主任医师、硕士生导师，正畸科常务副主任。

谷　岩　医学博士，北京大学口腔医学院正畸科副主任医师。

李巍然　医学博士，北京大学口腔医学院正畸科副教授、副主任医师，硕士生导师。

周彦恒　医学博士，北京大学口腔医学院正畸科副教授、副主任医师，硕士生导师，正畸科副主任。

贾绮林　医学博士，北京大学口腔医学院正畸科副教授、副主任医师，硕士生导师。

曾祥龙　医学硕士，北京大学口腔医学院正畸科教授、主任医师，博士生导师。

魏　松　医学博士，北京大学口腔医学院正畸科高级讲师、主治医师。

致中国读者

本书出版前数月，作者很高兴与北京大学的同行增进了接触与交往。曾祥龙教授与许天民教授应邀参加了2001年5月在圣地亚哥召开的MBT全球使用者会议。许教授报告了北京大学口腔医学院正畸科在3M Unitek支持下所进行的有关矫治技术，包括尖牙向后结扎效果的研究课题。随后，2001年9月McLaughlin教授应邀访问北京，对200多位正畸医师做了2天的学术演讲。

过去20多年中，本书所推荐的治疗技术一直在西方正畸医师中使用和发展。全弓丝、持续轻力、滑动法已广为接受。托槽设计、托槽定位、弓丝选择和矫治力值的结合，保证了正畸治疗的高质量，并提高了治疗效率。

从MBT开始提出之日起，作者就希望这一治疗方法能具有全球性。因此，我们十分高兴与中国的同行分享这些概念。相信这一方法对于处理工作压力大的临床会十分有效；反过来，通过在大量病例中使用这一技术，很可能产生出进一步改进的新想法，从而推动技术的向前发展。

有鉴于此，作者很高兴并荣幸地向中国同行和朋友们推荐此书，并感谢曾祥龙教授、许天民教授和整个翻译组医师们高效率、高质量的工作。作者期望与中国同行的友谊与合作随岁月俱增。

John C Bennett
Richard P McLaughlin
Hugo J Trevisi

2001年12月

中文版前言

自20世纪80年代末，直丝弓矫治器引入我国正畸临床迄今已10年有余，国内第一本直丝弓矫治器的专著《口腔正畸直丝弓矫治技术》出版已整整8年了。在过去的10多年中，直丝弓矫治技术经历了一个新的发展阶段：继第一代Andrews、第二代Roth之后，第三代MBT矫治技术形成并正式提出。

MBT矫治技术的提出者Dr.McLaughlin、Dr.Bennett和Dr.Trevisi，根据长期使用直丝弓矫治器的临床经验与潜心研究，对传统直丝弓矫治技术进行了诸多改进，使MBT矫治技术不仅继承了直丝弓矫治技术的共同特征，并且在精确定位牙齿、合理使用矫治力、简化治疗过程等方面有其独特的优点。过去10多年中直丝弓矫治技术的发展已超出了其问世初20年中的发展。

尽管国内有关直丝弓矫治技术的专著以及正畸教科书、手册、学术刊物中对这一新技术有所涉及，但是需要一本新的系统的专门著作。这是国内正畸医师的普遍呼声，也是译者多年来的心愿。

新的专著不应当仅仅是直丝弓矫治技术的基础，而应当反映技术的最新发展；不应当仅仅是各种流派的混编，而应当更为专题化，并尽可能忠实于原创技术；既要纲目清晰、内容细致，又不流于对技术的简单描述与讲解；既要通俗易懂、可操作性强，又应当引导读者对正畸治疗建立整体的理解和观念。正是在这一框架标准下，我们选择了MBT矫治技术的第三本参考书——2001年9月出版的《系统化正畸治疗技术》。

需要说明的是，直丝弓矫治器Straight-Wire Appliance (SWA)是Dr.Andrews的专利名词。第二代经Dr.Roth改良后的直丝弓矫治器被称为Roth set-up。本书作者在涉及直丝弓矫治器时使用了“Preadjusted Appliance”一词，中译名为“预调矫治器”，或过去曾译为“预置矫治器”。而MBT™是作者对他们自己设计的第三代直丝弓矫治器的特称，也是一种专利名词。所有这些名称只不过是对同一类型矫治器不同发展阶段的不同称呼。

应当强调的是，直丝弓矫治器无论是第一代、第二代，还是第三代，都以方丝弓矫治器为基础。要掌握MBT矫治技术，对方丝弓矫治技术的深入理解是必不可少的。同样应当强调的是，目前临床所常用的直丝弓矫治器，包括MBT矫治器都是基于白种人的研究和应用而设计提出的，在国内正畸临床应用中无疑需要有所变通，有所改进。

本书的参译者全部是北京大学口腔医学院的正畸医师。他们都具有专业学位，而且长期从事临床工作，有着较丰富的经验，并对MBT直丝弓矫治技术有亲身的实践和深入的理解。但由于时间紧迫，难免有疏漏与不妥之处，希望读者不吝赐教。天津科技翻译出版公司为本书的出版做了大量工作；北京大学口腔医学院正畸科鲍红女士，《口腔正畸学》杂志编辑部贾玲玲女士、林冠华先生为译文文稿及图表制作花费了不少精力，谨代表全体译者表示衷心感谢。译者还要感谢本书原作者Dr.McLaughlin、Dr.Bennett和Dr.Trevisi对北京大学口腔医学院正畸科的信任，他们热情支持中文版的出版，并专门为中国读者作序。译者对3M Unitek公司在国际联络和沟通上给予本书的支持与帮助也深表谢意。

曾祥龙　许天民

2001.12.30

于北京大学口腔医学院

序言和致谢

正畸治疗的目标化至关重要。从诊断到治疗计划的制定到保持阶段，若不时刻牢记治疗的目标，错误将难以避免。治疗过程横生枝节，结果难免令人失望。反之，牢记治疗目标，则可使治疗结果与预期目标更为一致。即使需要少许妥协，其原因也可以理解，并在将来的工作中大多能够避免。以下是作者们列出的治疗目标。希望读者在阅读本书时牢记在心，以便更深入地了解作者们的意图。这些治疗目标是：

- 髁突位于正中关系位
- 健康且松弛的肌肉系统
- Ⅰ类殆的“六项标准”
- 理想的功能运动——交互保护殆
- 牙周健康
- 最大可能的美观效果

本书原计划是作为Bennett和McLaughlin的第一本书《正畸治疗技术和预调矫治器》(1993年)的第二版。然而过去8年间出现了许多技术变化和进步，需要一部新的著作作为第一本书的补充。故Bennett和McLaughlin于1997年出版了第二本书《牙列的正畸处理与预调矫治器》。在该书中牙列中的每个牙齿都分章讨论，重点是各个牙齿的临床情况。其涉及的范围远远超出了原计划，并且需要大约一本书的篇幅来阐述相关的材料。

顺序上本书是作者们的第三本，内容安排又回到第一本简洁的形式。主要讨论临床正畸治疗技术。着重介绍了牙弓内问题的处理，即单颌牙弓牙齿排齐和保持的策略方法。这部分包括第5章“牙齿排齐与整平阶段的支抗控制”、第6章“牙弓整平和覆殆控制”、第9章“间隙关闭和滑动技术”、第10章“完成阶段”。对于牙弓间的问题，即上下牙弓在颌面复合体中三维方向上的协调，较前两本书给予了更详细的阐述。Ⅱ类错殆和Ⅲ类错殆的治疗分别在第7章和第8章讨论。这两类错殆的治疗所涉及的内容较为广泛，作者试图摘要说明，并讨论了最新的进展。

本书还讨论了拔牙和非拔牙矫治。拔牙矫治因治疗技术较为复杂而得到更多的关注，并非是由于作者们采用较多的拔牙矫治。事实上，只要有可能应尽最大努力以非拔牙矫治治疗每一病例。在作者们的临床病例中非拔牙治疗的比例更大。

在应用第一代直丝弓矫治器近20年后，有必要对这种矫治器进行改进，使之与现代治疗技术紧密结合。作者们在第2章详细讨论了本系统数据变化的原理。重点介绍了MBT的新改变及其多用性(与第一代直丝弓矫治器对比而不涉及其它正畸矫治器)。

1995年开始使用的托槽位置表在临床托槽放置这一重要步骤中已经显示出它的重要价值。本书讨论了托槽定位技术最近的进展。间接粘结技术因印模和粘结剂等材料学的进展而被重新认识。作者对此做了综述。

过去8年间正畸弓丝材料领域有了引人注目的进展。热激活镍钛丝成为正畸治疗系统中的重要部分。矫治技术的改变也随之产生。热激活镍钛丝及弓丝使用顺序在本书第5章“牙齿排齐与整平阶段的支抗控制”中进行了讨论。

自20世纪70年代预调矫治器的出现开始，正畸医师就试图在大多数患者中使用同一种标准弓形。通过对最常见的标准弓形的应用，作者观察到在大多数情况下它们都或宽或窄。因此本书第4章以弓形作为主题，介绍了弓形选择和使上下弓形协调的方法。

第11章讨论了保持阶段的方案，这是本书的新内容。本书综合回顾了过去的保持方案，并介绍了作者们最常使用的一些方法。

巴西的Hugo Trevisi医师是本书的第三位作者。20多年来他一直在使用预调矫治器，并对本技术提出了重要而深刻的见解。Bennett和McLaughlin医师同Trevisi医师花费了大量的时间进行了深入探讨。Hugo Trevisi医师的加入使本书综合了来自三大洲的思想，因而更具有国际性。

许多人的积极参与使本书得以成功出版。作者们感谢三个诊所的助手们在文稿和图片处理中的大力帮助。他们包括：圣地亚哥的Patty Knecht 和Laura Plante、伦敦的Cath West、巴西的Michelle Trevisi Araujo。

本书审稿和插图在伦敦完成，由爱丁堡Mosby公司出版。出版经理Barbara Simmons和她的同事们为本书投入了极大精力和热情。她们的专业精神和对作者的非传统工作方式的理解使出版工作变得富有效率和令人愉快。作者们还得到执行编辑Michael Parkinson的宝贵帮助和建议。还要特别提到由Graham Birnie审阅初稿，Judith Wright负责版面设计。展望未来，本书计划有多达12种非英语版本，感谢Ilona Turniak为此所做的工作。

第7章和第8章参照了Bill Arnett博士的诊断方法，他为第8章的编写投入大量时间，并提供了重要材料。作者们还要感谢Fredrik Bergstrand在托槽粘结部分的建议并惠供照片。另外，作者们多年来得到许多国际同仁的帮助，限于篇幅恕不能一一提及，他们的友情和热心支持将难以忘怀。

也许会有读者对以下技术信息感兴趣：初稿在Macintosh G4 计算机上用Apple Works 5.0完成。用Apple Freehand 8.0描绘线图。牙齿的绘图比例参考了牙体解剖教科书。用Kodachrome 64胶片拍摄彩色照片。临床材料未经数字技术处理。除了去掉某些面相上的红眼现象，本书彩图直接从原始的Kodachrome幻灯片获得。

最后，作者们要感谢3M Unitek对新矫治器设计和治疗系统的其它部分如托槽定位器和定位表等的大力支持。

目录

第1章

矫治技术简史与总纲

概述

1972年Andrews发表了他的标志性文章[1]，并根据他的发现设计出了直丝弓矫治器。当这种矫治器问世后不久，人们就认识到，为了充分地发挥其潜力，这种矫治器系统需要全新的矫治技术和矫治力值。反言之，新的矫治技术和矫治力值需要对托槽系统进行改进。最终，矫治技术和矫治力值决定了矫治器的设计，而不是相反。本章回顾了20世纪70年代早期（现代的开端）以来正畸矫治技术的发展过程以及目前使用的治疗方法的原则。

矫治器设计与矫治技术是相互关联的。托槽设计在某种意义上讲是根据研究得出的科学，提出一种托槽设计的时间一般是以"月"而计。然而，一种适当的矫治技术的发展与完善必须依赖于无数治疗病例的经验，往往要耗时数年。因而有关矫治技术的资料常常是根据有经验的临床医师推荐的个案，即使是组织得很好的关于治疗效果的调查研究，往往也缺乏说服力[2,3]。

矫治技术的基础

正畸矫治技术由四个要素决定：托槽选择、托槽定位、弓丝选择与矫治力值（图1.1）。如果这四个要素平衡组合，则可以达到系统的有效的治疗。然而，某一要素的变化（例如弓丝选择）可以影响其他要素，进而影响到矫治方法的效果。

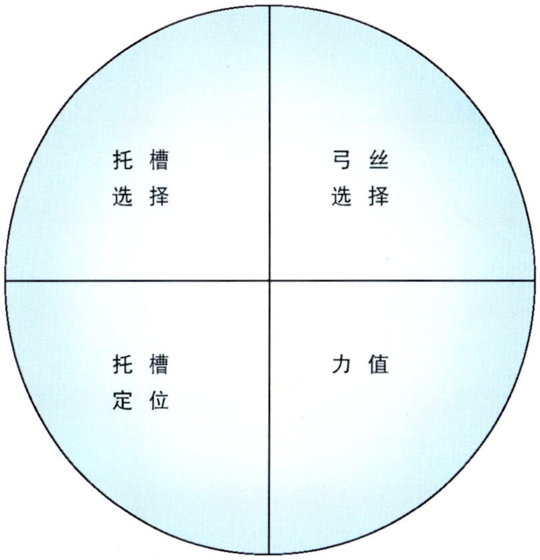

图1.1 决定正畸矫治技术的四要素。

Andrews 的工作

Andrews被公认为预调托槽系统之父。根据过去25年临床使用来回顾他的贡献是很有意义的。

当1972年第一代直丝弓矫治器（SWA）问世，它根据的是科学，但同时也包含了很多方丝弓托槽的传统特征。Andrews的论文是基于120名未经正畸治疗的正常殆的测量，然后他用测量结果作为设计托槽系统的基础。

虽然直丝弓矫治器本质上是一种新的矫治器，但是却仍然沿用方丝弓矫治器传统的重力。没有使用特殊的支抗控制方法，例如第二序列弯曲。这可能是由于Andrews的临床实践是方丝弓正畸，矫治力值也是过去所使用的。他还强调“车轮效应”，即当转矩增加时轴倾度将减小，因而他选择性地在前牙托槽上增加了额外的轴倾度（图1.2）。

托槽根据临床冠中心定位。由于新的矫治器弓丝弯制较少，弓形趋于标准化。尽管Andrews一直使用下颌基骨作为弓形的参考，但受到Roth的影响，弓形趋于宽或方形。由于缺乏明确的指导，各种弓形都曾被使用过。

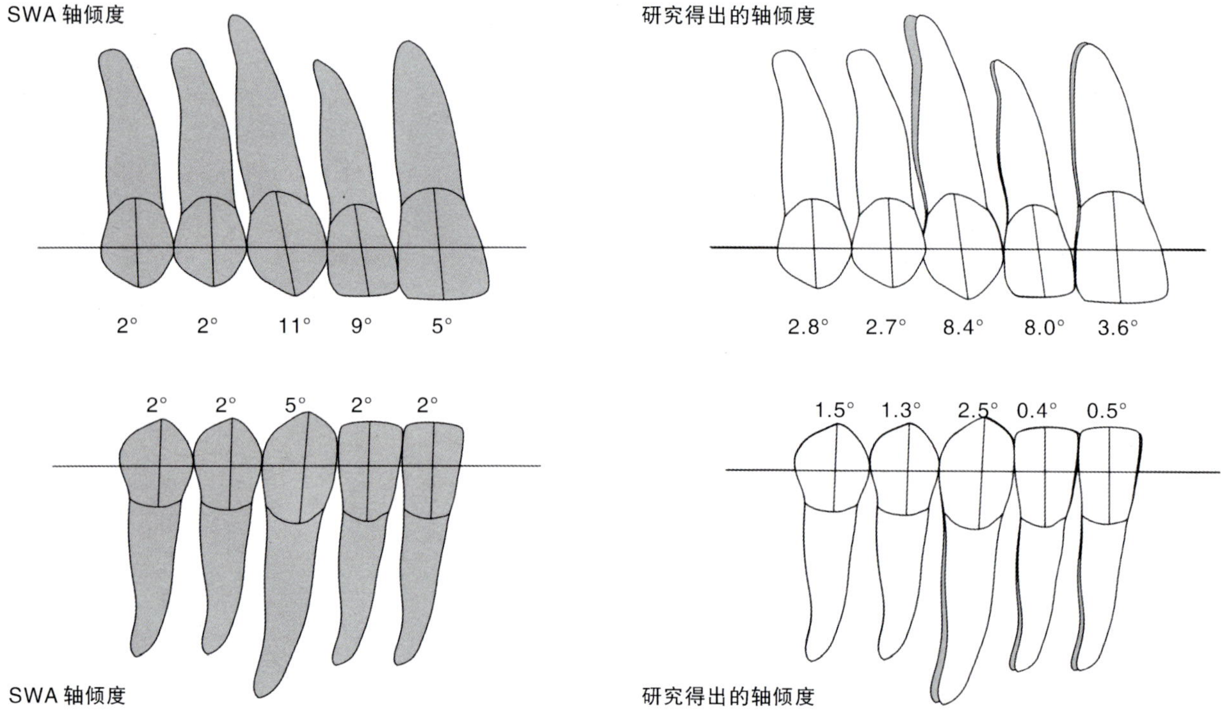

图 1.2 第一代直丝弓矫治器（SWA）是根据120名未经正畸治疗的正常殆测量结果。前牙托槽增加了额外的轴倾度。

由于矫治力过大，并可能由于前牙轴倾角的加大，直丝弓矫治器的早期在矫治技术上遇到了困难。许多病例中可以见到前牙覆𬌗变深、后牙开𬌗，即所谓的“过山车”效应（图1.3～1.6）。

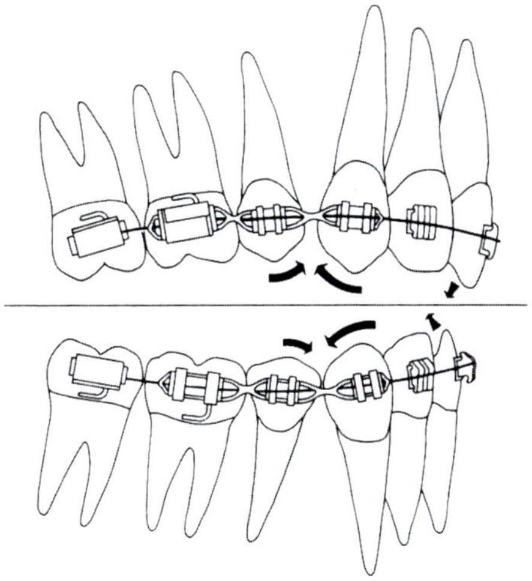

图1.3 预调矫治器的早期使用过大的矫治力，随之而来的是前牙覆𬌗变深，后牙开𬌗，成为众所周知的“过山车”效应。

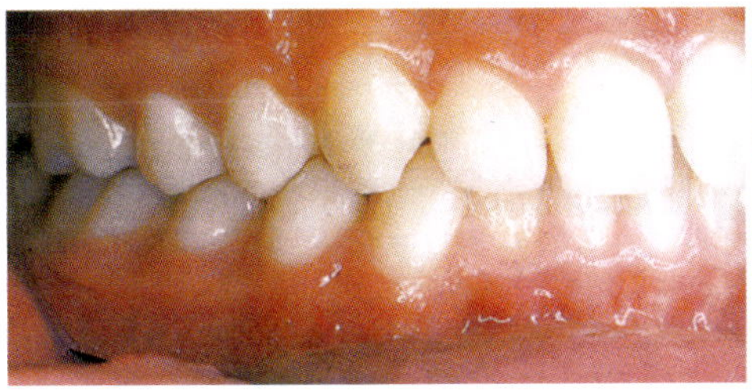

图1.4

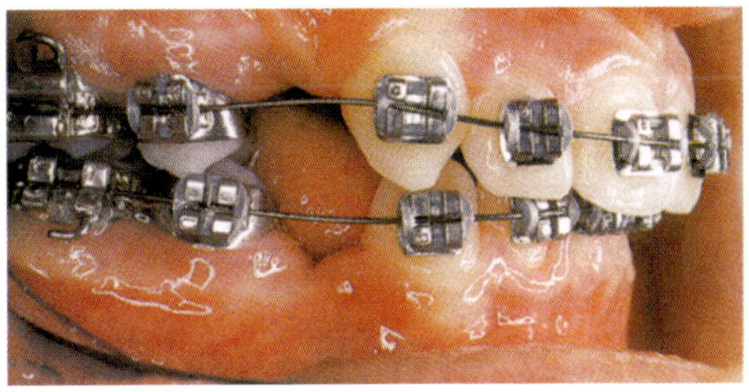

图1.5

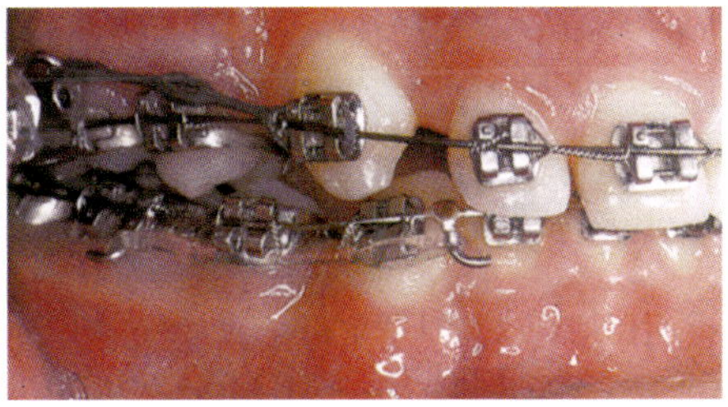

图1.6

图1.4至1.6 直丝弓矫治器治疗初期出现的“过山车”效应。由于弹力牵引的使用矫治力过大，前牙覆𬌗加深。

早年的这些经验使Andrews对其矫治器进行了改进。在第一代“标准”直丝弓矫治器使用一段时间之后，他又设计出多种托槽系列，例如，对于拔牙病例尖牙托槽增加抗倾斜、抗旋转，并需要加力臂（图1.7）。此外，对于不同临床情况他推荐使用转矩度不同的三种切牙托槽。

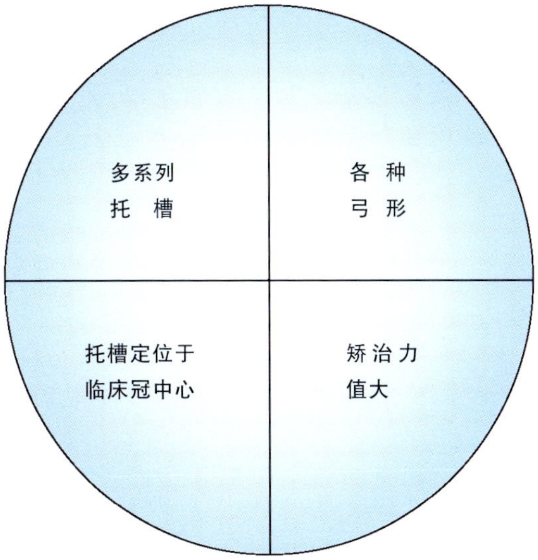

图1.7 早期直丝弓矫治器的正畸矫治技术。

Roth的工作

Roth根据自己早年使用第一代直丝弓矫治器所发现的临床工作中的缺点对其进行了改进。鉴于Andrews将第一代预调矫治器系统分为多种系列的托槽，Roth力图避免因此而造成的库存困难。因此他推荐单一的矫治器系统，其组成主要为拔牙病例用最小支抗托槽。他认为这一系统既可用于拔牙病例，也可用于不拔牙病例。

Roth系统被称为第二代预调托槽。此系统在临床广泛使用，因为不少医师在临床矫治技术上遇到了同样的困难，并被Andrews各种系列的托槽所困惑。Andrews和Roth矫治器的数据设计是由他们临床所使用的总体矫治技术所决定的。

Roth 治疗方法强调殆架的使用，包括诊断记录、治疗早期的咬合板制作以及治疗结束时的颌学牙齿正位器制作（图1.8）。这种方法用于帮助确定髁突的正确位置。Roth托槽定位采用Andrews倡导的临床冠中心。如前所述他所使用的弓形比Andrews的弓形宽，其目的是为了避免治疗中尖牙牙尖的创伤并获得良好的前伸殆功能。

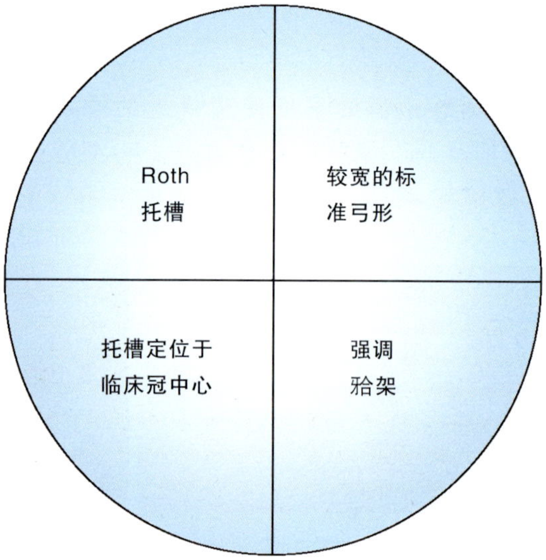

图1.8 Roth选择一套托槽形成单一的矫治器系统。

McLaughlin和Bennett 1975～1993年间的工作

1975～1993年McLaughlin和Bennett主要使用不拔牙用标准直丝弓托槽系统，尽管他们也评价过Andrews的其他托槽，包括拔牙病例用“整体移动”托槽系列。这15年中，除了对托槽的基本设计开始改进外，他们主要使用标准直丝弓托槽发展并精炼了基于滑动法和持续轻力的矫治技术。这些技术从1990年陆续以系列文章在杂志上发表[4, 5, 6]，并于1993年整理成书[7]（图1.9），受到广泛的认同。

他们推荐的矫治技术包括：精确的托槽定位，在细弓丝上尖牙向后结扎与末端回弯以进行早期支抗控制（图1.10），使用0.019英寸 × 0.025英寸不锈钢丝滑动法关闭间隙以及用0.014英寸细丝作为完成弓丝。

此阶段他们用临床冠中部作为托槽定位。对于大多数病例使用中等大小的标准卵圆形弓形。之所以使用中等大小的标准弓形是因为他们的患者大多数为错𬌗儿童，而Andrews的120名正常𬌗样本为非拔牙成人，有较大的牙弓。

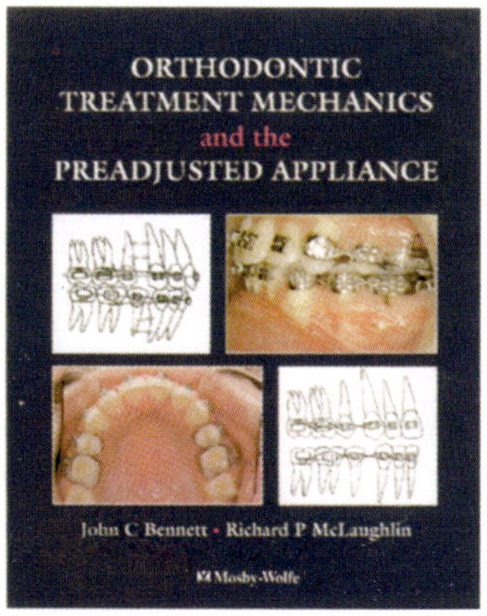

图1.9 1993年出版的《正畸矫治技术与预调矫治器》。

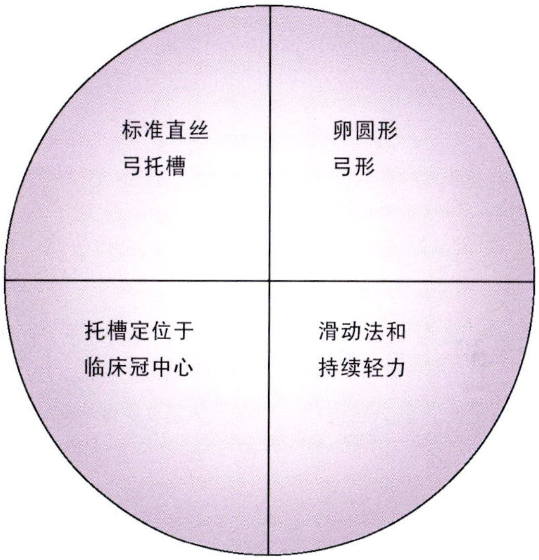

图1.10 McLaughlin和Bennett 1975～1993年使用的正畸矫治技术。

McLaughlin、Bennett和Trevisi 1993～1997年间的工作

在采用标准型的直丝弓矫治器确立了总体路径和有效的矫治技术之后，McLaughlin、Bennett和Trevisi一起重新设计了整个托槽系统，以此完善他们由经验得到的治疗理念，并克服第一代直丝弓矫治器暴露出的不足。他们重新考察了Andrews的原始研究结果，参考了日本新的研究[8,9]，设计出MBT™托槽。

这种第三代托槽系统保留了第一代设计的全部优点，同时加入了许多改进，对托槽数据进行了调整，以克服临床使用中出现的问题。MBT™托槽系统的设计是以基础科学和多年临床经验为根据，它是预调托槽系统的一种，特点为使用持续轻力，向后结扎，末端回弯，其设计使滑动法能近乎完美的工作。

MBT™标准金属托槽以激光数字标示牙位，代替了第一代托槽的圆点、长圆形点识别标志；托槽的形状为长菱形而非长方形，这样不仅减小了每个托槽的体积，而且视觉上坐标透视线仅通过两个平面，因而有助于粘着时精确定位。

MBT™托槽系统包括标准大小金属托槽（图1.11）、中等大小托槽和透明托槽（图1.12）。托槽的多用性使之能适合于不同的临床情况，同时也减少了库存的数量。如前所述（第4页），第一代直丝弓托槽前牙轴倾角都比研究结果大，前牙托槽中增加了额外的轴倾度，因而超过了研究得出的均值。例如，

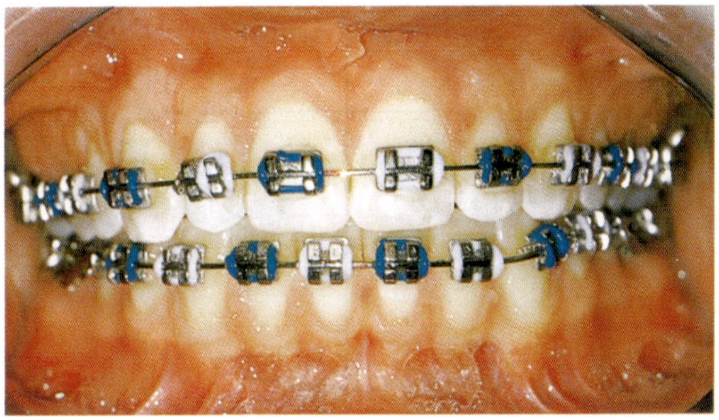

图1.11 标准金属MBT™托槽对牙齿的控制极佳。

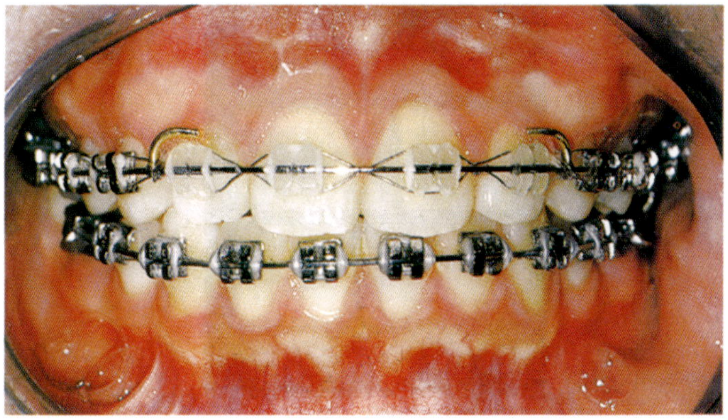

图1.12 图中上前牙为透明托槽Clarity™，下前牙为中等大小金属托槽。标准金属、中等大小金属和透明托槽三种托槽可以在同一患者使用。

对于作用重要的上颌尖牙，第一代直丝弓托槽（Andrews）放入的轴倾角为11°，第二代（Roth）为13°，而Andrews的研究结果为8°。

前牙额外的轴倾度是不利的，理由有三点：

1. 明显消耗近远中的支抗。
2. 增加了排齐阶段覆殆加深的倾向。
3. 某些病例会使上尖牙与第一磨牙牙根过于接近。

由于所有治疗阶段均使用轻力，这种额外的“抗倾斜”或第二序列弯曲成分已不再需要。因此，当设计MBT™托槽系统时，决定前牙轴倾度采用原始的研究数值。这样可以减小支抗控制的需要，减小治疗早期覆殆加深的可能，并减小了对患者的合作要求，因而有助于治疗技术。当切牙和尖牙的轴倾度使用原始研究数值时，与第一代直丝弓托槽相比，上前牙段根向远中倾斜总共减小了10°，下前牙段则减小了12°（图1.13）。由于MBT™托槽的数据是基于Andrews原始的研究数值，因而与静止的理想殆标准一致；而如果髁突处于正中关系位置，与Roth提出的理想功能殆标准也没有冲突。

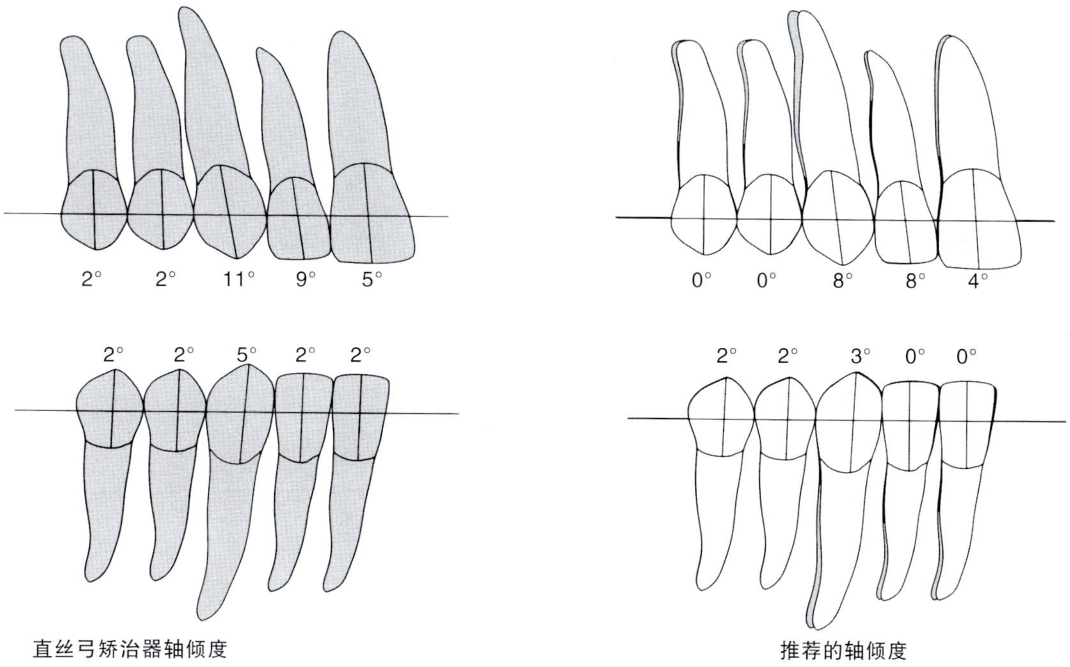

图1.13 MBT™托槽系统所推荐的轴倾度是根据Andrews原始的研究数值，因而上下前牙段牙根向远中倾斜较小。

预调矫治器系统源于方丝弓矫治器，而方丝弓托槽转矩作用的表达不太有效。因此当设计MBT™托槽系统时，在较为重要的切牙和磨牙区增加了额外的转矩，以减小这些牙段的弓丝弯制，达到治疗目标（图1.14、图1.15）。这种设计有助于克服方丝弓托槽的基本弱点。

根据患者不同的牙弓形态和其他临床情况，尖牙托槽的转矩有三种选择。上尖牙转矩为Andrews研究结果 -7°，下尖牙转矩从 -11° 减小至 -6°，这种设计对于许多病例是合适的。然而正畸病例群与120名非拔牙成人正常𬌗样本是很不一样的，因此尖牙转矩需要有三种选择。

新的MBT™系统需要有多用性，因此上尖牙转矩有三种选择-7°、0° 和 + 7°。0° 和 + 7° 的托槽适于上颌基骨狭窄和/或上尖牙牙根唇向突出的病例（图1.16）。下尖牙托槽转矩为 -6°，对于需要的病

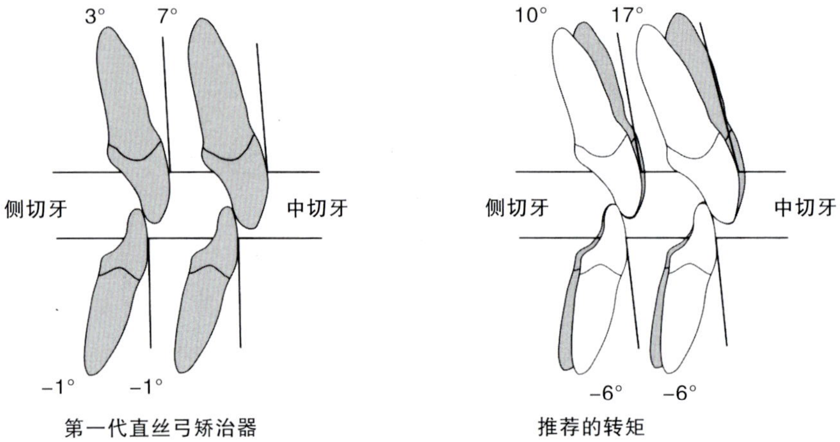

图 1.14

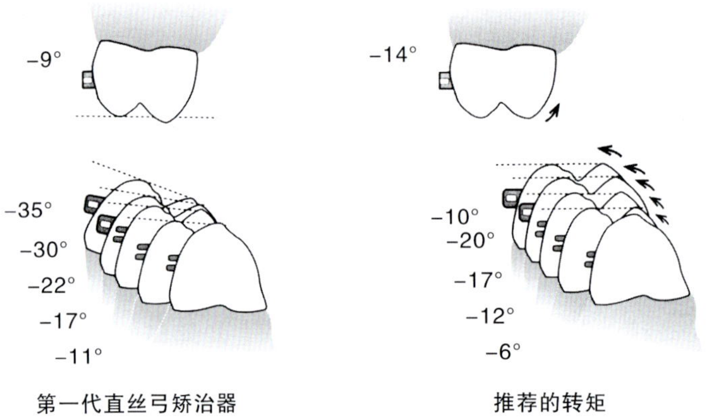

图 1.15

图 1.14 和图 1.15 与第一代直丝弓矫治器相比，MBT™托槽系统切牙和磨牙区托槽上加入了额外的转矩。

例可选择使用0°或+6°托槽（图1.17）。

1993～1997年期间，McLaughlin和Bennett修正了他们托槽定位的方法，以提高垂直方向定位的精确性。早年他们使用临床冠中部定位托槽，继之提出了一个更好的定位系统[11]，该系统遵从Andrews提出的原则，但同时使用定位器以保证托槽垂直方向定位的精确性（第62页）。在1997年出版的第二本书中[12]，已包括了他们对托槽设计与托槽定位的修正工作（图1.18）。

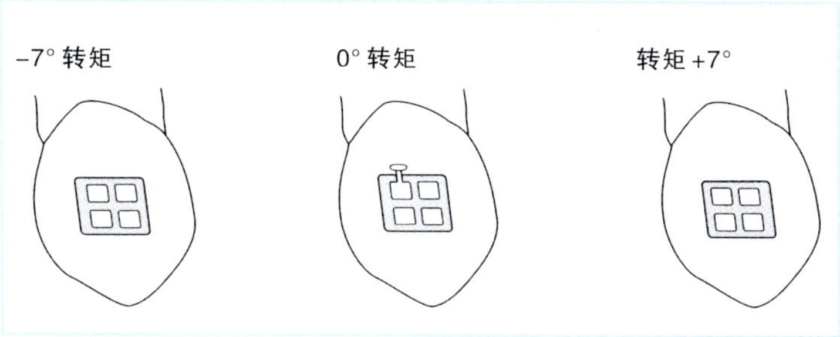

图 1.16

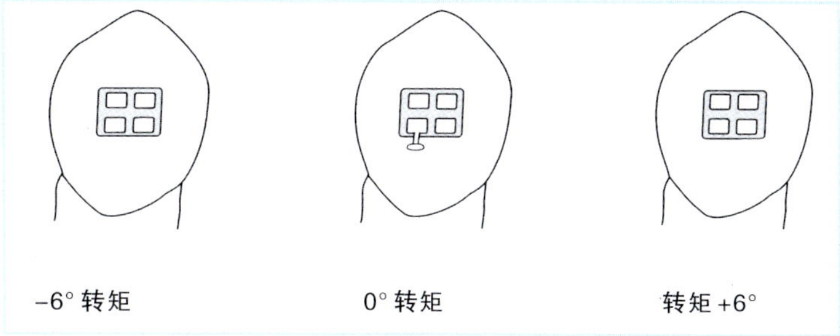

图 1.17

图 1.16和1.17 尖牙转矩需要多用性，因而上下尖牙托槽有三种选择。

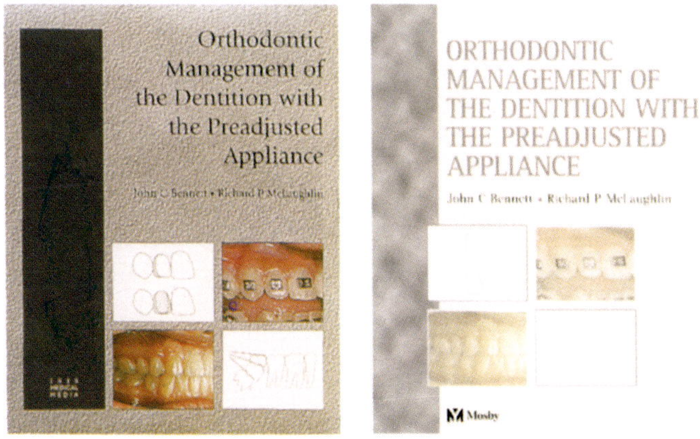

图 1.18 《牙列的正畸处理与预调矫正器》计划在2002年出版，实际上在1997年已面世。

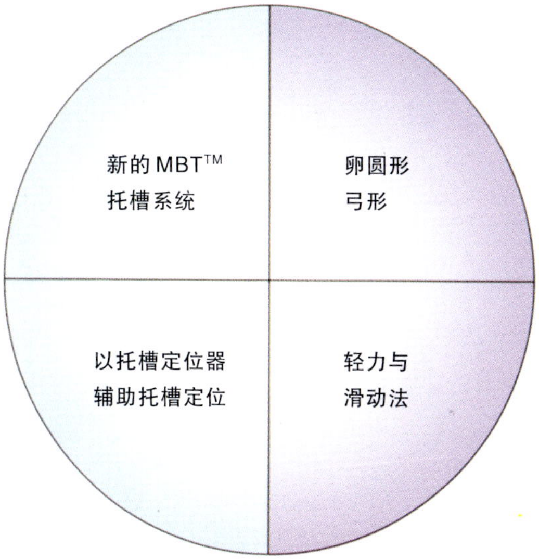

图 1.19 McLaughlin、Bennett和Trevisi 1997年提出的正畸治疗技术。

McLaughlin、Bennett和Trevisi 1997～2001年间的工作

为了完成现代治疗技术的系统化方法，需要提出弓丝选择和力值的问题。

虽然卵圆形弓形在早年广泛使用，考虑到迄今为止的相关研究，他们推荐（图1.20）使用三种基本弓形，即尖圆、方圆和卵圆形（第74页）。将三种弓形重叠在一起时，差别主要在尖牙间和前磨牙间宽度，其差别范围大约6mm。三种弓形磨牙间宽度相似。若磨牙间弓丝宽度需要增宽或变窄，可以很容易调整。已发表专文介绍弓形和弓丝选择[13]。

本书将治疗技术的所有四个基本方面归纳一起，包括托槽设计、托槽安放、弓丝选择及重新界定矫治力值[例如新增编了热激活镍钛（HANT）丝的使用]，并重新解释了整个治疗原理。书中所介绍的治疗技术适用于预调矫治器系统，并且经实践证明相当有效。

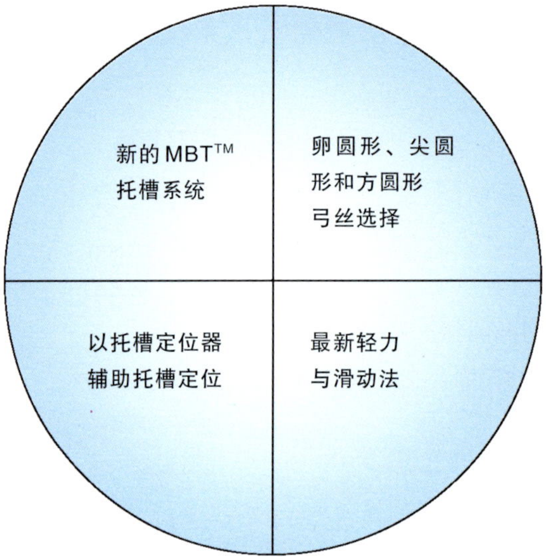

图1.20 McLaughlin、Bennett和Trevisi 2001年提出的正畸治疗技术。

MBT™ 矫治原理总纲

以下为MBT™矫治原理，本章将依次介绍。

- 托槽选择
- 托槽系统的多用性
- 托槽定位的精确性
- 持续轻力
- 0.022英寸槽沟与0.018英寸槽沟
- 治疗早期的支抗控制
- 组牙移动
- 三种弓形的使用
- 一种规格的不锈钢方丝
- 弓丝牵引钩
- 弓丝的结扎方法
- 牙齿大小不调的认识
- 完成阶段的耐心

托槽选择

矫治技术的核心是具有多用性的高质量的托槽系统。MBT™提供了标准金属、中等大小和透明托槽三种不同的托槽系统。托槽精确的数据是非常重要的，使用“多少有点类似的”托槽只能对矫治技术的平衡造成不利影响，并且不可能得到期望的治疗结果。

临床上正畸医师的时间是最宝贵的。正畸医师需要一个性能恒定可以完全依赖的托槽系统，以减少治疗完成阶段的椅旁时间。

托槽系统的多用性

MBT™托槽的全名为MBT™多用+，正如其名称所示，其设计是多用的，以便处理多种治疗的需要。这种通用性对减小库存和避免弓丝弯制都是十分有用的（第39～51页）。

托槽定位的精确性

托槽位置是治疗门径的基石，应尽最大努力保证其精确性。在治疗的过程中，如果必要应重新安放托槽，这也是矫治技术的一部分。MBT™推荐使用托槽定位器和个体的托槽定位表。有趣的是，为了更精确地定位托槽，越来越多的医师重新开始使用间接粘着技术（第69页）。

持续轻力

MBT™技术需要使用持续轻力，作者相信这对于移动牙齿、减少患者的不适以及避免支抗失控都是最有效的。治疗开始时，托槽的轴倾角需要近远中方向（A/P）支抗，患者初装矫治器可能会有较多的不适，保持轻力就更为重要。

很难对“轻力”这一术语准确定量。传统上认为低于200g的力称之为轻力，600g以上的力为重力。对正畸医师来说，最重要的是治疗开始时使用细而有弹性的弓丝，减少弓丝过度的弯曲，避免过于频繁地更换弓丝。此外，临床医师应当认识矫治力过大的征兆，诸如组织变白、患者不适以及不期望的牙齿移动（如“过山车”效应），并且采取措施避免其发生。

治疗后期以滑动法关闭间隙时，在0.019英寸×0.025英寸不锈钢丝上使用主动结扎产生持续轻力（第254页）。在完成阶段，使用细圆丝如0.014英寸不锈钢丝或0.016英寸热激活镍钛丝，处理牙齿位置并定位尖窝关系。

虽然“轻力”很难定义和定量，作者希望在读者仔细地研读本书及书中所附的各个病例报告后，对此会有一个明确的准则。

0.022英寸槽沟与0.018英寸槽沟

预调矫治器采用0.022英寸槽沟似乎工作得更好。槽沟较大时初始弓丝移动更自由，从而有助于保持轻力（图1.21）。治疗后期0.019英寸×0.025英寸不锈钢方丝也能很好地工作(图1.22)。若使用0.018英寸的槽沟，一般采用0.016英寸×0.022英寸或0.017英寸×0.025英寸的弓丝作为工作弓丝。这两种弓丝硬度相对不足，使用滑动法关闭间隙[14]时会产生较大的形变和弯曲（第259页）。

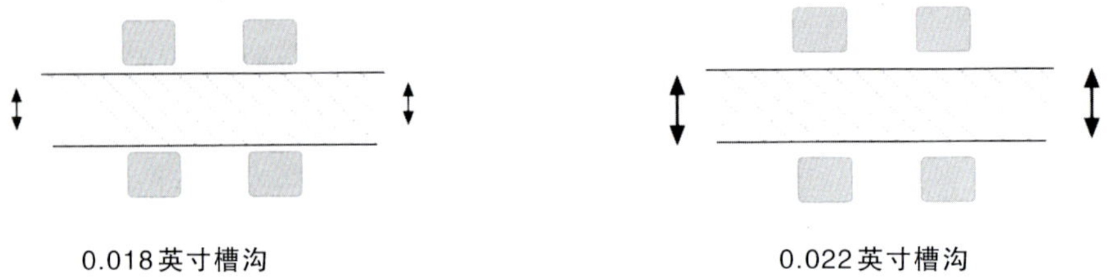

图1.21 在0.022英寸的槽沟中初始弓丝移动较自由，有助于保持轻力。

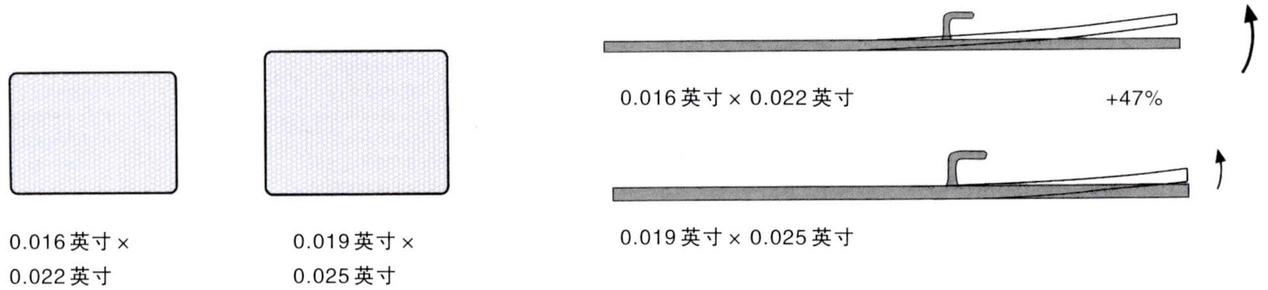

图1.22 0.019英寸×0.025英寸的方形不锈钢工作弓丝比0.016英寸×0.022英寸或0.017英寸×0.025英寸的弓丝硬度大，在关闭间隙和控制覆殆时工作得更好。

治疗早期的支抗控制

治疗早期对支抗的损害主要来自于前牙托槽的轴倾角。与早期的预调矫治器相比，MBT™ 托槽减小了轴倾角。与此同时使用轻力，从而减少了治疗开始时的支抗需求。对治疗门径不太熟悉的正畸医师常惊疑这种支抗需求的减少，并逐渐发现传统的头帽或腭杆、舌弓已不太需要。

拔除前磨牙的病例和某些非拔牙病例常规使用尖牙向后结扎（图1.23），其作用是控制尖牙牙冠。

大多数病例治疗早期都使用末端回弯（图1.24），需要增加牙弓长度者除外。末端回弯时应保证弓丝的末端不刺激磨牙区组织，同时可以防止前牙的近中向移动。除了II类2分类和某些III类病例，前牙的近中向移动对大多数患者是不利的。一般情况下，末端回弯和尖牙向后结扎在整个排齐整平阶段均持续使用，直至不锈钢方丝入槽为止。

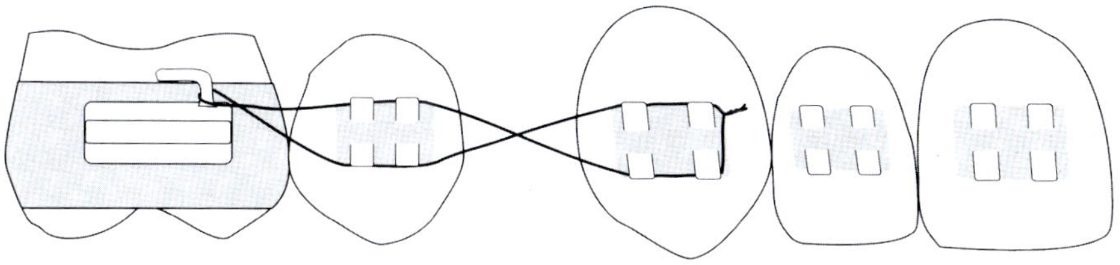

图1.23 尖牙向后结扎是MBT™治疗原理的一个重要特点，在排齐和整平阶段协助控制尖牙牙冠。

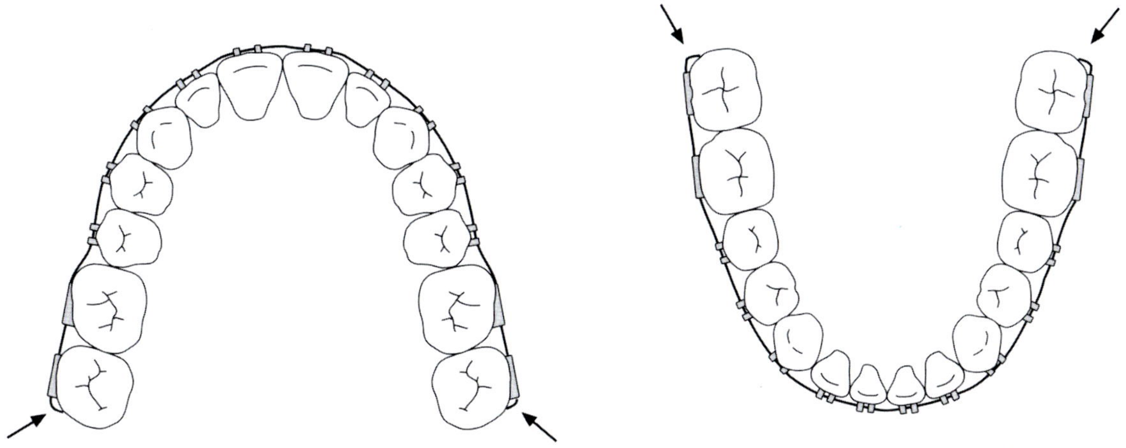

图1.24 末端回弯有助于防止前牙的近中移动，应确保弓丝末端不刺激磨牙区组织。

组牙移动

只要可能，牙齿宜成组处理（图1.25）。前磨牙拔除的病例在为组牙移动做准备时，需要使用尖牙向后结扎控制尖牙并使之充分后移以排齐前牙。下牙弓以尖牙向后结扎将尖牙后移至前牙拥挤解除，然后下前牙段6个牙或8个牙成一组整体内收。一般情况上尖牙不宜后移过多而与侧切牙分开。但保持上下尖牙的I类关系却很重要。因此上牙弓尖牙向后结扎应当继续至尖牙达到I类关系，即使与侧切牙分开（第123页，病例JN）。当上侧切牙过小今后需要冠修复时，或者某些上颌中线偏斜的病例，上尖牙也需要与侧切牙分开。

三种弓形的使用

直至20世纪90年代中期，作者们偏好卵圆形弓形，他们认为这种弓形适用于大多数使用预调矫治器的病例。

90年代后期，作者发现尖圆形弓形对许多病例会更适合，而有的病例可能需要方圆形弓形。尖圆形弓形尖牙间宽度最窄，适用于牙弓较窄的患者。方圆形牙弓适于牙弓较宽的病例、下后牙段需要直立的病例以及上牙弓开展的病例。目前MBT技术对所有的患者采用以这三种弓形为基础的个别化弓形（第78～79页）。

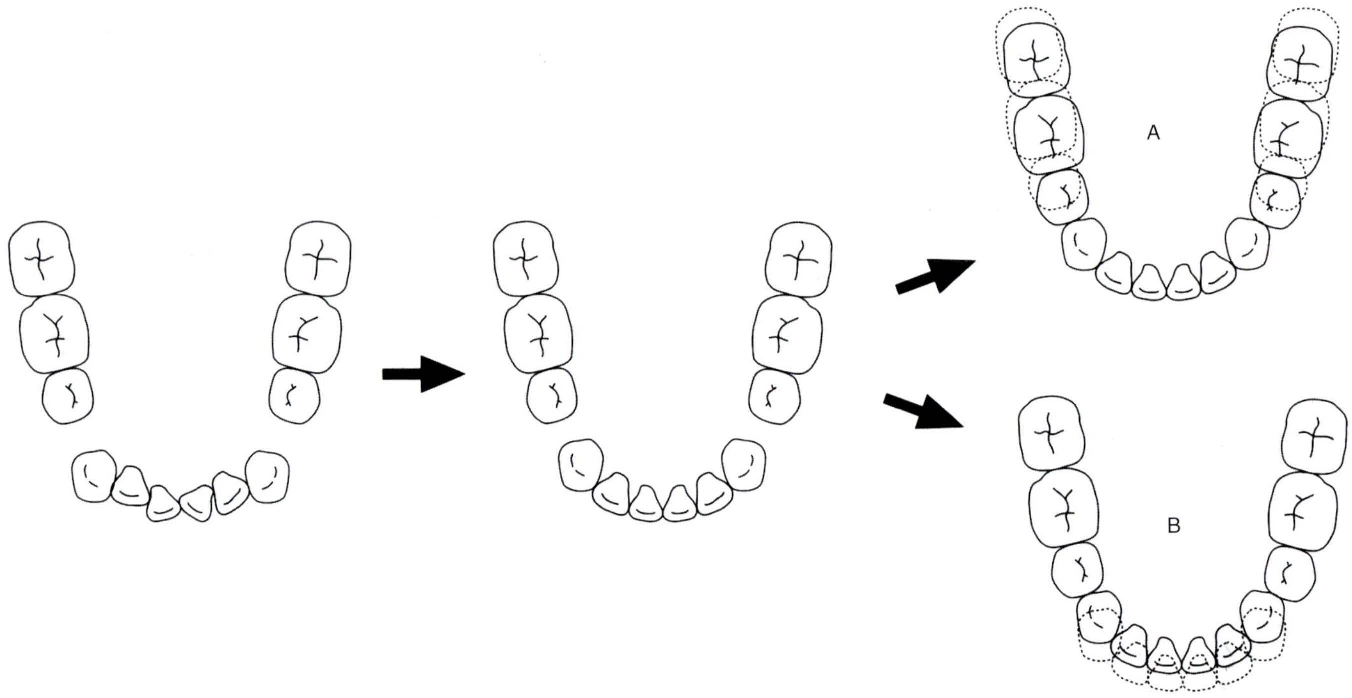

图1.25 如果可能，应当组牙移动，上、下牙弓前牙段6或8颗牙齿成为一组处理。A.磨牙与前磨牙近中移动关闭间隙——最小支抗治疗。B.切牙和尖牙后移至拔牙隙——最大支抗，如Ⅲ类病例或双牙弓前突病例。

一种规格的不锈钢方丝

常规治疗中仅使用一种规格即0.019英寸×0.025英寸的不锈钢方丝。曾使用更粗的不锈钢方丝，尽管对牙齿的控制较好，但滑动法的使用却不太有效。治疗后期为使托槽的数据完全表达，偶尔用到0.021英寸×0.025英寸的不锈钢或热激活方丝。MBT技术是一种“全弓丝”方法，很少使用关闭曲弓丝（第252页）或节段弓。

理论上由于余隙的存在，0.019英寸×0.025英寸的方丝与0.022英寸槽沟之间有10°的转矩损失（图1.26）。然而，临床使用中弓丝工作得比预期的要好。其中的原因可能是因为在方丝放入的时候牙齿的倾斜尚未完全矫正，而在治疗中随着牙齿移动这种倾斜又周期性发生（图1.26～1.30）。

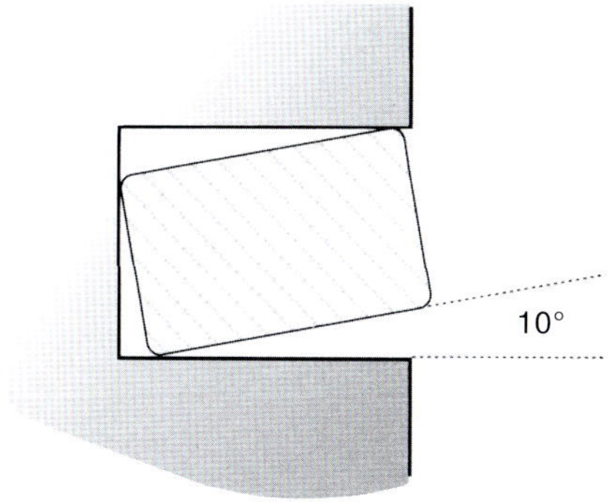

图1.26

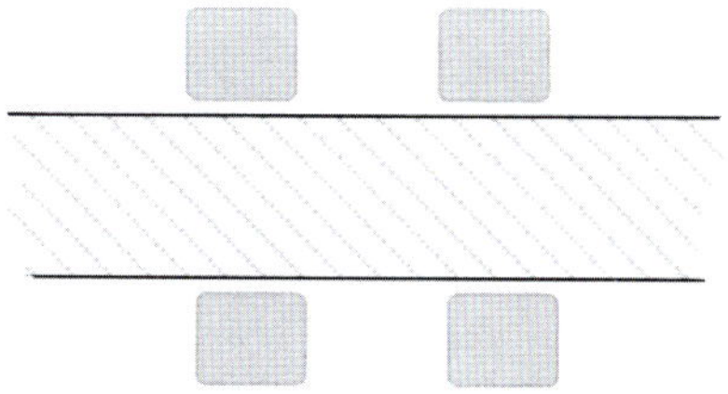

图1.27

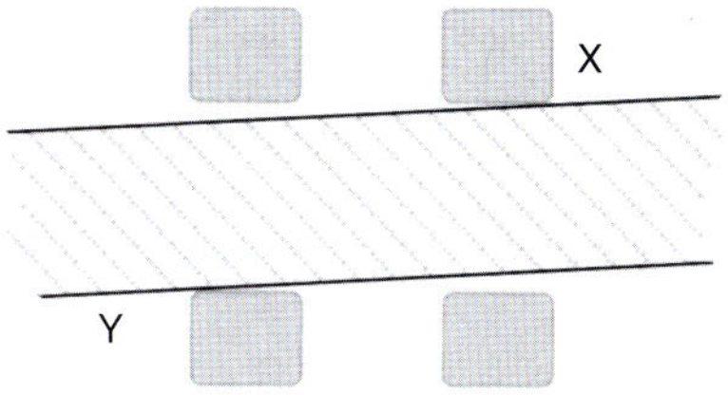

图1.28

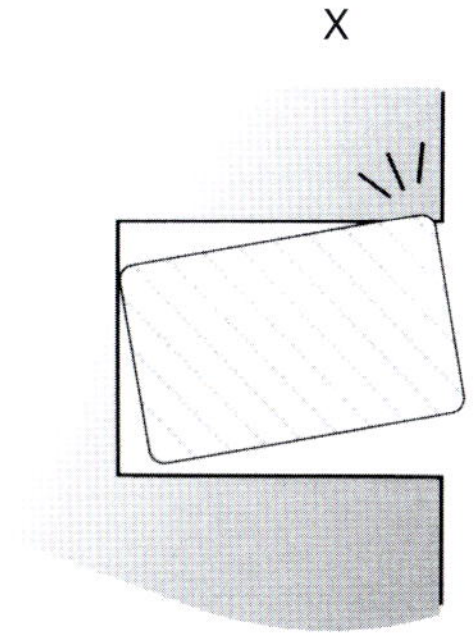

图1.29

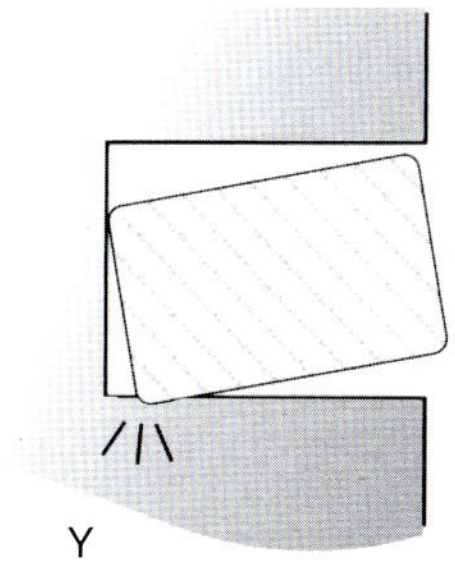

图1.30

图1.26至1.30 0.019英寸×0.025英寸不锈钢方丝比预期工作得好。这是因为在方丝放入牙齿时倾斜尚未完全矫正，因而转矩作用在X点和Y点发生。

弓丝牵引钩

0.019英寸×0.025英寸方丝上一般都焊有牵引钩,牵引钩在矫治技术的许多方面都很有用。牵引钩的位置上颌弓丝平均为36~38mm,下颌为26mm(图1.31)。上颌弓丝牵引钩位置变化较大的原因可能是因为上颌侧切牙大小变异较大的缘故。

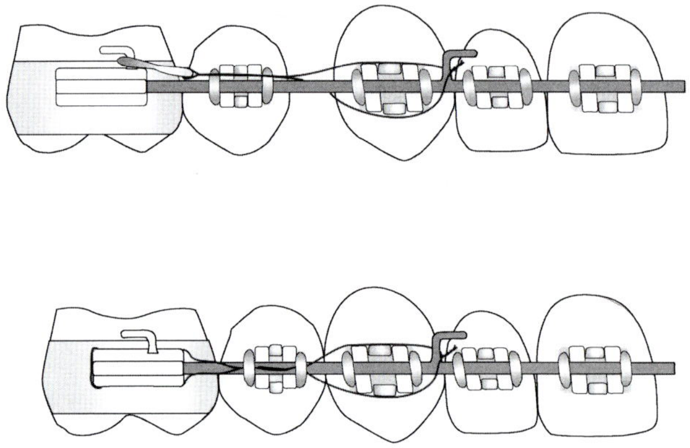

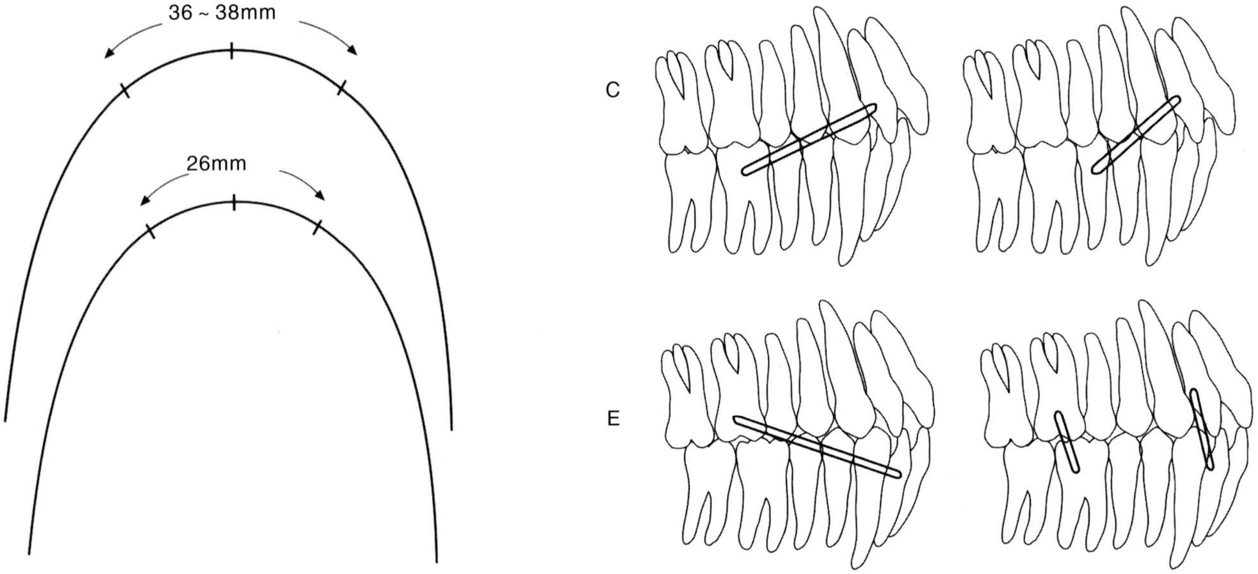

图1.31 0.019英寸×0.025英寸不锈钢方丝在如图所示的位置上一般都焊有牵引钩。上颌弓丝牵引钩的位置变化较大,因而需要多种库存。牵引钩的多用性在于:可以与磨牙颊面管或下颌第二前磨牙颊面管上的牵引钩形成牵引(第52页),此外还可以组牙移动关闭间隙(A),被动结扎保持已关闭的间隙(B),长Ⅱ类牵引(C),短Ⅱ类牵引(D),Ⅲ类牵引(E)以及上下垂直牵引(F)。另参下页图1.32和1.37。

焊接的牵引钩可用于滑动法关闭间隙(图1.32)以及保持已关闭的间隙(图1.33)。

此外还用于Ⅱ类或Ⅲ类牵引(图1.34和1.35),或者上下垂直牵引(图1.36)以及短Ⅱ类牵引(图1.37)。

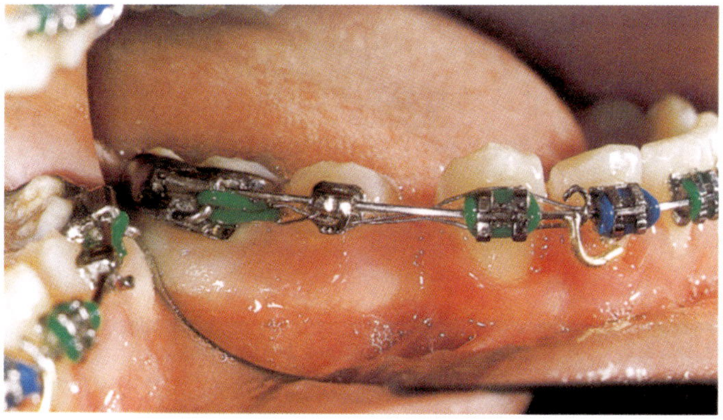

图 1.32 弓丝牵引钩上使用主动结扎完成间隙关闭。详参第256页至258页。

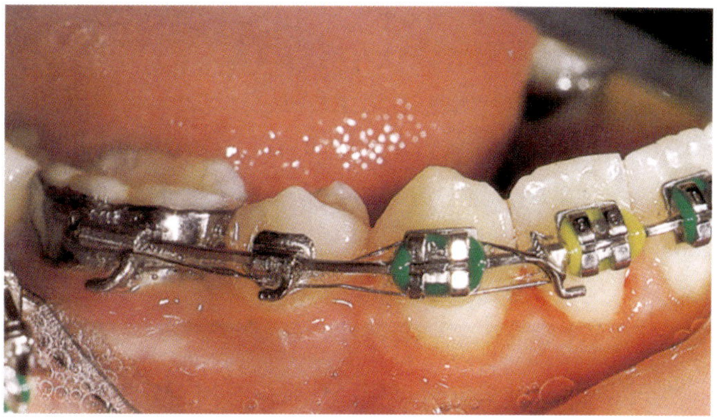

图 1.33 间隙关闭完成后,用被动结扎防止间隙的重新出现(第286页,图10.10)注意第二前磨牙为粘着式颊面管。

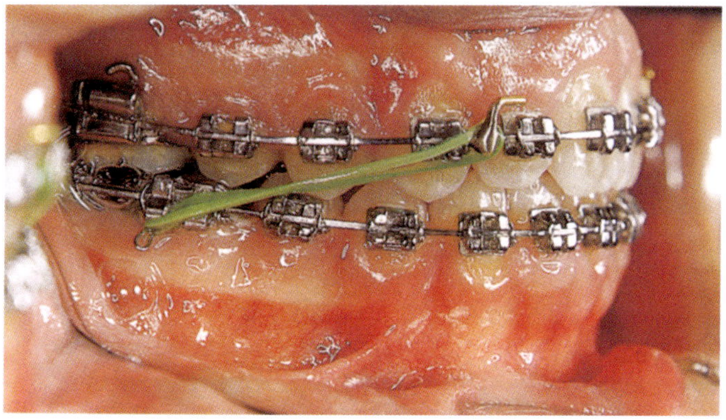

图 1.34 在牵引钩上进行Ⅱ类牵引(第225页,图8.12)。

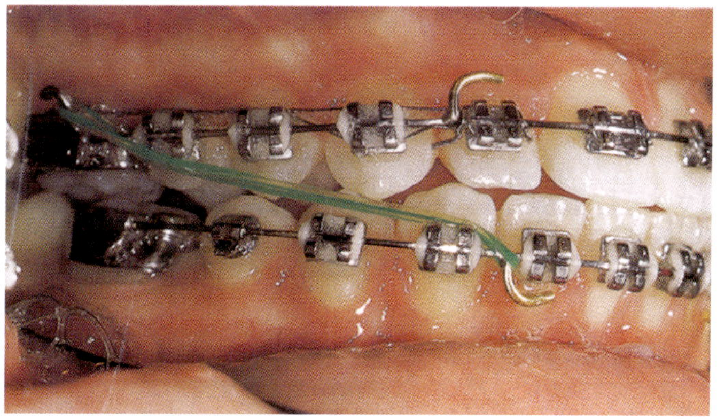

图 1.35 Ⅲ类牵引(第225页,图8.11)。

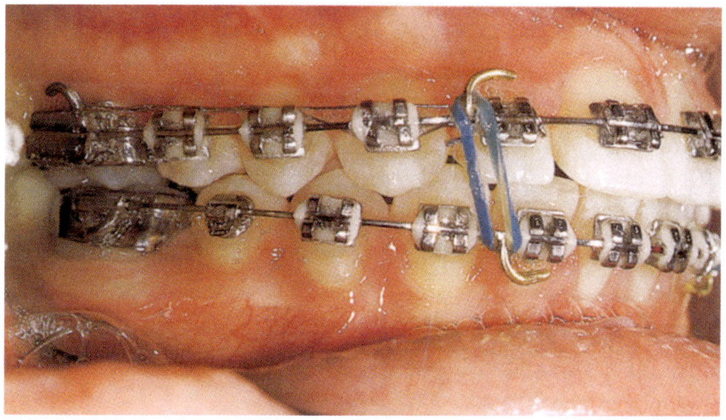

图 1.36 上下垂直牵引。

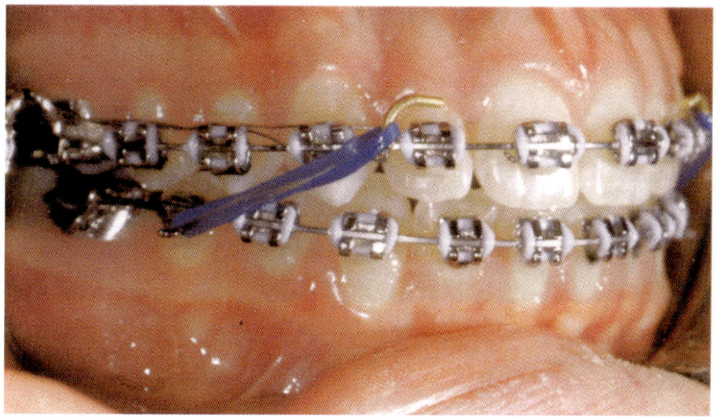

图 1.37 牵引钩与下第二前磨牙之间进行短II类牵引。

弓丝的结扎方法

作者在放入0.016英寸热激活初始弓丝时爱用弹力结扎圈结扎（图1.38和1.39），或者使用结扎丝，弓丝不一定完全结扎入槽沟。第二次复诊时，弓丝应纳入所有的槽沟并完全结扎。

在首次使用热激活方丝及其后的一次复诊时也采用类似的方法结扎。热激活镍钛丝，无论何时，也无论什么规格，若不能完全纳入槽沟时都可以将局部的弓丝降温使之完全入槽。

使用0.019英寸×0.025英寸的方形不锈钢工作丝的前1～2月时一般采用弹力圈结扎。此后可用结扎钳或止血钳及结扎导引器以0.010英寸结扎丝结扎（图1.38），使弓丝在槽沟内更稳固，托槽内置的各种数据特征得以充分表达。

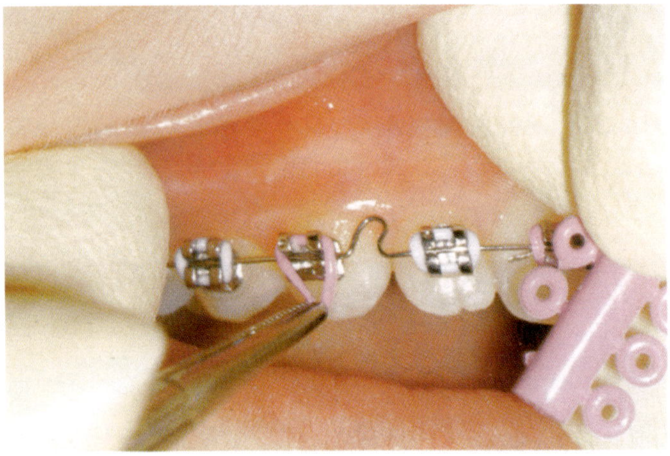

图1.38 传统的弹力圈结扎。

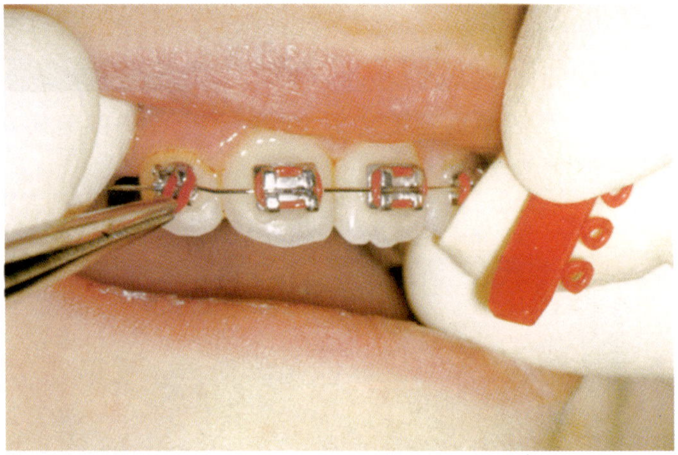

图1.39 “Easy-to-tie”弹力圈结扎。

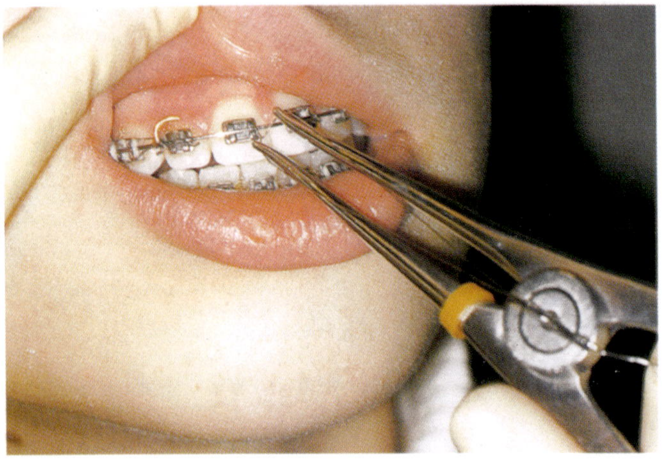

图1.40 Coon结扎钳结扎比弹力圈结扎弓丝在槽沟更稳固。

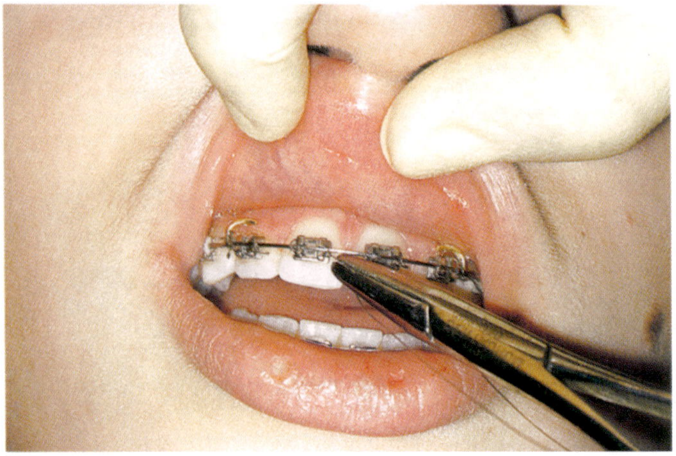

图1.41 也可以使用止血钳或“蚊式”钳结扎弓丝。

牙齿大小不调的认识

在制定矫治计划和整个治疗中，评价牙齿大小是MBT技术的一部分。由于许多病例因牙齿大小不调影响到治疗结果的完美，最近一些年此问题越来越受到重视。例如，如第10章所介绍的，为了在完成阶段获得良好的上下颌牙齿的配合，采用下切牙邻面去釉的方法是可以被接受的。

完成阶段的耐心

在本章的最后还应强调，尽管有了托槽设计的改进和对治疗技术的充分理解，完成阶段的耐心是非常必要的。

治疗的结束阶段，使用诸如0.014英寸的不锈钢丝，常需要弓丝弯制。另外应防止过早地撤除矫治器。应当花时间使用第10章介绍的技术调整并定位尖窝关系，这些在治疗的最终结果中将得到反映。

（曾祥龙　译）

参考文献

1 Andrews L F 1972 The six keys to normal occlusion. American Journal of Orthodontics 62:296-307
2 Reukers E 1997 Straight Wire Appliance versus conventional full edgewise, prospective clinical trial. University of Nijmegen, Nijmegen
3 Reukers H A J, Kuijpers-Jagtman A M 1996 Effectiveness of orthodontic treatment: a prospective clinical trial. European Journal of Orthodontics 18:424 (abstract)
4 McLaughlin R P, Bennett J C 1989 The transition from standard edgewise to preadjusted appliance systems. Journal of Clinical Orthodontics 23:142-153
5 Bennett J C, McLaughlin R P 1990 Controlled space closure with a preadjusted appliance system. Journal of Clinical Orthodontics 24:251-260
6 McLaughlin R P, Bennett J C 1991 Finishing and detailing with a preadjusted appliance system. Journal of Clinical Orthodontics 25:251-264
7 Bennett J, McLaughlin R P 1993 Orthodontic treatment mechanics and the preadjusted appliance. Mosby-Wolfe, London (ISBN 0 7235 1906X)
8 Sebata E 1980 An orthodontic study of teeth and dental arch form on the Japanese normal occlusions. The Shikwa Gakuho 80(7):945-969
9 Watanabe K, Koga M, Yatabe K, Motegi E, Isshiki Y A 1996 A morphometric study on setup models of Japanese malocclusions. The Shikwa Gakuho
10 Roth R H 1987 The Straight Wire Appliance 17 years later. Journal of Clinical Orthodontics 21:632-642
11 McLaughlin R P, Bennett J C 1995 Bracket placement with the preadjusted appliance. Journal of Clinical Orthodontics 29:302-311
12 Bennett J, McLaughlin R P 1997 Orthodontic management of the dentition with the preadjusted appliance. Isis Medical Media, Oxford (ISBN 1 899066 91 8). Republished in 2002 by Mosby, Edinburgh (ISBN 07234 32651)
13 McLaughlin R P, Bennett J C 1999 Arch form considerations for stability and esthetics. Revista Espana Ortodontica 29(2):46-63
14 Ouchi K, Koga M, Watanabe K, Issiki Y, Kawada E 2001 The effects of retraction forces applied to the anterior segment on orthodontic arch wires-changes in wire deflection with wire size. Presented to southern California component of Edward H Angle Society.In press.

病例 SS

简单回顾一例Ⅰ类非拔牙病例。矫治技术的全部细节包括在第4～10章之中。

女性患者，15.5岁，上下颌平面角30°，上下切牙轻度舌倾，治疗开始时前牙有小量拥挤和扭转。

整平牙弓时，MBT™原理涉及轻力，使用尖牙向后结扎和弓丝末端回弯增强支抗。如果需要还可以安放腭杆、舌弓和/或口外弓。不锈钢多股麻花圆丝和热激活圆丝或方丝都可以使用。托槽槽沟最好为0.022英寸，有标准不锈钢托槽、中等大小金属托槽或透明托槽三种选择。图中为中等大小金属托槽，位置精确，0.016英寸热激活圆丝已就位，弓丝末端回弯。尖牙向后结扎主要用于拔除前磨牙病例，本例患者并不需要。注意托槽位置的重要性。

MBT™技术使用三种弓形，并需要根据患者的情况调整使之个体化，牙齿排齐整平之后用0.019英寸×0.025英寸不锈钢丝完成牙弓的整平和覆殆控制，矫正近远中不调，控制转矩，必要时关闭间隙。图1.47中不锈钢方丝上使用被动结扎。

大多数病例去托槽前用1～2个月的时间定位尖窝关系（图1.48）。

牙齿尖窝关系定位（settling）1个月后（图1.49）。

矫治器去除后的情况（图1.50）。

大多数患者下颌使用尖牙至尖牙粘着式保持器，上颌用可摘保持器（参见第11章）。建议治疗完成后给患者写信（第316页），鼓励他们在保持这一重要阶段中充分合作。

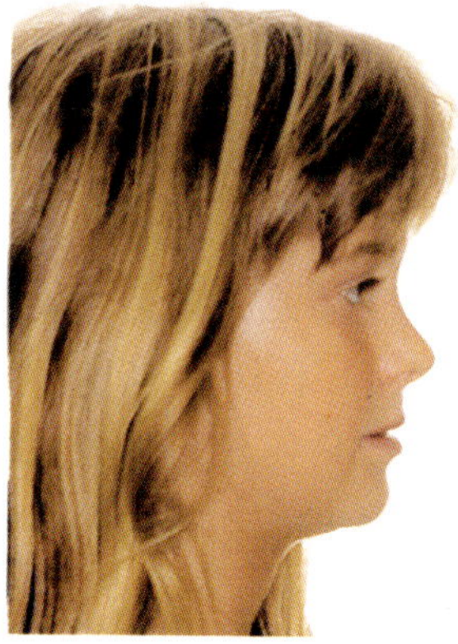

图 1.42

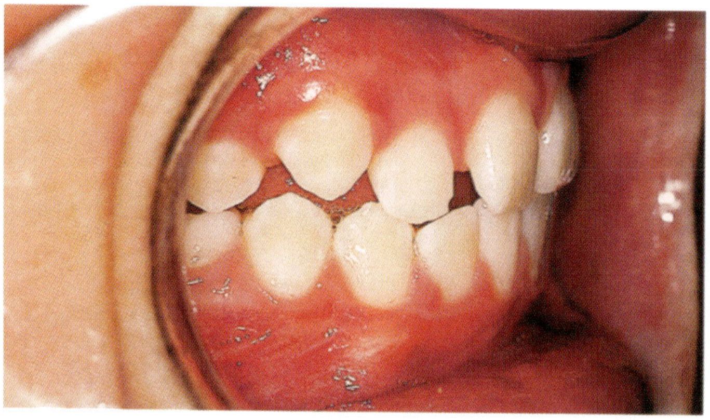

图 1.45

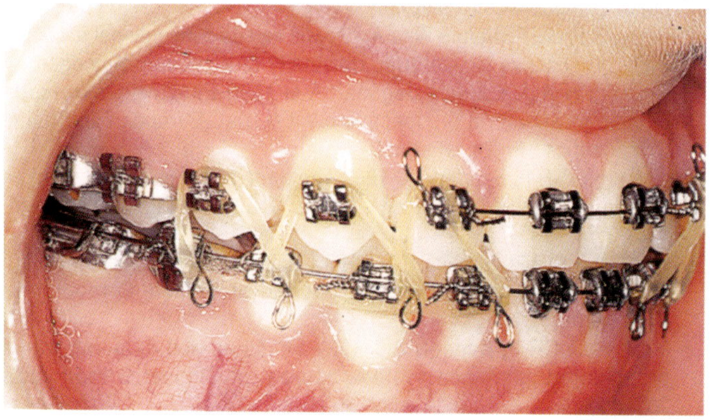

图 1.48

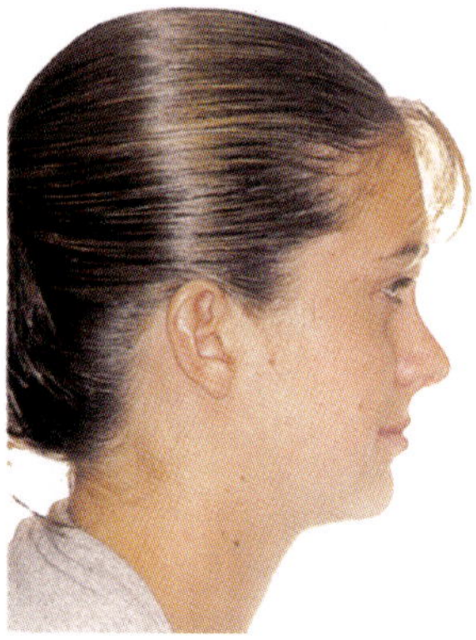

图 1.51

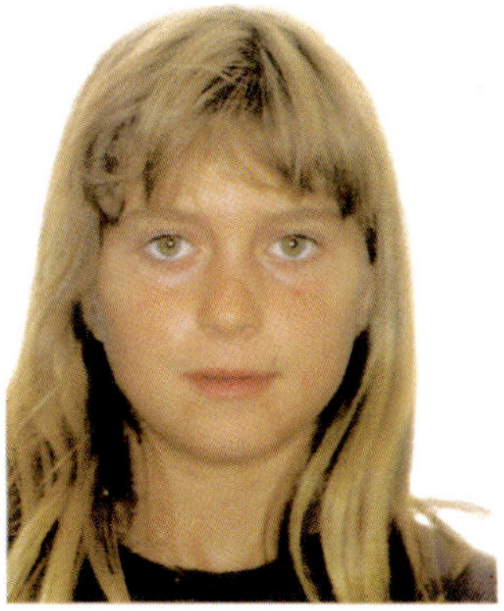

图 1.43

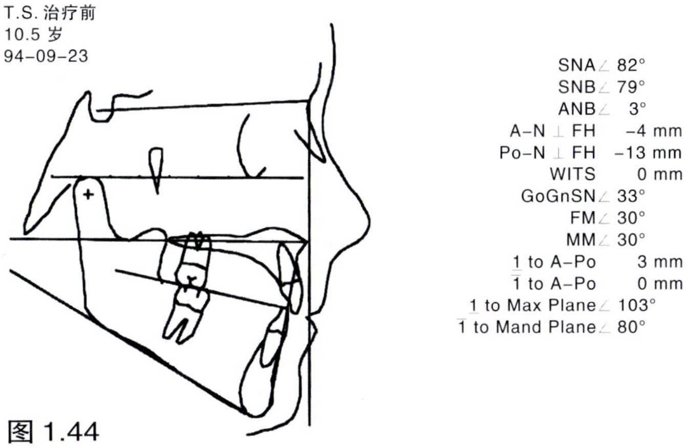

图 1.44

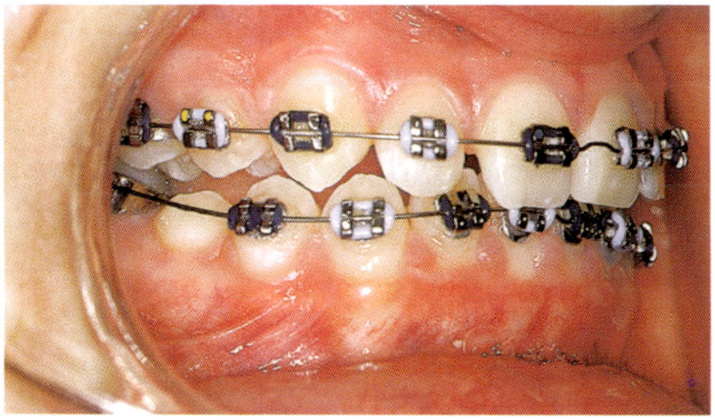

图 1.46

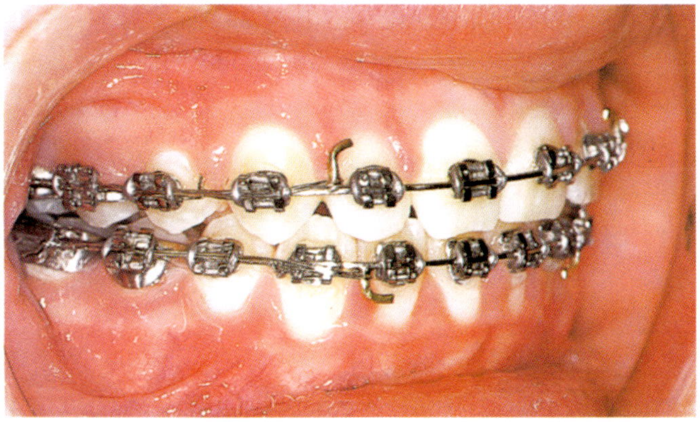

图 1.47

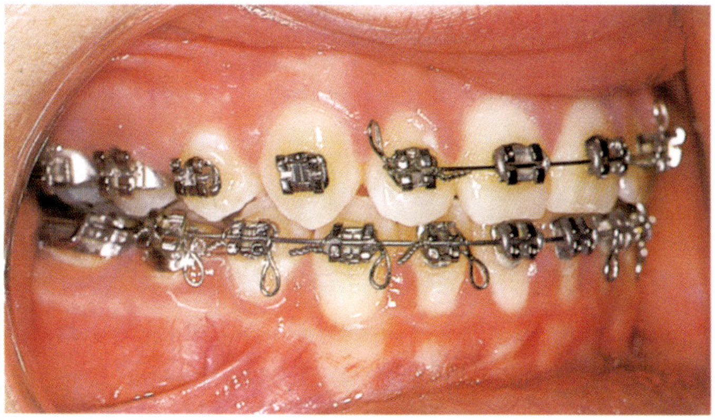

图 1.49

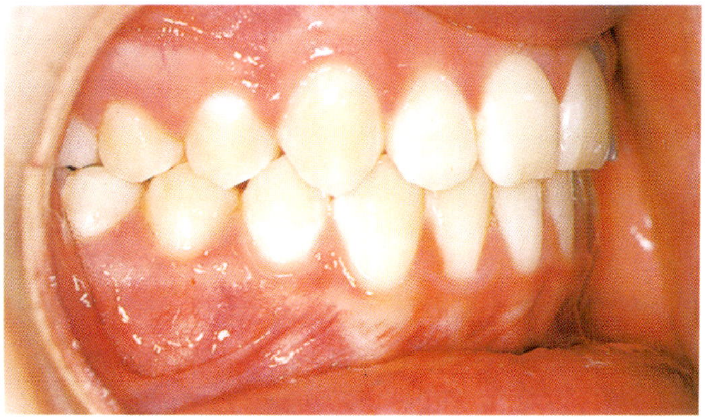

图 1.50

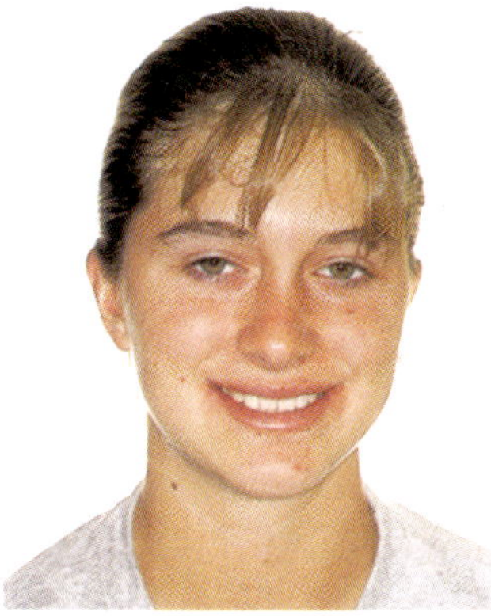

图 1.52

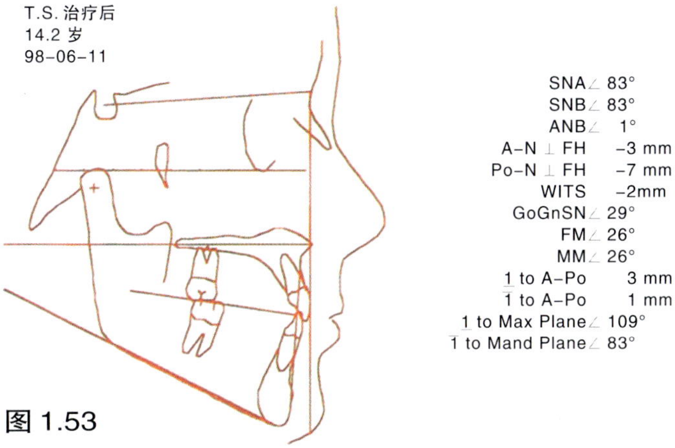

图 1.53

第 2 章

矫正器特征——变化及多用性

概述

医学和牙科治疗一般来说都是建立在科学、传统和临床经验基础上的，经典的直丝弓矫正器1972年问世时主要基于科学基础，同时也包含了许多方丝弓托槽的特点。它的新颖性决定了它缺少临床经验。Andrews[1]测量了120副非正畸治疗的正常模型，将数据稍做改动后发明了直丝弓托槽系统。

直丝弓矫正器推出已经快30年了，在原始设计的科学与传统上终于可以融入临床经验，使之趋于完善。本书作者还重新回顾了Andrews的原始数据，引进了日本学者的研究结果[2,3]，使该系统的科学部分得以更新。

本书的作者们摈弃了传统的方丝弓技术中的重力，发展了一种持续轻力的滑动技术治疗系统，并被广泛接受。随后他们又推出了继Andrews（第一代）和Roth（第二代）直丝弓矫正器后的第三代托槽系统，因为作者们认为，经过验证的矫治方法和力的大小应该决定新的托槽系统的设计，而不是相反。

MBT多用型托槽系统保留了原始直丝弓设计中的优点，同时对托槽中的设定值进行了一定范围的改进，以克服临床使用中的不足。它均衡了科学、传统和经验三个主要成分，是预调托槽结合持续轻力、向后结扎、末端回弯系统的现代版本。该系统最适合使用滑动技术进行治疗。

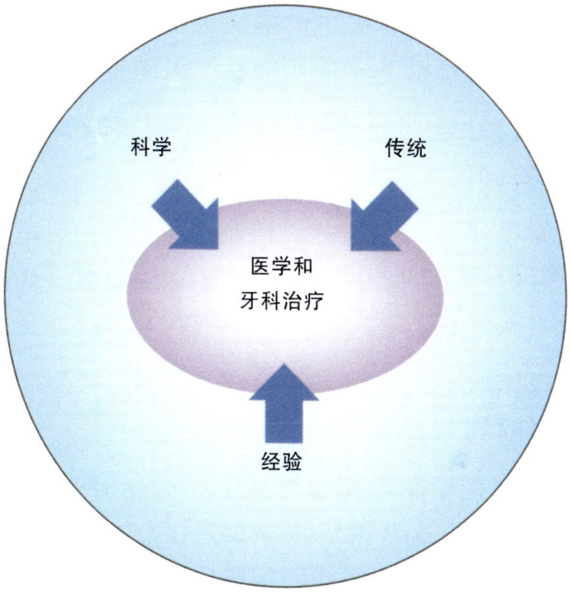

现代托槽系统的设计特点

托槽的范围

自70年代原始直丝弓矫正器问世到现在，人们对正畸托槽的基本要求已经大大提高了，现代正畸医师一般需要以下三种托槽系统来满足临床需要：

- 标准尺寸金属托槽——对牙控制要求高时使用（图2.1）。
- 中等尺寸金属托槽——控制要求较低，但适用于牙齿偏小、口腔卫生不好或对控制要求不高的病例（图2.2）。
- 美观托槽——适用于年龄较 大、不接受金属托槽外观的病人（图2.3）。

正畸托槽制作技术总体都在提高，不只局限于预调矫正器，这些改进也被加进了新的系统。

原先的圆点和横线的托槽标识系统在标准尺寸托槽上已经被激光数字标识所取代（图2.1、2.4和2.5）。但中等尺寸托槽由于尺寸太小尚无法使用数字标识，透明托槽目前也还无法使用此技术。因此，后两种托槽仍在使用彩色透明圆点标识系统。

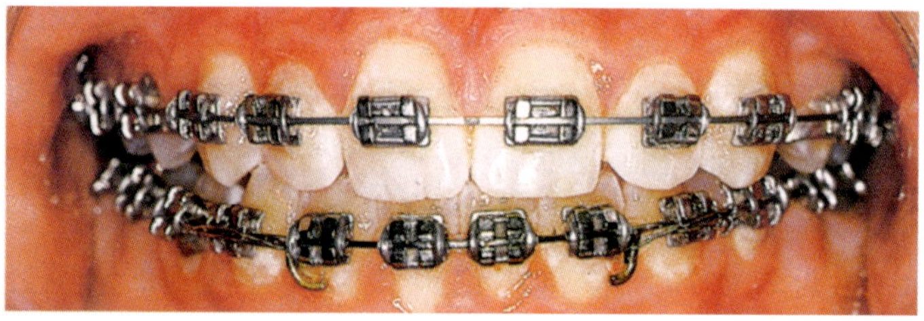

图2.1 标准尺寸金属托槽。

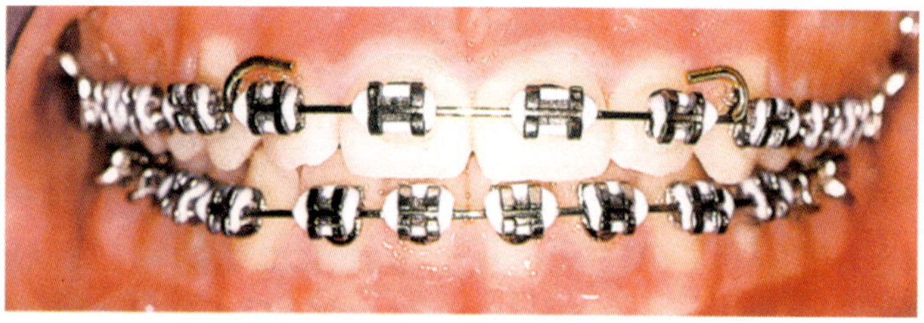

图2.2 中等尺寸金属托槽。

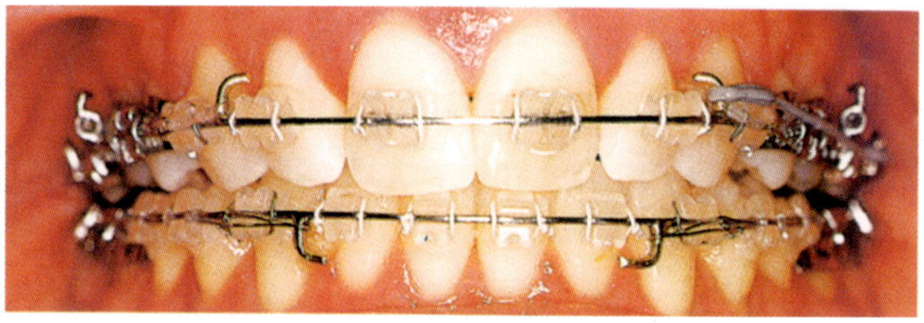

图2.3 美观透明™的托槽。

长菱形托槽

原始的长方形的标准金属直丝弓托槽(图2.4)已经被长菱形托槽(图2.5)所替代。

长菱形托槽体积小，而且其水平向和垂直向边缘在粘托槽时均可用做参考，因此有利于托槽粘接的精确定位。

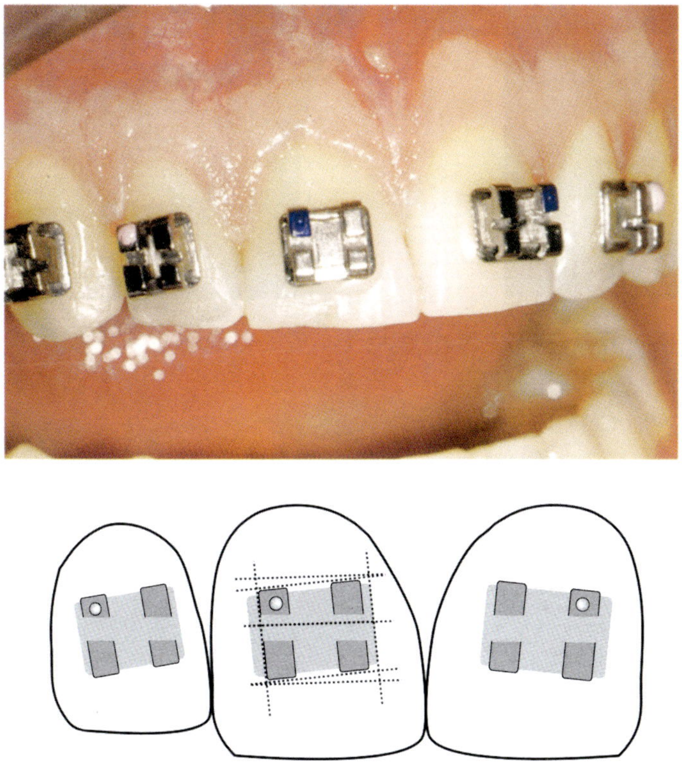

图2.4 原始的标准金属直丝弓托槽为长方形，标识系统在上牙弓为圆点，下牙弓为横线。

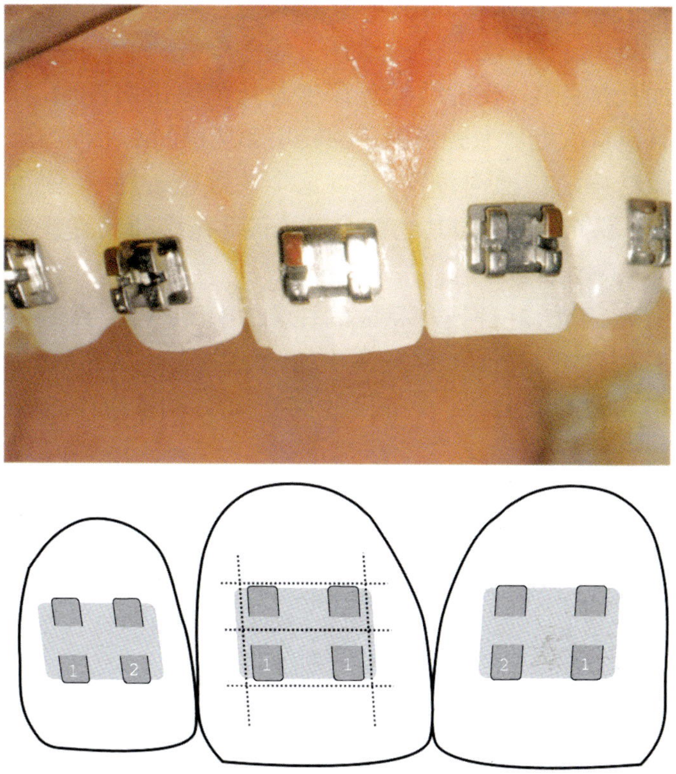

图2.5 长菱形托槽体积减小，边缘线协调，有助于托槽的定位。

底板转矩——计算机辅助设计因素

对第一和第二代预调矫正器而言，底板转矩是十分重要的问题，因为槽沟转矩无法保证所有牙的槽沟在同一水平。当时的技术决定了转矩如果不在底板上，槽沟相对于冠唇面的位置就不可能正确。但现代托槽系统，包括MBT系统，已经发展到使用计算机辅助设计和计算机辅助制造系统，因此，设计的灵活性更大，不仅能将槽沟放在正确的位置，而且可以增加托槽强度，改进结扎翼深度及托槽唇舌向外形。计算机首次能够兼顾每颗牙的转矩和托槽的水平向厚度而精确定位槽沟位置。一旦这个位置确定好了，就可以"填充"托槽的其它部分，以满足托槽的其它要求（图2.6～2.8）。

因此，这种技术完成的托槽，可以是转矩在底板上（标准尺寸和透明托槽），也可以转矩在底板和转矩在槽沟的结合（中等尺寸的托槽），均能确保槽沟的正确位置。由于计算机辅助设计和制造的优点，使这一历史性争论没有必要再讨论下去了。

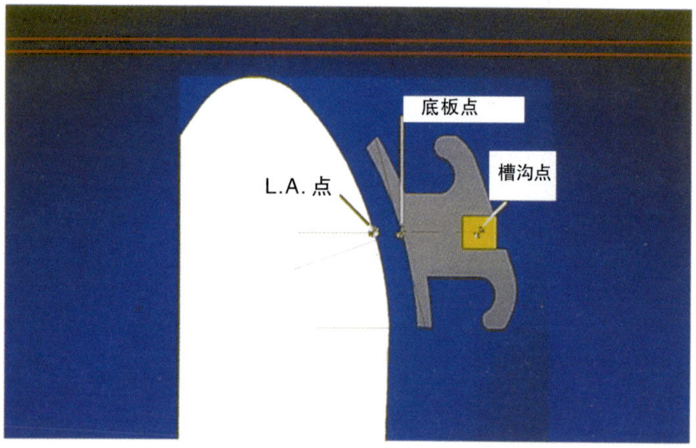

图2.6 转矩设计在底板上，使Andrews点、底板点和槽沟点位于同一水平，此时底板的𬌗向与水平面成锐角，龈向成钝角。

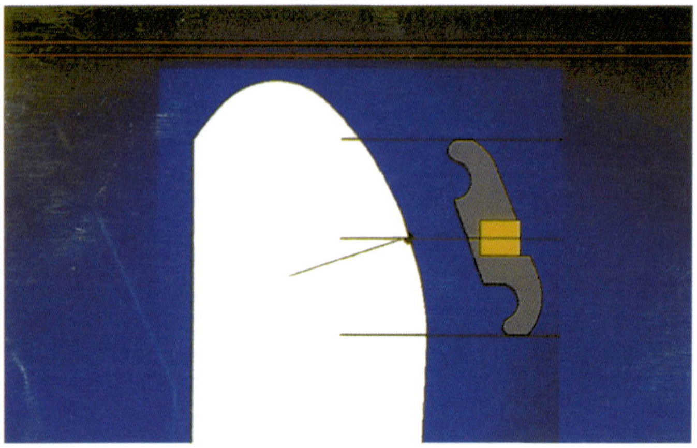

图2.7 计算机辅助设计系统可以分析槽沟的精确位置，然后根据需要设计其余部分。

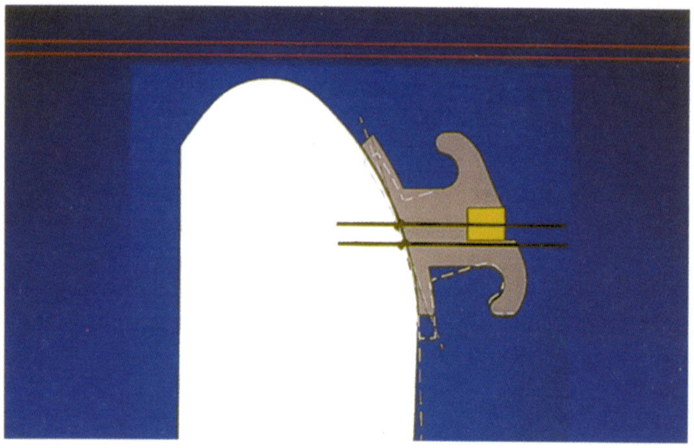

图2.8 计算机辅助设计的结果，转矩可以在底板上、槽沟上，或两者的结合。

托槽厚度设定值

牙弓第一序列排列的表达

预调托槽第一序列的特征在弓丝与槽沟的完全贴合下可以百分之百地表达出来，唇舌向移动是迅速的，通常一次就能看见效果。因此原始直丝弓第一序列设定值被引用到MBT系统中。

上第二前磨牙

Andrews的120副正常𬌗的所有牙冠均为正常尺寸，但临床上有20%的病例上颌第二前磨牙牙冠较小，因此需要一种比正常托槽厚0.5mm的托槽备用（图2.9～2.11）。这一设计有助于促进这类病例的边缘嵴排列，第52页会进一步讨论。对于上第一和第二前磨牙大小一致的病例，两颗牙上均可使用上第一前磨牙托槽，小的上第二前磨牙托槽不必库存太多，但应有专人调控。

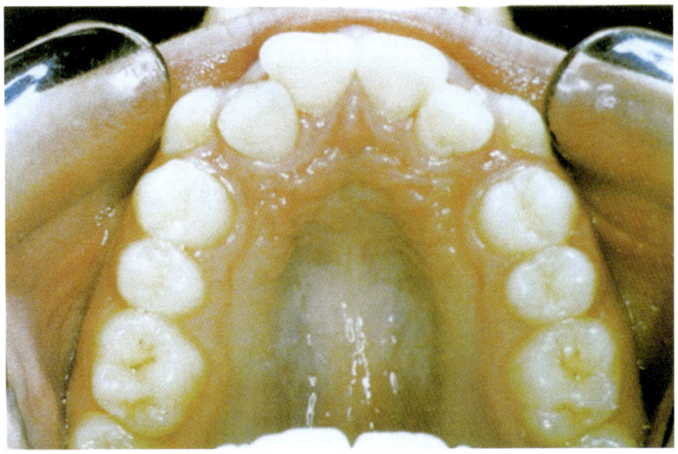

图2.9 该病例显示小的上第二前磨牙。

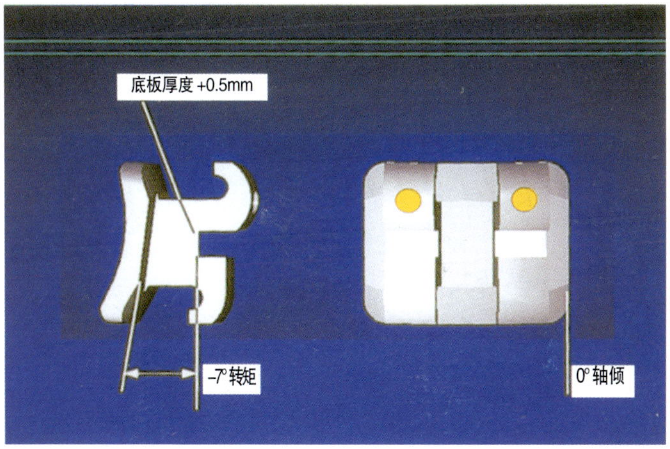

图2.10 比正常前磨牙厚0.5mm的小的前磨牙托槽适用于小的上第二前磨牙。

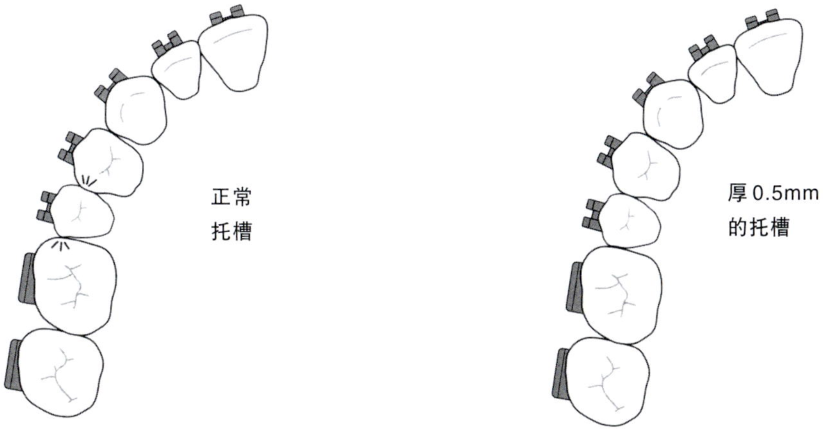

图2.11 大约20%的病例上第二前磨牙较小，比正常厚0.5mm的托槽有助于获得好的边缘嵴排列，减少弓丝弯制。

轴倾度设定值

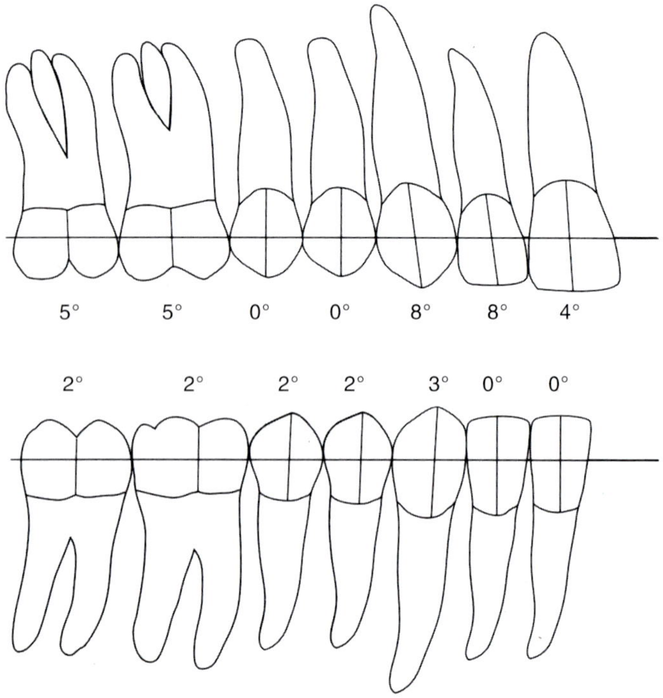

图2.12 建议的牙齿轴倾度。

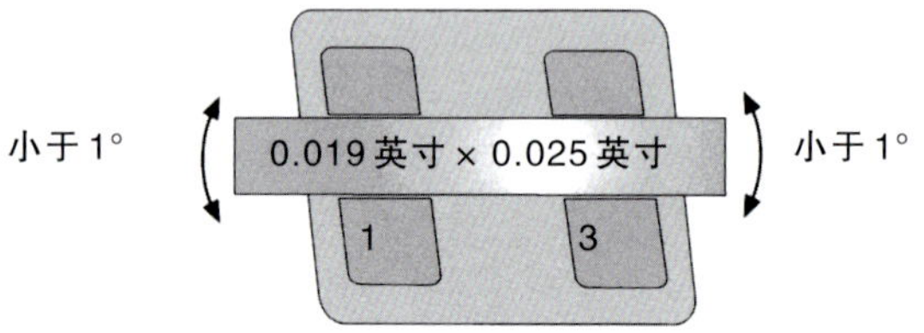

图2.13 预调托槽的轴倾度设定值几乎完全表达，当使用0.019英寸 × 0.025英寸方丝时，只有1°不到的斜坡。

轴倾度的表达

预调托槽的轴倾度几乎可以完全表达，0.019英寸 × 0.025英寸弓丝在8°轴倾度的上尖牙托槽中至少可以表达7°以上（图2.13）。使用连续轻力，轴倾度预置值可以完全而迅速地表达出来。MBT托槽系统在设计轴倾度时，基本遵从研究所取得的数据，只对磨牙和上前磨牙轴倾度略加调整。

对所有磨牙，建议使用0°托槽，因为只要带环平行放置，0°托槽即可对上磨牙产生5°前倾，而对下磨牙产生2°前倾（图2.14）。该问题已在别的文章中讨论很多，读者可以参考其它文章获得更多的信息[4]。

对上前磨牙，作者主张使用0°轴倾，而不是原始直丝弓中的2°，因为这种改变可以使上颌前磨牙更加直立，有利于形成Ⅰ类殆，同时对部分病例也有利于减少支抗需求。2°本身不大，但4个上颌前磨牙可以减少8°，对支抗而言显然是有益的。对下前磨牙而言，原始直丝弓的2°轴倾度使下颌前磨牙前倾，有助于Ⅰ类关系的建立，因此该角度被保留和沿用。

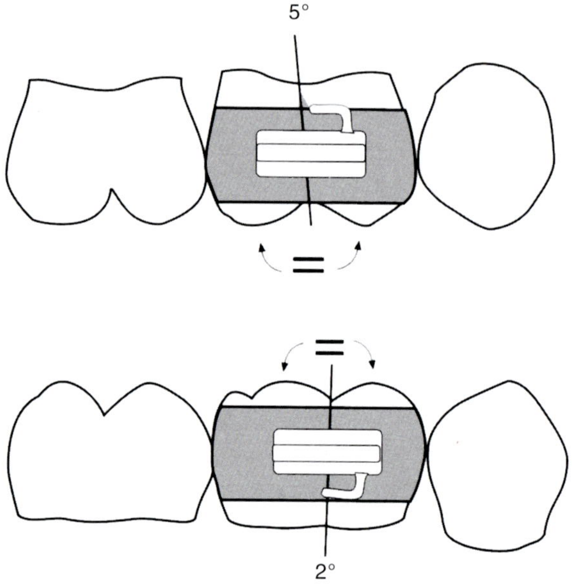

图2.14 上下磨牙颊面管预置轴倾度为0°，但当带环平行就位后，可以对上磨牙产生5°的前倾，对下磨牙产生2°的前倾。

转矩设定值

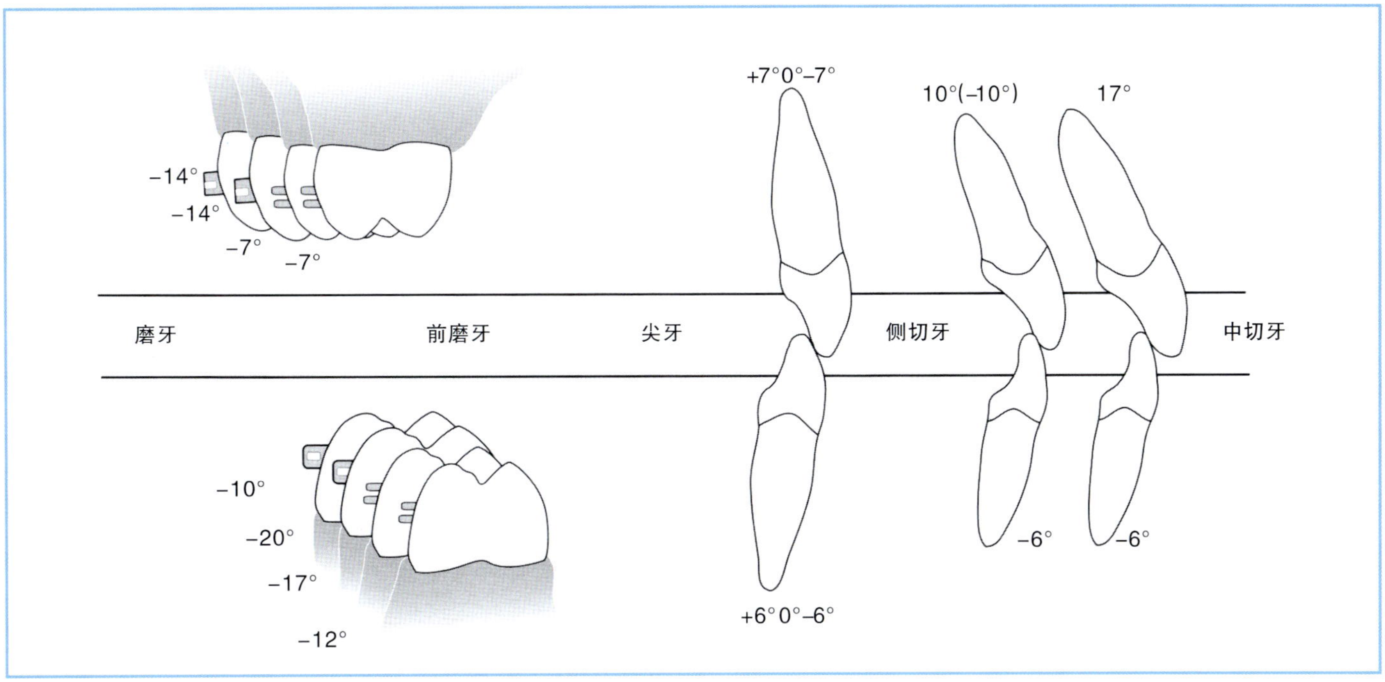

图2.15 推荐的转矩设定值。

转矩的表达

如前所述，托槽预置的第一序列设定值和轴倾度设定值都能有效地表达出来，但预置的转矩却由于以下原因而无法有效地表达：

- 转矩的作用面小，仅依赖方丝与托槽的接触面产生扭转作用，相对于牙齿体积而言，这个接触面太小（图2.16）。
- 为了便于滑动，一般在0.022英寸槽沟中使用0.019英寸×0.025英寸不锈钢丝，由于托槽和弓丝生产中的容许误差及方丝边缘的圆缓弧度（图2.17）等，弓丝与托槽槽沟之间可以产生10°左右的“斜坡”。

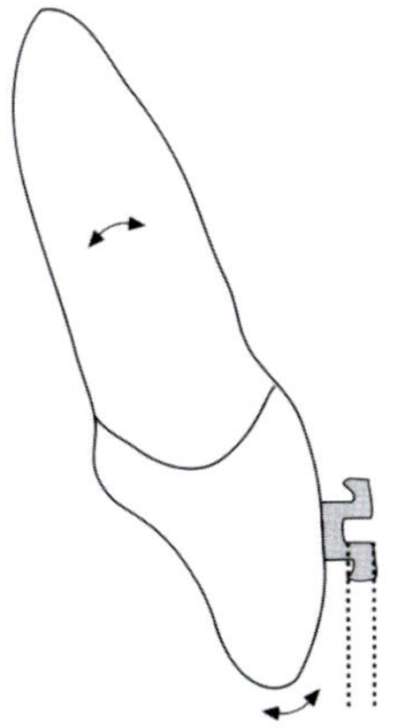

图2.16 预调矫正器的转矩不能有效地表达，部分原因是转矩作用面小。

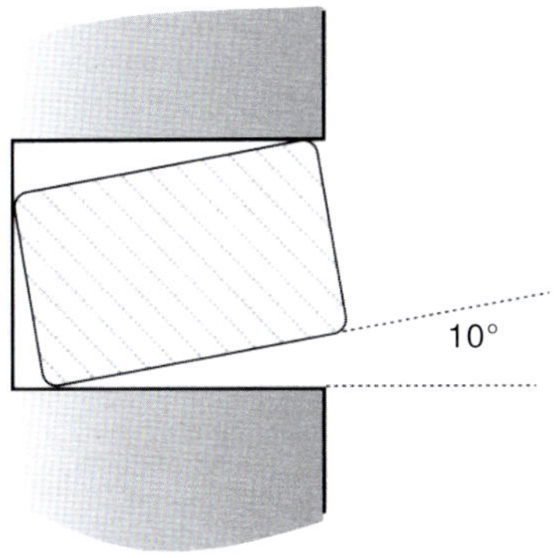

图2.17 0.019英寸×0.025英寸不锈钢丝在0.022英寸槽沟中大约可以产生10°左右的“斜坡”，确切的度数取决于托槽和弓丝制作过程中的精确度以及方丝边缘弧度的大小。

由于预调托槽在转矩表达方面效率不高，因此有必要在切牙、磨牙和下前磨牙托槽上增加额外的转矩以满足临床上尽量减少弓丝弯制的目标。由于弓形因素和尖牙突度等其它因素，使尖牙托槽需要有三种类型的转矩供选择，这一问题将在第44～48页加以讨论。

切牙转矩

临床上通常需要对上切牙施以根腭向转矩，下切牙施以根唇向转矩（图2.18～2.21）。这种治疗适合于多数类型的错殆：

- Ⅱ类病例，Ⅱ类牵引会使上切牙失去部分转矩，而下切牙会在整平和Ⅱ类牵引时发生唇倾。
- Ⅰ类病例，正确的切牙转矩有助于建立好的前牙咬合。
- Ⅲ类病例，正确的转矩有助于代偿轻度的骨性Ⅲ类关系。

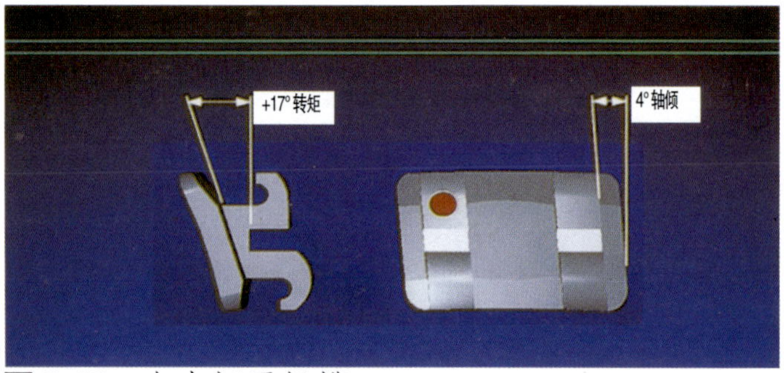

图2.18 上中切牙托槽。

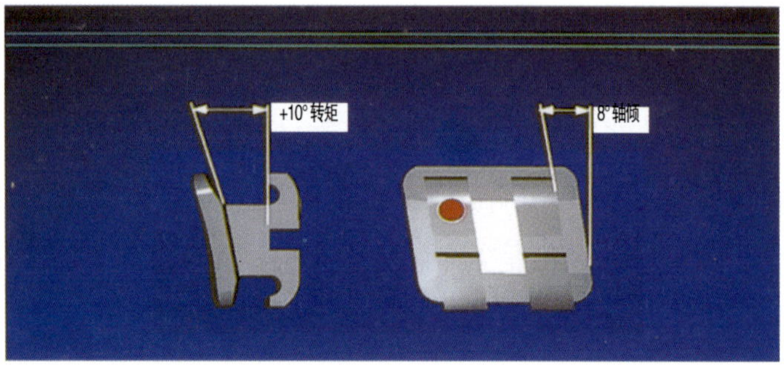

图2.19 上侧切牙托槽。

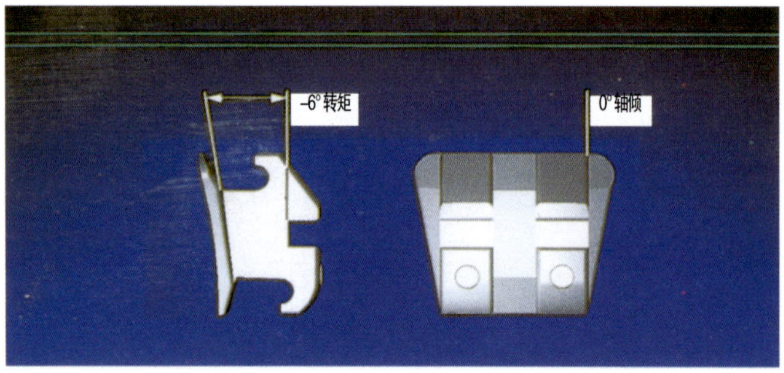

图2.20 下切牙托槽。

因为临床上经常需要上切牙的根腭向转矩和下切牙的根唇向转矩，作者建议上中切牙使用+17° 转矩，上侧切牙使用+10° 转矩，而下切牙使用−6° 转矩（图 2.21）。

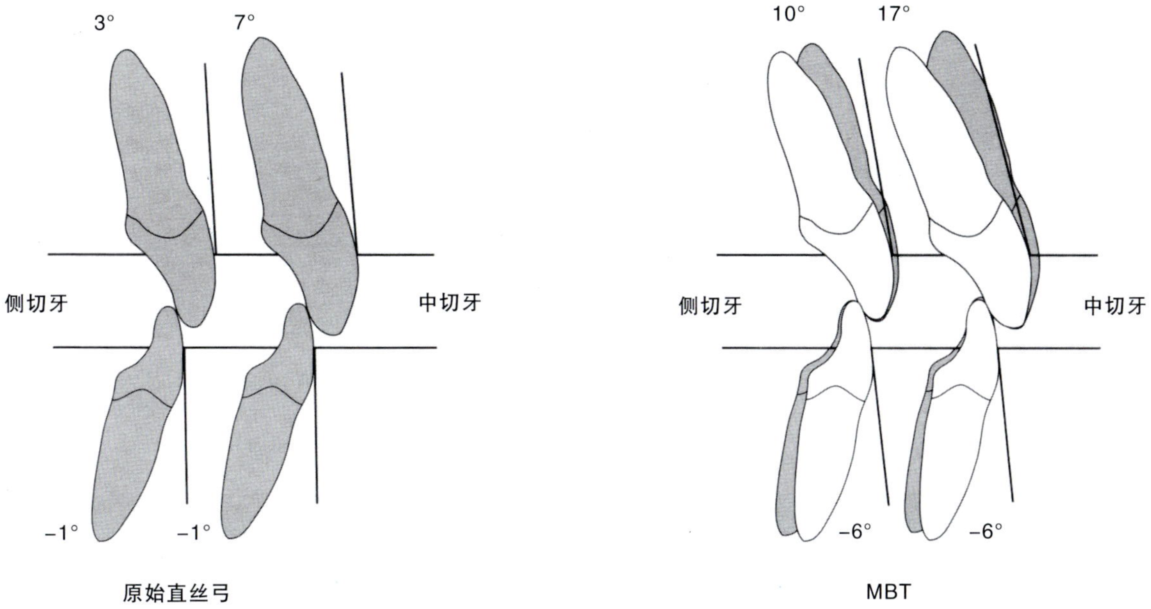

图 2.21 作者建议上中切牙 +17° 转矩，上侧切牙 +10° 转矩，而下切牙 −6° 转矩，促进上切牙的根腭向移动和下切牙的根唇向移动。

尖牙转矩

Andrews的120副未经正畸治疗的正常殆是非拔牙成人牙列，但正畸病例却有不同的类型。上尖牙-7°转矩对大多数病例是令人满意的，但原始直丝弓下尖牙的-11°转矩却不能令人满意，它使大多数病例的下尖牙牙根唇向突出，因此尖牙转矩应能适应不同的需要。MBT系统中上尖牙转矩有-7°、0°和+7°三种选择（图2.22和2.23），下尖牙转矩有-6°、0°和+6°（图2.24和2.25），第44页及45页会有进一步描述。

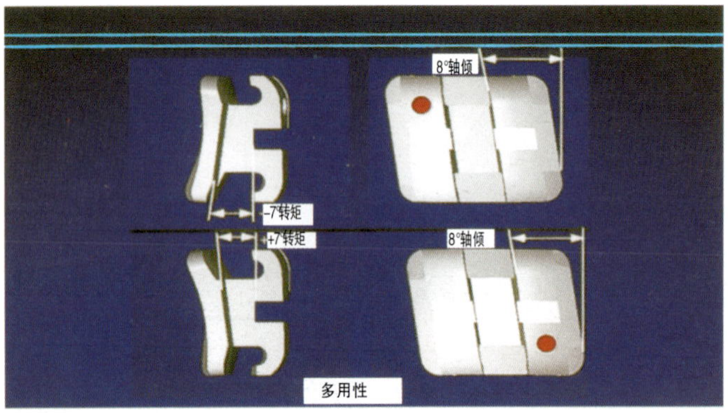

图2.22 上尖牙托槽-7°转矩，倒过来贴则为+7°转矩。

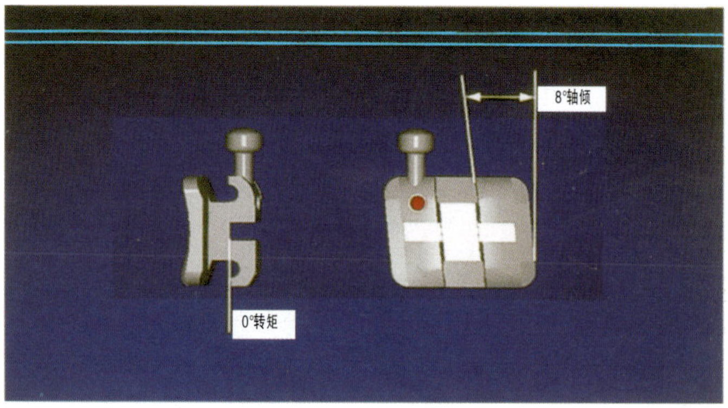

图2.23 上尖牙托槽带钩的是0°转矩。

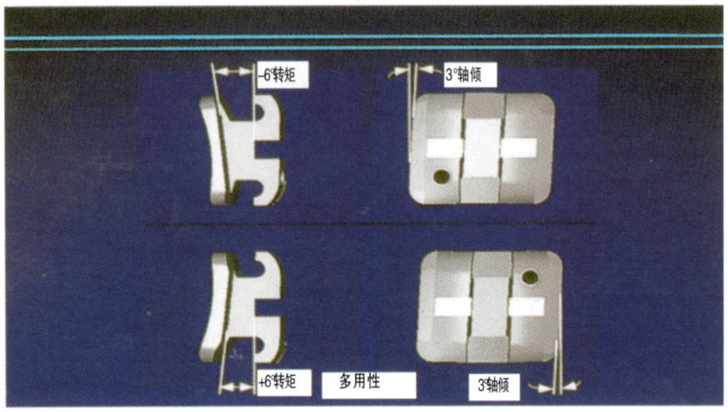

图2.24 下尖牙托槽为-6°转矩，倒过来贴为+6°转矩。

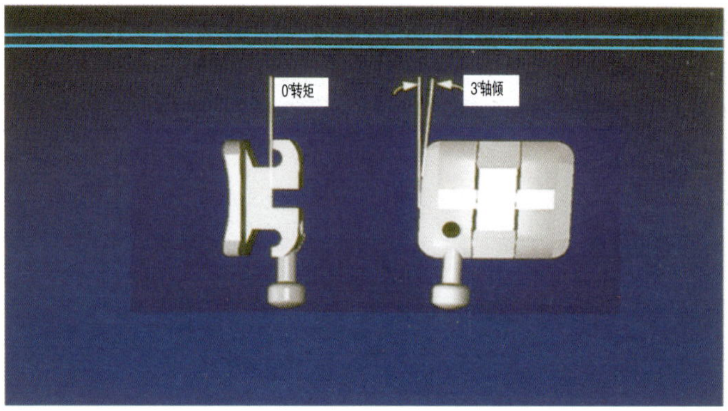

图2.25 下尖牙托槽带钩的为0°转矩。

上前磨牙和磨牙转矩

上前磨牙转矩-7°经临床使用证明是令人满意的，因此我们仍然沿用。

但原始直丝弓上磨牙的-9°转矩却是不足的，我们改为了-14°，因为这样可以更好地控制磨牙腭侧牙尖（图2.26）。上磨牙的-14°转矩防止磨牙腭尖的下垂，有利于减少功能𬌗干扰。完成这种转矩的改变需要上颌有足够的宽度，否则，骨皮质会妨碍转矩的获得。

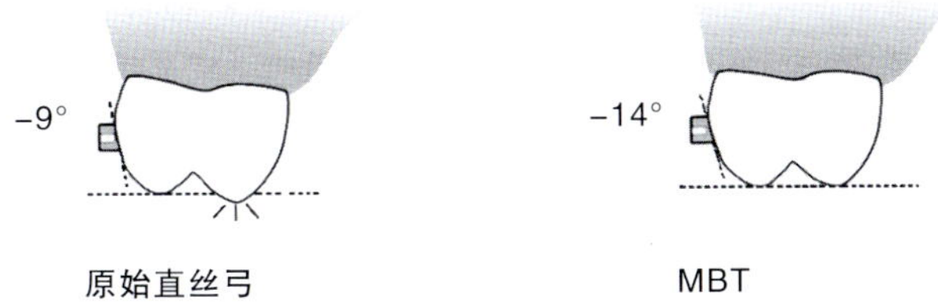

图2.26 上磨牙颊面管-14°转矩可以更好地控制磨牙腭尖。

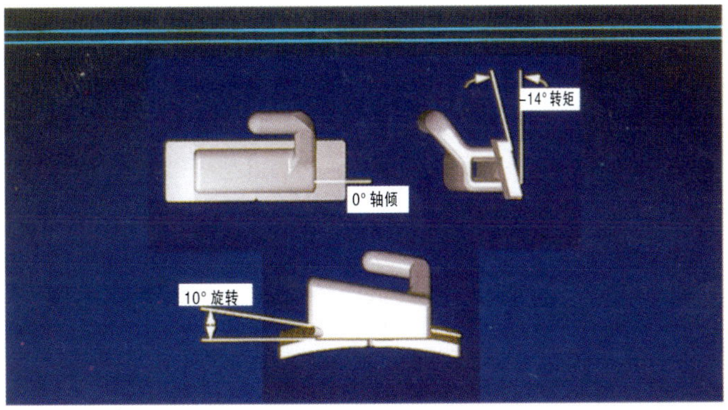

图2.27 上第二磨牙颊面管。

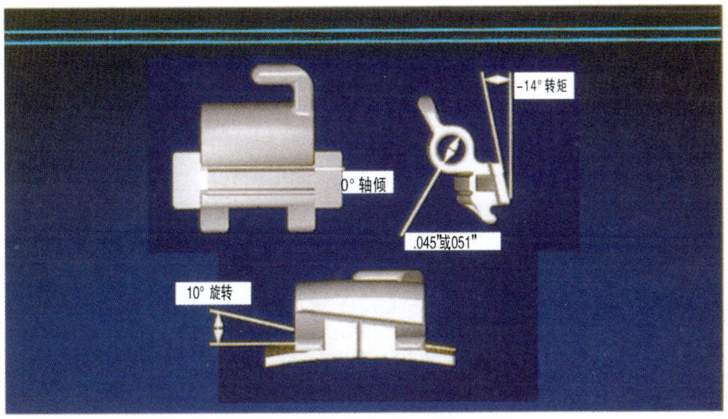

图2.28 上第一磨牙颊面管。

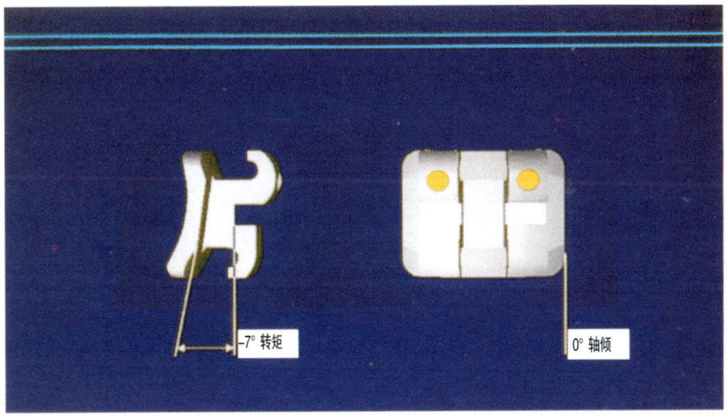

图2.29 上第一和第二前磨牙托槽。

下前磨牙和磨牙转矩

很多正畸病例上牙弓狭窄，下牙弓也表现代偿性狭窄，这些病例通常需要下磨牙和前磨牙的冠颊向转矩（直立）。原始直丝弓托槽第一磨牙（–30°）和第二磨牙（–35°）转矩设定值使下磨牙舌侧倾斜，因此，作者决定将下前磨牙转矩增加 5°，第一磨牙转矩增加 10°，第二磨牙托槽转矩增加 25°（图 2.30）。

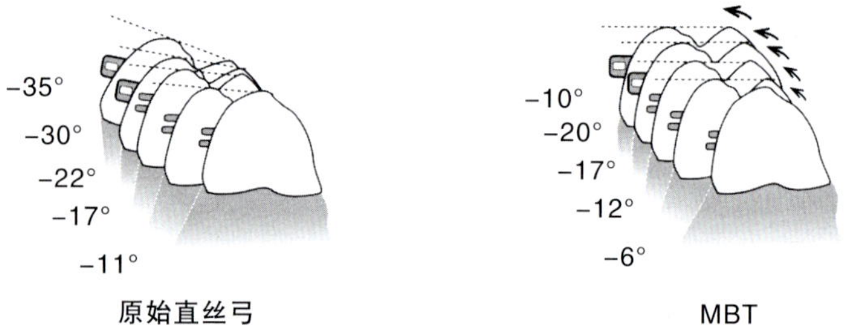

图 2.30 作者对下后牙矫正器的度数进行了较大的改变，减小了下磨牙的舌倾，促进了下牙弓的发育。

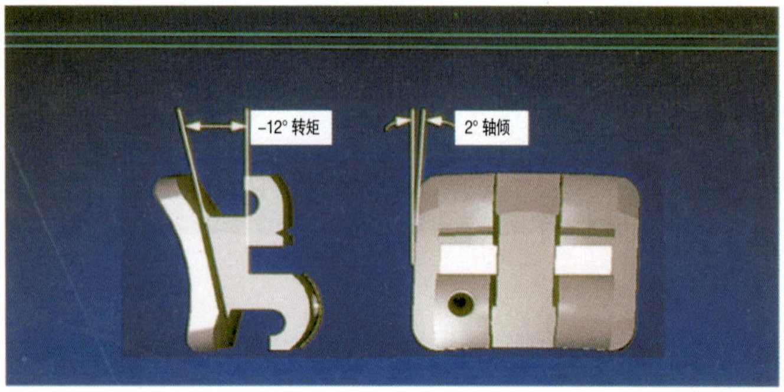

图 2.31 下第一前磨牙托槽。

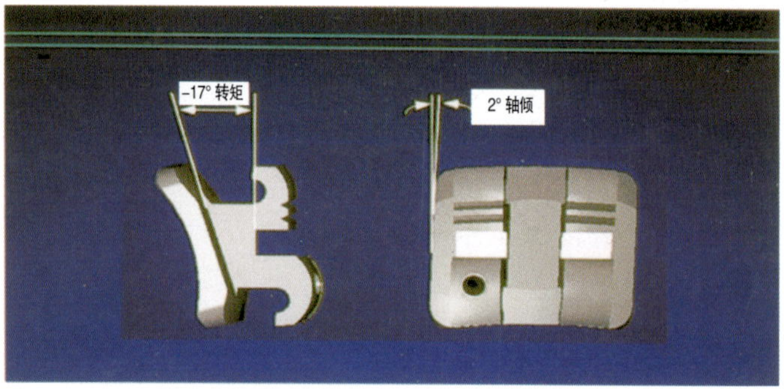

图 2.32 下第二前磨牙托槽。

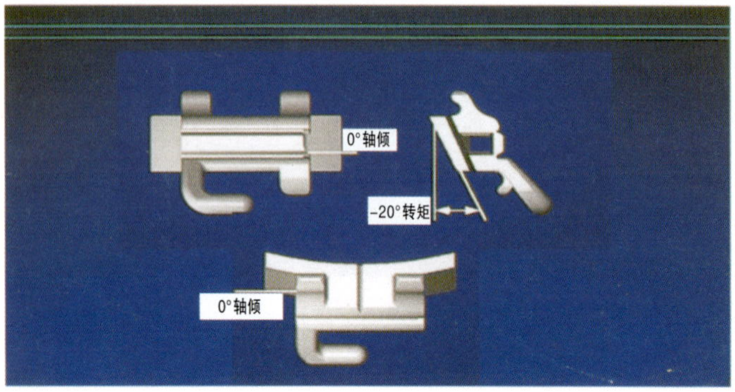

图 2.33 下第一磨牙揭盖颊面管。

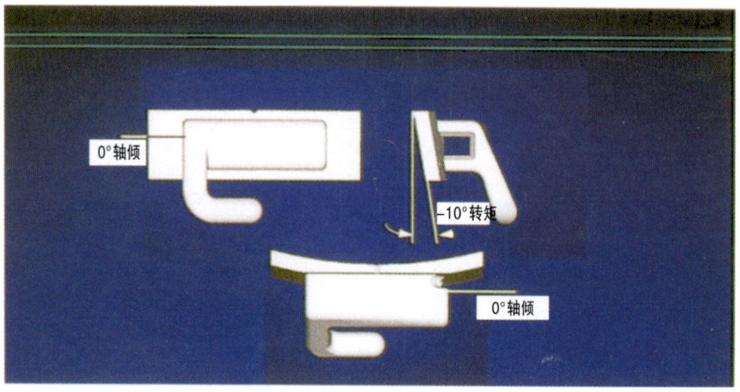

图 2.34 下第二磨牙颊面管。

托槽系统的多用性

第一和第二代托槽（第6页）及颊面管给每颗牙一个设定值，在设定值中考虑了三维方向牙代偿的需要，但缺乏多用性。MBT多用型托槽系统做了全面的改进，包括轴倾度、转矩以及新的设计特点——多用性。

如下面所描述的，这一革新包括了7种根据不同病例需要预备的托槽和颊面管，为满足特殊病例需要的个体化或过矫正提供了一个新的矫正器系统平台，这对于个别牙及部分情况下的成组牙的调整，对于减少后期第一、第二、第三序列的弓丝弯制及提高效率均十分有益。

多用性的几个方面

多用性主要表现在以下7个方面，后文会依次介绍。

1.上侧切牙腭向错位的转矩选择 (–10°)。

2.上尖牙的三种转矩选择(–7°，0°，+7°)。

3.下尖牙的三种转矩选择(–6°，0°，+6°)。

4.下切牙托槽可互换——轴倾度和转矩度相同

5.上前磨牙托槽可互换——轴倾度和转矩度相同。

6.不需要口外弓的病例可以用上第二磨牙颊面管粘在第一磨牙上。

7.当以Ⅱ类磨牙关系完成病例时，可以用下第二磨牙颊面管粘在上颌对侧的第一和第二磨牙上。

上侧切牙腭向错位

正畸医师经常需要矫正腭向错位的上颌侧切牙，Ⅰ类拥挤或Ⅲ类基骨关系都容易造成上颌侧切牙反𬌗的情况，难以获得稳定的牙根矫正，常常会出现仅将牙冠移到唇向，牙根留在腭侧的情况。此时大都需要弓丝弯制，因而延长了矫正时间。处理这类病例的便捷方法如下：

- 排齐阶段必须先为腭侧错位牙创造足够的间隙。可以使用螺旋推簧，邻牙用结扎丝结扎以防扭转（图2.35和2.36）。

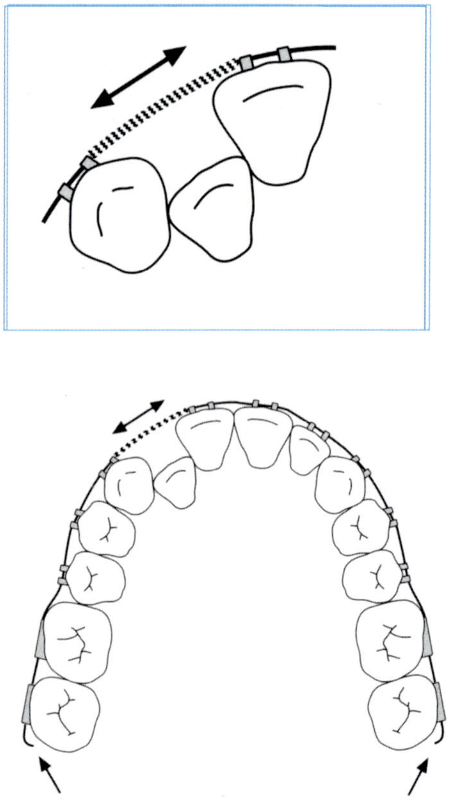

图2.35 矫正腭向错位需要先开展足够的间隙，此时两侧末端回弯应各留出2mm供牙弓长度增加用。

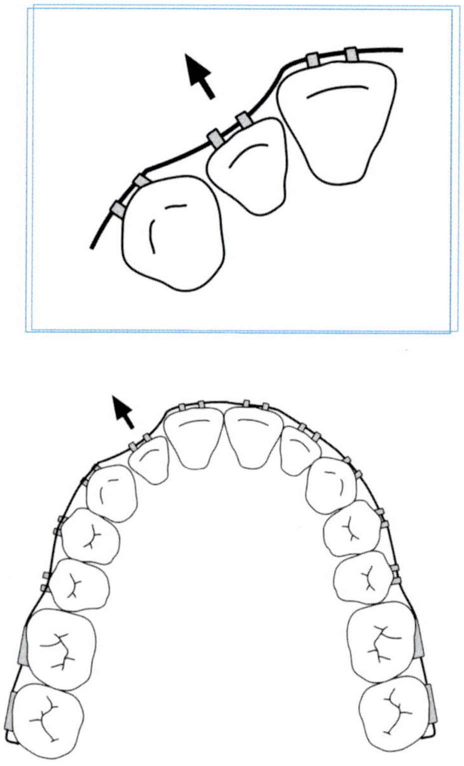

图2.36 间隙产生以后，用0.015英寸麻花丝或0.016英寸热激活镍钛丝将侧切牙移至唇侧。

• 侧切牙托槽旋转 180° 粘在腭侧错位的侧切牙上（图 2.37 和 2.38），使原先托槽的 +10° 转矩变为–10° 转矩，这有助于使用方丝阶段该牙牙根的唇向移动。此时托槽的轴倾度仍然为8°，左侧托槽粘在左侧切牙上，右侧托槽粘在右侧切牙上，经常有人问到这一问题，把左侧托槽粘在右侧托槽上或相反的做法都是不正确的。

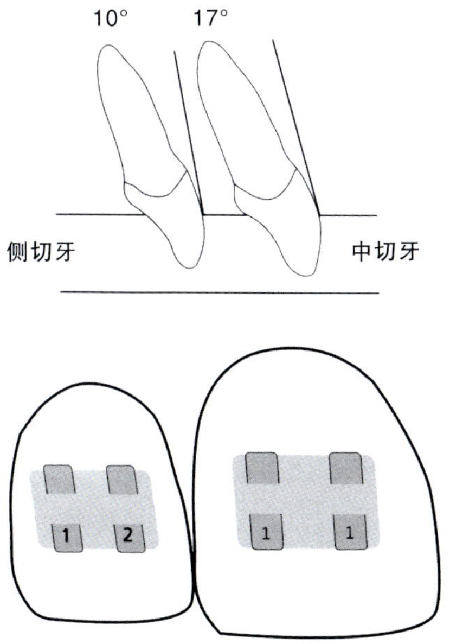

图 2.37 常规粘上侧切牙托槽为 +10°转矩。

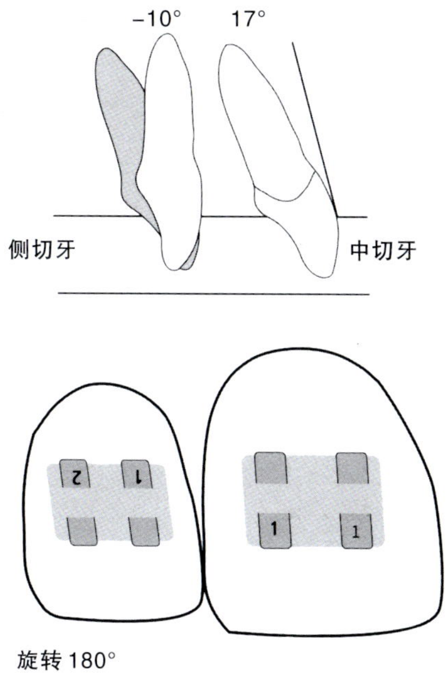

图 2.38 侧切牙托槽旋转180°后转矩由+10°变为 –10°。

在下面的治疗过程中，显示了用螺旋推簧为腭侧错位的侧切牙开展间隙的方法。螺旋弹簧的加力可以使用有缝圆管(517–620 3M Unitek)。

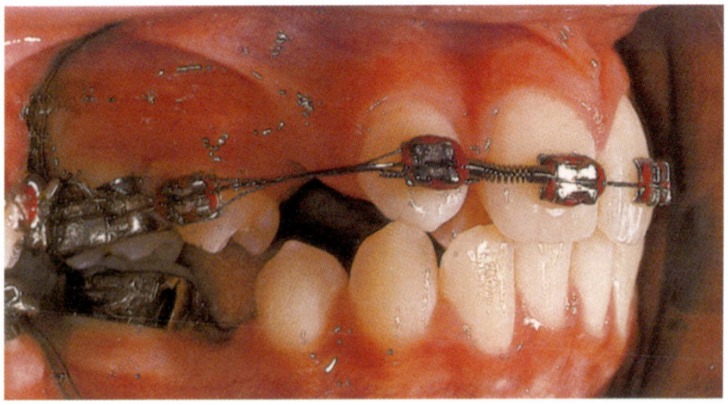

图2.39A Ⅰ类拥挤右上侧切牙腭向错位中线右偏病例，设计拔除上第一及下第二前磨牙。初步排齐以后，上螺旋弹簧开展间隙。下牙弓在此阶段未粘托槽，因为下牙弓可能需要𬌗垫。

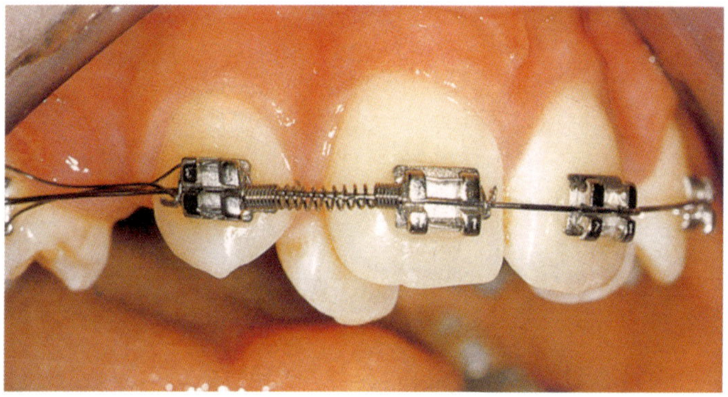

图2.39B 图A 1个月以后，换0.018英寸不锈钢圆丝或更粗的弓丝继续开展间隙。此病例使用的为一段中间拉长了的螺旋拉簧，因为它不像螺旋推簧那样会有尖锐的末端。结扎圈因为加力调节而去除。

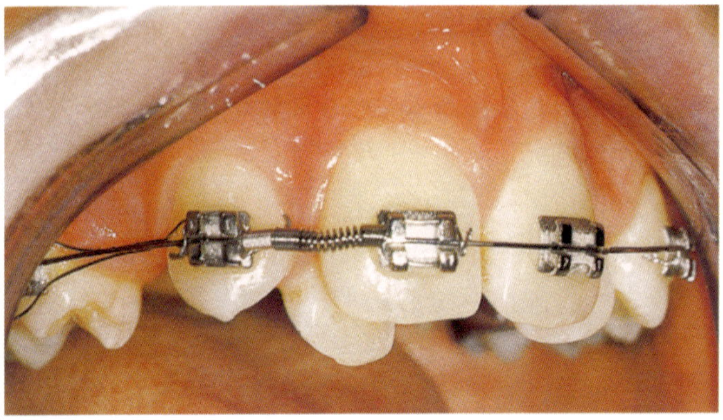

图2.39C 有缝圆管放到弓丝上为螺旋弹簧加力，这样可以省去拆下弓丝加力的时间，受螺簧推力的两颗邻牙应该用结扎丝结扎，以防扭转。

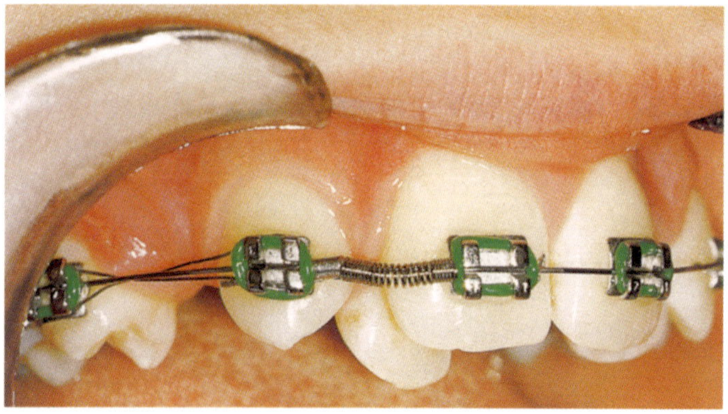

图2.39D 结扎圈固定，病人4周后复诊。螺旋弹簧将为侧切牙创造间隙并矫正中线不齐。

下面的过程展示腭侧错位侧切牙的矫正。

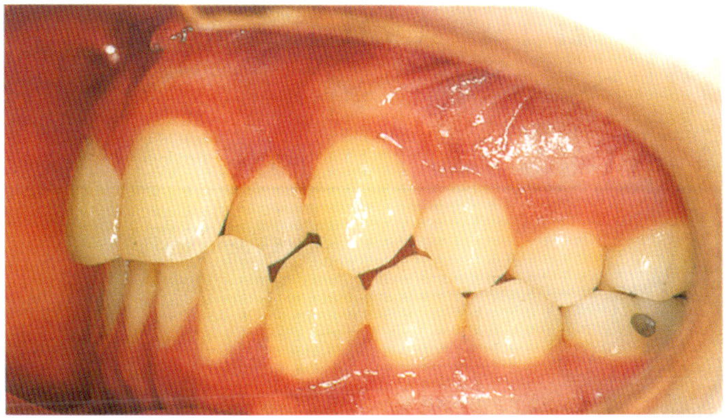

图 2.40A 这是一个左上侧切牙反𬌗的非拔牙病例。

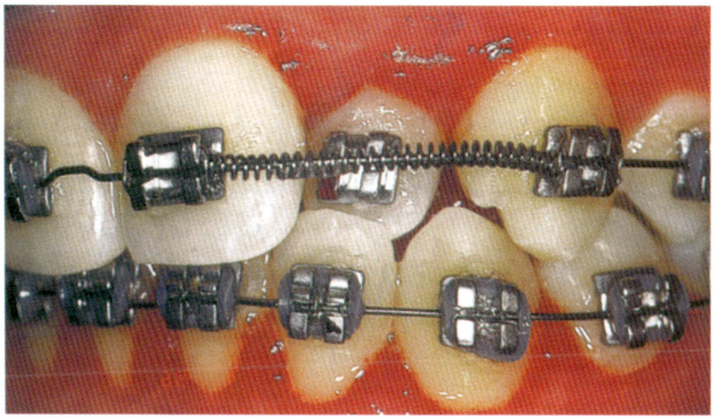

图 2.40B 在向唇侧移动之前，先用螺旋弹簧为侧切牙开展间隙（第 40 页）。邻牙结扎防止扭转。上左侧切牙托槽旋转 180°粘贴。

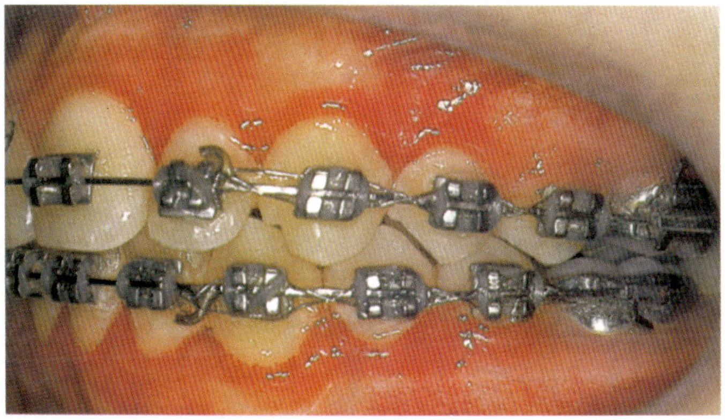

图 2.40C 0.019英寸×0.025英寸方丝入槽，无需弓丝弯制。

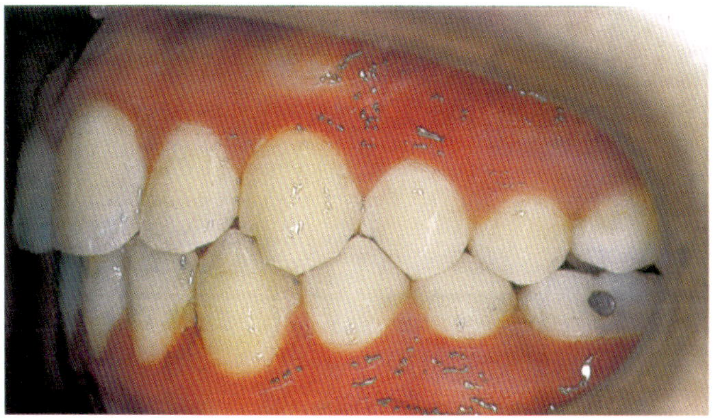

图 2.40D 矫正器去除后。

上尖牙的三种转矩选择（-7°，0°，+7°）

尖牙转矩控制是非常必要的，因为它们是交互保护𬌗的基本要素，尖牙托槽的任务是使尖牙达到适当的轴倾度和转矩度，从而使它们在侧方运动时能起到尖牙保护𬌗的功能，而在最大尖窝接触位时，有少量的侧方自由度。

预调矫正器的转矩表达是否有效主要由尖牙来体现，因为它们是人类牙齿中根最长的牙。如果能从三种尖牙转矩中选择正确托槽，则能减少弓丝的弯制。

MBT系统备有两种上尖牙托槽（图2.41），可以提供三种转矩选择（-7°，0°，+7°）。

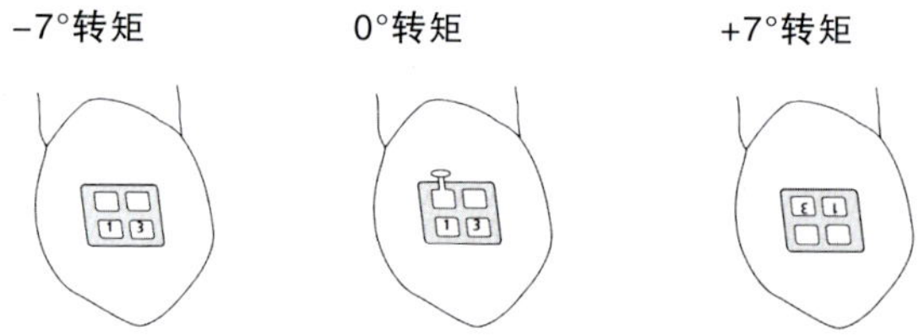

图2.41 MBT系统有三种上尖牙转矩选择。

下尖牙的三种转矩选择（-6°，0°，+6°）

原始直丝弓的-11°转矩[4]不能令人满意，因为它们使部分下尖牙牙根唇向凸出。作者建议-6°转矩，但部分病例需要0°转矩甚至+6°转矩，这些病例由于牙龈退缩等问题，更加适合比正常值直立的转矩，从而使牙根更好地位于牙槽骨中。另外，有些深覆𬌗病例也需要尖牙牙冠唇向转矩同时保证牙根位于牙槽骨中。-6°的转矩也能更好地与下前磨牙区的5°转矩减小相协调。MBT系统备有两种下尖牙托槽（图2.42），可以提供三种转矩选择（-6°，0°，+6°）。

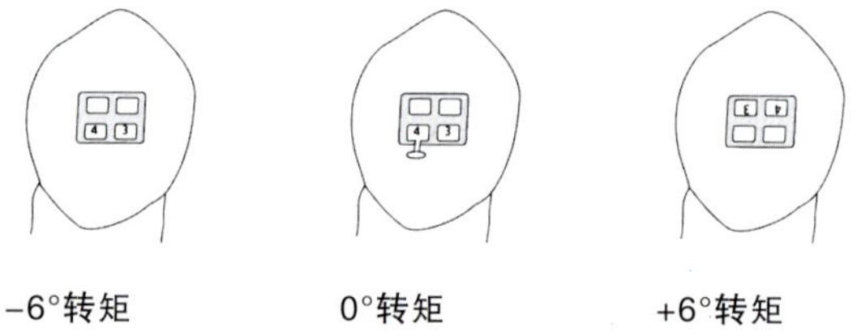

图2.42 MBT系统有三种下尖牙转矩选择。

三种尖牙转矩的选用

有六个主要因素影响尖牙转矩的选择：

1. 弓形；
2. 尖牙突度；
3. 拔牙设计（轴倾度控制）；
4. 深覆𬌗；
5. 快速腭开展；
6. 上侧切牙先天缺失，需要关闭间隙。

弓形

如果患者弓形发育良好，不需要太多的牙齿移动，则上颌使用 –7° 转矩、下颌使用 –6° 转矩的尖牙托槽。卵圆形或尖圆形牙弓建议使用0° 转矩的上下尖牙托槽。而明显狭窄的尖圆形牙弓（第 86 页，病例 AL）则应考虑上颌 +7°、下颌 +6° 转矩的尖牙托槽。（图 2.43 和 2.44）

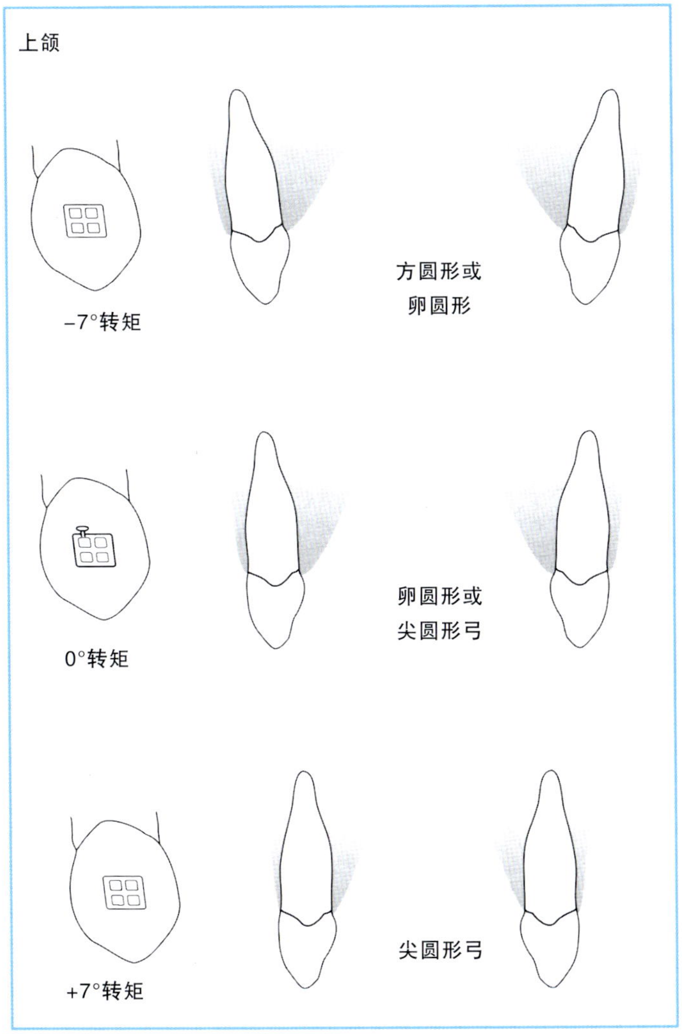

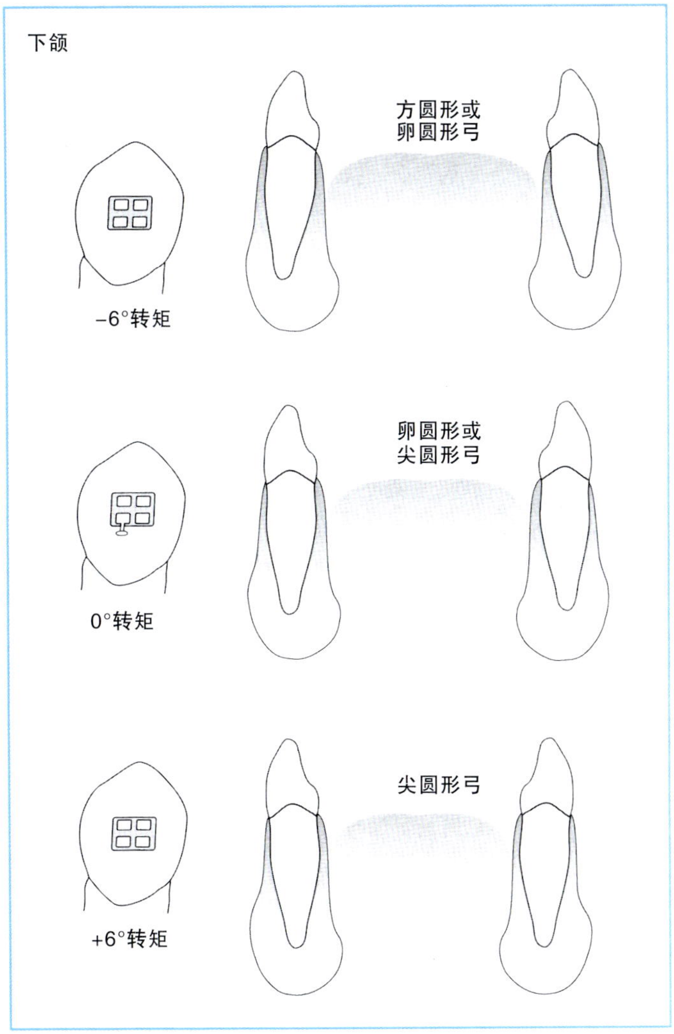

图 2.43 和 2.44 弓形是选择尖牙托槽转矩的重要因素。

尖牙突度

对于治疗前尖牙唇向突出或牙龈退缩的病例，–7°上尖牙转矩和–6°下尖牙转矩是不恰当的，应该使用0°或上颌+7°、下颌+6°的尖牙转矩（图2.45）。

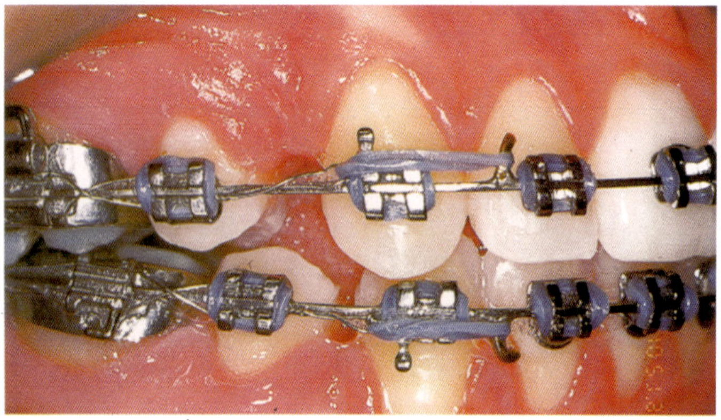

图2.45 治疗前尖牙根突出的病例，尖牙需要内收，因此上下尖牙选用了0°转矩托槽。

拔牙设计（轴倾度控制）

许多正畸医师认为–7°的上尖牙转矩和–6°的下尖牙转矩不适合拔牙病例或治疗中需要较大尖牙轴倾度改变的病例。在这两种情况下，他们愿意使用0°转矩托槽，理由是0°转矩托槽可以使尖牙牙根位于松质骨中，有利于尖牙牙根的控制。0°尖牙托槽带牵引钩，因为它通常用于那些需要尖牙内收（图2.45）或Ⅱ类牵引的病例。

深覆殆

Ⅱ类2分类病例及其它深覆殆病例经常需要下尖牙冠唇向移动并保持牙根在牙槽骨中，这种情况下应选用0°或+6°转矩的下尖牙托槽（图2.46）。

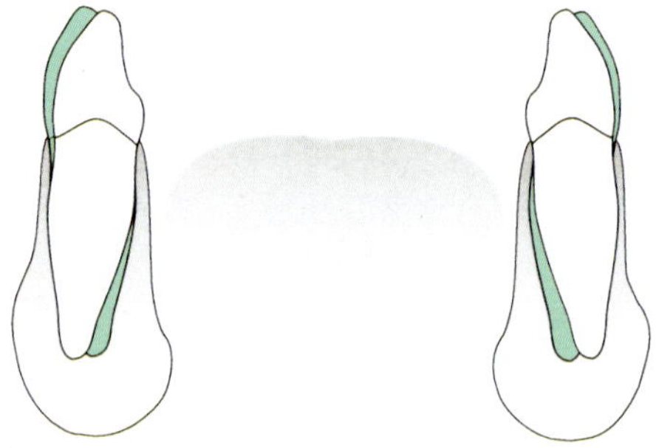

图2.46 下尖牙使用0°或+6°转矩有助于尖牙冠的唇向移动并保持牙根在牙槽骨中，这有利于深覆殆控制。

快速腭开展病例

快速腭开展后，增宽了的上牙弓容许下牙弓扩展，此时会发生下牙的直立[5]，采用0°或+6°转矩的下尖牙托槽可以促进这种有益的改变。

上侧切牙先天缺失，需要关闭间隙的病例

如果单侧或双侧上颌侧切牙缺失，设计让尖牙和中切牙靠拢关闭间隙，则应将−7°的上尖牙托槽旋转180°，使其变为+7°转矩，此时轴倾度不变，仍为8°。左侧托槽粘在左侧尖牙上，右侧托槽粘在右侧尖牙上，不应该左右托槽对换。

托槽旋转180°后，底板与尖牙表面的弧度及托槽的厚度都仍然是合适的，到使用方丝阶段时，此托槽变化有助于将尖牙牙根腭向移动，减小弓丝的弯制（图2.47）。

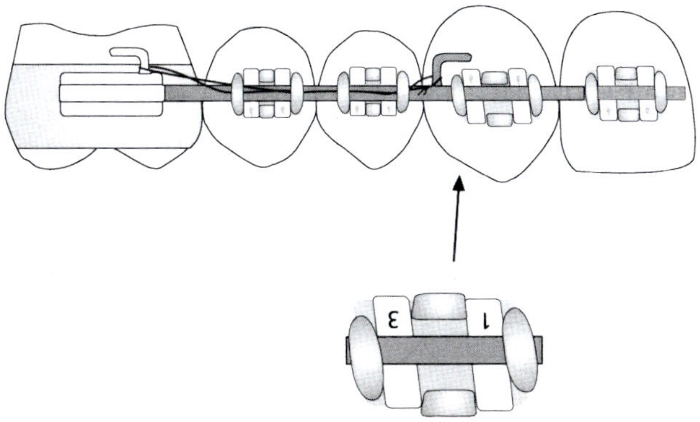

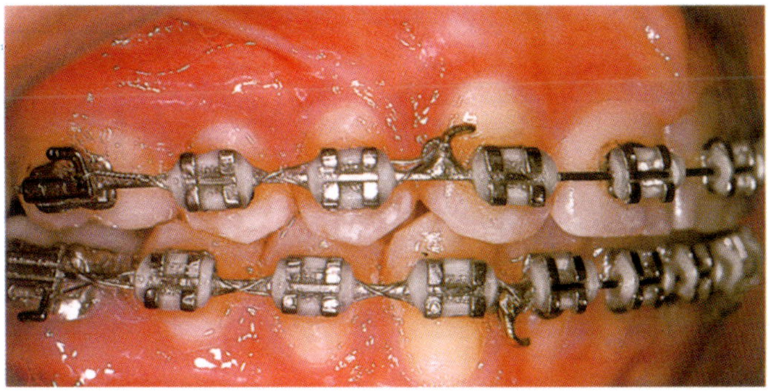

图2.47 此病例右上侧切牙先天缺失，MBT系统的多用性特点有助于此类病例的治疗。右上尖牙托槽旋转180°粘贴，右上恒磨牙粘贴左下第二磨牙0°旋转颊面管，有助于在治疗结束时完成好的Ⅱ类磨牙关系（第51页，图2.58）。

下切牙托槽可互换

下切牙托槽用0°轴倾度是兼顾了研究数据和减少下牙弓支抗要求的考虑，同时0°轴倾度还使下切牙托槽可互换（图2.48～2.50），有助于减少库存。

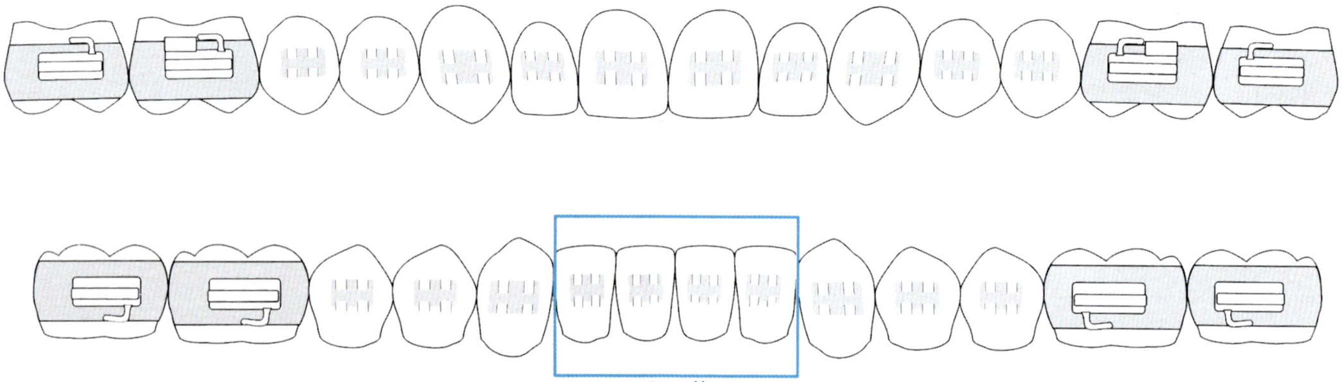

图2.48 0°下切牙轴倾度使下切牙托槽可互换。

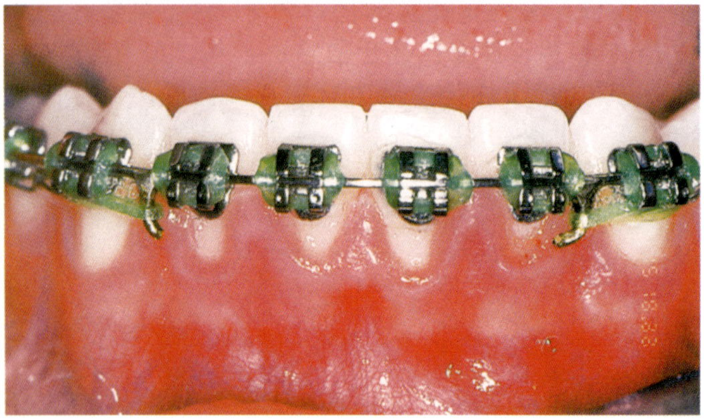

图2.49 下切牙托槽0°轴倾度，可互换。

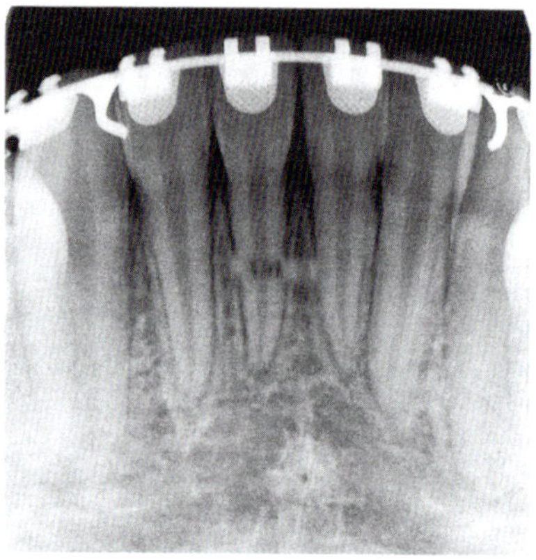

图2.50 上图病例的口内X线片显示下切牙牙根平行。

上前磨牙托槽可互换

出于同样的考虑，上前磨牙也设计了0°轴倾度，这可以减小对支抗的要求并有助于Ⅰ类关系的建立。0°轴倾度使4个上前磨牙的托槽可互换（图2.51～2.54），有助于减少库存。

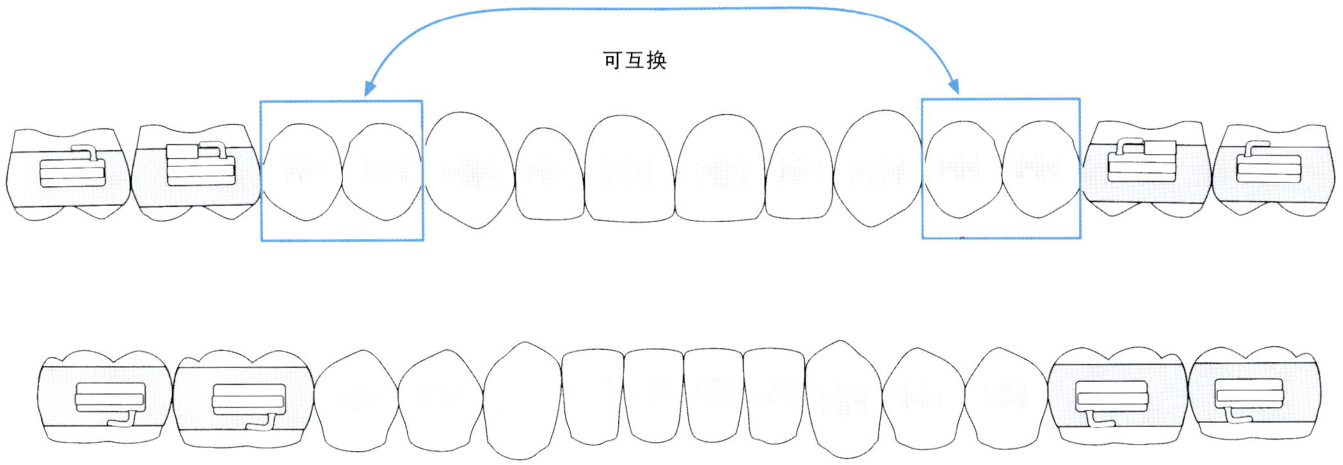

图2.51　上前磨牙0°轴倾度使左右前磨牙及第一第二前磨牙之间可互换。

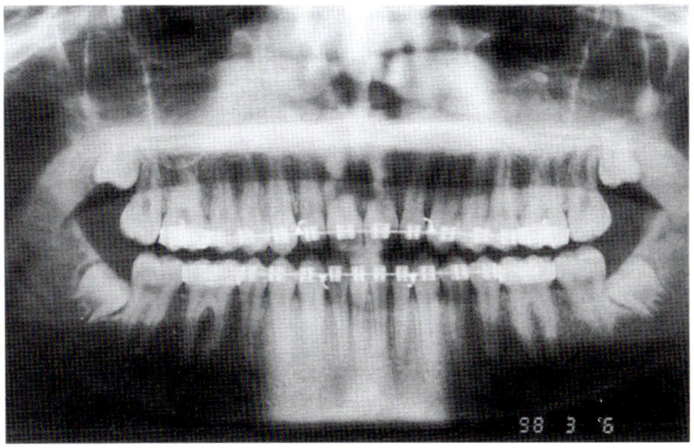

图2.53

图2.52～2.54　上前磨牙0°轴倾度，左、右及第一、第二前磨牙之间均可互换。X线片还显示尖牙牙根位置良好。

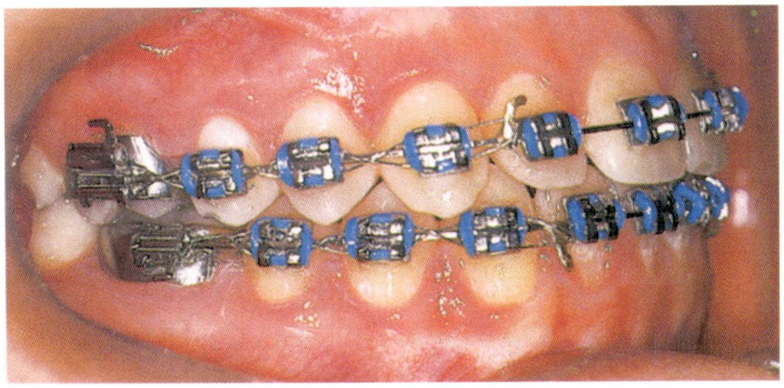

图2.52

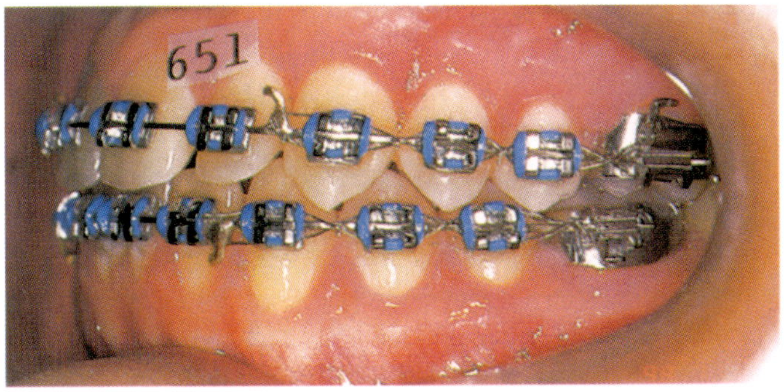

图2.54

不使用头帽的病例可用第二磨牙颊面管代替第一磨牙颊面管

上第一及第二磨牙颊面管的预调值是 -14° 转矩、0° 轴倾及 10° 抗旋转，因此，在不使用头帽的病例，上第二磨牙颊面管也可用于上第一磨牙（图 2.55 和 2.56）。

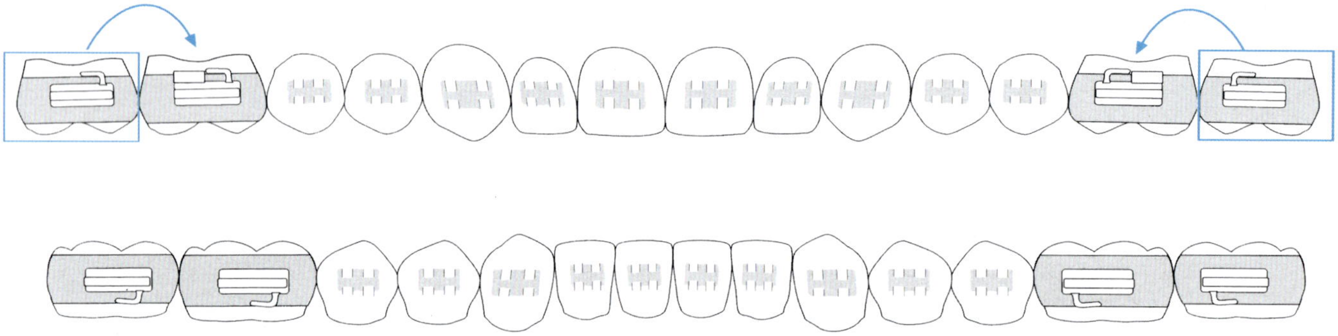

图2.55 不需要口外弓的病例可用第二磨牙颊面管代替第一磨牙颊面管。

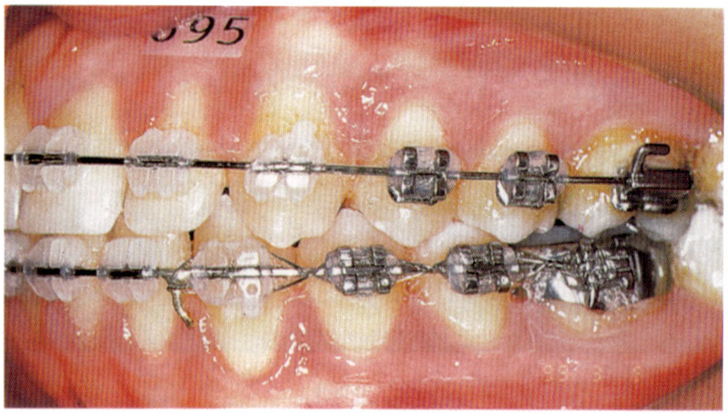

图2.56 此非拔牙病例不需要头帽支持，所以可以用第二磨牙颊面管代替第一磨牙颊面管。

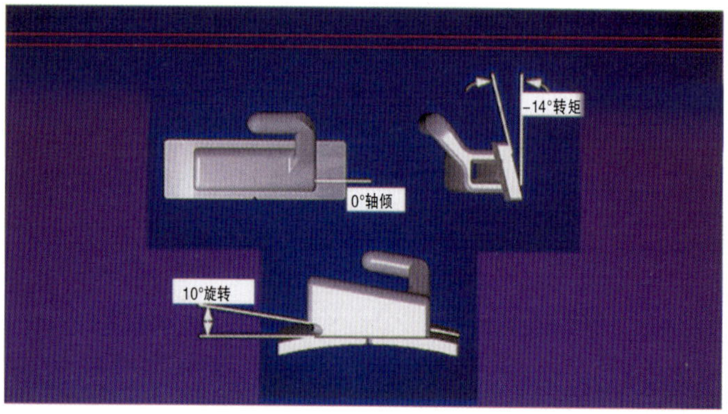

图2.57 不需要口外弓的病例，上第二磨牙颊面管可用在上第一磨牙上。

当以Ⅱ类磨牙关系为完成目标时，可使用下第二磨牙颊面管粘在对侧的上第一和第二磨牙上

仅仅拔除上颌前磨牙，以Ⅱ类磨牙关系为治疗目标的病例，常常难以获得好的咬合关系。

改善这种关系的有效方法是上磨牙使用0°旋转（正常为10°）和0°轴倾（正常为5°）的颊面管，具体方法为用下第二磨牙颊面管粘在上颌对侧的第一和第二磨牙上（图2.58～2.60）。也可以使颊面管的近中偏龈向，远中偏𬌗向来调节上磨牙的轴倾度。

有些病例可以先用上磨牙颊面管完成大部分治疗目标后再换成下第二磨牙颊面管进行细调，但如果病例并不需要太多的治疗干预，则可以一开始就使用下第二磨牙颊面管。

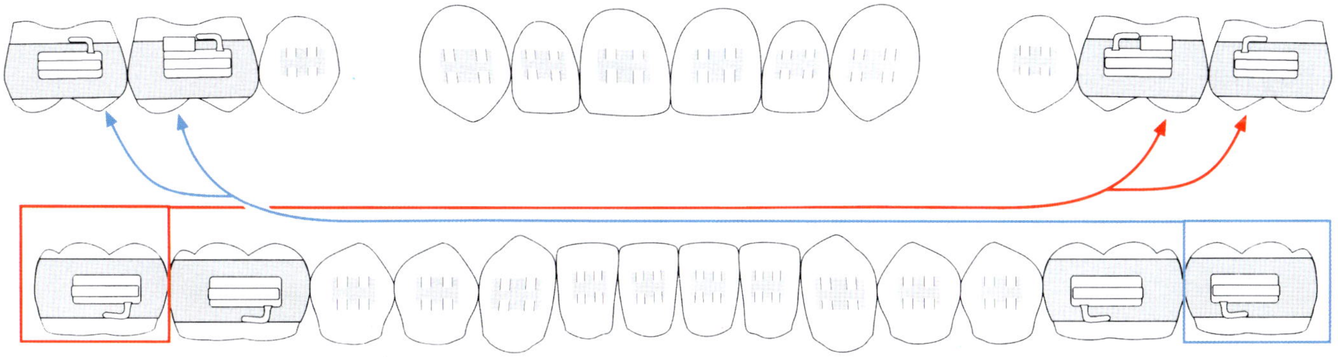

图2.58 当以Ⅱ类磨牙关系为完成目标时，完成阶段建议使用下第二磨牙颊面管替代上第一磨牙和第二磨牙颊面管，因为这些病例需要上磨牙近中腭向旋转，上磨牙颊面管本身有10°抗近中旋转，而下第二磨牙颊面管为0°旋转，因此更加符合这类治疗的需要。

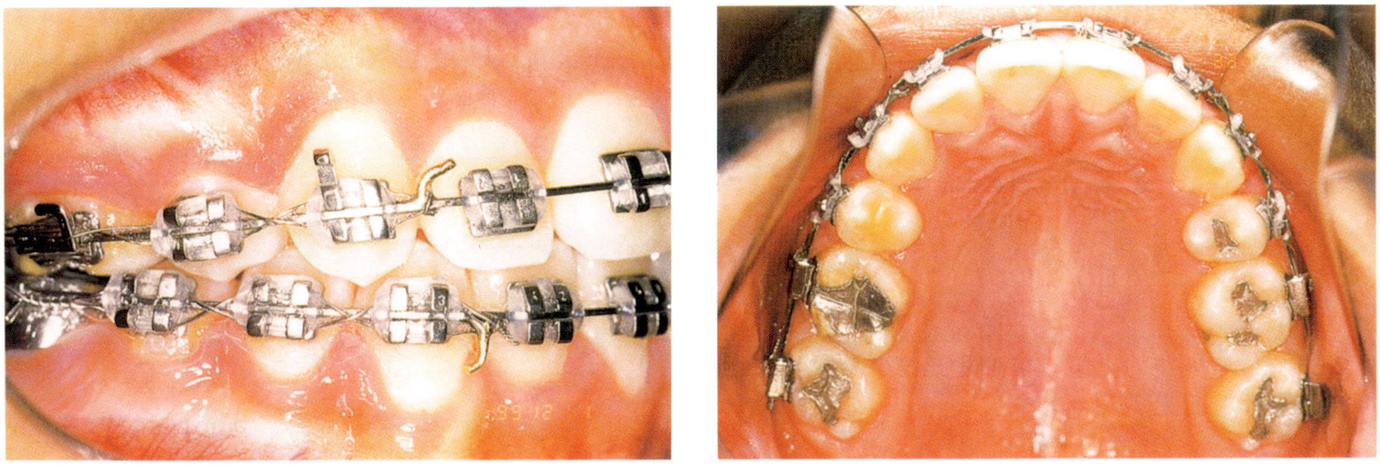

图2.59和2.60 设计该病例要治成Ⅱ类磨牙关系，因此将0°旋转的下第二磨牙颊面管粘在对侧上第一和第二磨牙上，帮助形成好的磨牙关系。

托槽和颊面管的其它选择

MBT 托槽 1997 年 5 月问世后，仍在不断吸取使用者的意见并根据临床使用经验不断改进，稍厚的第二前磨牙托槽开始即有，但其它选择是在以后逐渐加入的，它们丰富了该系统的多用性，下面分别加以介绍。

上第二前磨牙较小时的托槽

临床病例中，有些上第二前磨牙比较小，因此一种稍厚0.5mm的托槽成了有用的替代品(图2.61)。这种托槽有助于使小的第二前磨牙与邻牙建立好的边缘嵴排列关系，但由于它个大，容易被咬掉，因此粘托槽时要多加注意。这种小的上第二前磨牙托槽不必库存太多，应由专人管理。

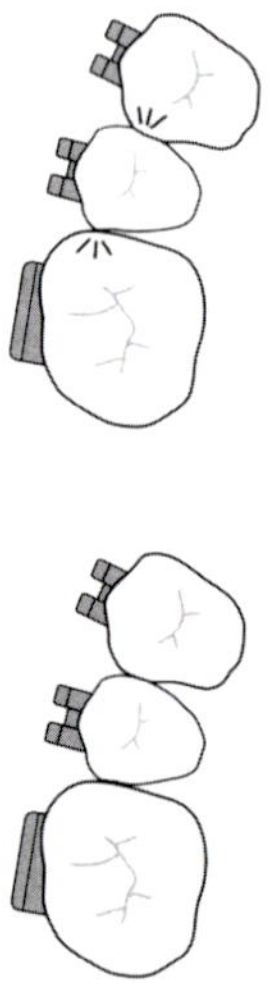

图 2.61 稍厚一些的上第二前磨牙托槽有助于建立好的边缘嵴排列而无需弓丝弯制。

下第二前磨牙颊面管

这是2000年刚刚推出的，很可能在未来的正畸治疗中占有一席之地，这一彻底的改变得益于0.016英寸热激活镍钛丝的柔韧性，它可以在治疗开始阶段就比较容易地穿过下第二前磨牙颊面管，即使该牙有轻度的扭转（图 2.62)。

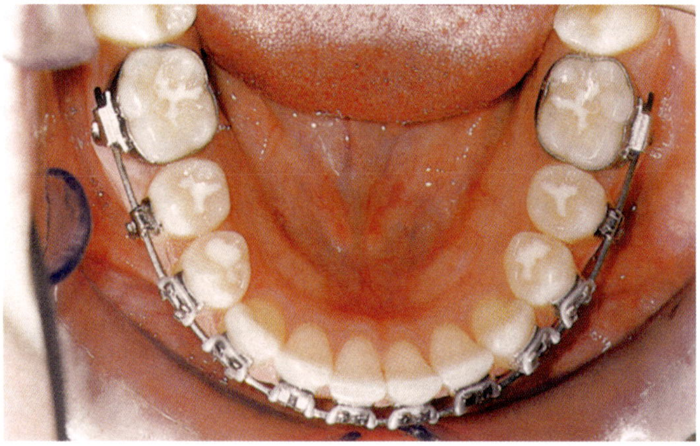

图 2.62 下第二前磨牙颊面管𬌗向观。热激活镍钛方丝顺利入位。

下第二前磨牙颊面管比常规托槽更加简洁舒适，由于体积小，使该区域的𬌗干扰及托槽损坏发生率都大大减少，并使滑动可以在几乎没有摩擦力的方式下进行(图2.63和2.64)。下第二前磨牙颊面管无需结扎，可以节省椅旁操作时间。

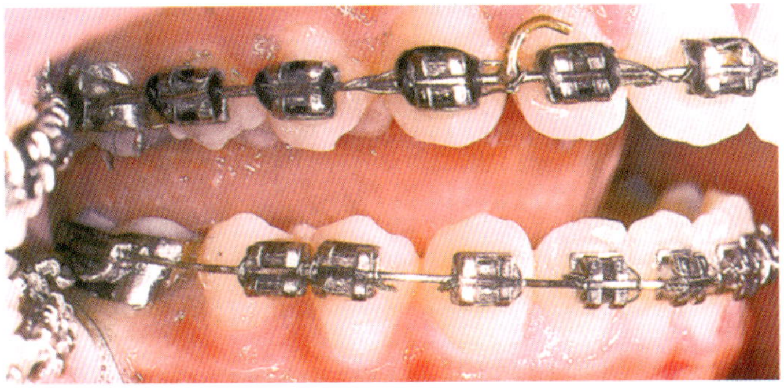

图 2.63 使用常规托槽，即使认真粘贴，下第二前磨牙区矫正器也经常损坏。

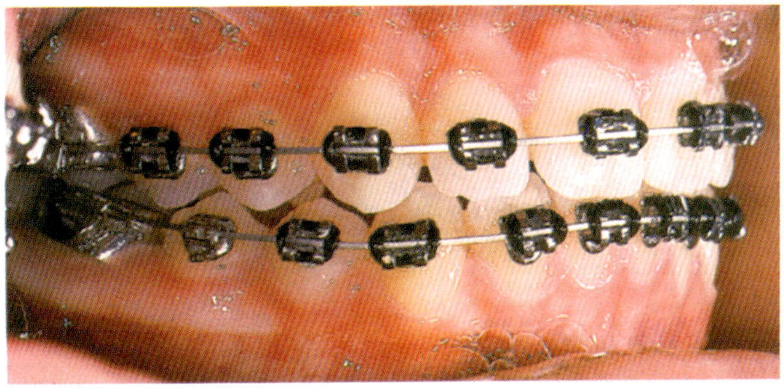

图 2.64 下第二前磨牙颊面管更加舒适，并且比托槽不易受到损坏。

下第一磨牙非揭盖型颊面管

下第一磨牙非揭盖型颊面管比体积较大的揭盖型颊面管有如下优势：它们比后者更加简洁、舒适而且坚固(图2.65)。它们较小的体积可以减少该区域的殆干扰，有助于颊面管的正确定位。因此很多正畸医师愿意使用非揭盖型颊面管来取代揭盖型颊面管。

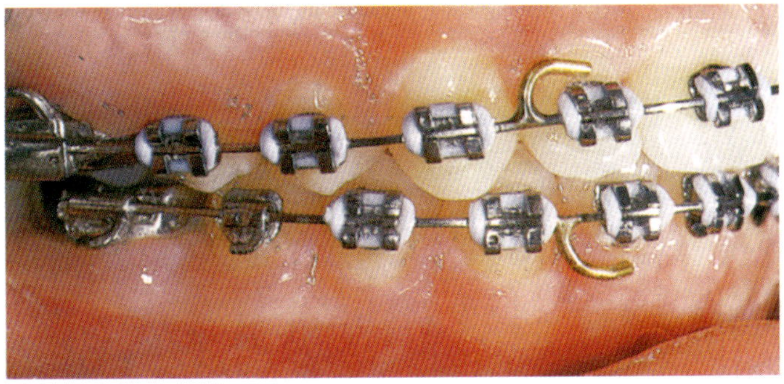

图 2.65 下第一磨牙非揭盖型颊面管比传统的较大的揭盖型颊面管有优势。

下第一磨牙双管和上第一磨牙三管

这些附件主要用于需要片断弓的病例。片断弓的口外弓管一般位于龈方，但作者很少使用这种技术。这些附件对以前使用片断弓技术、正准备向使用连续弓的MBT系统过渡的医师可以提供帮助。

迷你可粘型第二磨牙颊面管

有时第二磨牙需要矫正器，但却因未完全萌出而无法粘带环，这时可以使用小颊面管粘在第二磨牙的近中颊面（图2.66和2.67）。它们小巧舒适，对排齐第二磨牙十分有效。

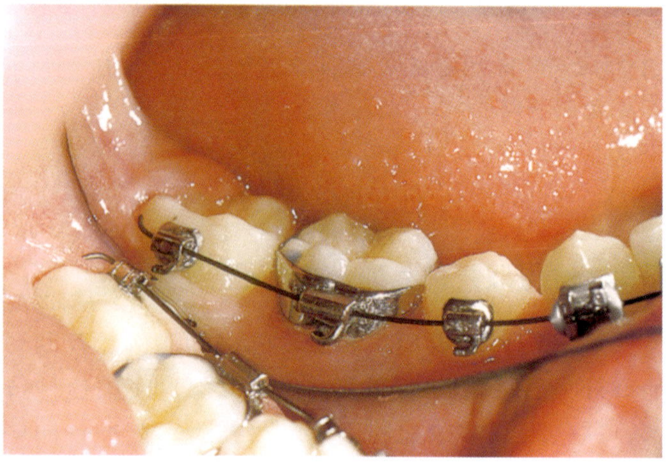

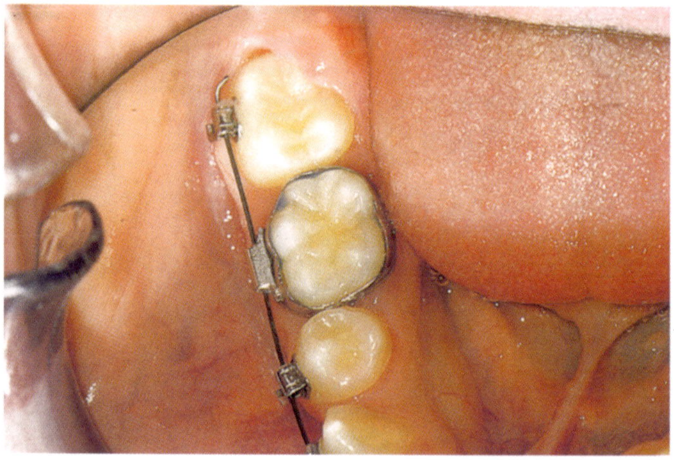

图 2.66 和 2.67 该病例颊向及𬌗向观，下第二前磨牙和第二磨牙均粘了颊面管。直接粘着的迷你型第二磨牙颊面管（3M Unitek 066-5044，066-5033）对于部分萌出的第二磨牙十分有效。

（许天民　译）

参考文献

1 Andrews L F 1972 The six keys to normal occlusion. American Journal of Orthodontics 62:296-307

2 Sebate E 1980 An orthodontic study of teeth and dental arch form on the Japanese normal occlusions. The Shikwa Gakuho 80(7):945-969

3 Watanabe K, Koga M, Yatabe K, Motegi E, Isshiki Y A 1996 A morphometric study on setup models of Japanese malocclusions. The Shikwa Gakuho

4 Bennett J, McLaughlin R P 1997 Orthodontic management of the dentition with the preadjusted appliance. Isis Medica, Media, Oxford (ISBN 1 899066 91 8) pp.283~288. Republished in 2002 by Mosby, Edinburgh (ISBN 07234 32651)

5 Sandstrom R A, Klapper L, Papaconstantinou S 1988 Expansion of the lower arch concurrent with rapid maxillary expansion. American Journal of Orthodontics 94:296~302

第3章

托槽位置和矫治器安放

概述

正确的诊断和治疗计划完成后，矫治器的安放是整个治疗过程中最重要的方面。因此，为了确保矫治器的准确放置，带环和托槽的粘着应该由正畸医师亲自进行而不是由他人代之。

准确的需要

准确的托槽位置是非常重要的，这样托槽系统中所预置的数据特征才能完全和有效地表达。它有助于简化矫治操作并使结果更加一致。

患者的处理

安放矫治器应该以一种安静和从容的方式进行，这样有助于减少患者的恐惧和不适。同时也使患者在早期建立信心并且能够提高今后治疗过程中患者的合作水平。

矫治器安放好后，应该将注意事项告知患者，见第5章（第112页）。

使用光敏树脂粘着托槽和带环非常有益于治疗。这样能够减轻正畸医师在安放矫治器时的时间压力。粘着材料的使用应该严格遵照厂商的要求，使用正确的光源以保证粘着强度和减少粘着失败的可能。

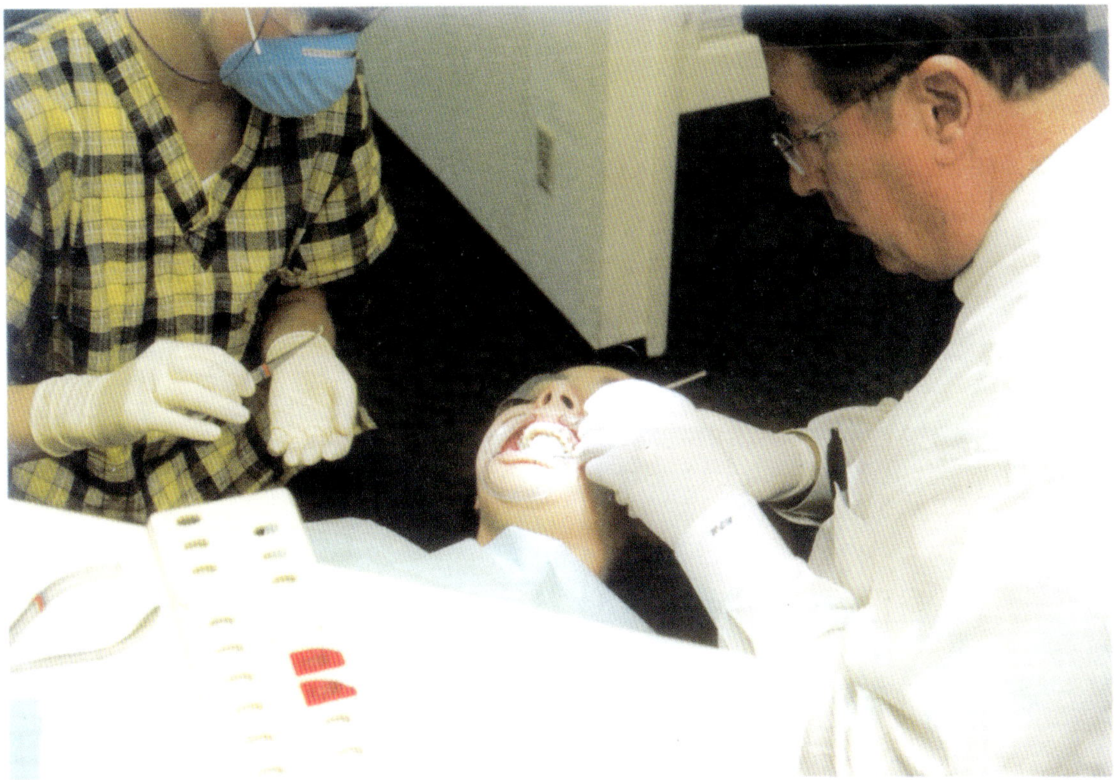

全部或部分安放矫治器

对于多数患者，应该在治疗开始时粘着全部托槽和带环，这样患者的不适仅仅限于一次就诊，而且全部牙齿的矫正即刻开始。但是，在下列情况下，安放部分矫治器、保留个别牙齿、有时是成组牙齿不粘着正畸附件将是十分有益的。

错位于牙弓以外的牙齿

如果个别牙齿在垂直向或水平向错位于牙弓以外（图3.1），经常采用的方法是暂时不在错位的牙齿上粘着托槽，等其它牙齿排列整齐且间隙开展后再粘着托槽。

深覆殆病例

深覆殆病例开始治疗的方法见第134页和135页。有些病例，如果不准备使用殆板或殆垫，治疗应该首先从上颌开始。当覆殆减小后，即可粘着下切牙托槽，这样可以避免患者出现不适，消除釉质或所粘托槽受损的风险。

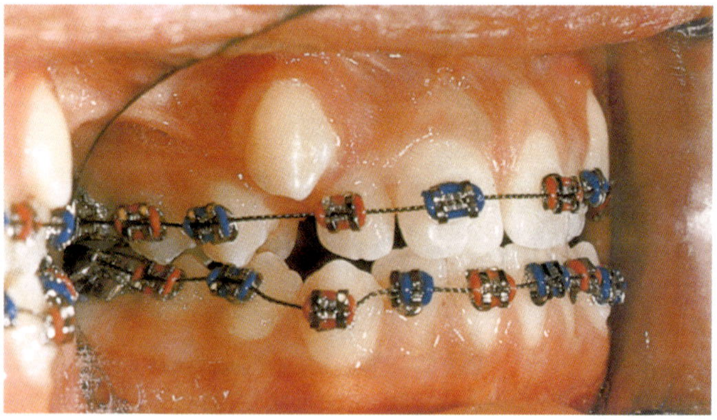

图3.1 右侧尖牙垂直向和水平向错位，治疗开始时没有粘着托槽，将尖牙矫正进入牙弓前需要开展间隙。

邻面去釉的病例

三角形的切牙通常需要进行釉质改形（图3.2）。应该推迟粘着切牙，特别是下切牙托槽。如果在治疗开始时粘着下切牙托槽，尤其对于非拔牙病例，在牙齿排齐阶段切牙会不可避免地轻度唇倾。邻面去釉以后，切牙又将舌倾，这是一种往返移动。治疗初期暂不粘着下切牙托槽可以避免这一不利情况。

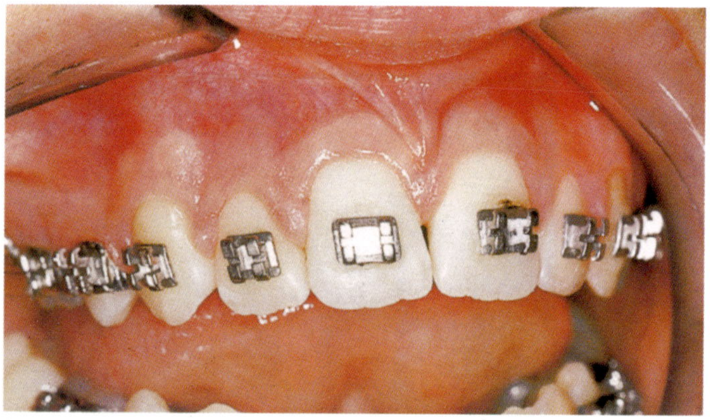

图3.2 三角形切牙常需要釉质改形，以避免龈乳头部位出现黑三角而影响美观。推迟粘着下切牙托槽有助于减少切牙在治疗开始阶段的唇倾。如果在粘着托槽前进行釉质改形，则能够简化治疗操作。

滑动架病例及混合牙列病例

使用滑动架控制或远中移动上颌磨牙的病例（第195页，病例TC），治疗开始时上颌前磨牙，有时包括上颌尖牙一般不粘着托槽。

在许多混合牙列病例的治疗中，矫治器只涉及恒牙。有些病例为了增加矫治器的强度和稳定性，或需要矫正乳牙的位置，可以在乳牙上粘着托槽。

托槽定位的理论（避免误差）

应该尽量准确地粘着托槽。理想的托槽位置能够得到事半功倍的治疗效果，同时会简化完成阶段的治疗，因而提高了正畸治疗的效率。

方丝弓矫正器粘着托槽时常规使用托槽定位器和每个牙齿从切端或𬌗缘测得的标准测量值，而不考虑牙齿大小。使用这种方法，就牙齿大小而言，切牙较大患者的托槽位置较牙齿较小患者更靠近切端。因为托槽所处部位的牙齿曲度不同，从而导致托槽所产生的转矩和内收－外展大小的变化。由于方丝弓矫治器每个患者都需要弯制弓丝，所以这种方法是可以接受的。

Andrews提出‘临床冠中心’的概念，可以作为一种更为可靠的理论位置用于直丝弓矫治器。“托槽置于临床冠中心，托槽翼与临床冠长轴平行[2]”，这种方法克服了原方丝弓方法引起的托槽转矩及内收－外展变化的缺点。但是如下所述，单纯使用临床冠中心很难获得精确的垂直位置，因而产生许多垂直向误差。现在作者提倡使用托槽定位器，并结合使用个体化的托槽定位表（第63页）。这既遵循了Andrews的临床冠中心理论，又保证了垂直向定位更准确，同时也减少了托槽的重新粘着。

直接粘着托槽时，应避免从侧方、上方或下方观察牙齿。粘着过程中为了能更好地观察牙齿，需要患者转头，正畸医师也应不时改变坐姿（图3.3）。

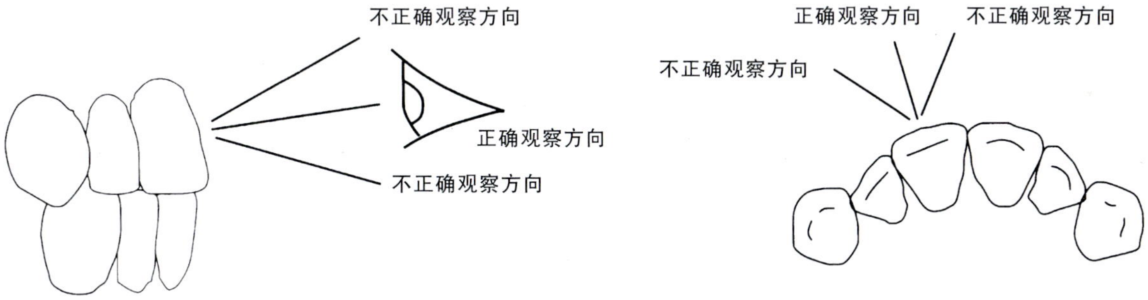

图3.3 粘着托槽时，从正确的方向观察牙齿是十分重要的。

托槽位置的水平向准确性

切牙唇面和磨牙颊面平缓，小量误差不会显著影响这些牙齿的位置（图3.4）。尖牙和前磨牙颊面较圆，托槽水平向误差会引起牙齿的旋转，因此准确性非常重要。对于尖牙、前磨牙、磨牙以及扭转的切牙用口镜从㕮方或切方观察（图3.6）有助于判断托槽相对于牙冠垂直长轴的位置。下颌尖牙托槽应该位于牙齿垂直中线上或稍偏近中以确保与侧切牙形成良好的接触关系（图3.7）。

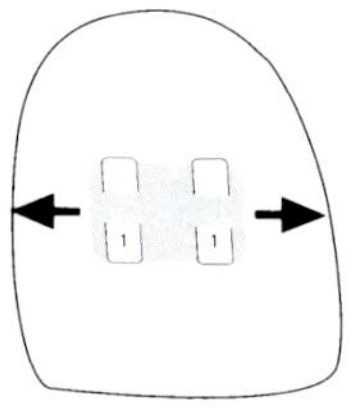

图3.4 托槽水平向误差会引起牙齿旋转。

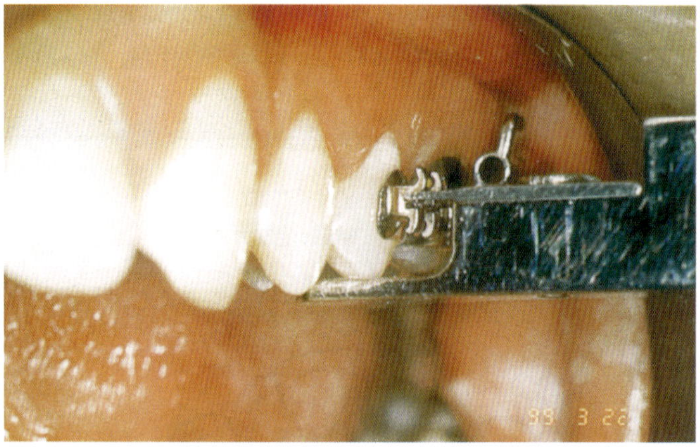

图3.5 水平和垂直向的准确性能够从颊向检查。

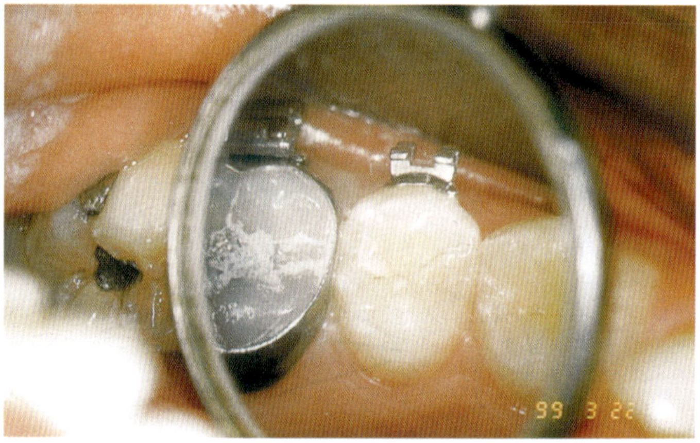

图3.6 尖牙、前磨牙及磨牙区的水平向准确性应该借助口镜检查。

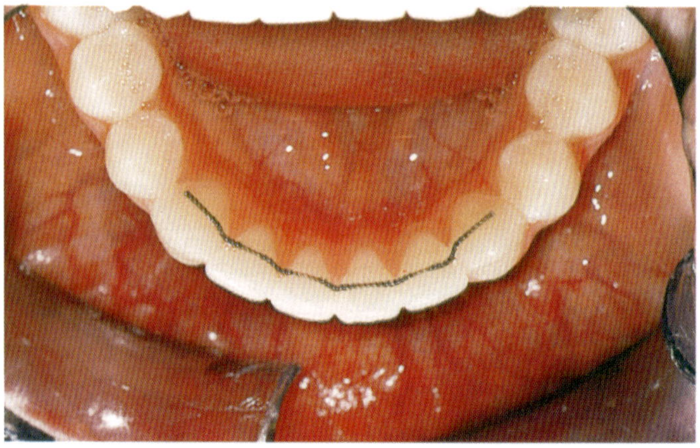

图3.7 图中病例的下尖牙托槽粘着位置略偏牙长轴远中，使尖牙和侧切牙的接触关系不够理想，左侧尤甚。

扭转的切牙

扭转的切牙粘托槽时，可以稍向近中或远中调整。对于扭转的牙齿，托槽可以粘着在略微偏近中或偏远中的位置，有时可以在托槽的近中或远中底板处多留一点粘合剂。这样可以完全矫正扭转而不需要其他特殊的操作（图 3.8）。

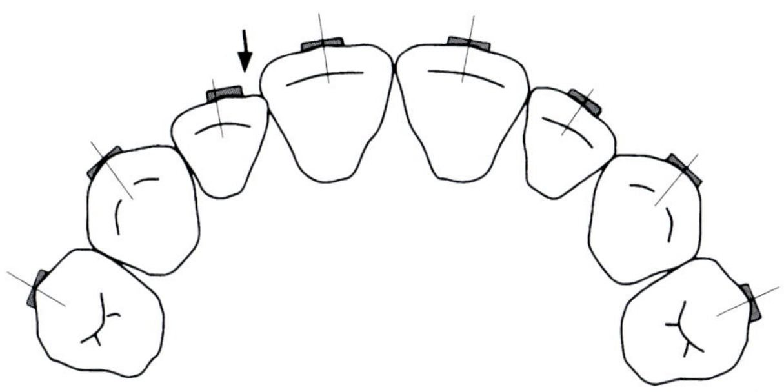

图 3.8 扭转的牙齿，托槽粘着可以略偏近中或远中。这样能够完全矫正扭转。

轴向准确性

轴向误差会导致牙齿的轴倾度异常。需要准确观察每个牙齿的临床冠垂直长轴以保证轴向准确（图3.9）。托槽翼应与长轴平行并且平均跨越长轴两侧。应避免以切牙切缘为参照粘着托槽。

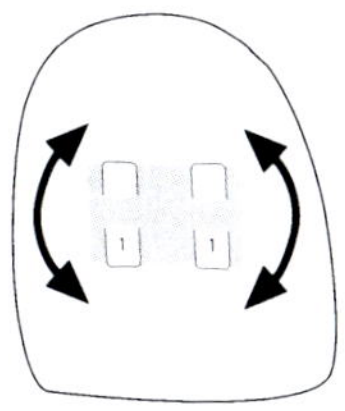

图 3.9 为保证轴向准确性，需要观察每个牙齿的牙冠垂直长轴。

垂直向准确性

垂直定位是托槽定位中最困难的(图3.10)。使用托槽定位器和托槽定位表（第65页）极大地提高了垂直向准确性。这样能够解决牙冠高度不调、牙根唇舌向错位、牙齿萌出不足以及牙龈增生等困难，对此曾有过报道[3]。

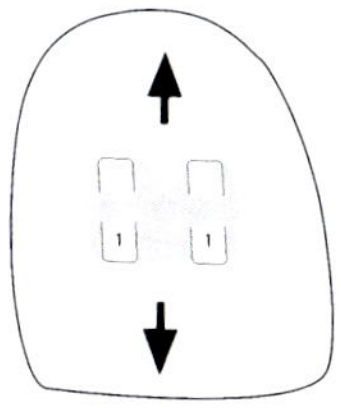

图 3.10 垂直向准确性是托槽定位中最困难的。

使用托槽定位器和托槽定位表进行托槽垂直定位

托槽定位器的临床应用

托槽定位器在口腔不同部位的使用方法略有不同。在切牙区，托槽定位器放置的位置与牙齿唇面成90度(图3.11和图3.12)。在尖牙和前磨牙区，托槽定位器放置的位置与殆平面平行(图3.13)。在磨牙区，托槽定位器放置的位置与每个磨牙的殆面平行(图3.14)。

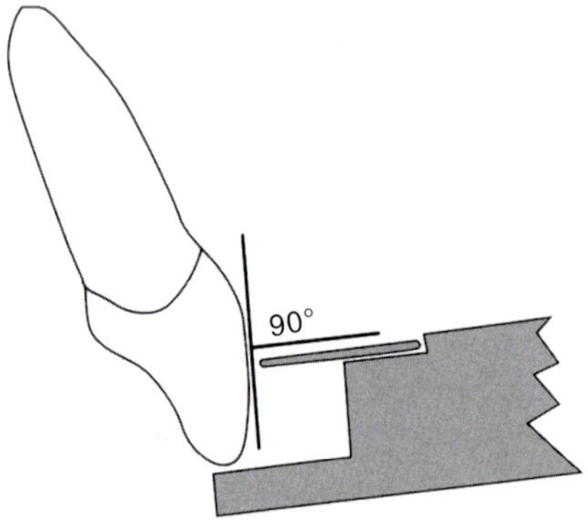

图3.11 在切牙区，托槽定位器放置的位置与牙齿唇面成90度。

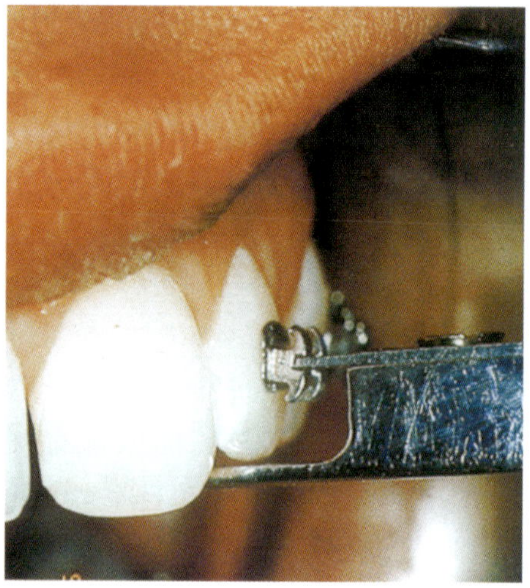

图3.12 在切牙区，托槽定位器放置的位置与牙齿唇面成90度。

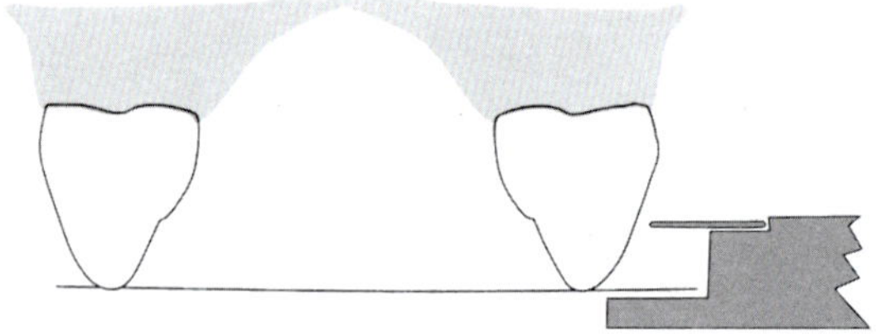

图3.13 在尖牙和前磨牙区，托槽定位器放置的位置与殆平面平行。

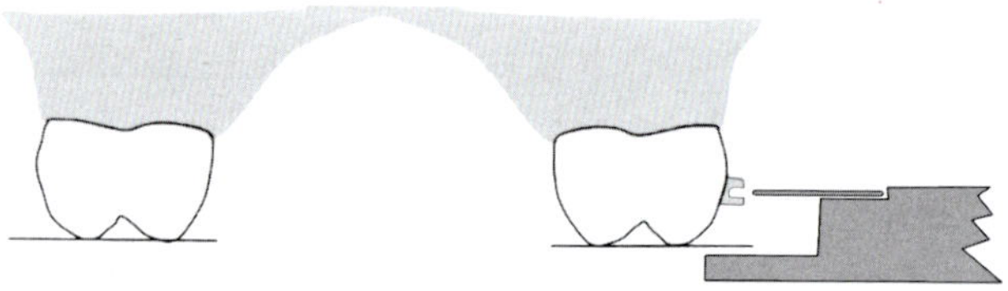

图3.14 在磨牙区，托槽定位器放置的位置与每个磨牙的殆面平行。

推荐使用的托槽定位表

由于在托槽的垂直定位方面不断遇到困难，早在90年代初，作者对临床冠中心的位置进行了研究[4]。发表了托槽定位图表推荐使用，见表3.1。建议在口内或石膏模型上测量完全萌出的牙齿，以确定患者牙齿的大小。然后根据定位表，上牙弓可以选择一行数据，下牙弓也可以选择一行数据。最后使用托槽定位器依照所选择的垂直高度粘着托槽。

个别化的托槽定位表

推荐使用的托槽定位表适用于许多患者。然而个别化的托槽定位表的使用在逐渐增多，见图3.15和图3.16。为每个患者手写一个定位表并不费时间，定位表可以包含在病历中，根据需要在安放矫治器时或整个治疗过程中都可以作为参考。这对于直接或间接粘着技术均有帮助。

表3.1　推荐的托槽定位表

7	6	5	4	3	2	1	上
2.0	4.0	5.0	5.5	6.0	5.5	6.0	+1.0mm
2.0	3.5	4.5	5.0	5.5	5.0	5.5	+0.5mm
2.0	3.0	4.0	4.5	5.0	4.5	5.0	平均
2.0	2.5	3.5	4.0	4.5	4.0	4.5	−0.5mm
2.0	2.0	3.0	3.5	4.0	3.5	4.0	−1.0mm
7	**6**	**5**	**4**	**3**	**2**	**1**	**下**
3.5	3.5	4.5	5.0	5.5	5.0	5.0	+1.0mm
3.0	3.0	4.0	4.5	5.0	4.5	4.5	+0.5mm
2.5	2.5	3.5	4.0	4.5	4.0	4.0	平均
2.0	2.0	3.0	3.5	4.0	3.5	3.5	−0.5mm
2.0	2.0	2.5	3.0	3.5	3.0	3.0	−1.0mm

右上															左上
成人平均值	2.0	3.0	4.0	4.5	5.0	4.5	5.0	5.0	4.5	5.0	4.5	4.0	3.0	2.0	成人平均值
	2.5	2.5	3.5	4.0	4.5	4.0	4.0	4.0	4.0	4.5	4.0	3.5	2.5	2.5	
右下															左下

右上															左上
儿童平均值	2.0	2.5	3.5	4.0	4.5	4.0	4.5	4.5	4.0	4.5	4.0	3.5	2.5	2.0	儿童平均值
	2.0	2.0	3.0	3.5	4.0	3.5	3.5	3.5	3.5	4.0	3.5	3.0	2.0	2.0	
右下															左下

图3.15　个别化的托槽定位表（完成前），最好备有成人和儿童两种样式。

右上															左上
儿童平均值	2.0	2.5	3.5	4.0	~~4.5~~ 5.0	4.0	~~4.5~~ 5.0	4.5	4.0	~~4.5~~ 5.0	4.0	3.5	2.5	2.0	儿童平均值
	2.0	2.0	3.0	3.5	4.0	3.5	3.5	3.5	3.5	4.0	3.5	3.0	2.0	2.0	
右下															左下

图3.16　个别化的托槽定位表（完成后），为一例上颌尖牙过尖，右上中切牙切缘有缺口的儿童患者。

1. 某些上颌尖牙和下颌第一前磨牙的个别化定位表

对于有些病例，将上颌尖牙和下颌第一前磨牙托槽置于偏龈向 0.5mm 的位置，特别适用于牙齿过尖的病例。

2. 切缘异常病例的个别化定位表

有些患者的牙齿有磨耗或切缘有缺口，牙冠过尖或发育异常。托槽定位器和标准托槽定位表不能用于切缘有缺口或磨耗以及解剖形态异常的牙齿，例如过尖的尖牙。

有些病例，易于判断牙齿排齐后所需调磨的切缘釉质量。而另外有些患者可能在治疗初期不同意调磨釉质，那么就应该在治疗过程中调磨。对于这些患者，需要估计切缘的最后形态和牙冠长度，对个别化的托槽定位表做相应的调整。

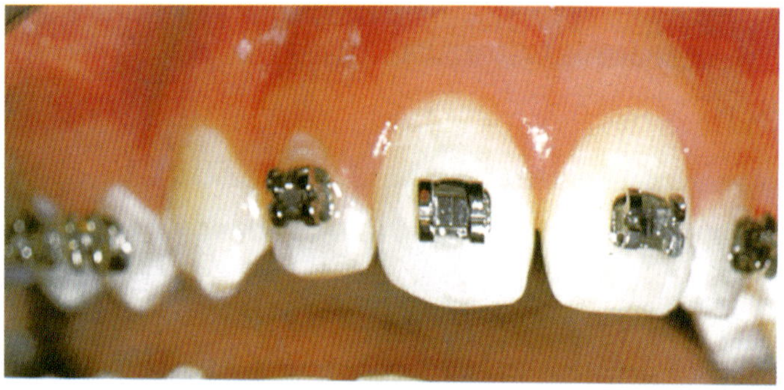

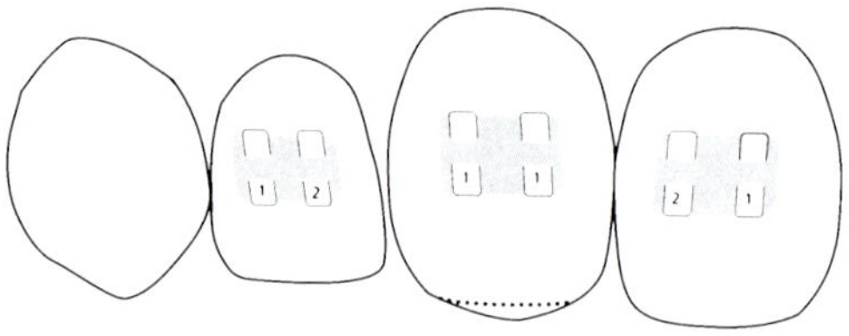

图 3.17 患者牙齿呈桶状。右上中切牙托槽的粘着位置应该偏龈向 0.5mm，以便进行切缘修整成形。

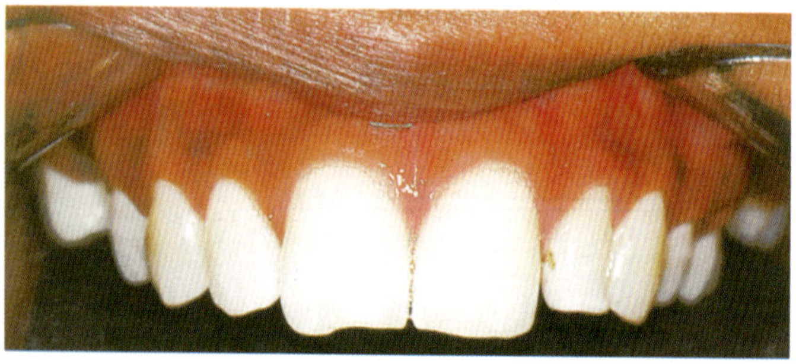

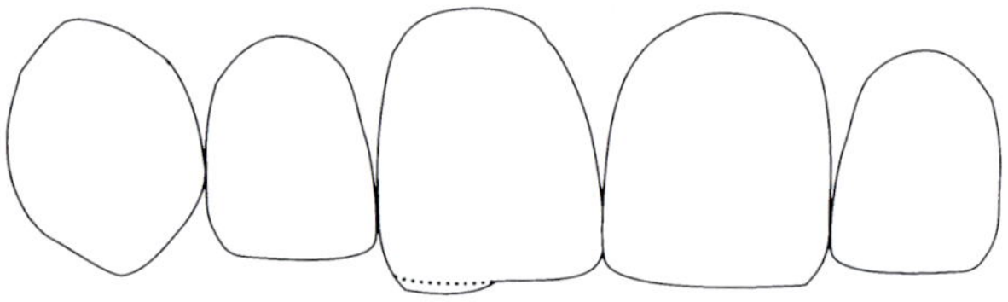

图 3.18 右上中切牙在治疗前应该进行切缘修整，或将托槽置于偏龈向 0.5mm 的位置。

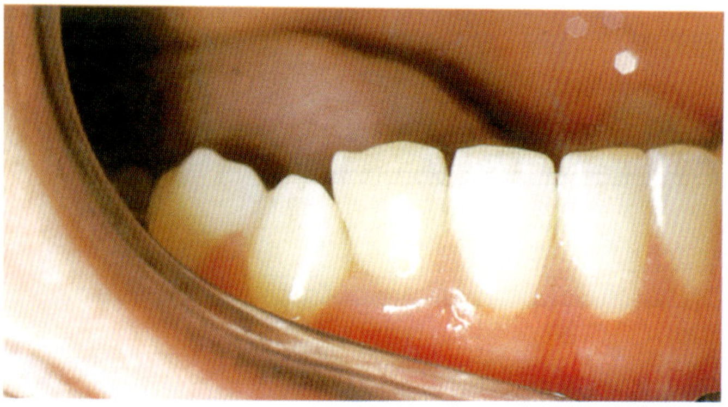

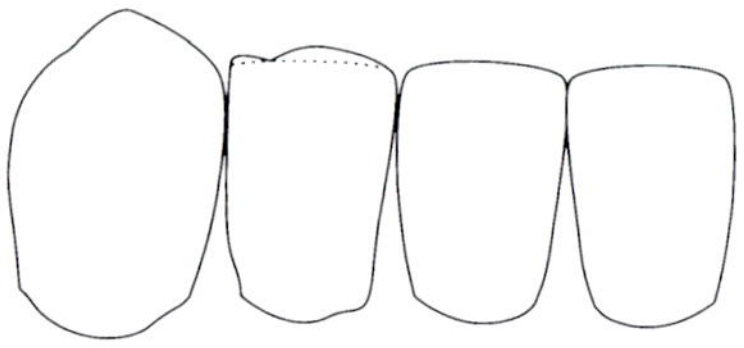

图 3.19 下右侧切牙切缘应该在治疗前进行修整，或将托槽置于较其它切牙偏龈向 0.5mm 的位置。

3. 深覆殆及开殆病例的个别化定位表

深覆殆病例的切牙和尖牙托槽偏殆向0.5mm，而对于开殆的患者，将托槽置于偏龈向0.5mm有利于治疗。

4. 前磨牙拔除病例的个别化定位表

拔除前磨牙的病例应该调整磨牙附件的高度以避免拔牙间隙处出现垂直台阶。对于拔除第一前磨牙的病例，还应该调节第二前磨牙托槽的高度（图3.20），以适应尖牙与第二前磨牙边缘嵴的垂直关系。对于第二前磨牙拔除的病例，只需要对于磨牙附件的高度进行调整（图3.21），这样做可以保证第一前磨牙和磨牙边缘嵴之间建立良好的垂直关系。

右上															左上
		3.0	*4.0*									*4.0*	*3.0*		
儿童	2.0	~~3.5~~	~~3.5~~	~~4.0~~	4.5	4.0	4.5	4.5	4.0	4.5	~~4.0~~	~~3.5~~	~~2.5~~	2.0	儿童
平均值	~~2.0~~	~~3.0~~	~~3.0~~	~~3.5~~	4.0	3.5	3.5	3.5	3.5	4.0	~~3.5~~	~~3.5~~	~~2.0~~	~~2.0~~	平均值
	2.5	*2.5*	*3.5*									*3.5*	*2.5*	*2.5*	
右下															左下

图3.20 拔除第一前磨牙患者的个别化托槽定位表。

右上															左上
		3.0											*3.0*		
儿童	2.0	~~2.5~~	~~3.5~~	4.0	4.5	4.0	4.5	4.5	4.0	4.5	4.0	~~3.5~~	~~2.5~~	2.0	儿童
平均值	2.0	~~2.0~~	~~3.0~~	3.5	4.0	3.5	3.5	3.5	3.5	4.0	3.5	~~3.0~~	~~2.0~~	2.0	平均值
		2.5											*2.5*		
右下															左下

图3.21 拔除第二前磨牙患者的个别化托槽定位表。

放置磨牙带环

分牙

分牙必须充分（图3.22和3.23）。分牙有利于准确地放置带环，同时使患者在放置带环时更加舒适。一般弹力分牙圈应该放置1周，如果分牙少于1周，放置带环时会令牙齿敏感。假如分牙圈放置时间长于1周，它很可能会脱落。

有时在第二磨牙区放置分牙圈比较困难，可以使用TP公司（353-020）生产的金属分牙簧（图3.23）。常规的灰色弹力结扎圈有时可以用于较小的前磨牙接触点之间。

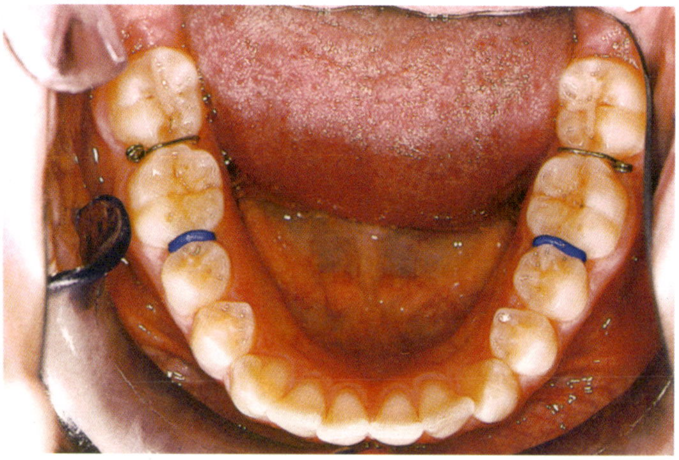

图3.22　如果可能最好使用蓝色S2分牙圈（3M Unitek 406-084），准确的带环位置需要高质量的分牙。

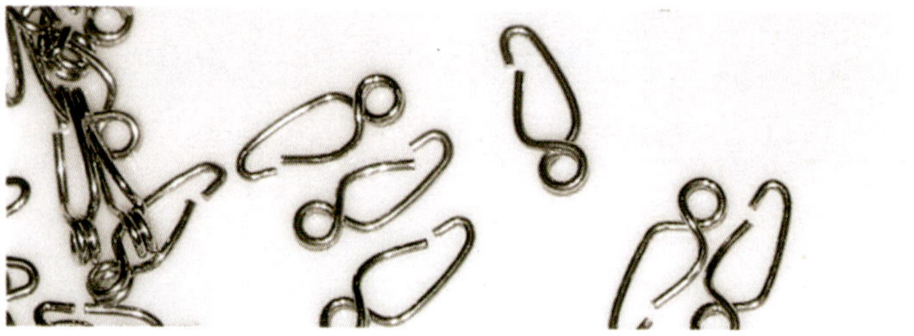

图3.23　金属分牙簧（TP公司353-020）有时用于磨牙间接触区，特别是上颌第一磨牙远中。

上颌磨牙带环的放置

上颌磨牙颊管应该跨越颊沟，可以用口镜从𬌗面方向检查(图3.25)。要注意防止带环远中过于龈向，因此压入带环时，应首先从近中腭侧开始，然后再压远中腭侧。带环的位置应该从颊侧检查以保证与颊尖平行（图3.24）。颊管最好焊接在磨牙带环，特别是第二磨牙带环的偏𬌗向，而不是偏龈向。

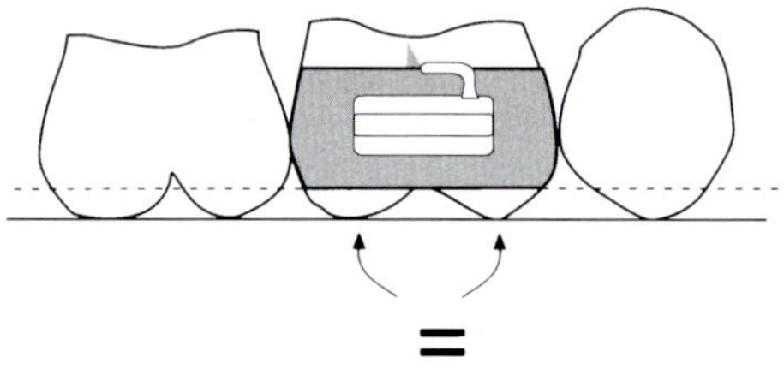

图3.24　从颊侧观察时颊管和带环应该与颊尖平行。

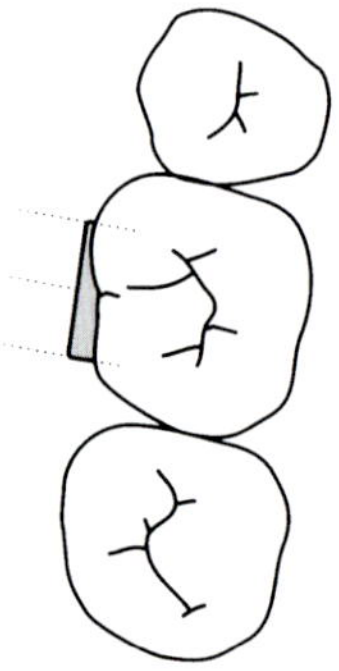

图3.25　从𬌗面观察时，上颌磨牙颊管应该跨越颊沟。

快速腭开展（RME）病例磨牙带环的选择

对于快速腭开展的病例，建议使用另外一种技术。牙齿分好后，选择大一号的带环。然后用少量玻璃离子水门汀进行暂时粘着，以保证取印模时带环仍然处于理想的位置。印模取完后，取出带环，清洁后送到技工室。然后重新放置分牙圈，几天后粘着腭开展矫治器。

下颌磨牙带环的放置

下颌第二磨牙带环应该跨越颊沟，下颌第一磨牙带环应该跨越近中颊沟(图3.26)。检查时应该从殆向观察。放置较大的下颌第一磨牙带环时，应该注意不要使颊管过于偏向近中，同时应该防止下颌磨牙带环近中过于偏向龈方(图3.27和3.28)。应该从颊向检查下颌磨牙带环以确保带环与颊尖平行。磨牙带环近中过于偏向龈方是错误的(图3.28)。颊管焊接在带环的偏殆向比偏龈向要好(理想高度2.0mm或2.5mm)。

可揭盖型颊管较非揭盖型颊管体积大，容易引起殆干扰，并有放置得偏向龈方的趋势。因此使用非揭盖型颊管的带环更方便(图3.29)。

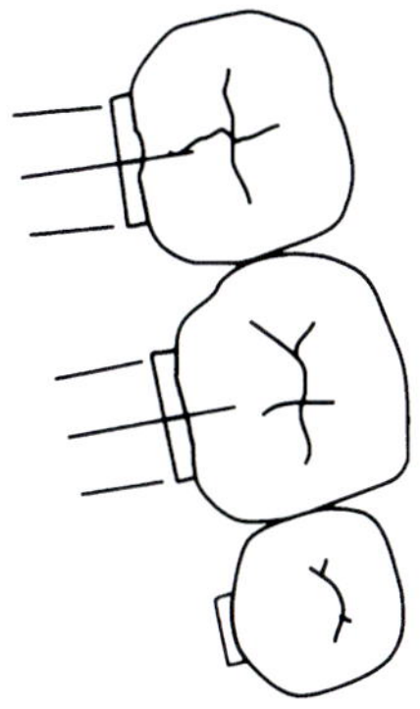

图3.26　下颌磨牙颊管应该跨越颊沟，对于体积较大的下颌第一磨牙，颊管应比图示位置略靠远中。

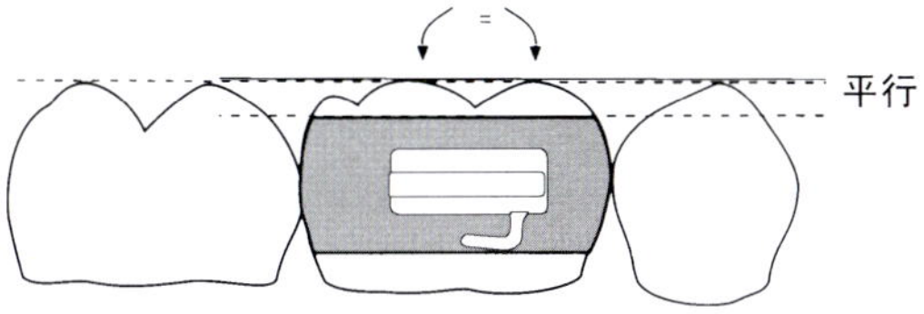

图3.27　下颌第一磨牙带环近中不宜放置得过低。

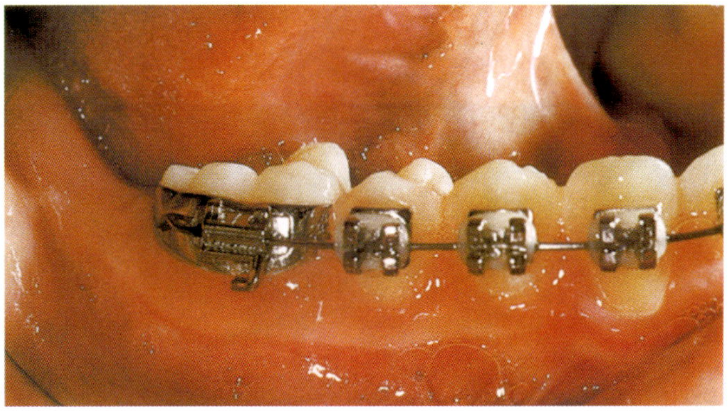

图3.28　下颌磨牙带环近中过于偏向龈方是错误的，如图所示。

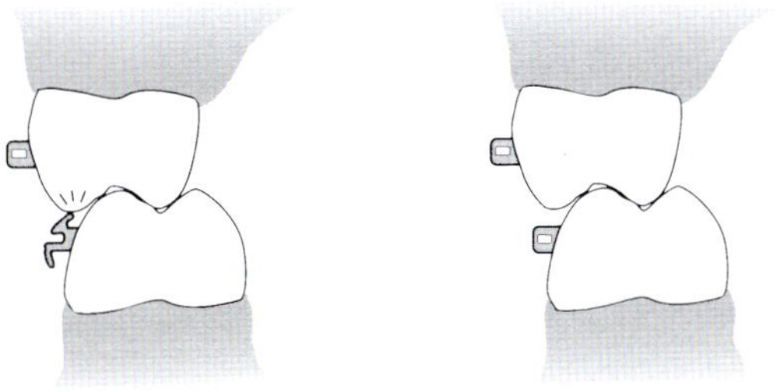

图3.29　下颌磨牙的非揭盖颊管体积小，优于可揭盖颊管。非揭盖颊管更坚固、舒适而且不易引起干扰。

托槽的直接粘着法

釉质表面清洁后，酸蚀，涂渗透液，托槽的粘着分为5步：

1.将托槽置于估计的临床冠中心，托槽翼与临床冠长轴平行。然后在此位置下压托槽至牙面距离的3/4（图3.30A）。

2.去除多余的粘合剂（图3.30B）。

3.使用托槽定位器检查托槽垂直位置，使之与个别化的托槽定位表一致（图3.30C）。

4.重新检查轴向和水平向位置，然后将托槽完全下压至釉质表面（图3.30D）。

5.在光固化前，去除多余的粘合剂（图3.30E）。

							左上
4.5	4.0	4.5	4.0	3.5	2.5	2.0	儿童
3.5	3.5	4.0	3.5	3.0	2.0	2.0	平均值
							左下

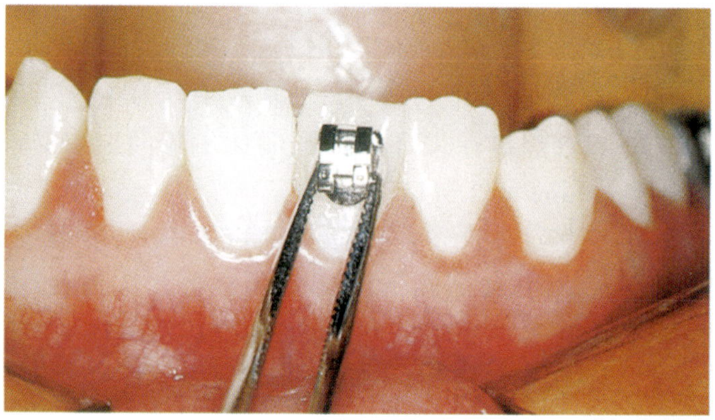

图3.30A 将托槽置于估计的临床冠中点，托槽翼与临床冠长轴平行。

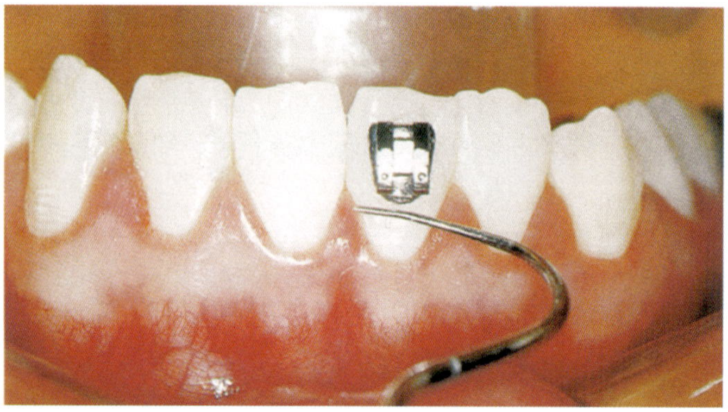

图3.30B 去除多余的粘合剂。

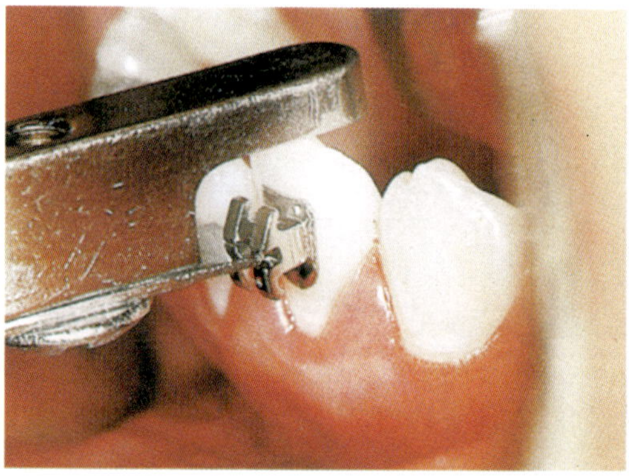

图3.30C 检查托槽垂直位置。

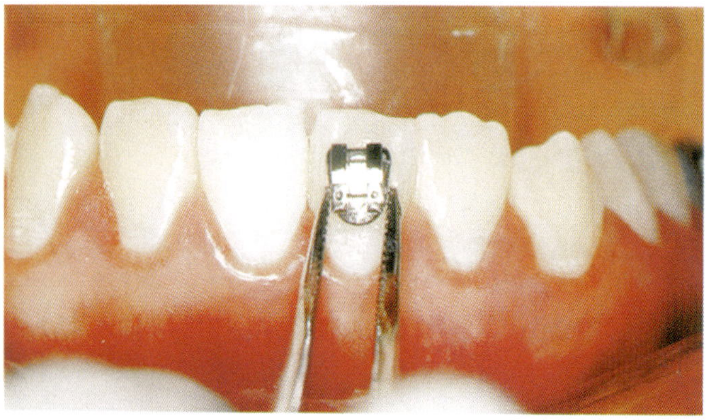

图3.30D 重新检查轴向和水平向位置。

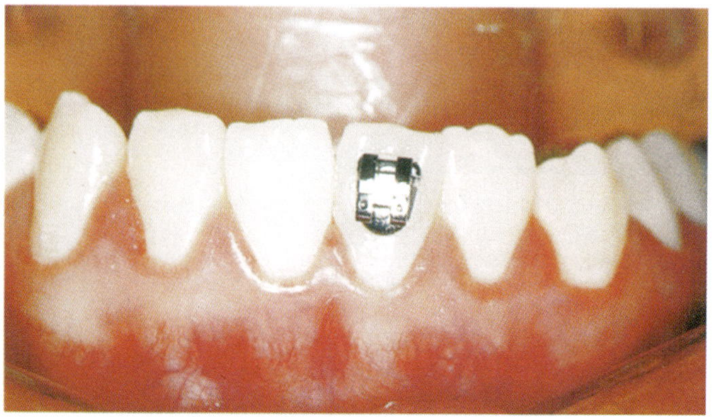

图3.30E 去除多余的粘合剂后进行光固化。

托槽的间接粘着法

由于粘着材料的改进、更好的托盘材料以及新一代开口器的设计，例如在Nola™干燥区域系统中使用的Nola™开口器，最近间接粘着法重新引起了人们的兴趣。

对于间接粘着法兴趣的增加，其主要的驱动力在于准确的托槽位置是现代正畸治疗成功的关键这一概念已经被正畸领域所接受，而如果间接粘着技术使用得当，能够大大改善托槽粘着的准确性。

1999年Sondhi报道了一种间接粘着技术使用的特殊的新树脂[5]。他建议为每个托槽制作一个光固化底座，然后使用新的化学固化材料进行间接粘着。Sondhi的材料加入了5%的细颗粒气态硅填料（fine particle fumed silica filler），增加了粘度，同时消除了釉质与个别底座之间微小的差异，固化能够在2分钟内完成。这种材料已经被广泛接受。

关于间接粘着法，目前许多进展正不断出现并在接受检验，详细介绍已超出了本书的范围。读者可以参考Sondhi[5]的文章和Kalange[6]提倡使用Sondhi材料的技术以及制造商的说明。

间接粘着法的优点

间接粘着法更准确，特别是在磨牙区，而且有不需要分牙的优点。间接粘着技术减少了正畸医师的椅旁操作时间，同时也减少了患者安放矫治器时的就诊时间。

患者需要头帽时最好使用上颌磨牙带环，因为带环的强度较粘着颊管强。如不使用头帽，后牙不必使用带环，这有利于患者的口腔卫生。对于有细菌性心内膜炎病史的患者应该首先选用托槽而不是带环[7]。由于需要严格控制菌斑，患者安放矫治器前两天要用0.2%的洗必太漱口液每天漱口两次，另外每次复诊前两天也都要使用，这一小部分患者应该使用间接粘着技术。

间接粘着法的缺点

间接粘着法的患者需要多取一副模型，而且取印模的要求很高。虽然粘着和托盘制作技术不断改进，使用间接粘着技术的医师认为这一技术应该尽可能完善，最好有技工配合，技工室应该具有相应设备。

间接粘着法需要较长的技工操作时间。模型灌好后，正畸医师在每个牙冠上用铅笔标出牙冠长轴。技工可以在模型上将托槽放置在基本正确的位置，然后存放在暗盒中。正畸医师可以在方便的时候将托槽调整到理想的位置。作者发现预涂粘合剂托槽（APC™）有利于技工室操作，它们使用方便，容易区别（不会相互混淆）并且不会被污染。进而技工可以制作托盘和进行其它操作。粘着托槽时，一定要告诉患者托槽的位置是正畸医师确定的。

由于对托槽位置准确性的需要以及现在有更好的技术和材料，我们将会看到今后间接粘着法的使用将比以前更加普遍，尽管这种方法仍存在缺点。

（贾绮林　译）

参考文献

1 Gross A M 1990 Increasing compliance with orthodontic treatment. Child and Family Behavioural Therapy 12(2)
2 Andrews L F 1989 Straight-Wire-the concept and the appliance.Wells Co, LA
3 Bennett J, McLaughlin R P 1997 Orthodontic management of the dentition with the preadjusted appliance. Isis Medical Media, Oxford (ISBN 1 899066 91 8) pp. 28-40. Republished in 2002 by Mosby. Edinburgh (ISBN 07234 32651)
4 McLaughlin R P, Bennett J C 1995 Bracket placement with the preadjusted appliance. Journal of Clinical Orthodontics 29:302-311
5 Sondhi A 1999 Efficient and effective indirect bonding. American Journal of Orthodontics and Dentofacial Orthopedics 115:352-359
6 Kalange J T 1999 Ideal appliance placement with APC brackets and indirect bonding. Journal of Clinical Orthodontics 33:516-526
7 Roberts G J, Lucas V S, Omar J 2000 Bacterial endocarditis and orthodontics. Journal of the Royal College of Surgeons, Edinburgh 45:141-145

第4章

弓形

概述

在使用标准方丝弓时期，大多数正畸医生针对每个患者牙弓形态调整弓丝。当预调矫治器问世以来，似乎有一种不成文的设想，即存在一种适宜的弓丝形态，它可用于预调矫治器矫治的所有病例。但是随着时间的推移，发现这个假设是不正确的。针对每个患者调整弓形是至关重要的。在预调矫治器中已通过底板厚度的调节控制牙齿的颊舌向位置，避免了第一列弯曲的弯制。这简化了弓形，但是对不同患者同样需要使用不同弓形。

正确使用弓形，在现代正畸临床中需要权衡效率（所有患者使用一种弓形）及准确性（为保证病例的稳定性而调整弓形）之间平衡的关系。本章将就此进行简短的文献回顾，随后涉及弓形应用的实际问题。

寻找理想牙弓形态

近一个世纪以来，许多牙科和正畸的参考文献中就牙弓形态进行讨论。早期许多对于牙弓形态的定义及分类主要涉及几何学术语，如椭圆、抛物线、链状曲线。Hawley[1]、Scott[2]、Brader[3]等学者描述了理想牙弓形态。作者们曾对这些早期工作进行回顾[4]，其中一些涉及总义齿，与现代正畸学关系不大。同样，由于个体之间的差异，寻找适合于每个患者的“理想”牙弓形态是不现实的目标（第73页）。

牙弓形态改变后的复发趋势

1969年，在Graber编著的教科书关于复发的章节中，Riedel[5]回顾了以往关于牙弓形态稳定性的研究。他发现许多学者报道，正畸治疗中尖牙间和磨牙间宽度变化后，复发从而回复到治疗前牙齿的位置的可能性极大。Riedel发现只有一位学者报道，下颌尖牙间宽度轻度扩展后，经历了“充分时间”的保持后，下颌尖牙间宽度保持稳定。Riedel因此提出假设“牙弓形态，特别是下牙弓不可能在矫治器治疗中恒久改变。”

1995年，De La Cruz[6]等人报道了45例安氏Ⅰ类患者和42例安氏Ⅱ类Ⅰ分类患者治疗后牙弓形态长期变化，这项研究是在保持结束后最少10年进行追踪。他们发现保持结束后，牙弓形态趋向于复发到治疗前的形状，并且治疗的变化越大，保持后复发的趋势越大。因此他们提出患者治疗前牙弓形态是远期牙弓形态稳定性最好的参考，同时强调减少治疗变化并不能保证保持后的稳定性。

1998年，Burke 等人[7]应用meta分析法回顾以往26个关于下牙弓宽度的研究，得出结论：无论患者的诊断及治疗方法如何，下颌尖牙间宽度在治疗中可扩展1～2mm，但在保持结束后回复到与治疗前相似的宽度。

Burke等人的文章使我们进一步确信以往正畸文献的结论，即如果在正畸治疗中牙弓形态发生变化，许多病例有复发到初始牙弓形态位置的趋势，特别是尖牙间宽度。磨牙间宽度的变化似乎较稳定些。

下颌尖牙宽度扩展后稳定的病例

由于复发的风险大，大多数病例在正畸治疗中不应该扩展下颌尖牙宽度。Felton[8]指出，颊向直立牙齿后约70%的病例，下颌前部复发，而余下的30%的稳定病例可能包括：

下尖牙舌向倾斜的深覆殆病例（如安氏II类II分类）

随着咬殆打开，下尖牙直立。覆殆的纠正依赖这种牙齿移动的稳定性。1974年Shapiro[9]报道了22例非拔牙病例和58例拔牙病例治疗及保持后牙弓长度和磨牙宽度的变化。得出所有组下颌尖牙宽度有很强的回复到治疗前宽度趋势的结论，但安氏Ⅱ类Ⅱ分类病例除外。安氏Ⅱ类Ⅱ分类病例尖牙宽度扩展后稳定性大，与安氏Ⅰ类或安氏Ⅱ类Ⅰ分类相比有显著差异。保持结束后，安氏Ⅱ类Ⅱ分类病例中牙弓长度减少最少。Shapiro的有趣发现很可能与安氏Ⅱ类Ⅱ分类病例的深覆𬌗有关，同时与下颌尖牙相对于上颌尖牙舌倾有关。当咬𬌗打开时，下颌尖牙切缘唇向移动（第46页，图2.46），但是牙根可能舌向移动，使牙体保持同一位置。

上颌快速扩弓并保持至治疗后的病例

Ladner和Muhl[10]报道下牙弓颊侧段可随着上颌快速扩展而直立，并保持稳定。Sandstrom等对此进行了量化研究，发现下颌尖牙直立并且尖牙宽度增加1.1mm，磨牙直立且磨牙间宽度增加2.9mm。但是这种作用似乎在下牙弓不产生大量间隙。Haas[12]报道上颌扩弓后，仅在少数病例中发现尖牙宽度增加3～4mm。

尽管许多证据表明下颌扩弓后的不稳定性，但是Braun等人[13, 14]报道有几家主要正畸材料公司销售的镍钛弓丝可用于扩展上下颌尖牙宽度，平均值分别为5.9mm和8.2mm。

人类牙弓形态的多样性

多数学者认识到人类牙弓大小和形态的多样性。比如1987年Felton等人[18]的研究试图确立理想牙弓形态。他们研究30例未治疗的正常𬌗（从Andrews的120例正常𬌗中选出）、30例安氏Ⅰ类非拔牙病例及30例安氏Ⅱ类非拔牙病例的下颌模型，发现没有一种特别的弓形在任一组样本中占有优势。由于该研究观察到的牙弓形态的多样性，他们认为为了得到长期的稳定性，个体弓形是必要的。

一般认为牙弓形态主要由基骨形态确定，其次牙齿萌出后牙弓形态受到口周肌肉作用影响。遗传和环境的差异使牙弓形态具有多样性，这一观点在日常的临床观察中得到肯定。

临床医师面临的问题总结

研究文献和临床观察发现:

- 人类牙弓形态有很大变异。
- 由于牙弓形态的变异，似乎不可能有一种牙弓形态满足所有的正畸病例。
- 如果治疗中改变了患者初始牙弓形态，在矫治器拆除后，回复到治疗前弓形的趋势很强（70%病例）。

上述发现如何影响正畸医师?这是否意味着弓丝必须根据每个患者进行调整?或者一些预成的弓丝系统可供使用?哪一种对正畸医师更有帮助?

下面将详细讨论弓形处理的系统方法，以供参考。

实际解决方法

三种弓形的使用

1932年Chuck[15]将牙弓形态分为三种：尖圆形、方圆形和卵圆形。多年来许多学者和临床医师一直沿用这一分类方法，逐渐地正畸材料公司也基于这一分类生产不同形状的弓丝（通常也称为窄形、正常形和宽形）。这三种弓形比一种弓形更能适应不同个体的需要，特别是在早期弓丝阶段。如果根据Felton等人的研究将牙弓形态分为尖圆形、方圆形和卵圆形，在Andrews安氏Ⅰ类、Ⅱ类样本中，这三种弓形使用比率大致如表4.1所示。

作者之一的一项未公开发表的研究中将200个连续病例（主要是高加索人种）的下牙弓以尖圆形、方圆形和卵圆形透明弓形模板进行分析，结果（图4.1）表明大约50%的下牙弓为尖圆形、8%为方圆形、42%为卵圆形。这与Felton的结果相似。

表4.1

	尖圆形%	方圆形%	卵圆形%
Andrews病例	27	20	53
Class Ⅰ样本	60	3	37
Class Ⅱ样本	53	7	40

Nojima等人[16]使用尖圆形、方圆形和卵圆形模板分析日本人群和高加索人群样本中安氏Ⅰ类、Ⅱ类和Ⅲ类病例（图4.2和4.3）。高加索样本中44%为尖圆形、18%为方圆形、38%为卵圆形。然而，Nojima等人在两种人群的样本中包括了相同比例的安氏Ⅲ类病例（这些病例44%为方圆形牙弓），而典型的高加索人群中安氏Ⅲ类病例很少。因此50%为尖圆形、8%为方圆形、42%为卵圆形可能更反映高加索人群中的比率。种族差异是显著的，日本人群中比率是12%为尖圆形、46%为方圆形、42%为卵圆形。与高加索人群相比，方圆形牙弓和尖圆形牙弓比率相反。

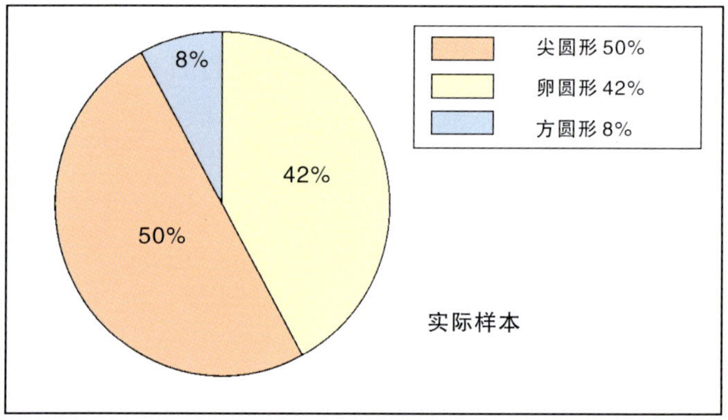

图 4.1

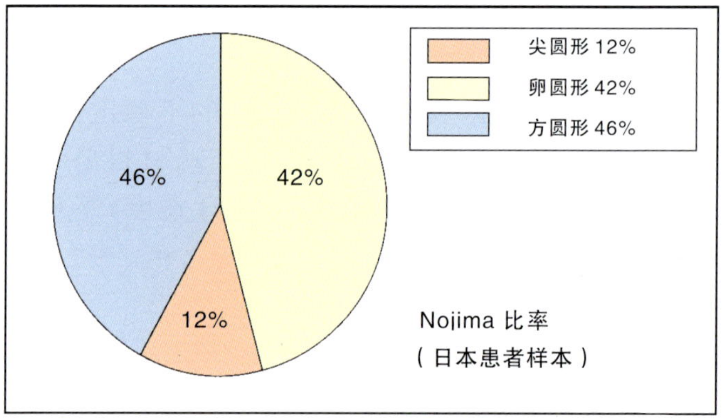

图 4.2

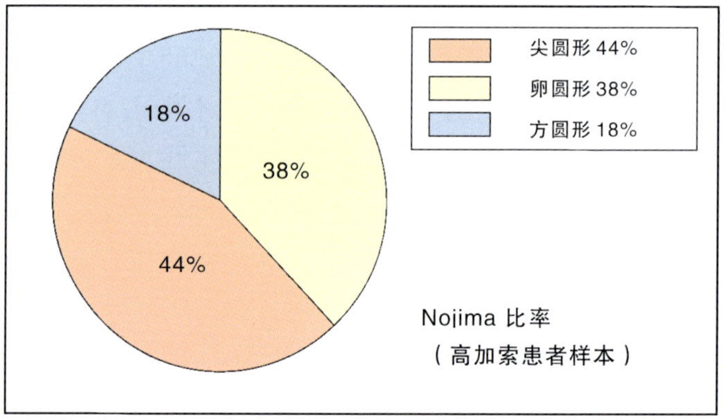

图 4.3

建议的比例

考虑到上颌快速扩弓和深覆殆病例下牙弓颊侧段轻度直立后较稳定（第72页）。因此建议的弓形的比例为45%尖圆形、10%方圆形、45%卵圆形（第84页），这主要适合于高加索人种。

作者在治疗早期使用的三种形态——尖圆形、方圆形和卵圆形，如图4.5～4.7所示。在后期治疗中每个患者用个体弓形（IAF）（第78页）。

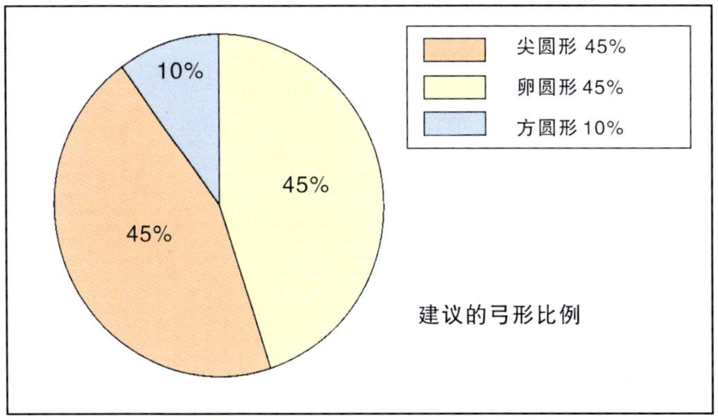

图 4.4

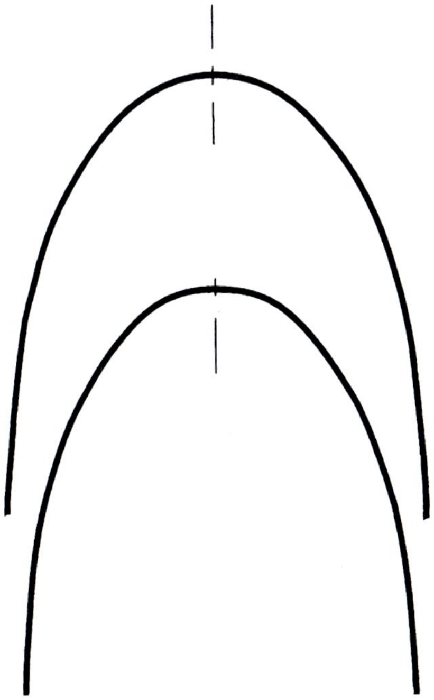

图4.5　尖圆形

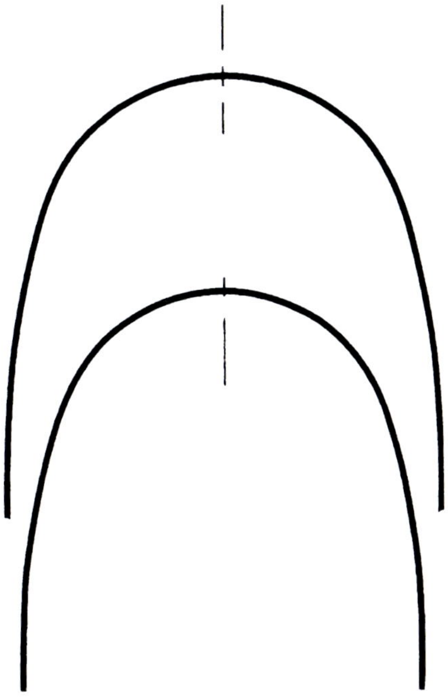

图4.6　方圆形

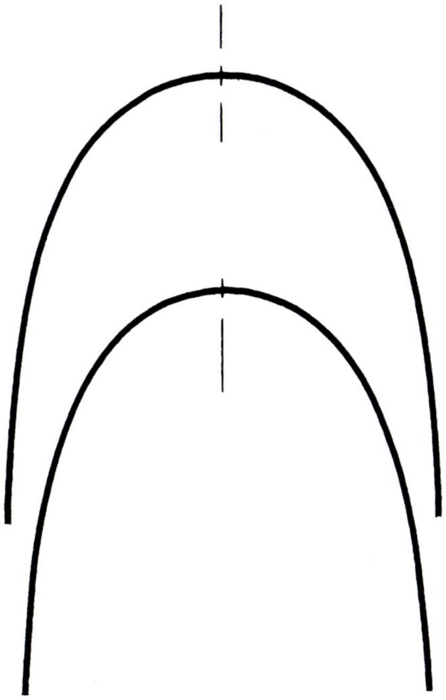

图4.7　卵圆形

尖圆弓形

这种弓形尖牙间宽度最窄，适用于窄而尖弓形患者的早期治疗（第86页，病例AL）。对于窄牙弓患者，特别是尖牙区及前磨牙区牙龈退缩的病例（常见于成人病例），使用这种弓形更为重要。尖圆形弓形常与倒置的尖牙托槽同时使用。

仅进行上颌或者下牙弓治疗的病例通常使用尖圆形牙弓。这样与未治疗的牙弓相比，所治疗的牙弓宽度不会扩展。这种弓形后部很容易调整成与患者的磨牙宽度相适应。

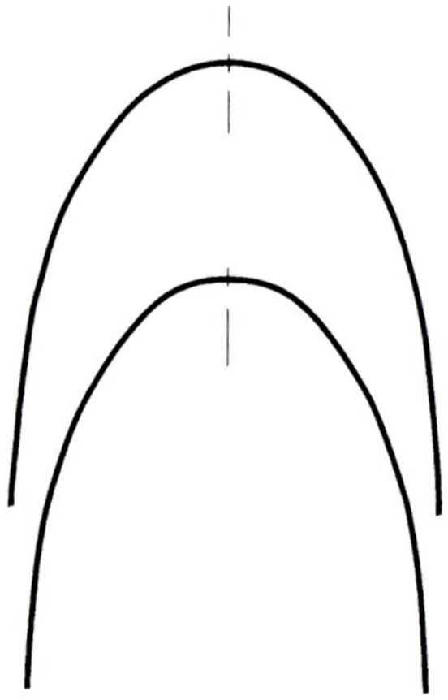

方圆弓形

建议宽牙弓的病例开始治疗时就使用这种弓形（第152页，病例CW）。至少对于下颌后牙段需要颊向直立且上牙弓需要开展的病例，在治疗早期很有帮助。在上牙弓过度扩展后，随后的治疗中最好使用卵圆弓形。方圆弓形有助于上牙弓快速扩展后牙弓宽度的保持（第80页）。

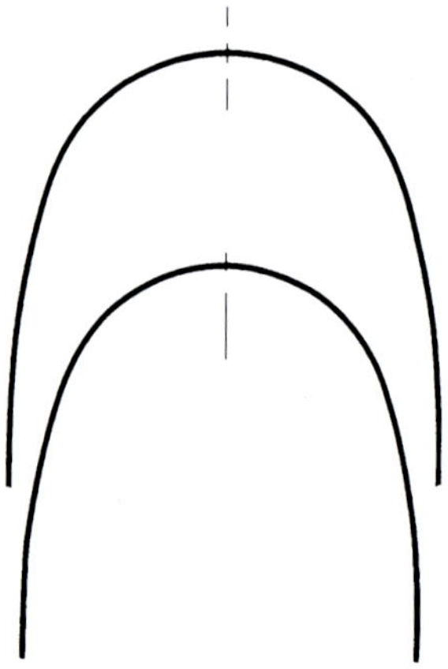

卵圆弓形

这是作者近十五年来对于大多数病例最喜欢采用的弓形[17]，如第120页病例JN 。采用这种弓形，并结合适宜的精细调整和保持（第289页），大多数病例治疗效果稳定，治疗后很少复发。然而，近来研究表明，也有不少病例应该采用尖圆弓形。将三种弓形重叠，其主要差异在于尖牙宽度和第一前磨牙宽度，在这些部分宽度相差大约6mm（图4.8和4.9）。

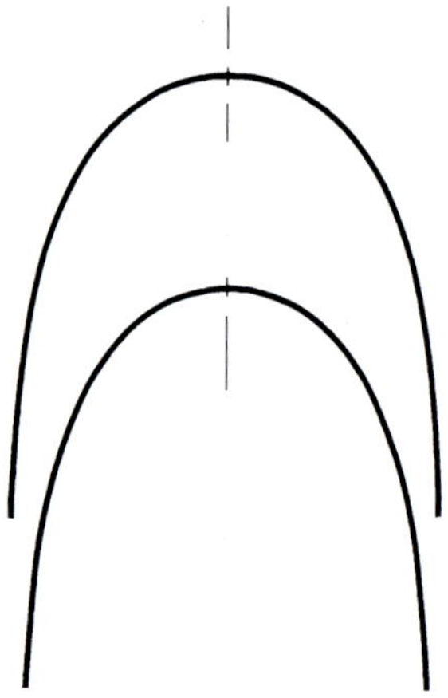

弓形系统化处理

标准弓丝与个体弓丝

在现代正畸临床中，针对每个患者都特制弓丝是不合实际的，也是不必要的。

在治疗开始阶段使用0.015英寸多股麻花丝或0.016英寸热激活镍钛圆丝作为排齐、整平的初始弓丝，这些弓丝产生轻力。当结扎入错位牙齿后，可发生短暂的变形。在短时间内，这种变形对弓形没有影响，因此可以采用标准的卵圆弓形作为初始弓丝。

随着牙齿排齐，治疗可采用粗热激活镍钛弓丝，随后使用不锈钢弓丝，弓丝逐渐对弓形的影响越来越大，这是由于其抗张强度增大且作用时间长所致。因此在治疗后期，根据每个患者选用适宜弓形，再对弓丝进行个体调整是十分必要的。

治疗开始时透明模板的使用

在治疗开始时，可使用透明模板研究患者下颌模型，以确定下牙弓是尖圆形、方圆形还是卵圆形（图4.10）。虽然治疗早期的弓形仅仅是大致一致，但早期确定弓形对以后的治疗是有帮助的。

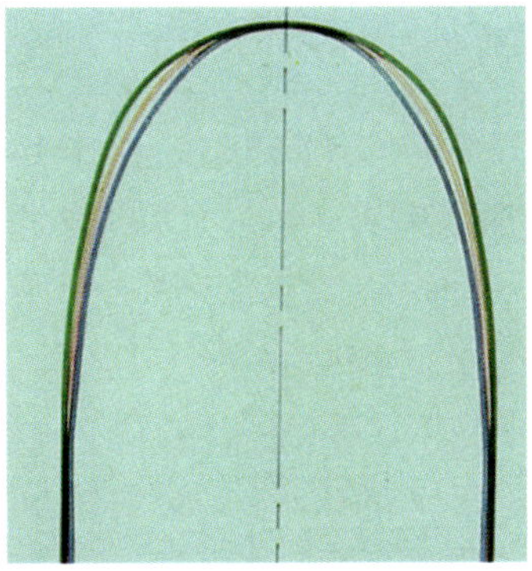
图4.8　上牙弓弓形重叠。

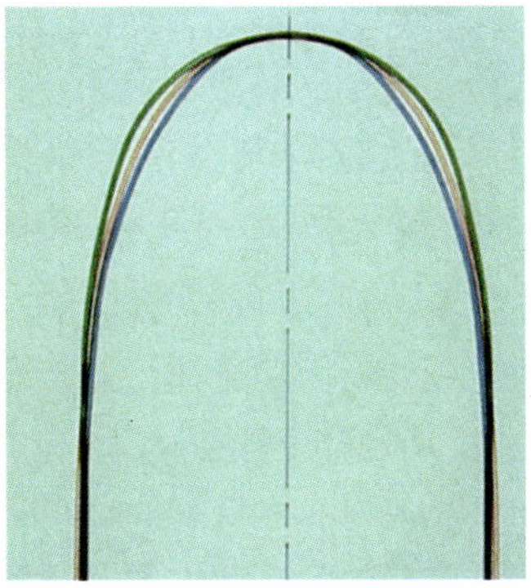
图4.9　下牙弓弓形重叠。

治疗早期的弓形控制

所有圆丝的弓形都可用卵圆形（第84页）。这有助于节约经费。这些圆丝包括0.015英寸或0.0175英寸多股麻花丝、0.016英寸热激活镍钛丝，有时还包括0.014不锈钢圆丝。这些弓丝都用卵圆形，在使用中不需调整。

在排齐整平阶段进入使用粗圆丝的阶段（第111页和112页），有时需要调整弓丝的弓形。使用卵圆形0.016英寸、0.018英寸及0.020英寸不锈钢圆丝时，应针对每个个体治疗初始时的尖圆形或方圆形的牙弓进行必要的调整，治疗初始的牙弓形态是根据透明模板决定的。对于初始阶段为卵圆形牙弓的患者，没有必要进行这种调整。

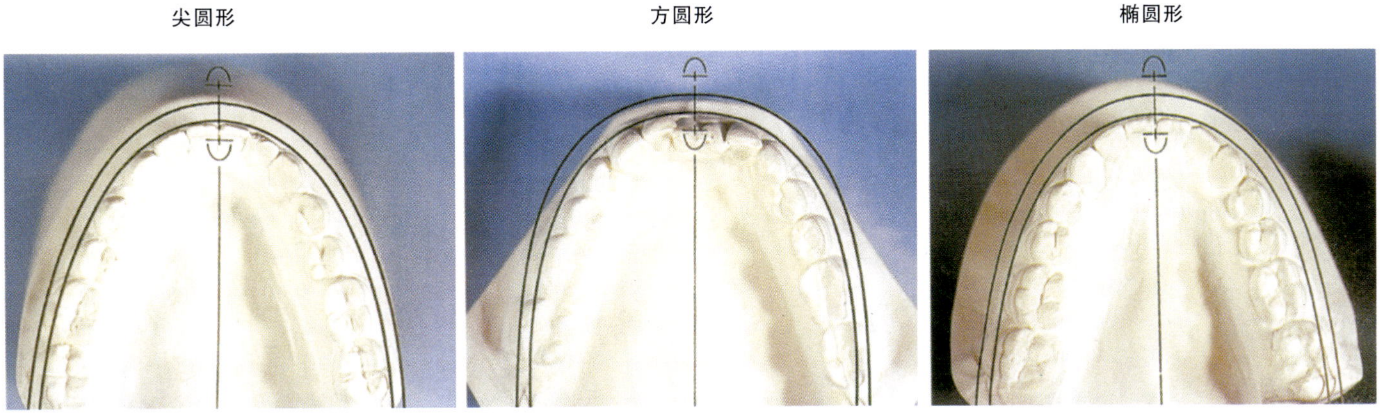

图4.10　治疗初始阶段使用透明模板确定患者下牙弓是尖圆形、方圆形还是卵圆形。

热激活镍钛方丝的弓形控制

预成的热激活镍钛方丝形状不能调整。由于热激活镍钛方丝弓形的选择需与患者治疗初始时以透明模板确定的弓形相适应，因此很有必要预备尖圆形、方圆形和卵圆弓形的热激活镍钛方丝。

热激活镍钛方丝可使用几个月，它们的确影响患者牙弓形态，特别是对尖牙区的影响。如果不使用相适宜的尖圆形、方圆形或卵圆弓形的弓丝，就可导致患者初始弓形的不稳定变化。

不锈钢方丝的弓形控制

使用0.019英寸×0.025英寸不锈钢方丝对牙弓形态影响很大，因此有必要针对不同个体的牙弓形态进行调整（IAF），使其直接迅速地与个体牙弓形态相适。这种调整可由助手完成，最终由正畸医师检查。关于0.019英寸×0.025英寸不锈钢方丝储备，有以下三种可能：

1. 只储备卵圆弓形的弓丝，并做必要修改。
2. 储备卵圆和尖圆弓形的弓丝，这使需做的修改减少。如果患者多为儿童，这是一个很好的选择，因为儿童较少使用方圆形弓形。
3. 储备尖圆形、方圆形和卵圆形弓丝，从而最大限度地减少弓丝修改，但相应的投入增加。储备了三种形状弓丝后，仍常常需要弓丝调整，因为每个个体牙弓形状不会与预成的尖圆形、方圆形、卵圆形弓丝完全吻合。

调整不锈钢方丝确定个体牙弓形态

热激活镍钛方丝完成其作用后，使用0.019英寸×0.025英寸不锈钢方丝，此时应根据患者下牙弓形态制作个体弓丝。上牙弓弓丝与下牙弓弓丝协调，通常上牙弓较下牙弓宽3mm。可采用下述步骤（图4.11A～4.11F）

- 使用热激活镍钛方丝阶段后（图4.11A），用蜡模板覆盖下牙弓以记录托槽的印痕（图4.11B）。
- 根据蜡模板印痕弯制0.019英寸×0.025英寸不锈钢方丝（图4.11D）。
- 上述弓丝与下颌初始模型或模型复印件相比，确保弓丝形状与初始弓形相似。
- 在模板上检查弓丝对称性。
- 最后弓丝的复印件留存于病历中，这就是患者的个体弓形。下颌不锈钢方丝使用个体的弓形，上颌弓形较下颌宽3mm。弓丝的协调性在整个治疗过程中都十分重要，特别是在使用粗圆丝或0.019英寸×0.025英寸不锈钢丝时。上下颌弓丝重叠时，上颌弓丝需在下颌弓丝外3mm，这是大多数病例中协调的上下牙弓关系，也代表上下牙列之间覆盖关系（图4.11F）。

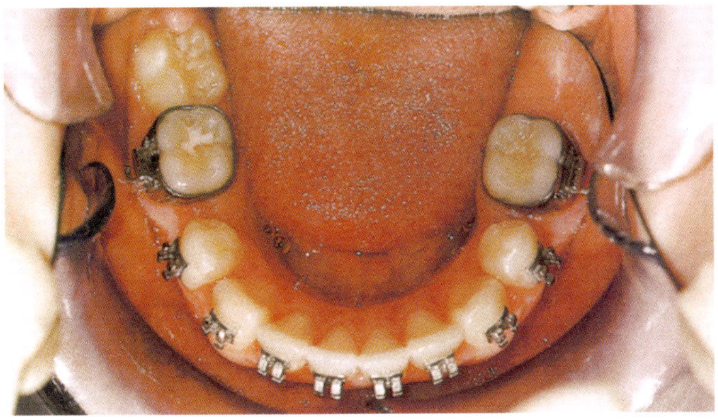

图4.11A　去除下颌热激活镍钛方丝。

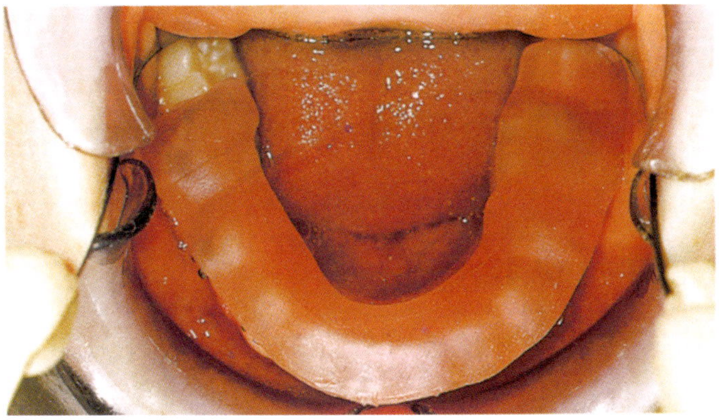

图4.11B　蜡模板在热水中软化后，覆盖于下牙弓以记录托槽的印痕。

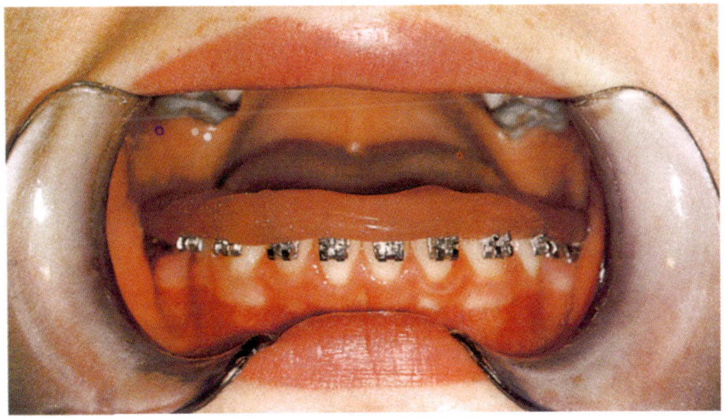

图4.11C　蜡模板正面观。

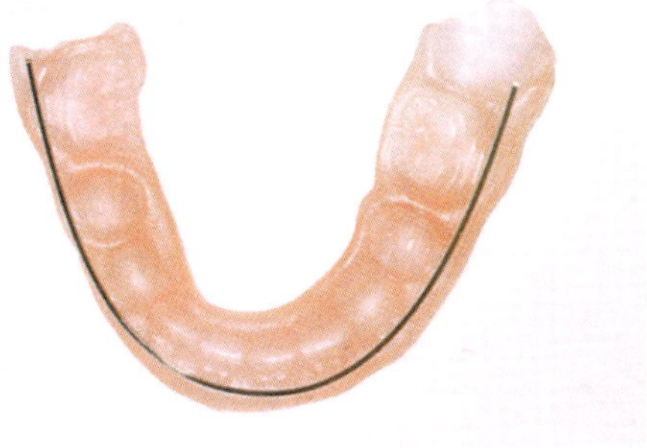

图4.11D　根据托槽的印痕弯制0.019英寸×0.025英寸不锈钢方丝。

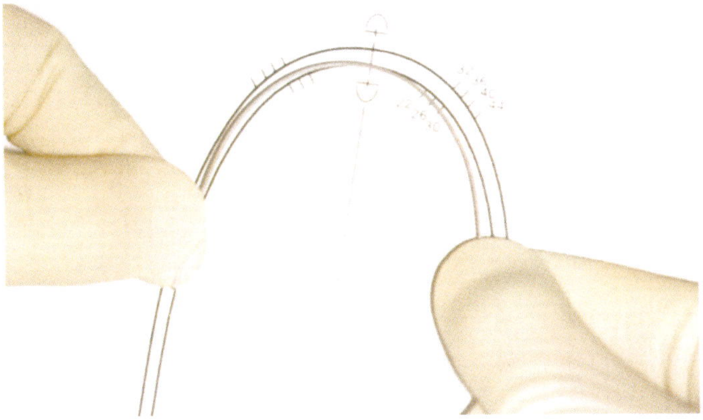

图4.11E　在模板上检查不锈钢方丝的对称性，并复印以作为患者的下颌个体弓形。

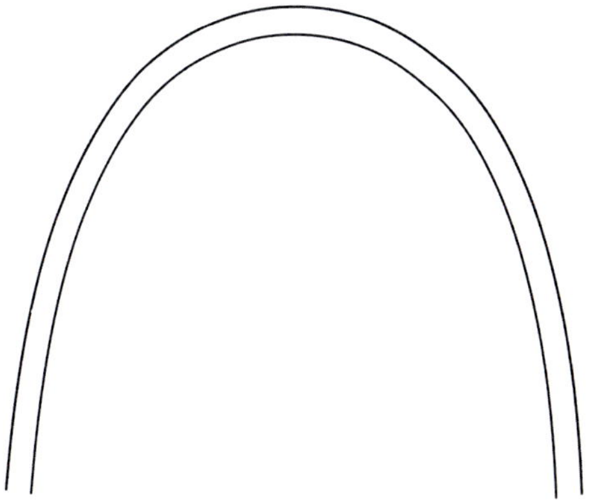

图4.11F　患者下颌个体弓形确定后，可制作上颌弓丝，上下颌弓丝重叠时，上颌弓丝在下颌外侧3mm。

弓形调整和弓丝的协调性

一些病例需要对个体弓形及上下颌弓丝的协调性进行调整。

因后牙转矩需要的调整

由于上磨牙托槽加大了根颊向转矩，使上牙弓变窄，而下后牙托槽加大冠颊向转矩使下磨牙直立，下牙弓变宽(图4.12)。矫治器这一特征使一些病例磨牙区有反殆趋势。如果在临床上观察到这种情形，上颌后牙段弓丝可在磨牙区宽于下颌弓丝5mm。

上颌扩弓后的调整

上颌快速扩弓器或四角簧扩弓后 (图4.13A)，可发生两种情形。首先，下牙弓倾向于颊向直立，其次，上牙弓有复发趋势 (图4.13B)。为了保持扩弓效果，下牙弓可用较宽弓形 (通常是宽一号，例如由尖圆形改用卵圆形)，上颌采用与之协调的宽弓形以保持扩弓效果。

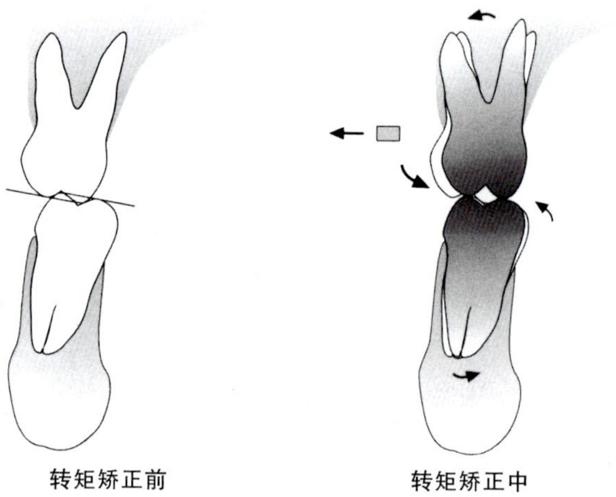

图4.12 在矫正磨牙转矩过程中，有可能出现后牙段反殆趋势。如果发生这种情形，有必要增加上牙弓后部宽度。

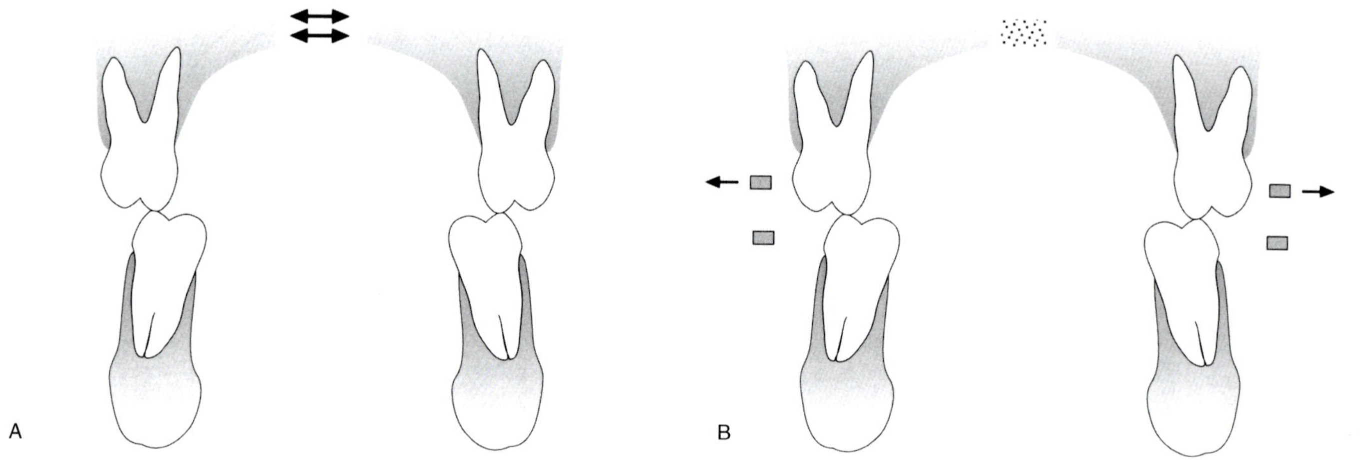

图4.13 上牙弓扩展后 (A)，通常需要增加上牙弓宽度，缩窄下牙弓宽度 (B) 抵消磨牙的不利变化。

用弓丝扩展上牙弓

在一些病例中，由于一个牙弓（通常是上牙弓）略窄于另一牙弓，因此需要特别注意牙弓形态的协调性。可用0.019英寸×0.025英寸不锈钢方丝矫正，并使上牙弓得到开展（第108页），或者保持四角簧或上颌快速扩弓器的扩弓效果。此时可以在磨牙区加宽弓形，或短期使用方圆形弓形。

弓丝扩宽的方法要正确。弓丝扩宽时（图4.14），重要的是不要过度扩展而改变弓形。当固定扩弓的弓丝两端与所选择的个体弓形（IAF）相比较，手持扩宽后的弓丝两端，向其扩宽前的个体弓形的方向加压时，弓丝应与之一致（图4.15）。如果弓丝扩宽过度或者方法不当（图4.16和4.17），则加压时弓丝不会与扩宽前的个体弓形一致，并会因尖牙间宽度缩窄或增宽而引起问题。

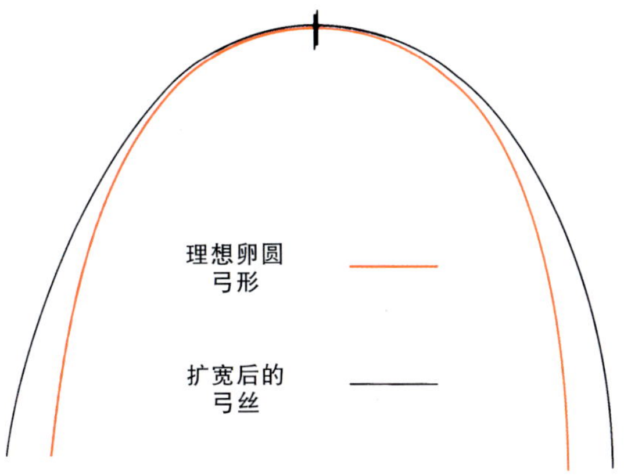

图 4.14 使用正确方法进行弓丝扩宽是重要的。

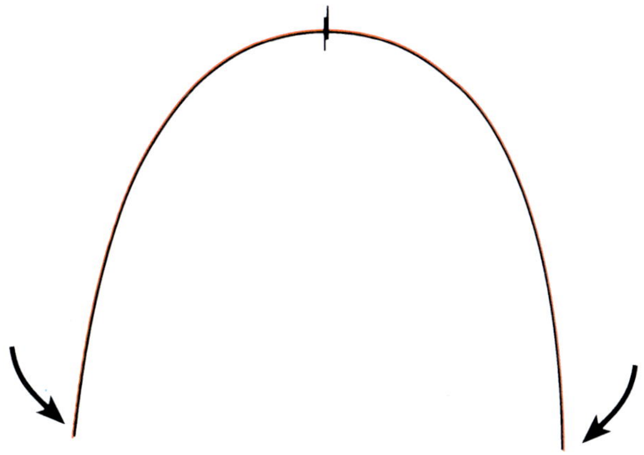

图 4.15 固定弓丝两端压在理想弓形上，扩展弓丝显示正常牙弓形态。

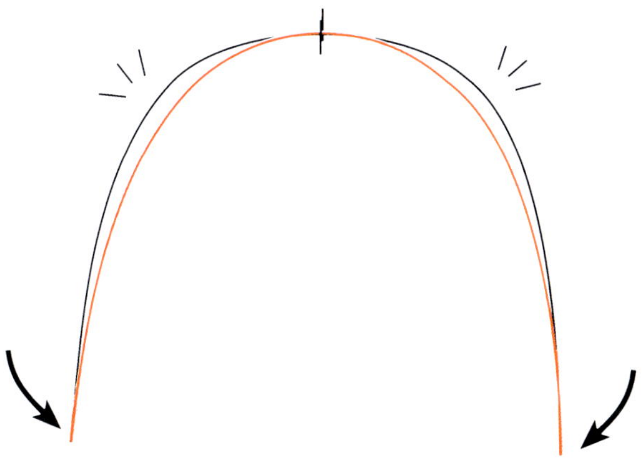

图 4.16 弓丝扩宽的方法不正确。

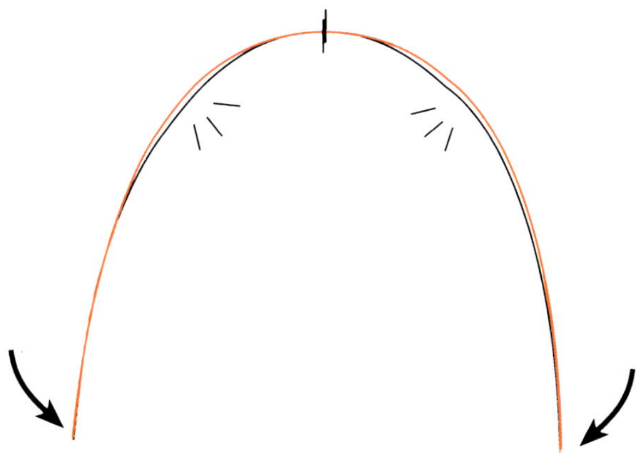

图 4.17 弓丝扩宽的方法不正确。

以“骑士弓”（扩宽辅弓）扩展上牙弓

在常规治疗中使用0.019英寸×0.025英寸方丝扩展牙弓的力量是有限的。如果需要，特别是接近治疗完成时，可采用“骑士弓”（扩宽辅弓）（第238页和239页，病例MS）进一步扩展牙弓。这实际上是第二根扩展弓丝，与正常弓丝结扎在一起（图4.18）。这种“骑士弓”（扩宽辅弓）可以是0.019英寸×0.025英寸不锈钢方丝或粗不锈钢圆丝。如果上颌第一磨牙上有口外弓管，可将“骑士弓”（扩宽辅弓）插入该管中。

正常0.019英寸×0.025英寸弓丝应在磨牙区（第108页，图5.30）有根颊向转矩以利于使磨牙整体移动，避免倾斜移动。最重要的是上磨牙区基骨宽度要适合扩展（第290页，图10.1）。

非对称性

不少病例的牙弓形态可能存在不对称性，对于这些病例，治疗后期弓丝的形状需要调整，以矫正不对称（图4.19～4.21）。

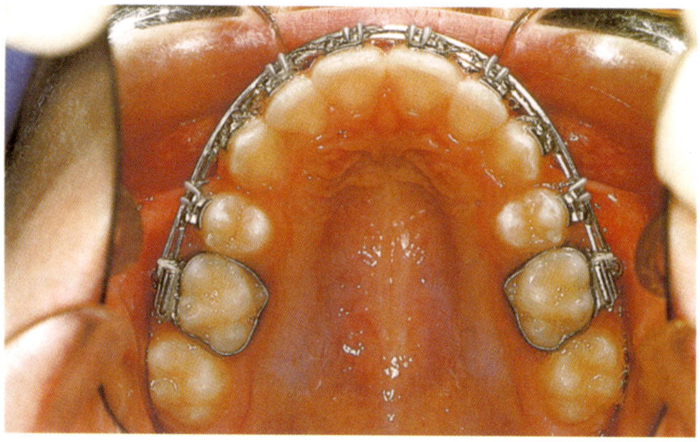

图4.18 “骑士弓”（扩宽辅弓）的𬌗面观。此“骑士弓”（扩宽辅弓）可为0.019英寸×0.025英寸不锈钢方丝或粗不锈钢圆丝。

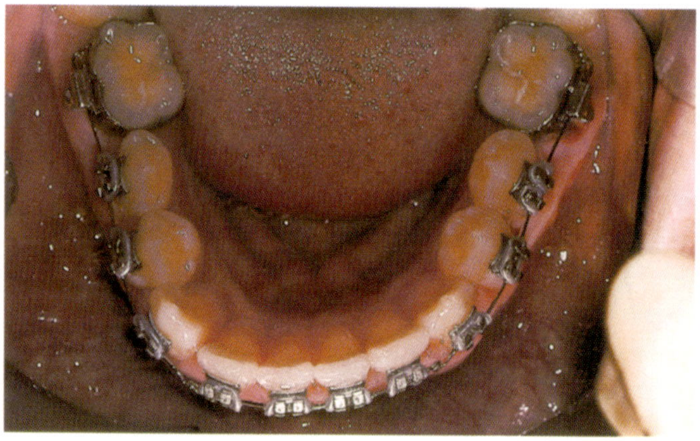

图4.19 不对称的下牙弓的𬌗面观。

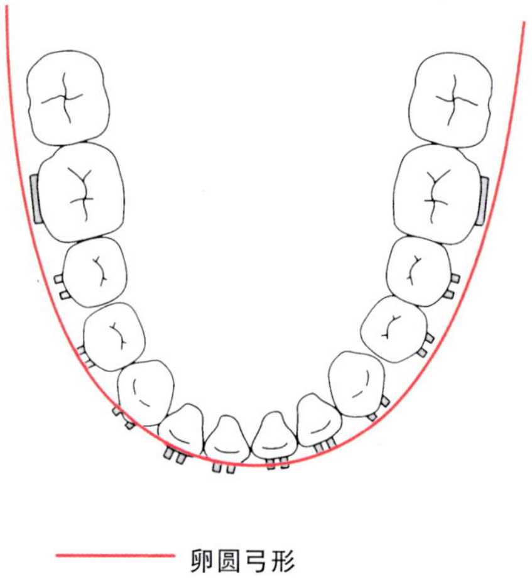

图4.20 所示的不对称下牙弓与卵圆弓形相比较。

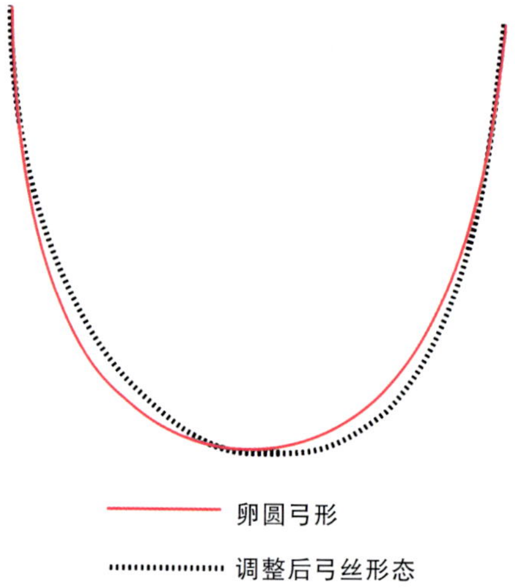

图4.21 调整下牙弓弓丝形态以对抗并矫正图4.19所示不对称的下牙弓。

完成与精细调整阶段的弓形（牙齿尖窝关系定位的需要）

治疗近结束时对弓形的考虑是十分重要的。仔细地计划弓形使牙齿在治疗后期定位。几乎每个病例都有牙齿定位阶段，下述步骤可作为参考。

- 患者不应从不锈钢方丝阶段直接进入保持器阶段，而未经过细丝定位阶段。作者喜欢在治疗接近完成时使用0.014英寸不锈钢圆丝，或下颌使用0.016英寸镍钛弓丝，上颌使用0.014英寸不锈钢圆丝片断弓（只包括上切牙），结合轻力三角形牵引。患者每2周复诊一次，共6周（第124页病例JN和第274页病例MO'T）。在此期间，牙齿进行垂直向定位，上下牙弓形态也相互调整，舌与口周肌肉之间平衡得以重建。
- 在上下牙尖窝关系定位阶段，拔牙隙两侧的牙齿应以轻力结扎在一起，以防止间隙复发。
- 如果在治疗早期扩展上牙弓，需要在尖窝关系定位阶段保持扩弓效果，因此可采用上颌可摘式保持器（第295页，图10.22）。
- 安氏Ⅱ类病例的治疗中（在尖窝关系定位阶段，常出现覆盖复发），有必要上颌使用0.014英寸圆丝，并在磨牙区回弯（第210页，病例DO），这可能减慢了定位速度，但对保持覆盖关系很有必要。在弓丝上可弯制第二序列弯曲促进牙齿定位。

保持阶段的弓形

大多数病例下切牙确有复发趋势。使用尖牙间粘接式保持器（第307页）可最大限度减小这种趋势。对于第一前磨牙拔除病例，这种粘接式保持器可延伸到第二前磨牙。典型情形是患者上颌采用可摘式保持器，下颌使用粘接式保持器。此时下颌前磨牙及磨牙区与充分保持的上牙弓相比可能变窄（图4.22）。因此约2～4个星期中有必要调整或缓冲上颌保持器，使上颌前磨牙和磨牙位置适应下牙弓变化（图4.23）。然后制作新的上颌可摘式保持器。如果使用负压成形的保持器，经历2～4周调整后再重新制作。

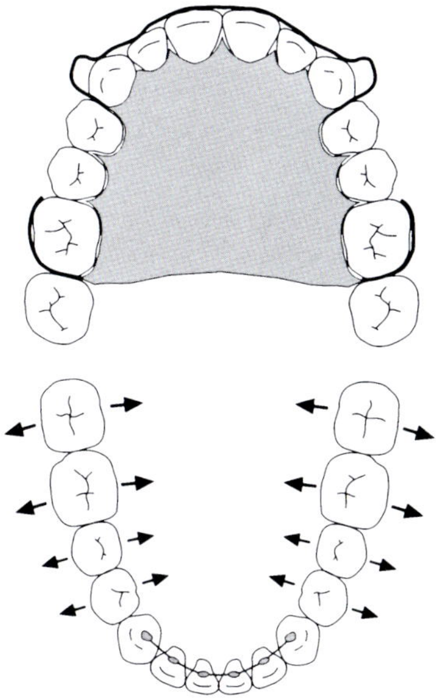

图4.22 在保持阶段，上颌牙齿位置得到保持，但下颌磨牙、前磨牙可颊舌向移动。

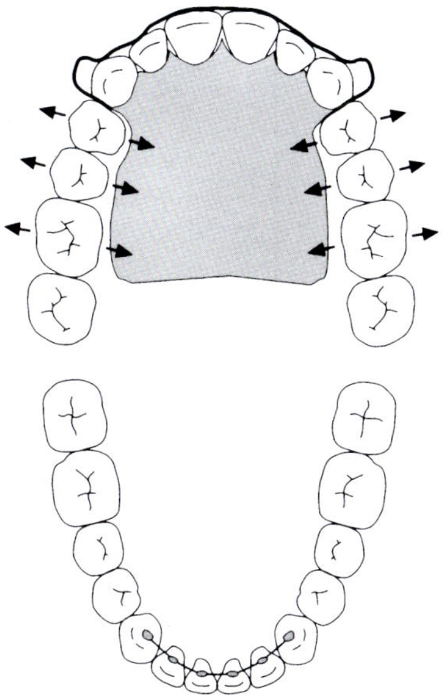

图4.23 2～4周上颌可摘式保持器可调整甚至不用，使上颌磨牙、前磨牙适应下牙弓变化。然后制作和戴用新的上颌可摘式保持器。

弓丝的储备计划

以下举例说明了一种合理的弓丝储备方案。根据诊所大小或希望减少弓丝调整的愿望可储备一两种或者三种形态的不锈钢弓丝。

个体化的弓形减少复发的危险，并有助于获得良好的美学效果。例如，如果对窄面形个体采用宽弓形，复发率高且微笑时面形不自然。因此临床医师希望有一个针对每个患者的系统化的个体弓形，但不致过度加大诊所投入，并且不花费过多时间进行不必要的弓丝弯制。以下是作者使用并推荐的系统：

0.015 英寸多股麻花丝 0.0175 英寸不锈钢圆丝 0.014 英寸不锈钢圆丝 0.016 英寸不锈钢圆丝 0.018 英寸不锈钢圆丝 0.020 英寸不锈钢圆丝 0.016 英寸热激活镍钛圆丝	仅储备卵圆弓形的弓丝，必要时根据模板进行调整
0.019 英寸 × 0.025 英寸热激活镍钛方丝	储备三种弓形的弓丝： ——45% 尖圆形 ——10% 方圆形 ——45% 卵圆形
0.019 英寸 × 0.025 英寸不锈钢方丝，焊有牵引钩	仅储备卵圆形弓丝，并根据蜡模板上患者个体弓形调整。或储备三种弓形弓丝（卵圆、尖圆、方圆形）

（谷岩 译）

参考文献

1 Hawley C A 1905 Determination of the normal arch and its application to orthodontia. Dental Cosmos 47:541-552
2 Scott J H 1957 The shape of the dental arches. Journal of Dental Research 36:996-1003
3 Brader A C 1972 Dental arch form related to intra-oral forces. American Journal of Orthodontics 61:541-561
4 McLaughlin R P, Bennett J C 1999 Arch form considerations for stability and esthetics. Revista Espana Ortodontica 29(2):46-63
5 Riedel R A 1969 in:Graber T M (ed) Current orthodontic concepts and techniques. Saunders, Philadelphia
6 De La Cruz A R, Sampson P, Little R M, Artun J, Shapiro P A 1995 Long-term changes in arch form after orthodontic treatment and retention. American Journal of Orthodontics 107:518-530
7 Burke S P, Silveira A M, Goldsmith L J, Yancey J M, Van Stewart A, Scarfe W C 1998 A meta-analysis of mandibular intercanine width in treatment and post retention. Angle Orthodontist 68(1):53-60
8 Felton M J, Sinclar P M, Jones D L, Alexander R G 1987 A computerized analysis of the shape and stability of mandibular arch form. American Journal of Orthodontics 92:478-483
9 Shapiro P A 1974 Mandibular arch form and dimension. American Journal of Orthodontics 66:58-70
10 Ladner P T, Muhl Z F 1995 Changes concurrent with orthodontic treatment when maxillary expansion is a primary goal. American Journal of Orthodontics and Dentofacial Orthopedics 108:184-193
11 Sandstrom R A, Klapper L, Papaconstantinou S 1988 Expansion of the lower arch concurrent with rapid maxillary expansion American Journal of Orthodontics 94:296-302
12 Haas A J 1980 Long-term post-treatment evaluation of rapid palatal expansion, Angle Orthodontist 50:189-217
13 Braun S, Hnat W P, Fender DE, Legan H L 1998 The form of the human dental arch. Angle Orthodontist 68(1):29-36
14 Braun S, Hnat W P, Leschinksy R, Legan H L 1999 An evaluation of the shape of some popular nickel titanium alloy preformed arch wires. American Journal of Orthodontics and Dentofacial Orthopedics 116:1-12
15 Chuck G C 1934 Ideal arch form, Angle Orthodontist 4:312-327
16 Nojima K, McLaughlin R P, Isshiki Y, Sinclair P M 2001 A comparative study on Caucasian and Japanese mandibular clinical arch forms. Angle Orthodontist 71:195-200
17 Bennett J, McLaughlin R P 1993 Orthodontic treatment mechanics and the preadjusted appliance. Mosby-Wolfe, London (ISBN 0 7235 1906X)

病例AL

尖圆形牙弓安氏Ⅰ类错殆

此病例为一例尖圆形牙弓且治疗前尖牙根唇向突出的患者。

女性患者，15.5岁，Ⅰ类骨型，垂直向为高角型。正面观患者为窄面形，下颌左偏，下切牙舌倾，与下颌平面夹角为78°，距APo距离为 –1mm，侧貌协调。

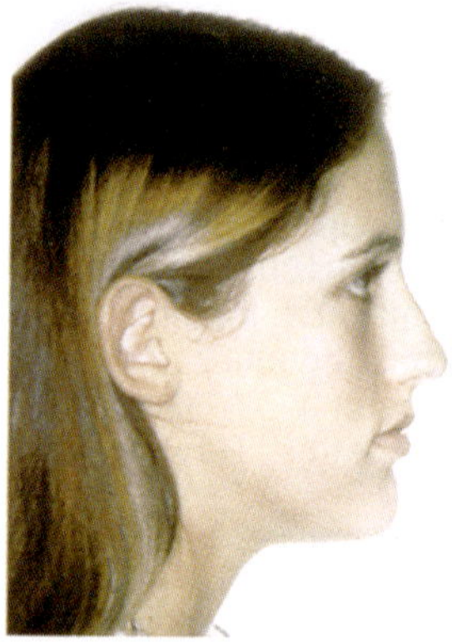
图 4.24

口内观双侧后牙为Ⅰ类关系。正中殆位和正中关系位一致，闭口末无前移位。上下切牙区中度拥挤，上尖牙根明显突出。上下中线一致，在上中切牙切缘处有少量釉质缺损。

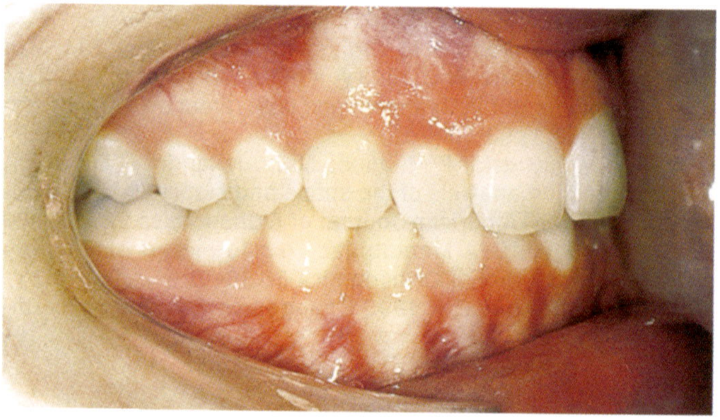
图 4.27

面型与牙弓形态一致为窄且尖圆形，第一、二磨牙有大而浅的充填体，第三磨牙萌出间隙不足，左侧第三磨牙阻生，上颌左侧第三磨牙已萌出。治疗方案决定拔除所有第三磨牙，通过转矩及直立后牙段及下切牙轻度唇向开展解除拥挤，选择尖圆形弓形，可保持患者牙弓基本形状。

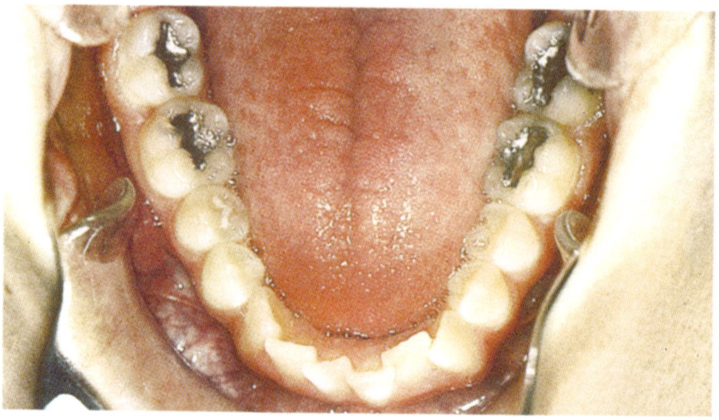
图 4.30

采用标准的0.022英寸系统金属托槽。上下尖牙托槽倒置，以保持尖牙牙根在牙槽骨中，包括第二磨牙在内的牙弓内所有牙齿或粘结带环，或粘结托槽。采用卵圆弓形的0.016英寸热激活镍钛圆丝。

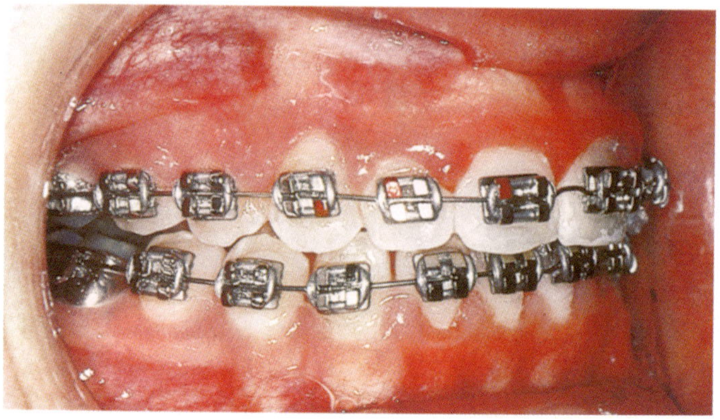
图 4.33

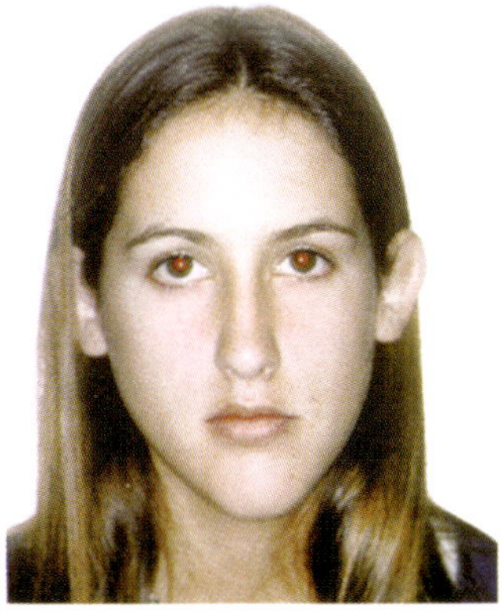

图 4.25

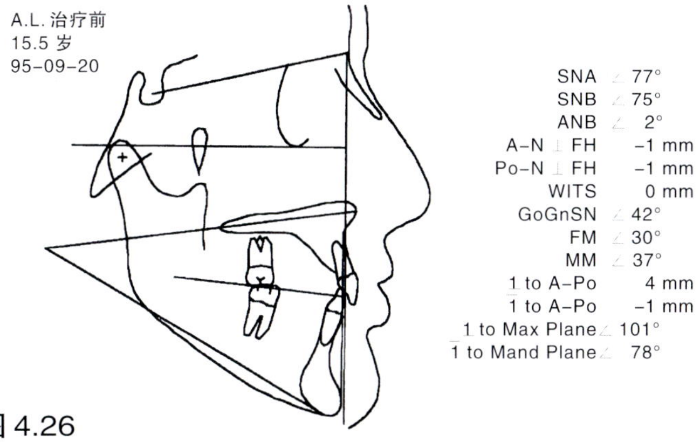

图 4.26

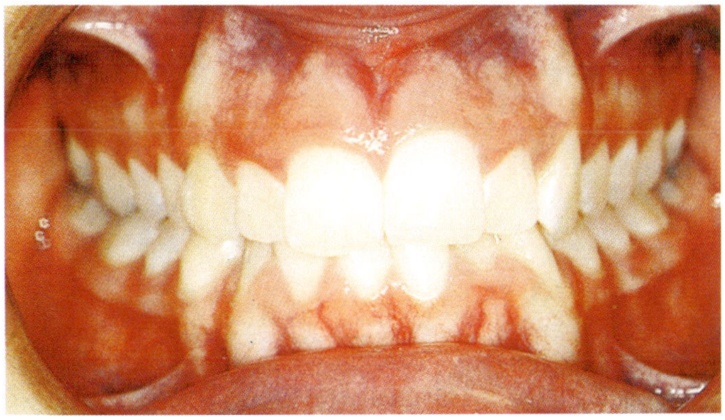

图 4.28

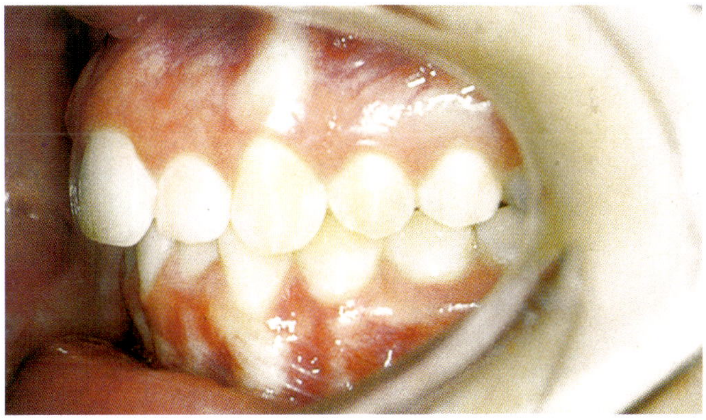

图 4.29

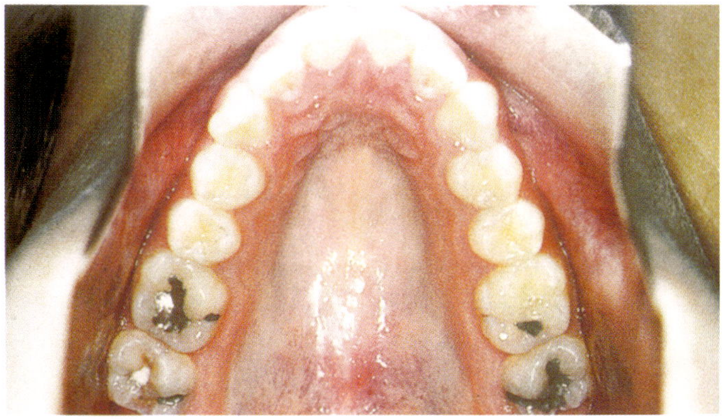

图 4.31

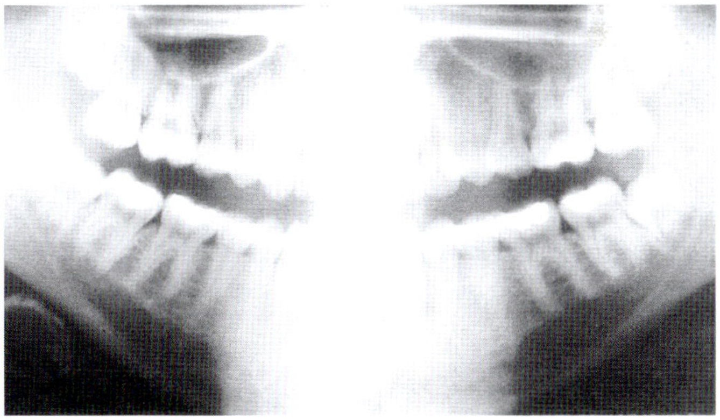

图 4.32

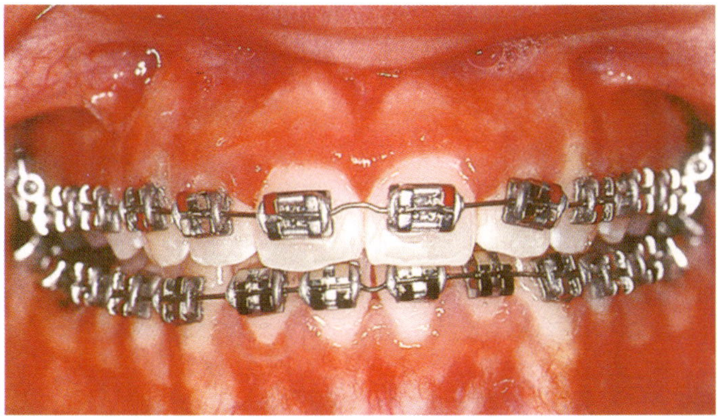

图 4.34

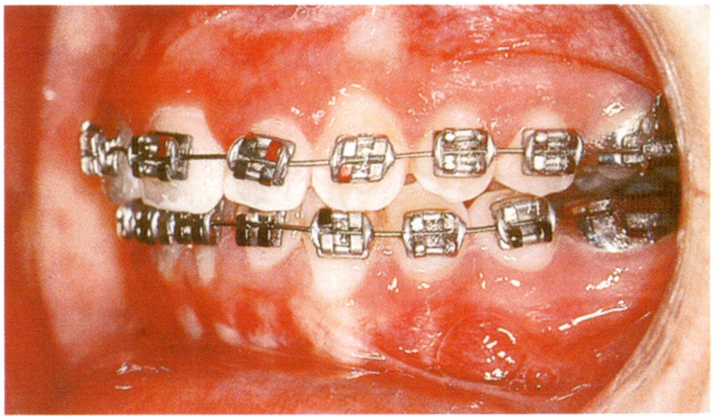

图 4.35

卵圆形0.016英寸热激活镍钛圆丝后，使用0.019英寸×0.025英寸热激活镍钛方丝，弓形为尖圆形。由于MBT托槽下颌前磨牙、磨牙转矩减少，0.019英寸×0.025英寸热激活镍钛方丝使用可使后牙段直立（图4.40）。这相应地为前牙排齐提供间隙。尽早地倒置尖牙托槽，使在排齐和整平阶段很好地控制尖牙牙根。

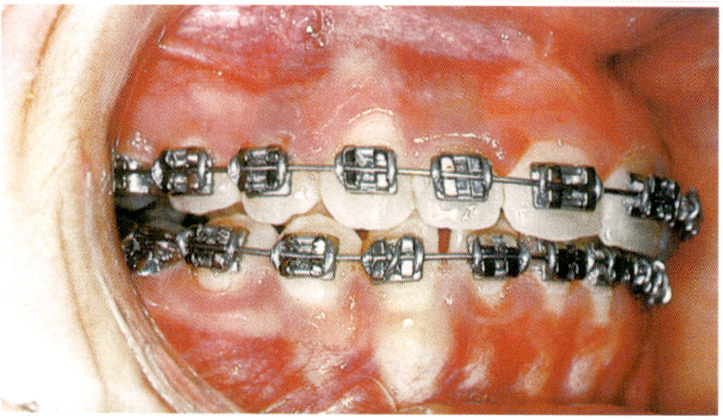
图4.36

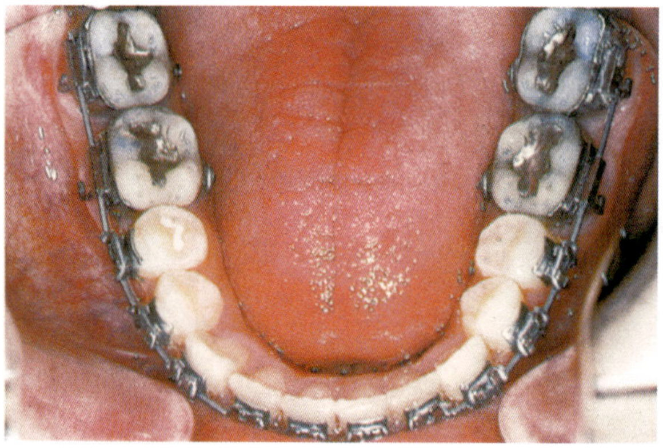
图4.39

0.019英寸×0.025英寸热激活镍钛方丝后，使用0.019英寸×0.025英寸不锈钢方丝，其弓形为尖圆形，焊有牵引钩。患者进行短期的轻力Ⅱ类牵引，以处理治疗中出现的覆盖稍稍增大。在治疗中期和后期，一直使用0.019英寸×0.025英寸不锈钢方丝。排齐过程中发现患者弓形变成稍宽的卵圆形，因此仔细地将0.019英寸×0.025英寸不锈钢方丝保持为尖圆形，以便轻微缩窄牙弓。治疗结束时的𬌗面观显示此目的已达到。

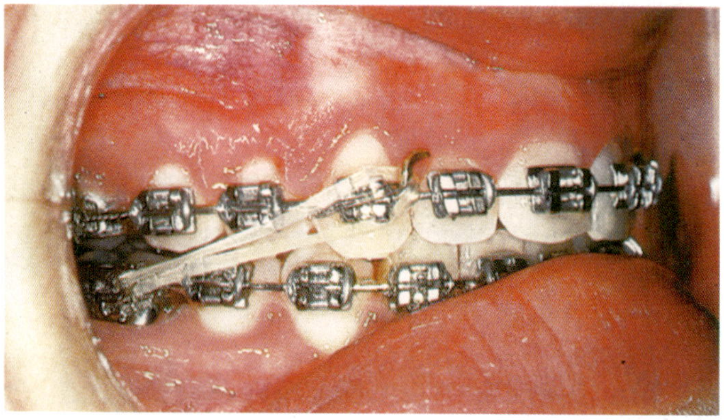
图4.42

治疗后期，转诊的医师要求对右上中切牙切缘进行釉质改形。重新粘结切牙托槽，用0.014英寸不锈钢圆丝重新排齐、整平。下颌以0.016英寸热激活镍钛圆丝进行牙齿定位。

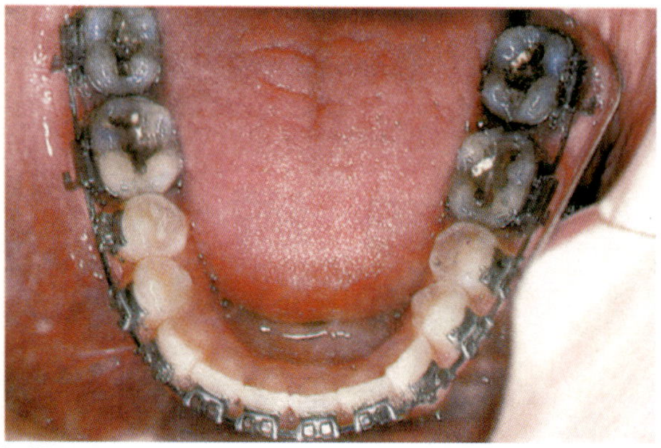
图4.45

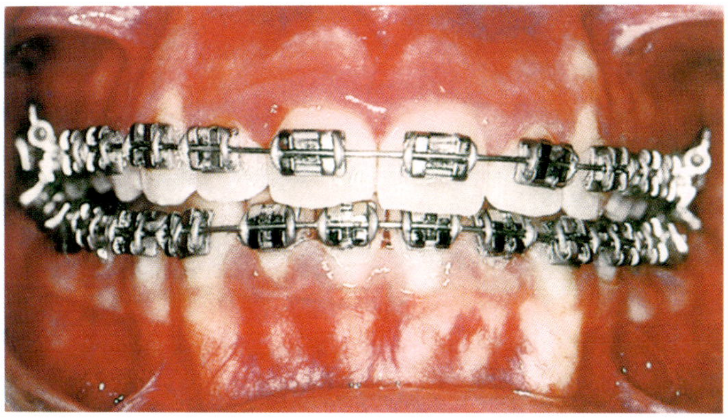

图 4.37

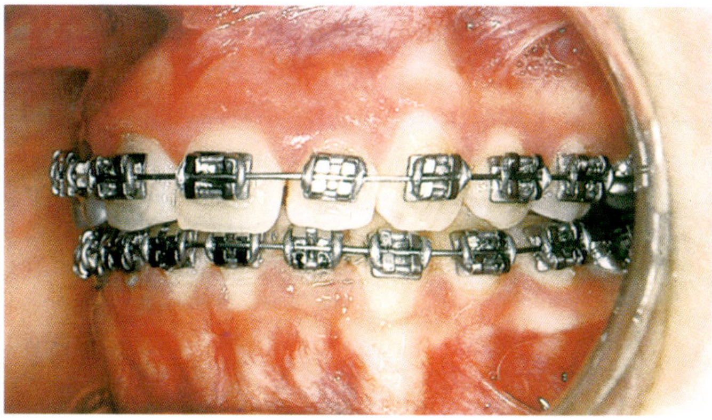

图 4.38

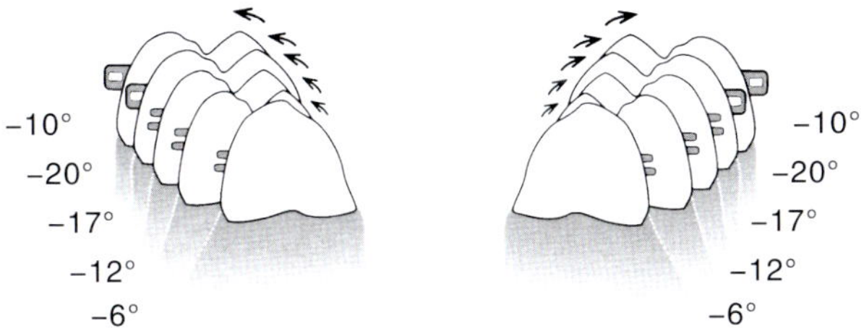

图 4.40

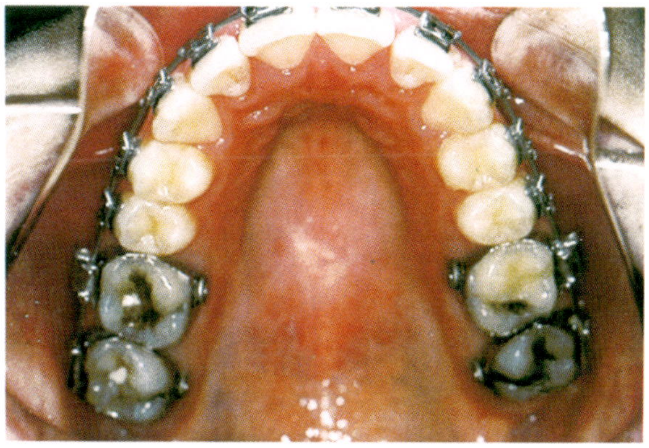

图 4.41

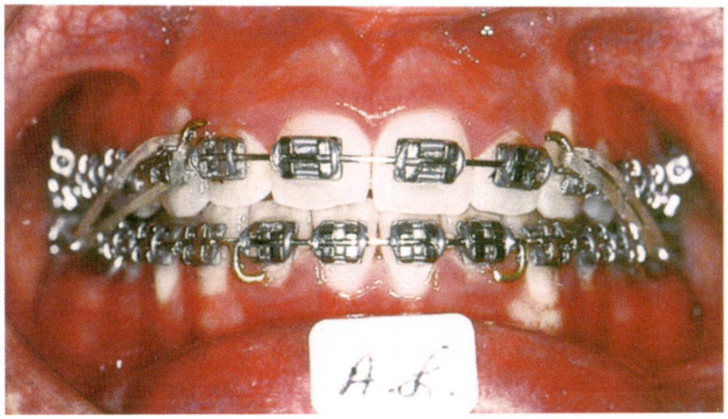

图 4.43

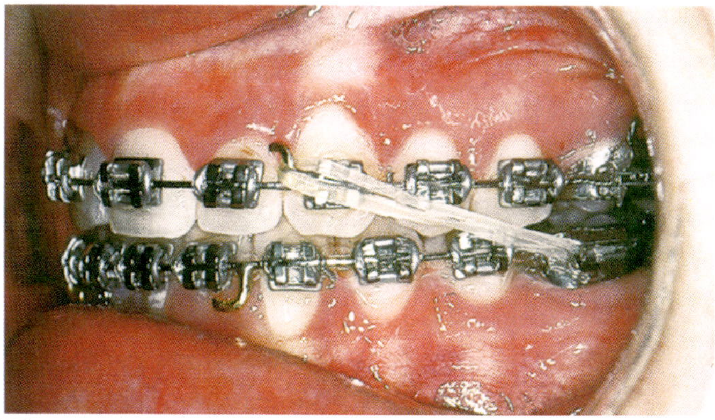

图 4.44

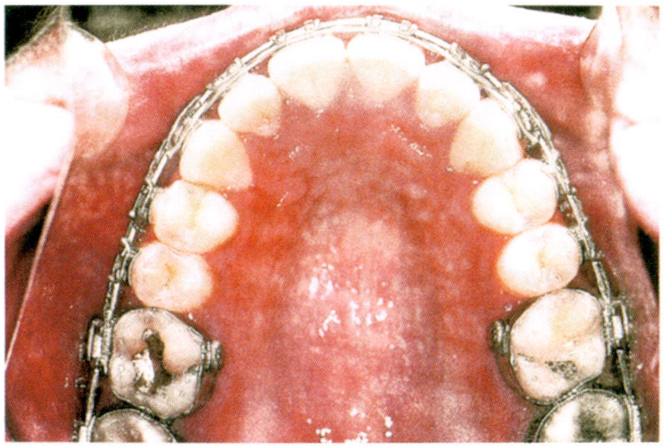

图 4.46

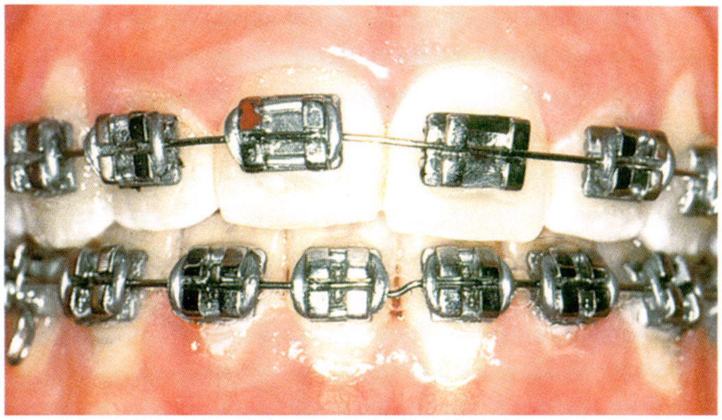

图 4.47

在牙齿尖窝关系定位阶段，采用细圆丝并选择性使用垂直牵引。细圆丝允许上下牙弓形态相互调整。

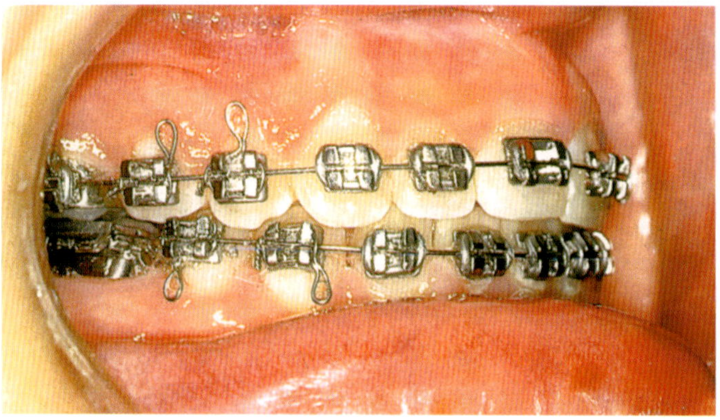

图 4.48

获得了良好牙骀关系。尖牙冠根位置由于托槽的倒置而令人满意。上尖牙转矩 +7°、倾斜度 8°，下尖牙转矩 +6°、倾斜度 3°。

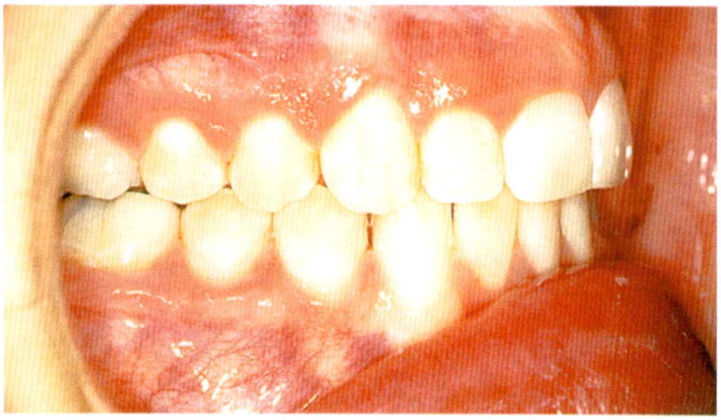

图 4.51

下颌采用粘接式保持器，上颌为可摘式保持器。尖圆形弓形与患者治疗前下牙弓的形状相适，并且与其窄面形相配。治疗初期，牙弓变成稍稍宽的卵圆形，但是不锈钢方丝的使用，使其成功地恢复为尖圆弓形，并保持到治疗结束。

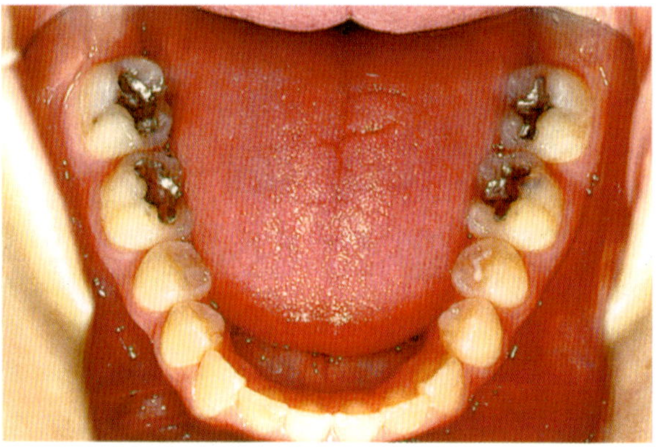

图 4.54

从面型上看，患者面型与治疗前相似，这是令人满意的。下切牙唇向倾斜，至 APo 距离减小 1mm，这有助于解除下前牙拥挤。

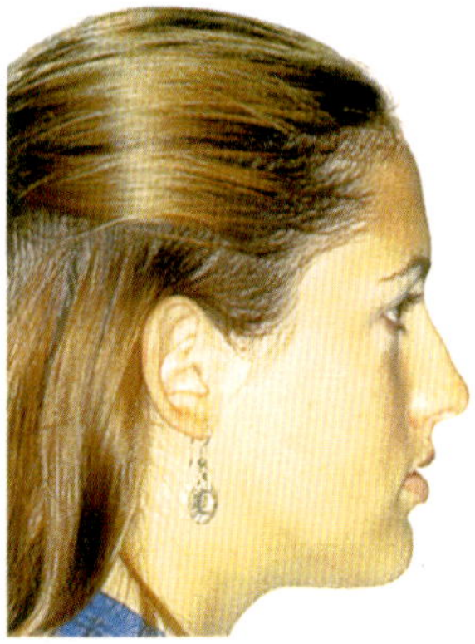

图 4.57

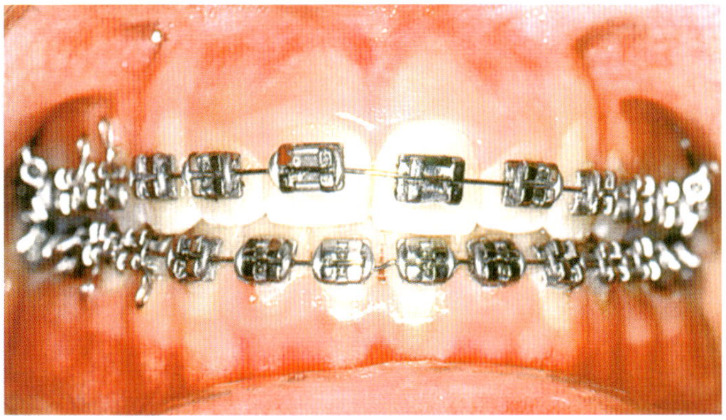

图 4.49

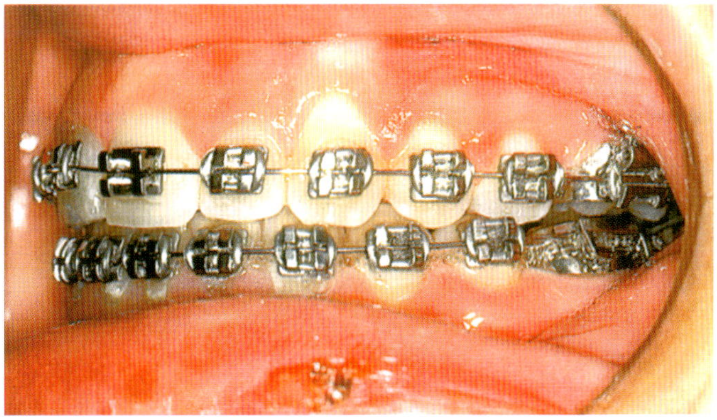

图 4.50

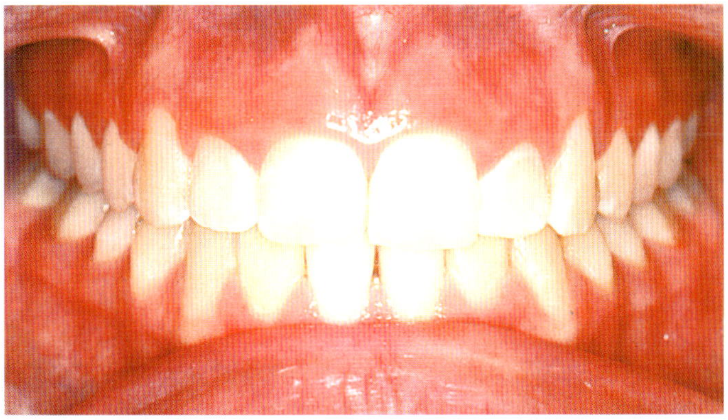

图 4.52

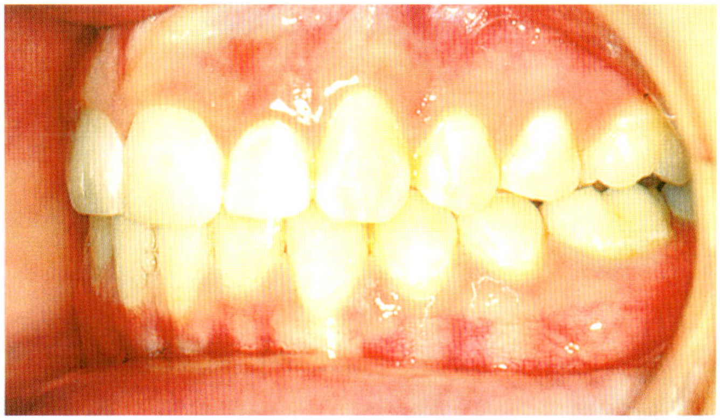

图 4.53

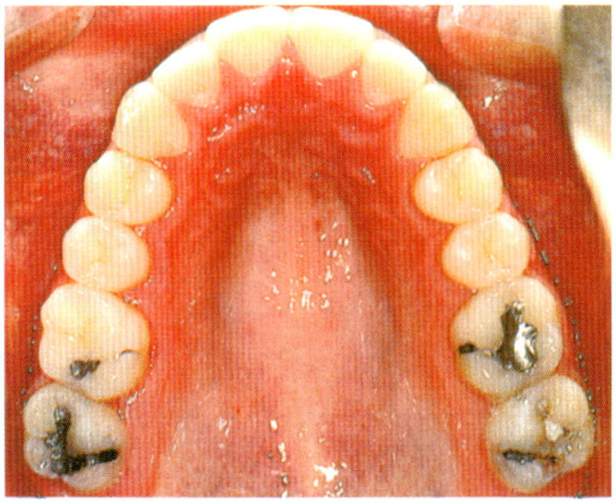

图 4.55

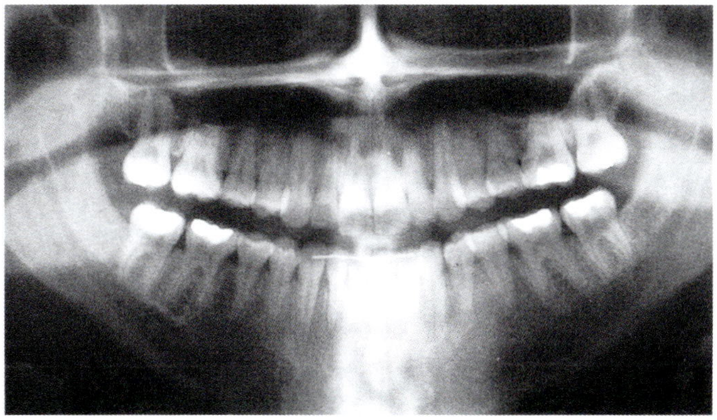

图 4.56

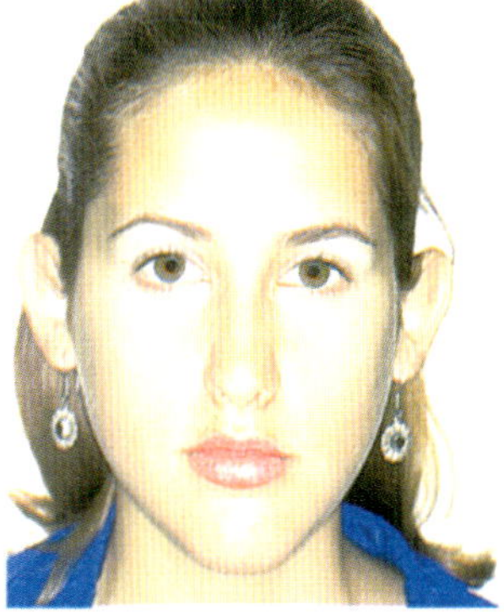

图 4.58

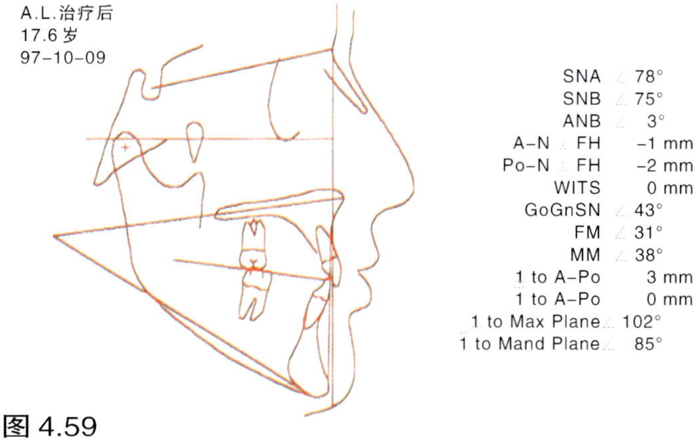

图 4.59

第5章

牙齿排齐与整平阶段的支抗控制

概述与定义

牙齿的整平和排齐通常是正畸初始阶段治疗的目标。它可以定义为：

> 使一根具有适宜弓丝形状的0.019英寸×0.025英寸不锈钢方丝，能够在正确粘着的预调托槽系统中被动地入槽所需的牙齿移动。

牙齿排齐的成功在于对治疗早期可能出现的不期望牙齿移动的认识，这主要是由于预调托槽中加入的轴倾度而引起。必须控制这些不利的牙齿移动，否则在牙齿排齐阶段错殆畸形会加重。这样在以后的治疗过程中，会增加完成治疗所需的时间和精力。

因此在整平排齐阶段，移动牙齿时应该具有明确的治疗目标，使用支抗控制措施限制不利的牙齿移动。本书中的"整平排齐阶段的支抗控制"可以解释为：

> 在治疗开始阶段限制不利牙齿变化的措施，使整平排齐后错殆畸形的主要指征不会加重。

短期与长期目标

考虑整平排齐的短期和长期目标很有意义。

- 短期目标是在治疗开始的几个月内，使牙齿整平和排齐，以便能够让不锈钢方丝被动入槽。
- 长期目标是在治疗结束时，获得理想的殆关系，反映出正常殆的六项标准，并且使牙列的位置与侧貌协调一致。

经验反复表明，为了尽快达到近期目标试图走捷径而使用重力，会引起不利的牙齿移动。继而会使获得长期目标更加耗时和困难。

支抗控制的原则

支抗控制主要有两个方面：

1. 在整平排齐阶段减少对支抗的需要。应该尽量减少消耗支抗和引起不利牙齿移动的因素。这样也就减少了对支抗的需要。
2. 整平排齐阶段的支抗维护。如果必要，应该使用加强支抗的措施，例如横腭杆或舌杆，帮助控制个别或成组的牙齿。

支抗控制的需要因人而异。并非每个患者都需要上下牙弓的支抗维护。有些病例，例如I类和II类2分类错殆，不需要采用特殊的措施，牙齿排齐不必考虑支抗控制。但是，多数病例的确需要良好的支抗控制，重要的是鉴别每个患者所需的支抗控制。

整平与排齐的治疗步骤

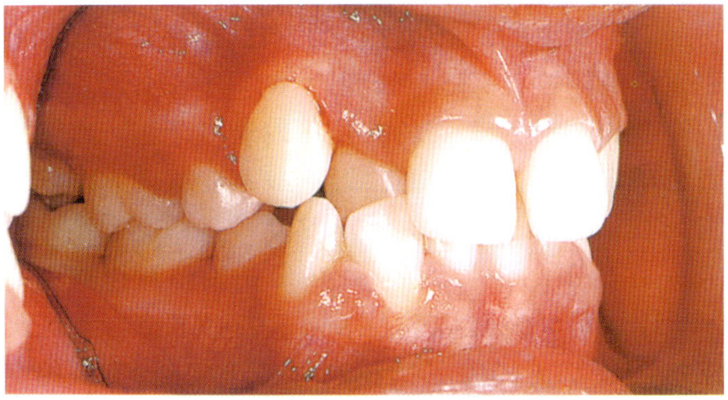

图 5.1A 这是一个非常拥挤的Ⅰ类病例，第一前磨牙已经拔除。右上侧切牙反秴，咬合时有 2mm 移位。

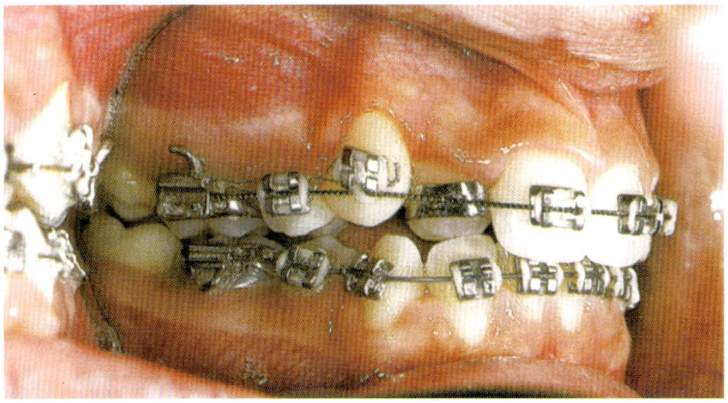

图 5.1B 初始排齐时上颌使用 0.015 英寸多股麻花丝，下颌使用 0.016 英寸热激活镍钛丝，右上侧切牙带环上焊有一个小圈，它与弓丝轻轻结扎。

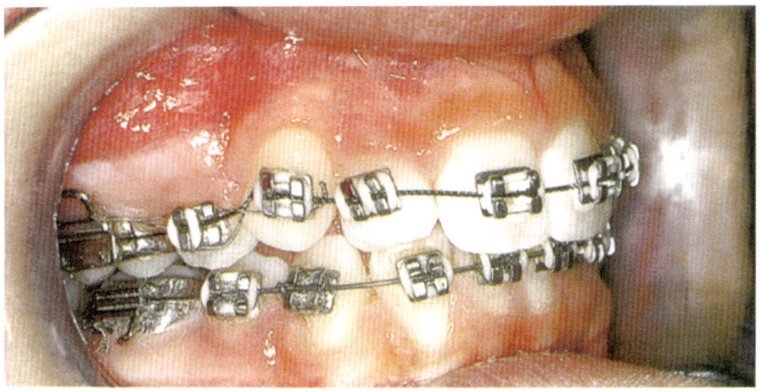

图 5.1C 两个月后。右上侧切牙牙根位置较好，托槽没有颠倒粘着，也不需要特别的转矩控制。上颌继续使用麻花丝整平和排齐，下颌使用 0.014 英寸的不锈钢圆丝。

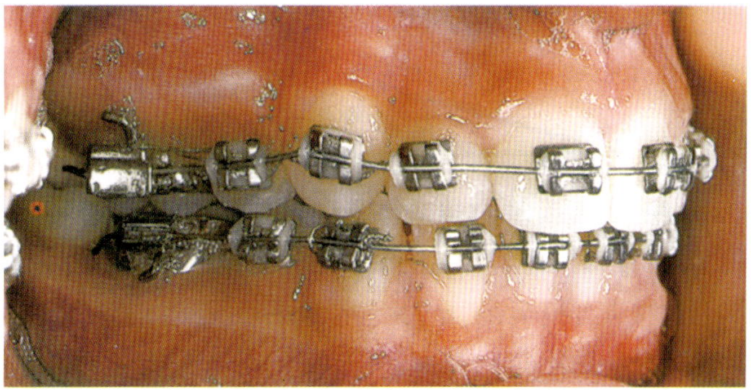

图 5.1D 治疗 4 个月后，上下颌能够放置 0.019 英寸 × 0.025 英寸的热激活镍钛方丝。这种高效的弓丝将会使用数月，必要时更换弹力结扎圈。

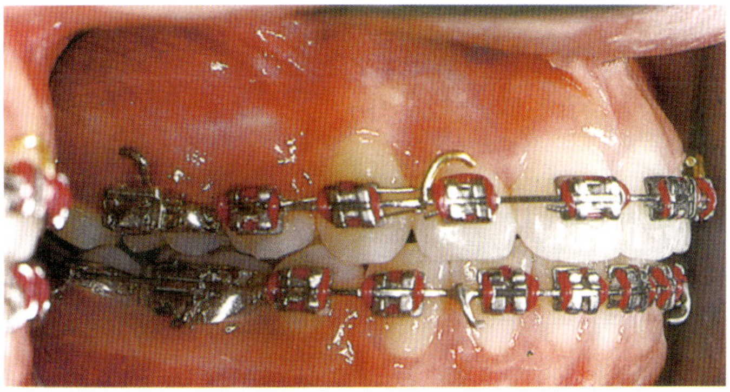

图 5.1E 图示患者牙齿的整平和排齐已经完成。卵圆形 0.019 英寸 × 0.025 英寸不锈钢弓丝已经能够在正确粘着的 0.022 英寸预调托槽系统中被动入槽。

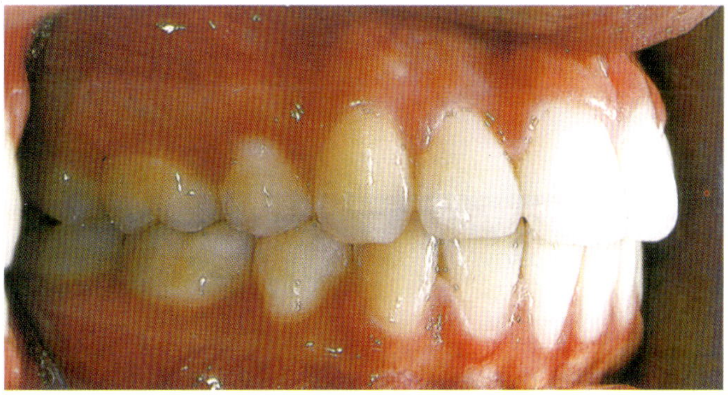

图 5.1F 牙齿尖窝关系完善后去除矫治器。上颌侧切牙较大有助于良好的牙齿配合。

判断病例的支抗需要

确定患者的诊断和治疗计划时，必须制定一个治疗后切牙在面部复合结构中所处位置的目标。“计划切牙位置”（PIP）的确定见第166至169页。磨牙和尖牙计划的变化可以通过“牙齿可视治疗目标[1]”（dental VTO）确定。

治疗早期，患者所需的支抗控制可以通过对比上下颌初始切牙位置和治疗后计划切牙位置来决定。在牙齿整平排齐过程中，支抗控制在于确保上下切牙位置不变，或向有利于向计划切牙位置方向移动。在理想的情况下，整个排齐整平阶段切牙的移动相对于计划切牙位置都应该是有利的，因此减少了治疗后期所需的牙齿移动量。

磨牙和尖牙所需的支抗可以通过牙齿可视治疗目标确定。这些牙齿的位置应该不变或向有利于牙齿可视治疗目标需要的方向移动。

在以下的各个例子中，切牙初始位置以黑色表示，计划切牙位置以绿色表示，表明了患者大致的支抗需要。正畸患者错聆畸形各不相同，支抗控制的需要取决于切牙与计划切牙位置的关系而不是安氏分类中的磨牙关系。

Ⅱ类1分类病例

在治疗开始阶段，上颌切牙常常位于计划切牙位置前方，因此需要完全的近远中向支抗控制以限制近中移动和覆盖增大。本章后面还将讨论，支抗控制包括尖牙向后结扎和末端回弯，可能还需要横腭杆、头帽或Ⅱ类牵引来加强支抗。

下切牙通常与计划切牙位置相同，或位于计划切牙位置之后。支抗控制应该主要防止排齐过程中发生过分前倾。对于多数患者，要注意避免弓丝施力过大，以消除“过山车（roller coaster）”效应和覆聆加深的可能。最重要的是近远中向的变化，但是转矩控制和垂直向的问题也需适时处理。

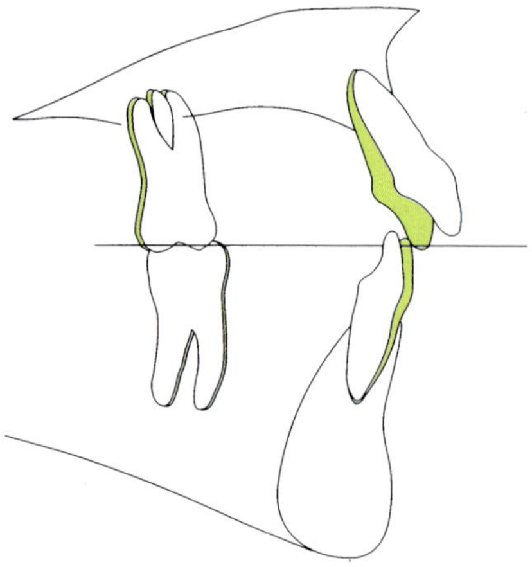

图5.2 Ⅱ类1分类

Ⅲ类病例

尽管有些Ⅲ类患者的切牙可能处于计划切牙位置或其前方，但图5.3患者治疗前上颌切牙位于计划切牙位置之后。因此许多Ⅲ类病例上牙弓禁忌使用尖牙向后结扎和末端回弯，以使切牙前倾并产生有利于计划切牙位置的转矩变化和上牙弓发育。

只有当上切牙存在超过计划切牙位置过度前倾的危险时，才需要支抗控制。

Ⅲ类患者的典型特征是下切牙位于计划切牙位置之前。因此，下牙弓常规需要使用尖牙向后结扎和末端回弯进行完全支抗控制，也可以使用舌弓和/或Ⅲ类牵引加强支抗。

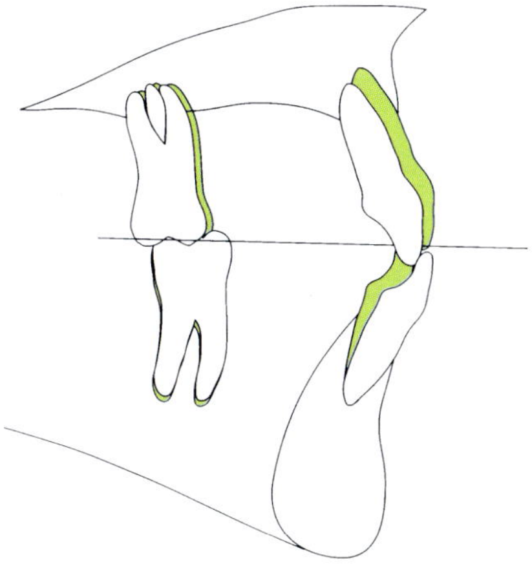

图5.3　Ⅲ类

双颌前突病例

双颌前突病例常规需要进行双牙弓的完全支抗控制，原因在于治疗前上下切牙均位于计划切牙位置之前。

有趣的是，由于治疗开始时牙冠向近中倾斜，托槽轴倾角产生的前移效应在这类患者不起作用。尽管如此，早期进行完全支抗控制还是必要的，以保证前牙段理想的内收。

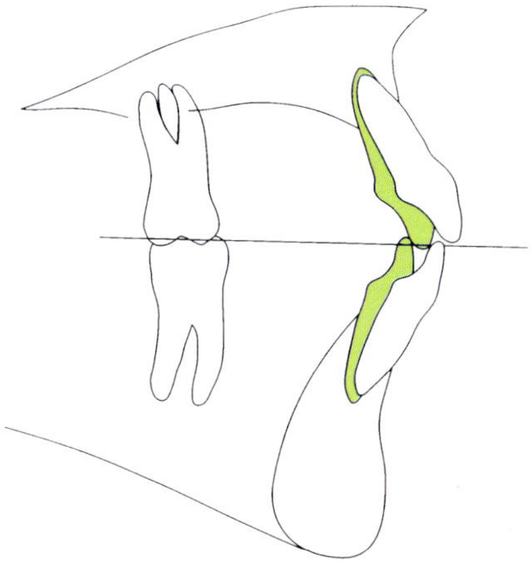

图5.4　双颌前突

双颌后缩——Ⅱ类2分类病例

这类患者治疗时，通常需要上下颌切牙对初始弓丝的反应是能够自由地近中移动。因而无需使用尖牙向后结扎和末端回弯，前牙托槽所含的轴倾角可以得到充分表达。

治疗前错秴畸形通常包括尖牙远中倾斜，这是使用细初始弓丝的适应证。这类患者在治疗早期会产生典型有益的前牙转矩和垂直变化，就支抗而言，处理并不困难。

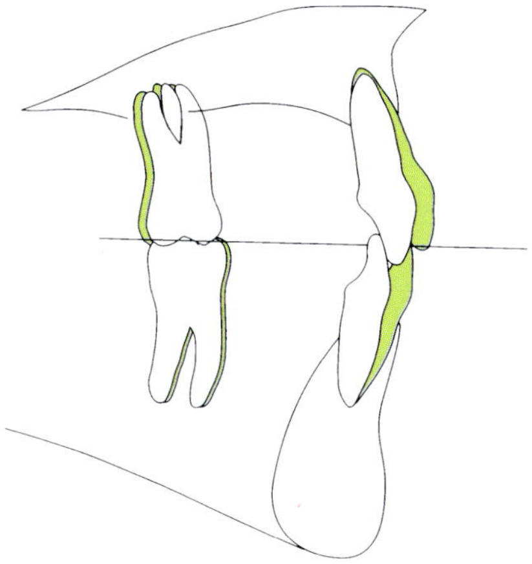

图5.5　Ⅱ类2分类

过去在牙齿整平和排齐阶段的错误

预调矫治器应用初期，前牙托槽包含的轴倾角给治疗带来了相当的困难。它使前牙牙冠在整平排齐阶段向前倾斜（图5.6）。

为消除或使上述作用减少到最小，早期的做法通常是用弹力链将前牙段和后牙段连接起来。但是这样会增加治疗初期的支抗控制。另外，如果弹力大于弓丝整平的力，前牙会趋于远中倾斜并扭转，增加Spee氏曲线曲度并使覆𬌗加深。在第一前磨牙拔除的病例，这种情况特别明显，称做“过山车”效应（图5.7～5.9）。

由于MBT™托槽系统减少了轴倾，降低了弓丝矫治力，使用尖牙向后结扎取代弹力链控制尖牙，“过山车”效应在今天的患者中非常罕见。

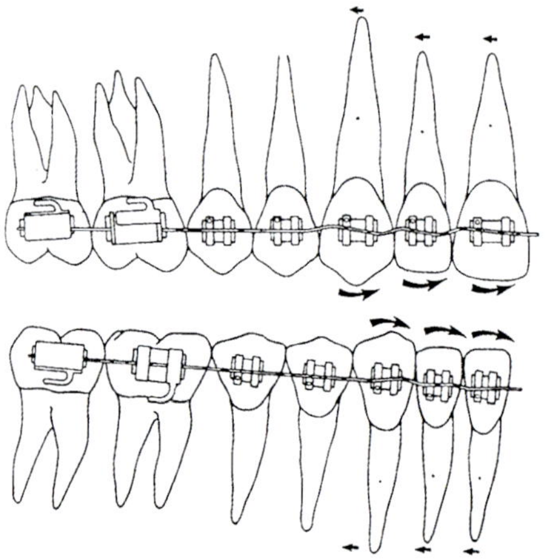

图5.6 预调矫治器前牙托槽包含的轴倾角使前牙牙冠在早期整平排齐阶段前倾。

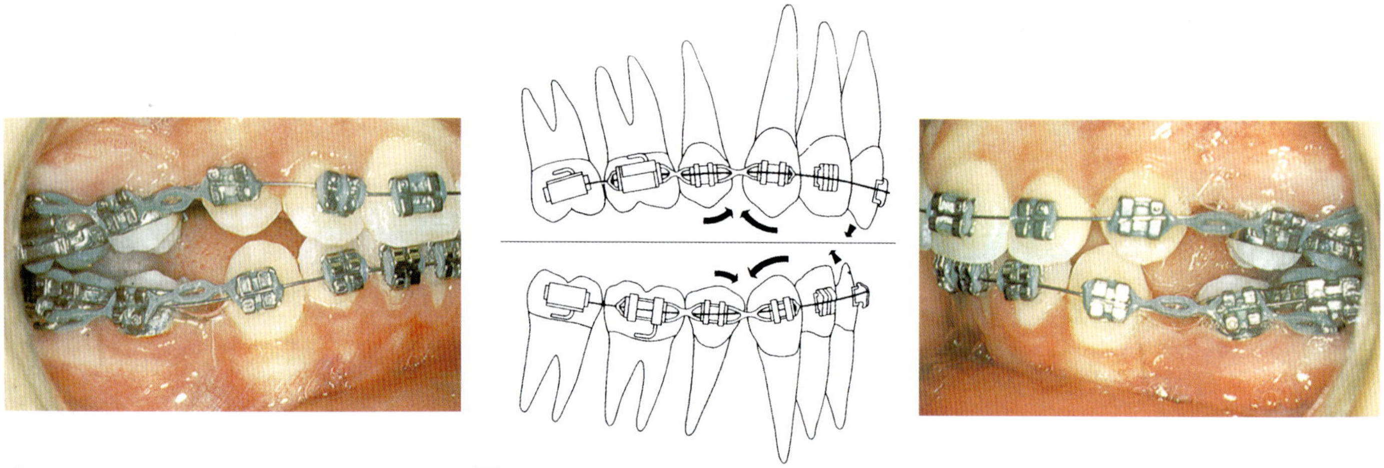

图5.7 **图5.8** **图5.9**

图5.7～5.9 使用弹力链拉尖牙向后的力量通常很大，使前牙产生覆𬌗加深的趋势。另外还会产生侧方开𬌗的趋势， 综合的结果称做“过山车”效应。在70年代和80年代的治疗中，拔牙病例治疗早期使用细丝时合并使用尖牙弹力牵引，这会引起：(a)尖牙向拔牙间隙倾斜和扭转；(b)前磨牙区开𬌗；(c)前牙覆𬌗加深。

减少牙齿整平和排齐阶段的支抗需要

只要可能，应该尽量减少患者的支抗需要。这样将减轻对支抗控制和加强支抗措施的需求，例如腭杆、舌弓或头帽，继而简化了治疗，同时也降低了对患者合作的依赖程度。以下措施可以减少对支抗的需要并且能够提高治疗效率。

托槽设计

托槽的轴倾角是治疗早期引起支抗需求的主要因素。减少托槽的轴倾角有利于降低患者对于支抗的需求。MBT™ Versatile+托槽系统基于Andrews研究的轴倾度原始数据设计。与Andrews直丝弓相比，上牙弓前段共减少10°牙根远中倾斜，下牙弓前段共减少12°牙根远中倾斜（图5.10）。这样减少了支抗的需要，也减轻了治疗早期咬合加深的倾向，同时降低了对于患者合作的依赖。

弓丝的矫治力

在治疗早期，弓丝使用轻力（第112页）对于患者感觉较为舒适，同时降低了支抗的需求。当不能确定两根弓丝中选用哪根时，最好使用较细的弓丝。另外应该避免过于频繁地更换弓丝。

避免使用弹力链

如前所述（第98页），过去的许多问题源于弹力链内收，特别见于第一前磨牙拔除的病例。因此应该避免使用弹力链。

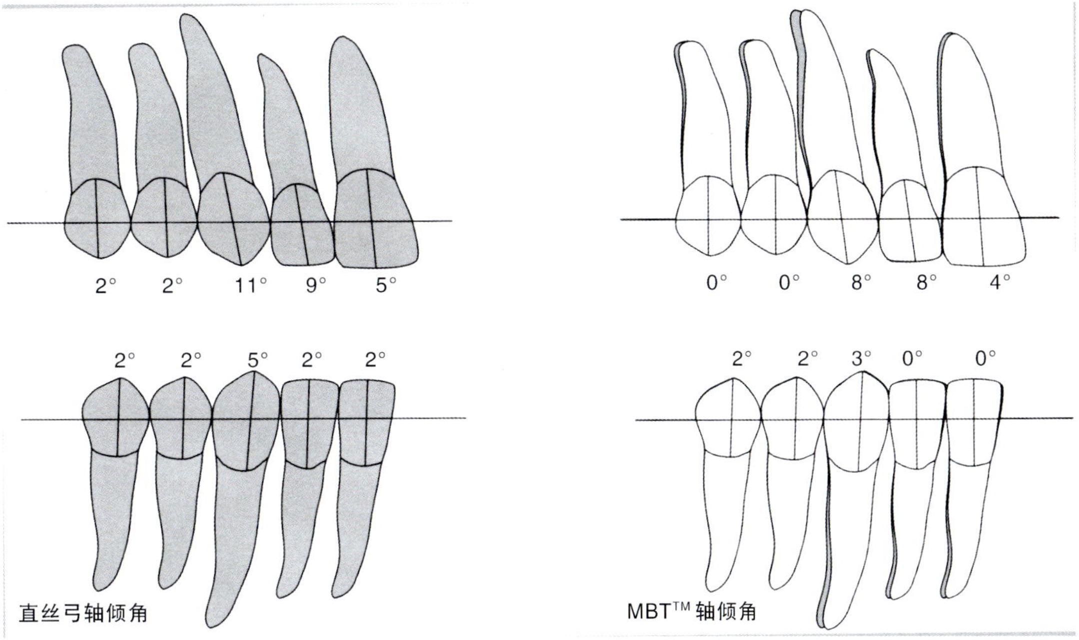

图5.10 与直丝弓相比，MBT™托槽系统将上颌前牙段的牙根远中轴倾度减少了10°，下颌前牙段牙根远中轴倾度减少了12°。这样有利于减少治疗早期对于支抗的需求。

牙齿整平排齐阶段近远中向支抗控制

尖牙向后结扎对于尖牙近远中向的控制

尖牙向后结扎[2]使用0.010英寸或0.009英寸的结扎丝，从最后的带环磨牙结扎至尖牙托槽（图5.11及5.12）。尖牙向后结扎在整平排齐阶段限制了尖牙牙冠前倾。它主要用于第一前磨牙拔除的病例，也可以用于一些局部因素有损于支抗的非拔牙病例。例如尖牙牙根近中倾斜时（第140页，图6.21），实际上增加了治疗初期尖牙托槽的轴倾角，因此增加了牙齿的支抗需要。

尖牙向后结扎是被动的，不应过紧而使组织变得发白。应该在放置弓丝前结扎。每月复诊调节时，尖牙结扎丝通常已经变松，需要扎紧1～2mm。

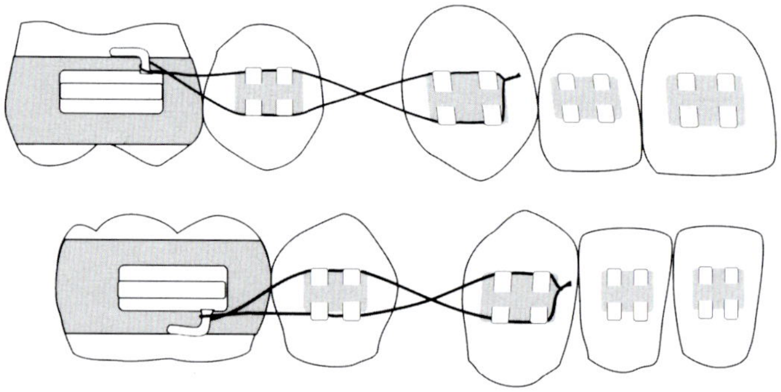

图5.11 0.010英寸或0.009英寸结扎丝用于尖牙向后结扎，主要用于前磨牙拔除的病例。

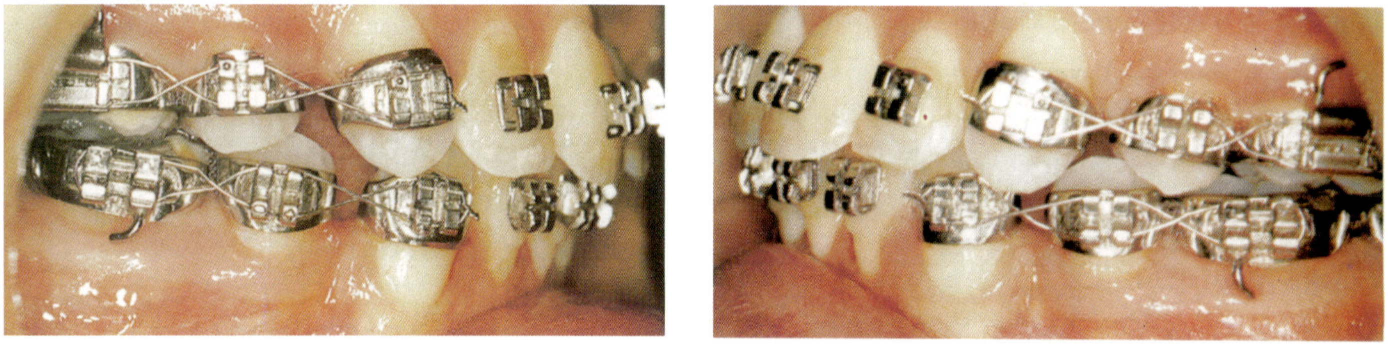

图5.12 许多年以来，尖牙向后结扎一直是作者治疗理念的一部分。图示一例80年代使用Andrews直丝弓矫治器矫治的前磨牙拔除的病例，上下尖牙向后结扎。尖牙向后结扎可以结扎于磨牙牵引钩上或绕过磨牙颊面管后。如果从颊面管后绕过，通常需要使用探针防止结扎丝阻挡磨牙颊管远端。

Robinson[3]对于57个拔除前磨牙的病例进行了研究，其中大约半数病例进行了尖牙向后结扎，另一半病例没有使用。研究结果总结如下（图5.13）。

尖牙向后结扎最初的目的是防止尖牙前倾，但是观察发现，如果需要，结扎丝可以有效地远中移动尖牙而不引起不利的倾斜。

尖牙远中移动的机制可能包括：最初尖牙轻度倾斜；牙龈部位压迫牙槽嵴；随后由于弓丝的整平作用产生一个回弹期，使尖牙牙根远中移动（图5.14）。

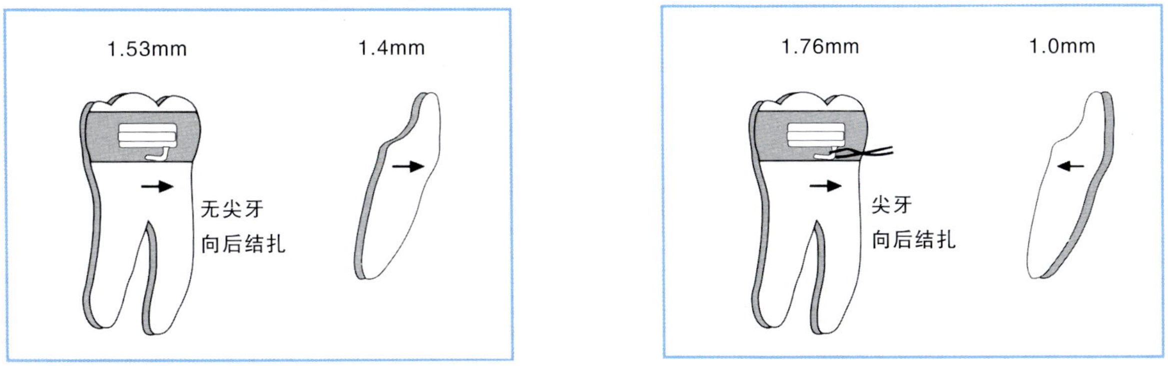

图5.13 Robinson的研究证实下颌尖牙向后结扎有利于控制下切牙前倾。不进行尖牙向后结扎，下切牙平均向前移动1.4mm。相反，尖牙向后结扎时下切牙向远中移动1.0mm。

整平排齐阶段的弓丝直至热激活镍钛方丝均常规使用尖牙向后结扎。此后，在应用不锈钢方丝阶段，使用被动的末端结扎进行近远中向控制（第255页，图9.17）。

在整平排齐期间，除存在中线问题和为了维持尖牙I类关系需要后移尖牙外（第122页，病例JN），最好使前6个或8个牙齿成为一组（图5.15）。同样，对于多数病例，如果尖牙牙冠和相邻的侧切牙出现间隙，应该停止使用尖牙向后结扎。

尖牙向后结扎和弓丝末端回弯是整平排齐阶段维护前牙支抗的主要方法。尖牙向后结扎最大限度地减小了尖牙牙冠的前倾，并且在需要时能够有效地使之后移。末端回弯能够最大限度地减少切牙的前倾，后文将进一步讨论。

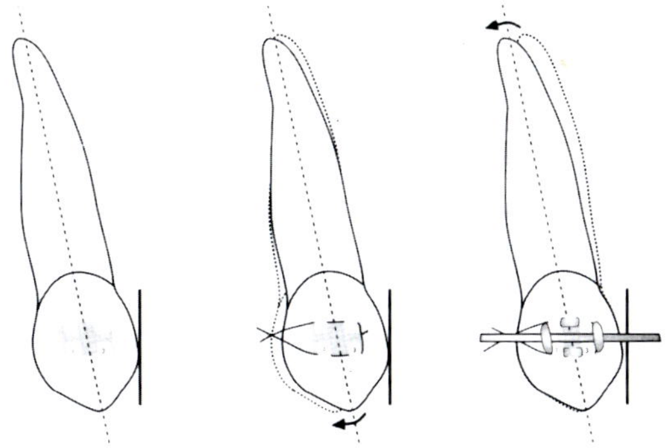

图5.14 整平排齐阶段，尖牙向后结扎对尖牙产生的作用包括开始倾斜和随后的一个回弹期。

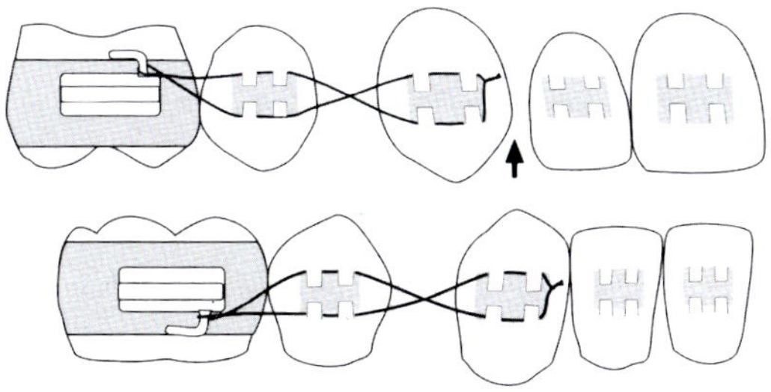

图5.15 对于多数病例，最好不要牵尖牙向远中而与侧切牙分开。但是，对于侧切牙过小、中线不调或需要维持尖牙I类关系的病例，可以将尖牙牵离侧切牙。

末端回弯对于切牙近远中向的控制

末端回弯是控制支抗的重要方法，通常与尖牙向后结扎结合使用。如能够在最远中带环磨牙紧贴着颊管后方进行弓丝末端回弯，可以最大限度地减少切牙前倾（图5.16 A～5.16C）。

如果初始弓丝是0.015英寸多股麻花丝，可以在磨牙颊管远中弯制成一个小圈（图5.17）。

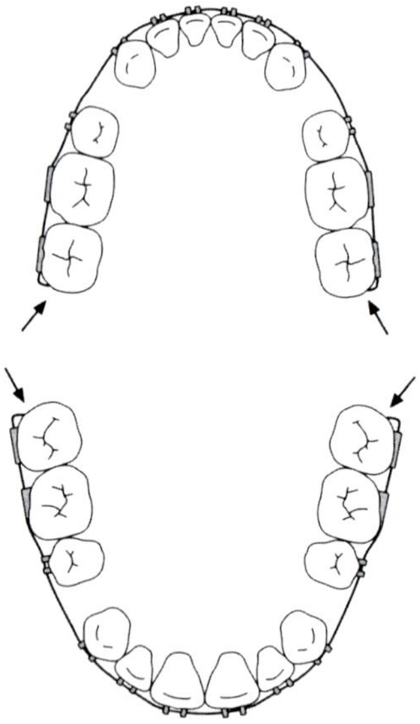

图5.16A 末端回弯是控制支抗的重要方法，可以最大限度地减少切牙前倾。

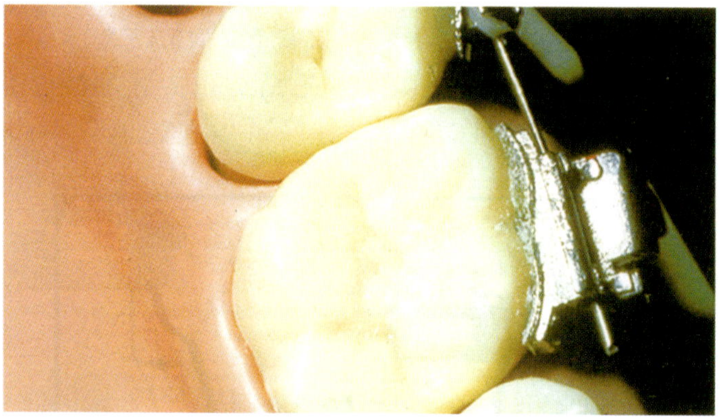

图5.16B 在放置不锈钢或热激活镍钛弓丝前，弓丝末端3mm需要烧灼并淬火。

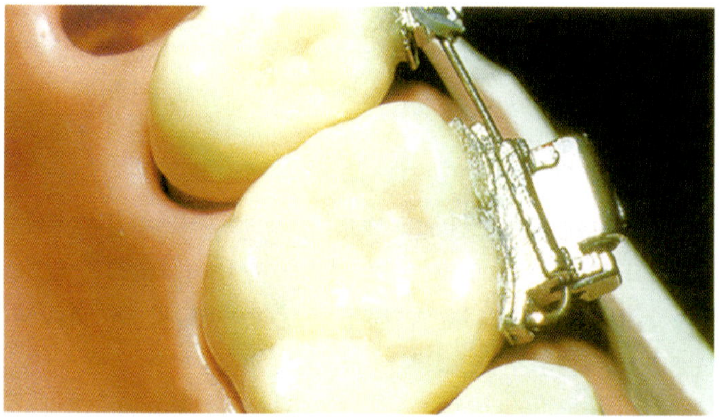

图5.16C 弓丝末端变软易于弯制末端回弯，并有利下次复诊时拆除弓丝。

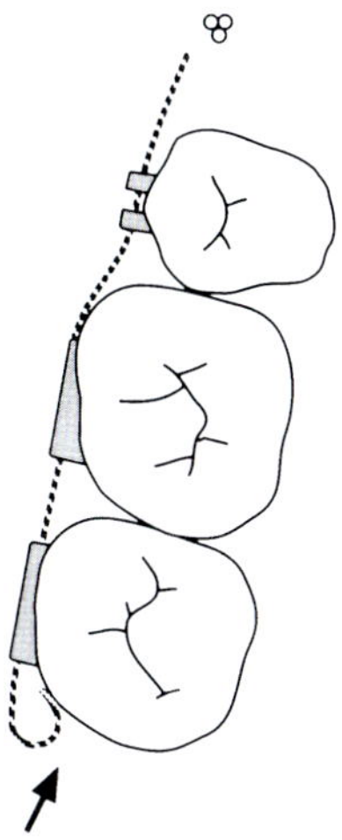

图5.17 多股麻花丝可以在磨牙颊管远中弯制一小圈作为末端回弯。

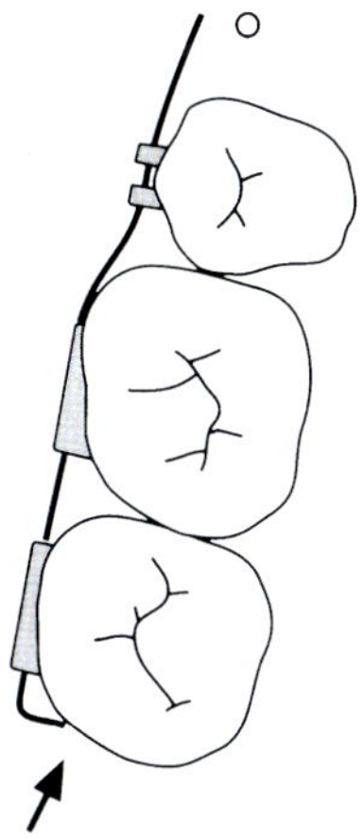

图5.18 0.016英寸热激活镍钛丝放置前，末端3mm经过烧灼后放入冷水中淬火以进行末端回弯。

0.016英寸热激活镍钛丝和不锈钢圆丝放置前，弓丝末端需要烧灼后放入冷水中淬火，以进行准确的末端回弯（图5.18和5.19）。热激活方丝可以在末端3mm减径后烧灼及淬火，这样在弓丝末端回弯时能够防止粘着的磨牙颊管脱落（图5.20），同时也有利于调节时拆除弓丝。弓丝减径应使用绿色磨石（green stone）。

与尖牙向后结扎一样，对于需要切牙近远中向控制的病例，末端回弯在整平排齐弓丝直至热激活镍钛方丝阶段都应该常规使用。此后，在应用不锈钢方丝阶段，使用被动的末端结扎进行近远中向控制（第255页的图9.17和第186页的图7.59）。

对于有些在整平排齐阶段需要增加牙弓长度（第40页）和不需要近远中向切牙控制的病例，末端回弯应该位于磨牙颊管远中1～2mm（第171页，图7.16C）。

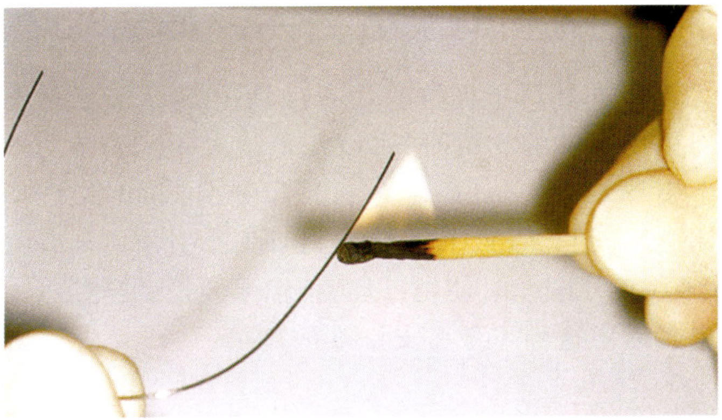

图5.19 除不锈钢方丝及多股麻花丝以外，放置弓丝前，弓丝末端烧灼后放入冷水中淬火，有利于准确的末端回弯。

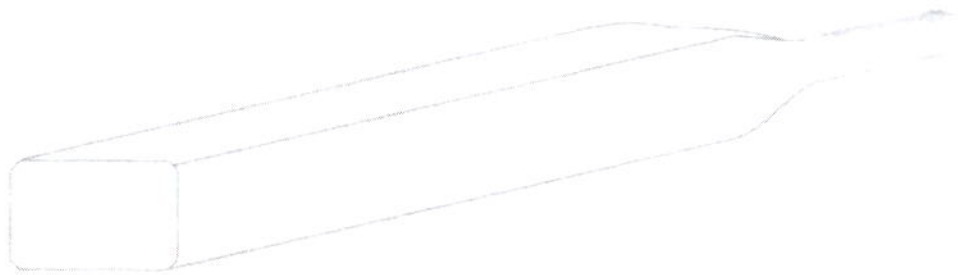

图5.20 热激活镍钛方丝末端3mm在烧灼和淬火后可以减径以便进行末端回弯。

下颌磨牙近远中向的支抗控制——舌弓

替牙晚期下牙弓轻度拥挤的病例可以使用固定舌弓。下颌第一磨牙通常在第二乳磨牙脱落后近中移动占据离位隙(图5.21和5.22)。及时放置舌弓能够限制下颌第一磨牙前移,使间隙在整平排齐阶段用于下前牙排齐。

拔除前磨牙的最大支抗病例也应该考虑使用舌弓。这包括许多双颌前突和下前牙重度拥挤的病例。对于这两种错殆畸形,应该在整平排齐早期持续使用舌弓。舌弓能够限制下颌磨牙近中移动,对于双颌前突的患者,舌弓可以确保在整平排齐结束时绝大部分的拔牙间隙能够用于内收下前牙段。对于重度拥挤病例,舌弓可以确保绝大部分拔除前磨牙的间隙用于缓解前牙拥挤(第120页,病例JN)。

下颌磨牙近远中向的支抗控制——Ⅲ类牵引和头帽

下前牙严重拥挤的病例,如果仅仅依靠舌弓不能提供足够的支抗时,可以在下颌尖牙区的结扎丝牵引钩(kobayashi)上进行Ⅲ类牵引,同时结合使用头帽(图5.23)。作者喜欢将Ⅲ类牵引推迟到放置0.016英寸圆丝时使用,以防止切牙伸长。当然极少患者需要这种下牙弓支抗维护。

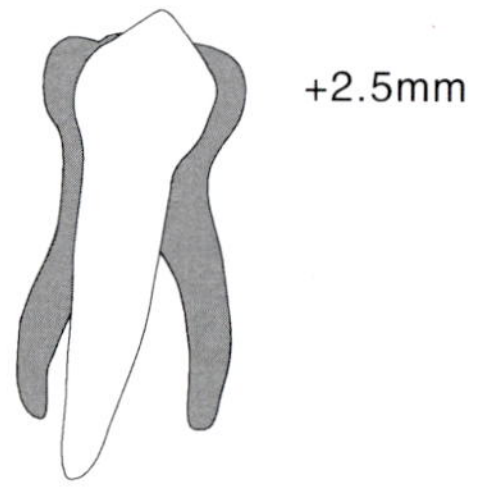

图5.21 下颌舌弓可以防止第二乳磨牙脱落后第一恒磨牙近中移动占据离位隙。平均为2.5mm。

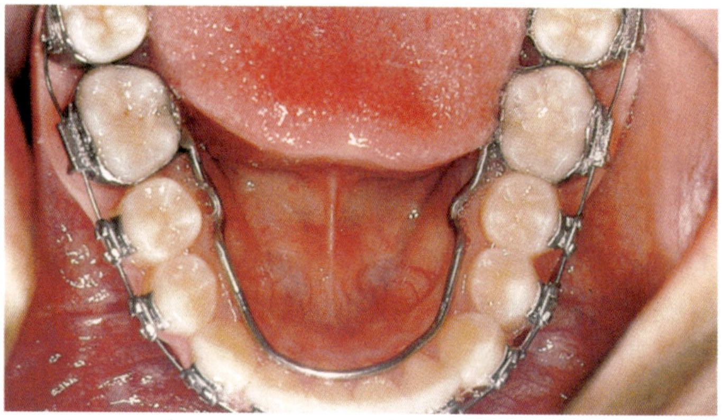

图5.22 对于拔除前磨牙的最大支抗病例,固定舌弓有利于牙齿整平排齐。舌弓通常需要在关闭间隙前去除。如图所示的非拔牙病例,舌弓也有利于保持离位隙。

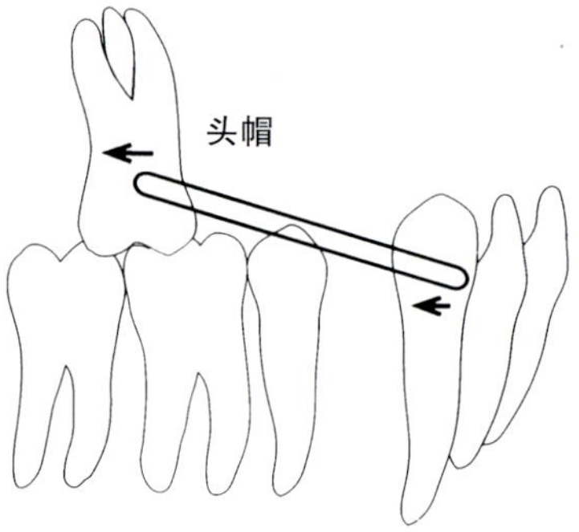

图5.23 Ⅲ类牵引与头帽结合使用可以对下颌前牙段产生最大支抗控制。

上颌磨牙近远中向支抗的维护及控制——头帽的使用

有些患者需要限制上颌后牙段近中移动，保持原来的位置、或甚至需要后移，以使前牙位于面部的恰当位置。上颌后牙所需的支抗控制比下颌强是由以下五个原因造成的：

1. 上颌磨牙较下颌磨牙容易近中移动。
2. 上颌前牙段较下颌前牙段牙齿大。
3. 上颌前牙段托槽包含的轴倾度较下颌大。
4. 上颌切牙较下颌切牙需要更多的转矩控制和整体移动，而下切牙只需要远中倾斜和直立。
5. 在美国和欧洲的正畸门诊，Ⅱ类错𬌗的患者较Ⅲ类错𬌗的患者多。

由于上述原因，只要患者合作，口外力通常是最有效的上牙弓后牙支抗控制的方法。三种主要的面弓头帽及施力方向如图所示（图5.24）。

对于多数患者，作者喜欢使用联合头帽（枕牵引和颈牵引）。联合牵引所用的力值为：枕牵引150～250g，颈牵引100～150g。头帽的枕向分力值略强，使力的方向略高于𬌗平面，减少了上颌后牙垂直伸长的倾向，同时能够有效地远中移动磨牙。

面弓的外弓长度对于防止不利的磨牙倾斜至关重要。外弓应该止于磨牙相邻的位置（图5.25）。外弓过长或方向向下会导致第一磨牙牙冠远中倾斜。外弓过短或向上倾斜会导致第一磨牙牙根较牙冠更向远中倾斜，如图所示。不需要磨牙远中移动的高角病例，可以只使用枕牵引头帽。严重的低角病例，由于肌肉的力量很强减少了后牙的伸长，应该考虑单纯使用颈牵引。

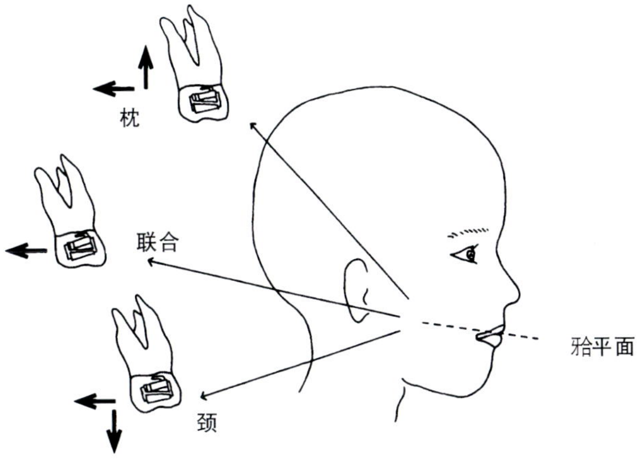

图 5.24

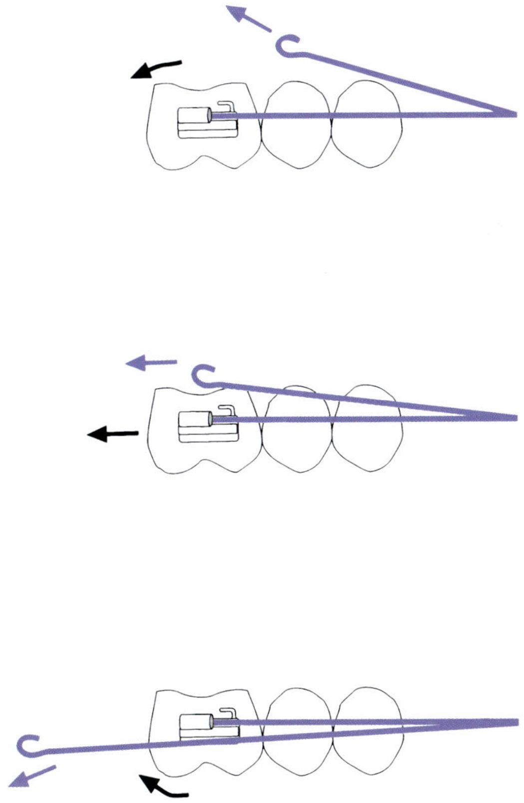

图 5.25　图示外弓长度不同时理论上产生的作用。

上颌磨牙近远中向支抗的维护及控制——横腭杆

上颌后牙段支抗维护的第二种方法是腭杆。通常腭杆在上磨牙扭转矫正后并与下颌磨牙处于I类关系时放置。

腭杆采用0.045英寸或0.051英寸（1.1或1.3mm）圆丝制作，从一侧磨牙延伸到另一侧磨牙，在腭部中央弯制一曲，钢丝应该与腭盖顶距离2mm（图5.26和5.29），两端与磨牙带环焊接。

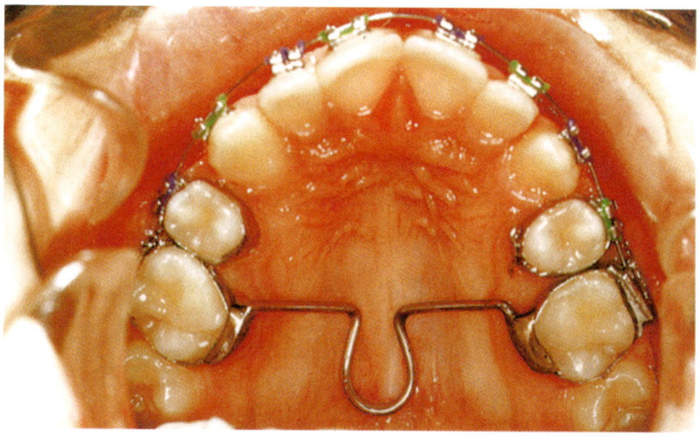

图5.26 焊接的腭杆有利于在牙齿整平排齐阶段控制上颌磨牙近中移动。

牙齿整平排齐阶段垂直向支抗控制

切牙垂直控制

如前所述，为限制覆𬌗暂时加深的趋势需要控制前牙支抗（图5.27），这对于深覆𬌗的病例更为重要。由于上颌牙弓托槽的轴倾作用显著，治疗开始时应该特别注意尖牙远中倾斜的情况。这种病例弓丝通过尖牙托槽槽沟后位于切牙托槽切端。如果弓丝在切牙托槽完全入槽，将引起牙齿伸长，而多数患者的切牙不应伸长。

治疗开始时切牙不粘托槽或不将弓丝完全扎入槽沟可以避免切牙伸长的作用，这时弓丝仍然位于托槽切方，在尖牙向后结扎的控制下尖牙得以直立且牙根远中移动，然后再将切牙结扎入槽，则不会引起切牙伸长。

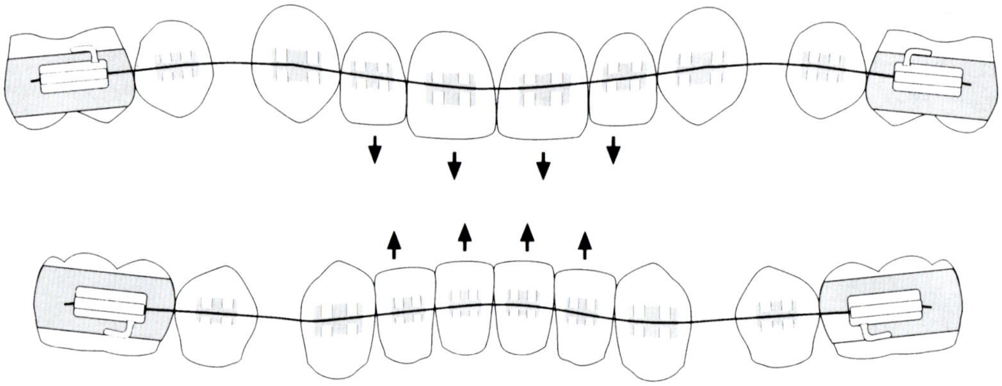

图5.27 预调矫正器系统前牙包含的轴倾在治疗早期有使覆𬌗加深的趋势。如果尖牙在治疗开始时远中倾斜，那么覆𬌗加深的作用更大。

尖牙垂直控制

治疗早期避免将唇向低位尖牙结扎入槽非常重要（第121页，病例JN），这样可以防止侧切牙和前磨牙不利的垂直移动（图5.28）。

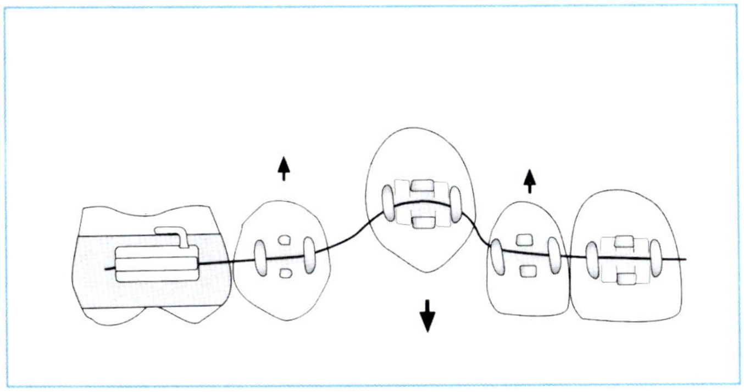

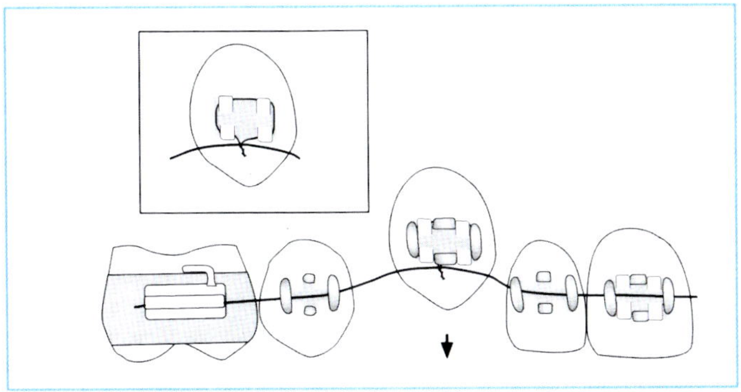

图5.28 在治疗早期，可以使用0.015英寸多股麻花丝或0.016英寸热激活镍钛丝将唇向低位的尖牙进行轻轻的吊扎。假如初始弓丝在尖牙完全入槽，将引起邻近的侧切牙和前磨牙产生不利移动。

高角病例的磨牙垂直控制

治疗高角病例时，应该考虑以下几种磨牙垂直向控制的方法。

- 上颌第二磨牙治疗初期，一般不粘带环或托槽，以最大限度地减少牙齿的伸长。如果上颌第二磨牙需要粘着带环，可以在第一磨牙远中的弓丝上弯制台阶以防牙齿伸长。
- 如果上颌第一磨牙需要开展，应该使牙齿进行整体移动而不是倾斜移动，以避免牙齿的舌尖伸长。最好采用固定扩弓器，有时可以配合使用高位牵引头帽。
- 如果使用腭杆，应该离开腭部大约2mm，使舌发挥垂直压低作用（图5.29）。
- 高角患者使用头帽时，可以使用联合牵引或高位牵引。应该避免使用颈牵引头帽。
- 有些患者使用上颌或下颌后牙秴垫有利于减少磨牙伸长。

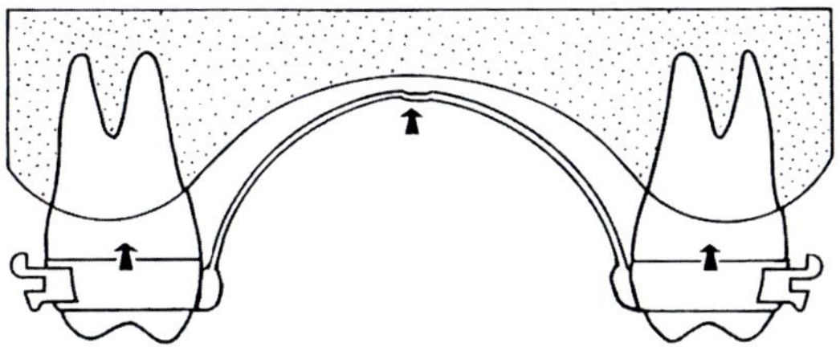

图5.29 如果上颌腭杆距离腭部2mm，舌的力量有利于磨牙的垂直向控制。

横向(冠平面)支抗控制

对于多数患者，不需要特别注意横向支抗控制。但在所有治疗中都要注意尖牙间宽度，对于有些治疗，磨牙反殆特别重要。

尖牙间宽度

为使治疗稳定，上颌和下颌尖牙间宽度应该尽可能维持治疗开始时的距离，确保拥挤不通过无控制地开展上下牙弓来缓解。

磨牙反殆

应该避免任意采用倾斜移动来矫正磨牙反殆。对于矫治高角患者，甚至常规的Ⅱ类1分类患者也会造成舌尖伸长，并且使下颌平面角变大。只要可能，应采用整体移动矫正磨牙反殆。

应该进行上颌骨评价，如果上颌骨太窄，应该在整平排齐前将早期快速开展作为一个单独的步骤进行。如果上颌骨量适宜，可以使用四角圈簧进行有效地开展。轻度的磨牙反殆通常可以在整平排齐后期使用较正常牙弓略宽的方丝进行矫正（图5.30）。

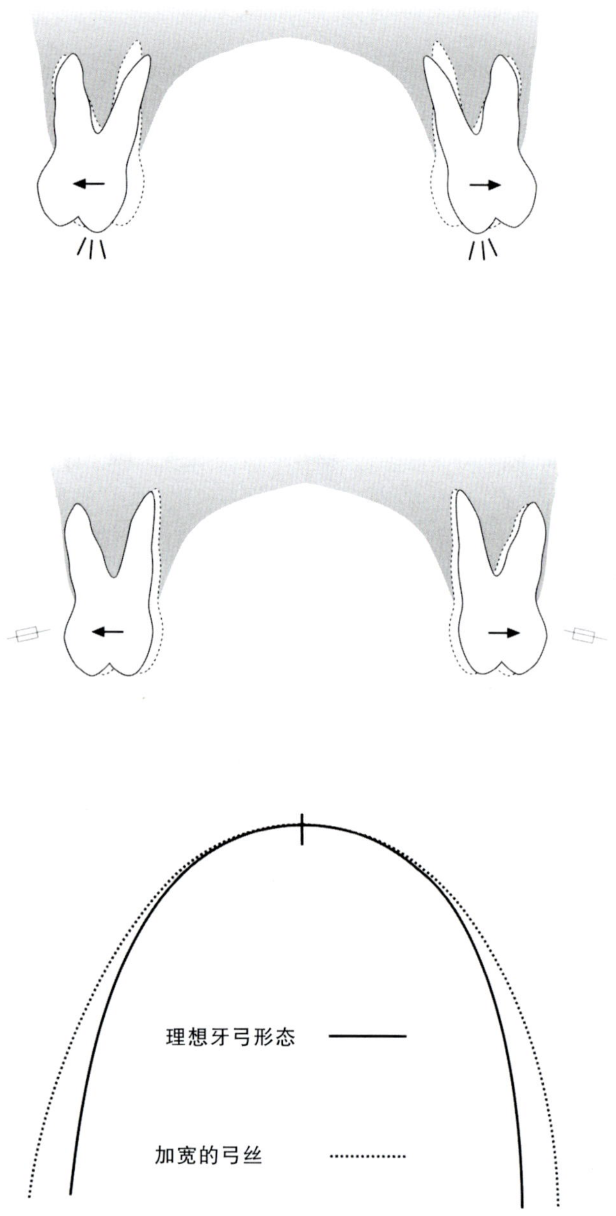

图5.30 上颌磨牙的开展应该通过整体而不是倾斜移动完成。轻度的磨牙反殆能够采用较正常牙弓略宽的、具有根颊向转矩的不锈钢方丝进行矫正。

不能完全粘着托槽的情况

多数病例治疗开始时在所有能够粘着托槽的牙齿上都粘着托槽。这样能够尽早稳定牙弓形态，并且有利于控制尖牙。但是，也有一些不能在全部牙齿粘着托槽的例外情况。

牙齿未萌或牙齿明显错位于牙弓外的病例

此种牙齿暂时不粘着托槽，等牙齿移动所需间隙足够时再粘着托槽（图5.31）。一旦创造出足够的间隙，牙齿即可粘着托槽，并且使用弹力线轻轻结扎在主弓丝上。移动错位牙齿必须首先开展足够的间隙，以防止牙齿的接触区产生支点而引起牙根的不利移位。开展足够的间隙可以使这些牙齿整体移动到牙弓内而且使牙根的位置更好，从而简化了完成阶段的治疗。

上切牙与下切牙托槽有干扰的高角深覆𬌗病例

这类患者较少。遇到此类患者，治疗开始时可以在上颌切牙粘着托槽，下颌切牙暂不粘着托槽。等上牙弓整平排齐2～3个月、上切牙轻度前移后，再粘着下切牙托槽。这样可以防止整平阶段后牙的不利伸长。而对于低角深覆𬌗的患者，只要允许，可以在初始粘着托槽时戴入平面导板。

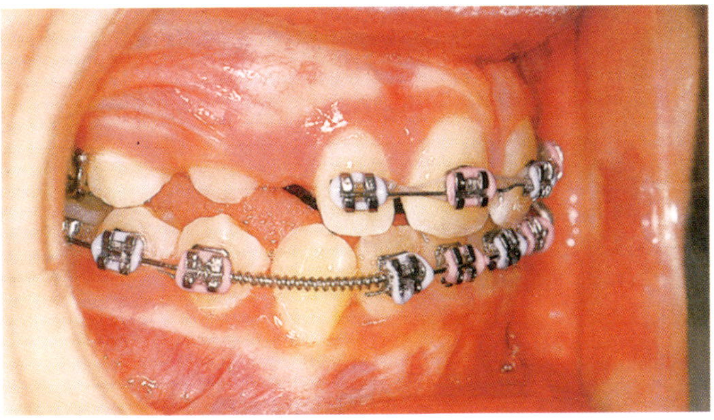
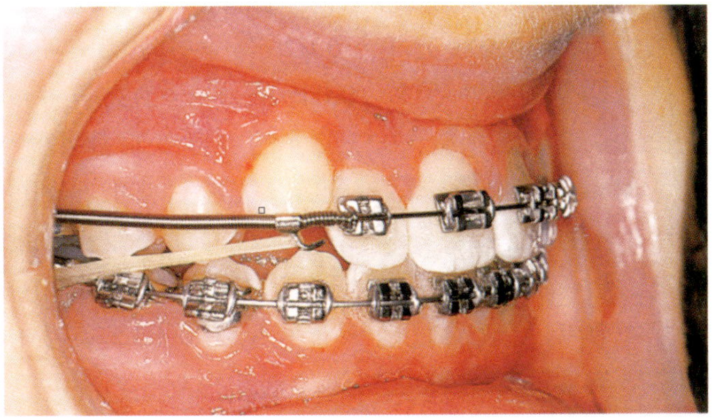

图5.31 严重错位于牙弓以外的牙齿，在牙齿移动所需间隙开展以前先不粘着托槽。图示正在开展的下尖牙（第116页，病历LB）和上尖牙（第192页，病历TC）间隙。

重新整平的步骤

使用预调矫正器治疗时，许多患者都要重复进行整平和排齐。当新近萌出的牙齿需要矫正时，以及由于脱落或粘着位置不正确而需要重新粘着托槽或带环时，都要重新进行整平。为了提高治疗效率，应该尽量减少重新整平的次数。但是即使有经验的临床医师也不能保证第一次就能将所有的托槽都粘着到正确位置。在早期的整平排齐阶段，能够发现托槽粘着错误，此时最好重新粘着托槽而不是在以后的治疗中持续地弯制弓丝。

位置不正确的托槽应该在粘着新萌出的或位置不良牙齿托槽时重新粘着，因为当开始矫正这些牙齿时需要换用较细的弓丝。如果第二磨牙在经过一个治疗时期后，例如关闭间隙或减少覆盖阶段后，还未粘着带环，应该在粘着第二磨牙带环时重新粘着托槽。这样，重新整平不会浪费治疗时间。

牙齿整平排齐阶段的弓丝顺序

历史背景

不锈钢圆丝和方丝用于标准方丝弓矫正器和早期的预调矫正器。不锈钢圆丝的直径有0.014英寸、0.016英寸、0.018英寸和0.020英寸。

有多种不同粗细的不锈钢方丝，最常与0.022英寸托槽配合使用的是0.018英寸×0.025英寸、0.019英寸×0.025英寸和0.0215英寸×0.025英寸的不锈钢方丝。与0.018英寸的槽沟相比作者更喜欢0.022英寸槽沟的托槽，主要的原因是使用滑动技术关闭间隙时，需要弓丝具有一定的硬度。

作者使用0.014英寸、0.016英寸、0.018英寸、0.020英寸的圆弓丝顺序，然后使用0.019英寸×0.025英寸不锈钢方丝（图5.32）。与较粗的0.0215英寸×0.025英寸的弓丝在关闭间隙时产生过大的摩擦力不同，0.019英寸×0.025英寸弓丝能够使滑动技术非常有效。另外，0.019英寸×0.025英寸的方丝比0.018英寸×0.025英寸的方丝变形要小。

早期制造高柔韧弓丝的方法是将许多股很细的不锈钢丝拧在一起（图5.33）。这种弓丝就是多股麻花丝。对于存在严重错位牙齿的病例，在使用0.014英寸不锈钢圆丝前，应该首先采用0.015英寸和0.0175英寸的多股麻花丝作为初始弓丝。

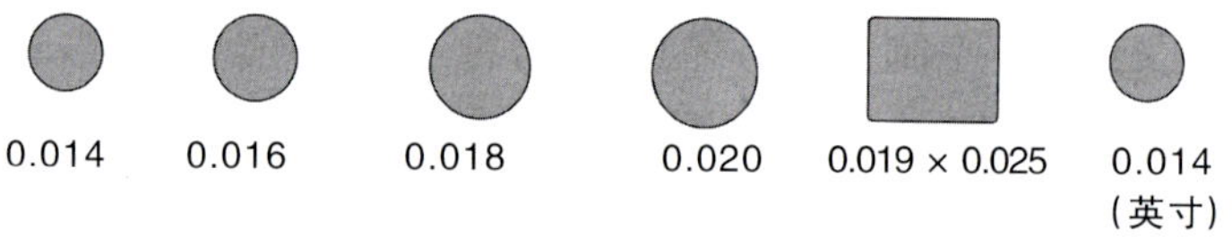

图5.32 预调矫正器早年使用不锈钢圆丝和方丝。

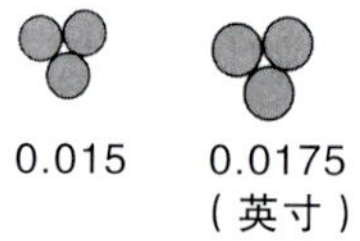

图5.33 多股麻花丝的出现赋予了弓丝更大的柔韧性。现在它们作为初始弓丝用于牙齿严重错位的病例。

建议的顺序

镍钛丝的引入，在整平排齐阶段取代了多股麻花丝和不锈钢圆丝。一根镍钛丝能够大约代替两根不同粗细的不锈钢丝。但是由于镍钛丝价格昂贵，许多临床医师对镍钛丝的临床意义仍有疑问。有时镍钛丝被错误地应用在一些应该使用高硬度不锈钢方丝的治疗阶段，例如完全平整牙弓、覆𬌗控制、关闭间隙以及使用颌间牵引减小覆盖阶段。

铜镍钛丝即“热激活”弓丝的开发，使弓丝的柔韧性大大提高。因而在有些情况下，热激活丝能够代替3根传统的不锈钢丝，这是一个很大的进步。为了在整平排齐阶段避免每次复诊都要更换弓丝，可以在热激活镍钛弓丝没有完全入槽的部位使用冷却剂（coolant），这样弓丝能够完全结扎入槽。口腔正常的温度会激活弓丝，使牙齿高效地移动。令人惊奇的是，患者并无不适，这可能是由于弓丝产生了轻力。

作者使用图示的弓丝顺序（图5.34）。由于最大限度地减少了弓丝的永久性形变，因而显著地缩短了椅旁操作时间并且提高了牙齿移动的效率。

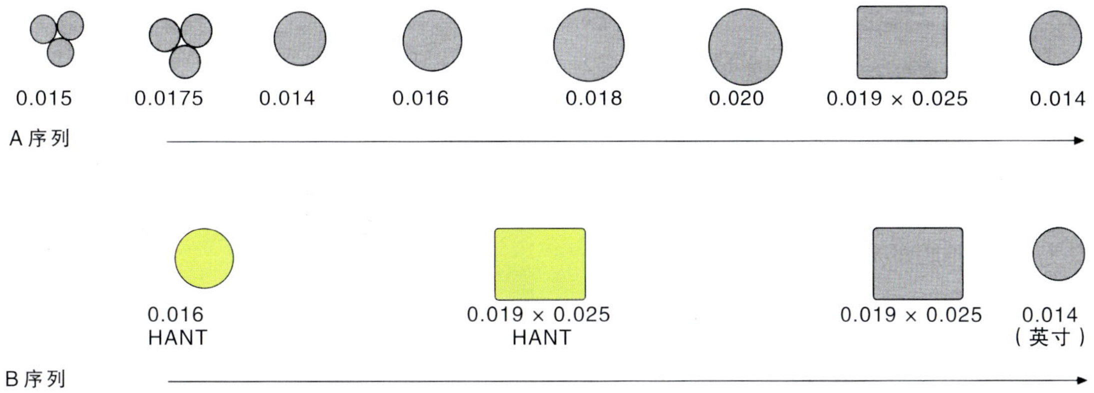

图 5.34 对于有些病例，作者能够使用B弓丝顺序，以很少的弓丝高效率地完成治疗。但是对于多数治疗，则需要使用更为传统的A顺序弓丝，这些将在后文讨论。

热激活镍钛或不锈钢丝？

考虑到材料的柔韧性，有些临床情况不使用热激活镍钛丝，或应该使用不锈钢丝。这些临床情况如下：

- 牙齿严重错位病例的初始弓丝　对于这种患者，第一根弓丝使用多股麻花丝对患者更有利。麻花丝产生的永久性形变减少了总体的力值水平，使患者在初始“经历托槽”之初感受较少的不适。另外，除正常弓形外还可能需要弯制一些曲，在多股麻花丝上弯曲非常容易。
- 在拥挤拔牙病例使用尖牙向后结扎后移尖牙时　使用尖牙向后结扎最大限度地减少了尖牙向拔牙间隙的倾斜，但是长期使用较软的热激活镍钛丝会出现牙齿倾斜。为减小这种可能，在进行尖牙向后结扎时，应该尽早使用0.018英寸或0.020英寸的不锈钢丝。
- 在前牙或后牙段使用螺旋弹簧为错位于牙弓以外的牙齿开展间隙时　由于弓丝较软，在热激活镍钛丝上使用开大螺簧能够造成明显的牙弓变形，因此开大螺簧应该在0.018英寸或0.020英寸不锈钢丝就位时采用。
- 对牙弓的完全整平和覆殆控制　虽然热激活镍钛丝对于个别牙齿的排齐非常有效，但是对于牙弓的完全整平和打开咬合并不理想，因此有时甚至不可能从热激活镍钛方丝直接更换为不锈钢方丝。在换用不锈钢方丝之前常需要使用0.020英寸不锈钢圆丝。
- 对转矩的控制　热激活镍钛方丝虽然开始了转矩控制的进程，但是最好使用不锈钢方丝完成这种难度较大的牙齿移动。
- 关闭间隙和减小覆盖阶段　在此阶段牙齿的移动需要较硬的不锈钢方丝，而不是较软的热激活镍钛丝。

总之，热激活镍钛丝的引进能够较好地替代许多传统的不锈钢丝，并且能够大大提高正畸治疗的效率，但是这种替代仅仅有利于初期的牙齿排齐。热激活镍钛丝的柔韧性在上述临床情况下是有害的，因此正畸医师能够正确区分软弓丝和硬弓丝的使用是非常重要的。

整平排齐的临床步骤——改善患者的舒适和接受程度

治疗开始时，应该努力将患者的不适和不便减少到最小。患者通常是初次接受正畸治疗，这是正畸医师使之成为愉快经历的机会。

对于许多患者，初始弓丝使用0.016英寸热激活镍钛丝，但是在牙齿严重不齐时，最好使用0.015英寸的多股麻花丝，并可以适当加曲，这样能够减少治疗初期施加在牙齿上的力（第120页，病例JN和第208页，病例DO）。初始弓丝不要结扎得过紧。在弓丝延伸较长的部位应该使用塑料套管，以使患者感觉更为舒适。

应该正确指导患者使用能减少托槽刺激的粘蜡及弱止痛剂（图5.35）。要给患者提供足够的粘蜡并且使患者明白大部分的不适感将会在几天后消失。

对于多股麻花丝，要特别注意将弓丝末端弯向内侧。不锈钢和热激活镍钛丝末端应该在烧灼后淬火以利于准确回弯，同时也使下次复诊调节时拆除弓丝较为容易。磨牙带环的牵引钩也应该弯向内侧（图5.36A）。

对于喜欢色彩的孩子，可以在初诊时让患者选择彩色弹力结扎圈。在孩子们中间存在着一种彩色结扎

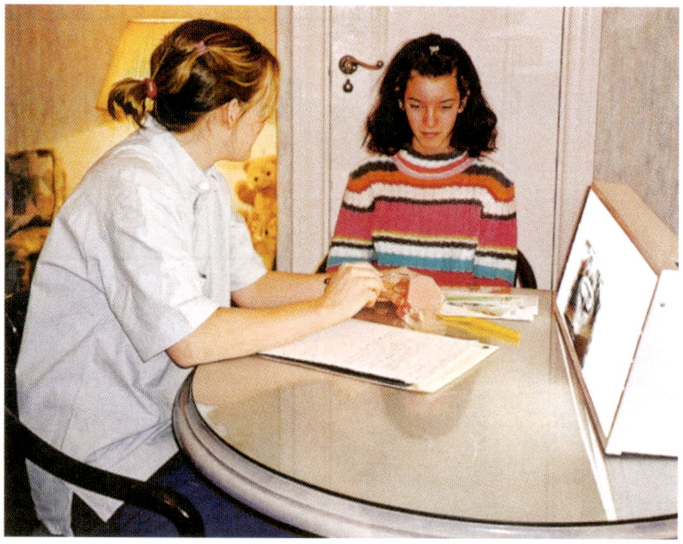

图5.35 应该正确指导患者使用粘蜡和弱止痛剂。

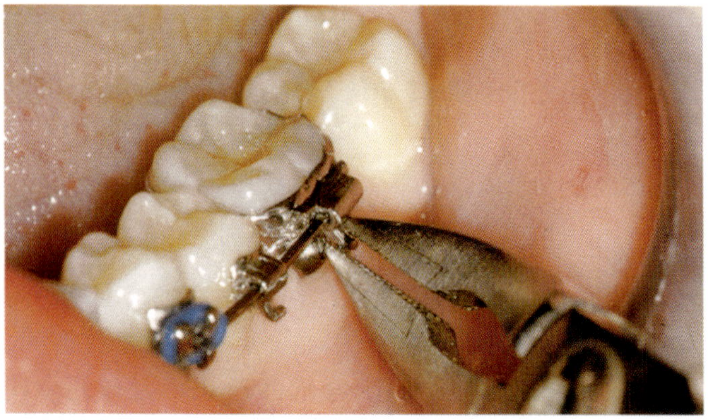

图5.36A 磨牙带环牵引钩应弯向内侧。

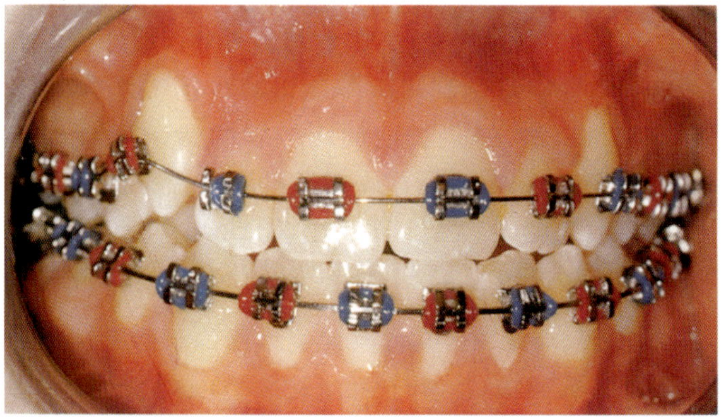

图5.36B 许多孩子盼望每次复诊挑选不同颜色的结扎圈。

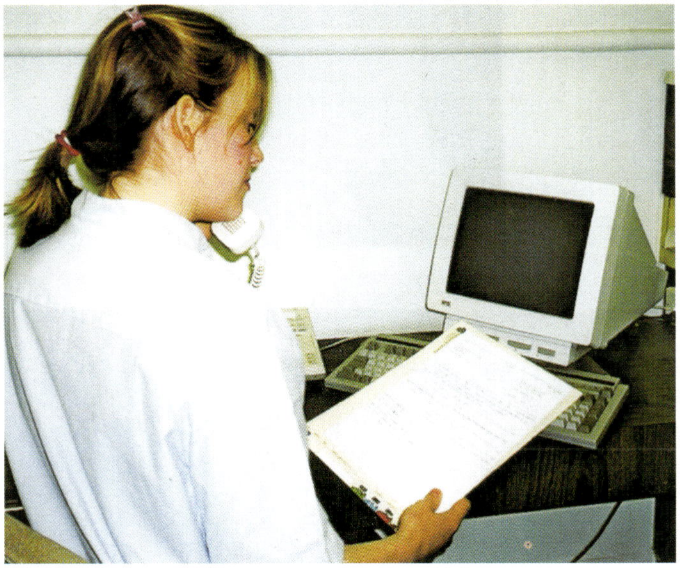

图5.37 矫正器粘着后5～7天应该给患者打一个随访电话。

圈的文化（图5.36B）！自锁托槽今后会不断发展，但是它会影响到那些盼望每次选择不同颜色结扎圈的孩子。

在矫正器放置几天后应该让高级助手给患者打一个随访电话（图5.37）。这表明诊所希望了解患者一切正常，同时也是一个指导和鼓励患者的机会。患者或家长经常会在电话中提出他们关心的小问题，当然他们并“不想打扰大夫”。

随着整平排齐的进展，将换用热激活镍钛方丝。对于许多患者，一般可以从0.016英寸热激活圆丝直接换成热激活方丝。热激活方丝非常有用而且患者感觉舒适，更换时很少引起患者的不适。位置不正确的托槽应该在使用热激活方丝时或之前重新粘着。

虽然正畸领域有许多技术进步，为了达到治疗目标，仍然需要保证患者良好的合作。从治疗开始起对患者的关心和体谅是建立良好医患关系的基础。这样可以引导患者更好地合作。

（贾绮林 译）

参考文献

1 McLaughlin R P, Bennett J C 1999 An analysis of orthodontic tooth movement-the VTO. Revista Espana Ortodontica 29(2):10-29

2 McLaughlin R P, Bennett J C 1989 The transition from standard edgewise to preadjusted appliance systems. Journal of Clinical Orthodontics 23:142-153

3 Robinson S N 1989 An evaluation of the changes in lower incisor position during the initial stages of clinical treatment using a preadjusted edgewise appliance. University of London MSc thesis

病例 LB

非拔牙均角病例

女性患者，11.5岁，MM角29°，接近平均值，轻度III类骨骼型(ANB 1°)，深覆𬌗。下切牙舌倾拥挤。

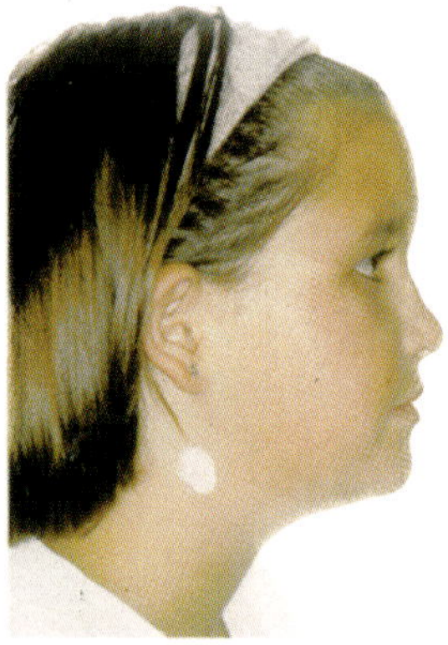

图 5.38

所有的恒牙正在发育，上颌右侧第三磨牙区可能存在多生牙。通知患者治疗中可能需要进行上颌尖牙开窗术。

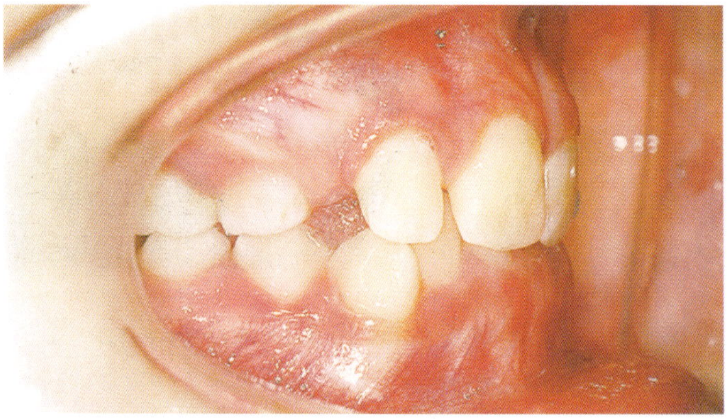

图 5.41

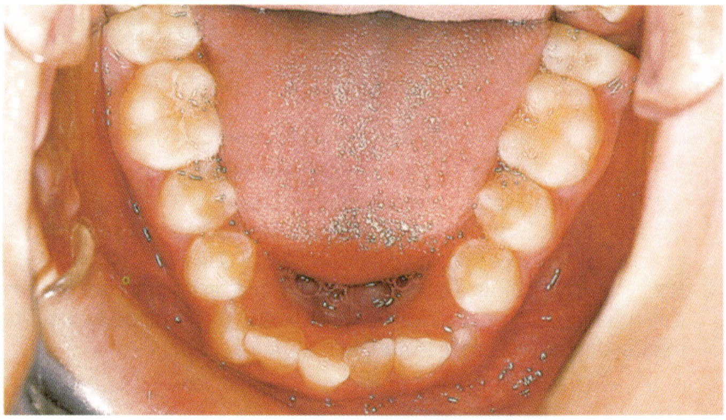

图 5.44

计划进行非拔牙矫治。粘着中等大小的托槽，治疗开始时上颌使用0.014英寸不锈钢片断弓丝，下颌使用0.016英寸热激活镍钛圆丝。患者夜间戴用联合牵引头帽，全天戴用上颌可摘平面导板。

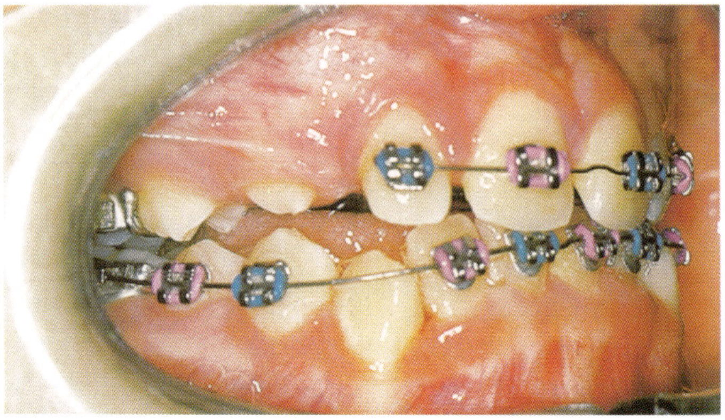

图 5.47

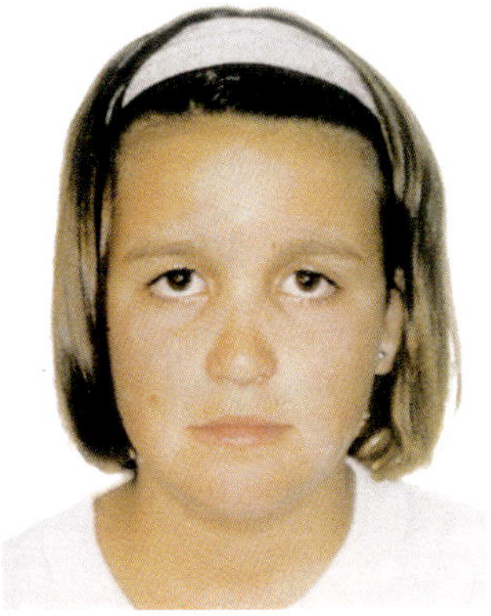

图 5.39

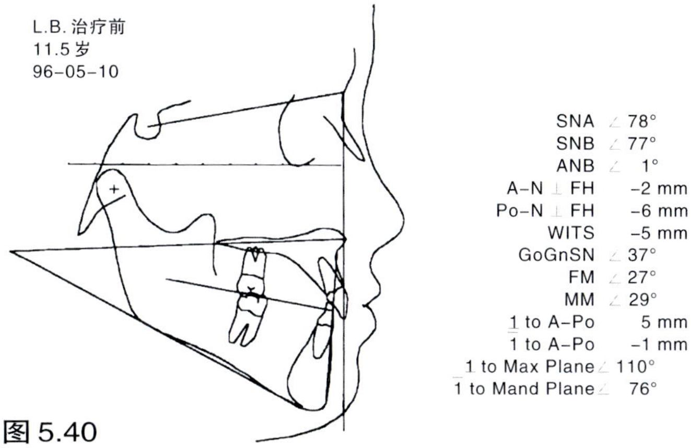

图 5.40

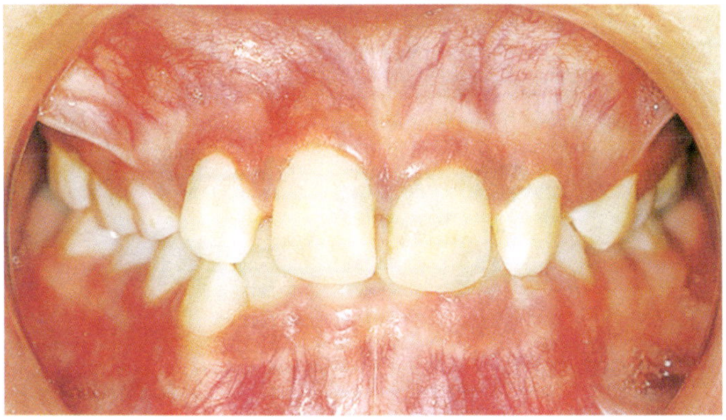

图 5.42

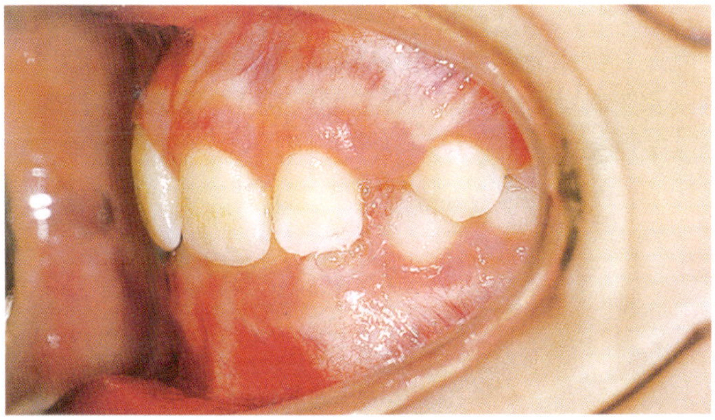

图 5.43

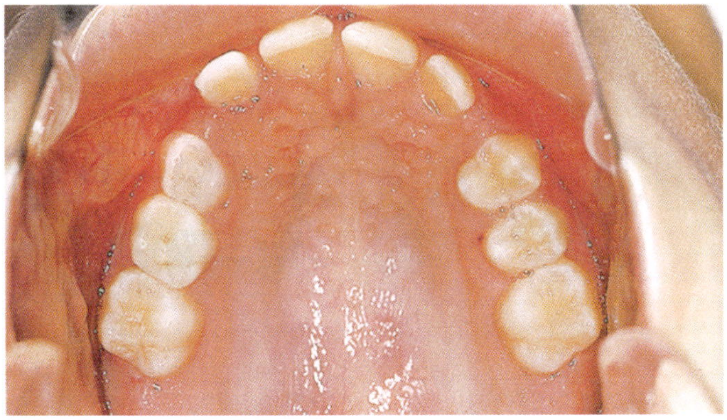

图 5.45

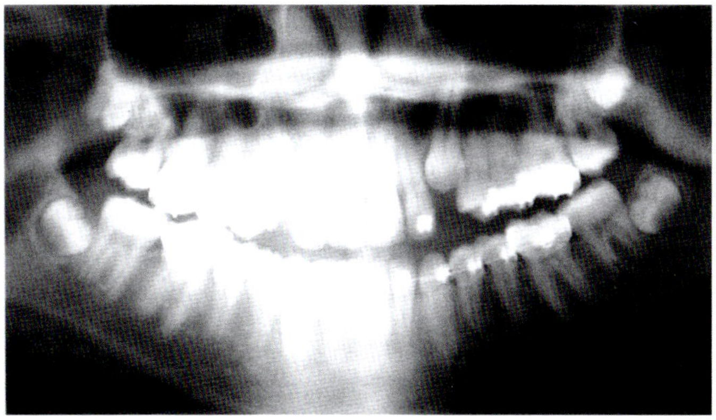

图 5.46

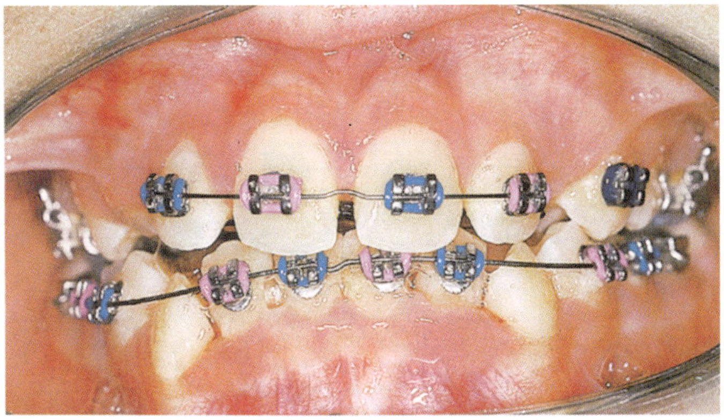

图 5.48

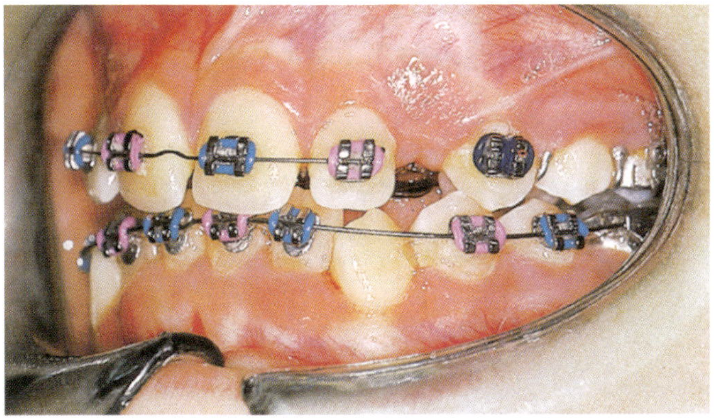

图 5.49

治疗3个月后，下颌使用0.016英寸不锈钢圆丝，采用螺旋弹簧开展下尖牙间隙，使下切牙唇倾排齐。螺旋弹簧两侧的托槽进行结扎以防扭转。

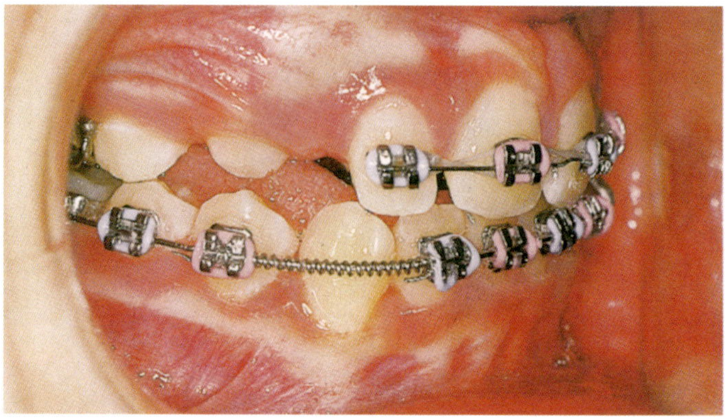

图 5.50

右侧序列殆像显示治疗10个月、18个月和21个月后，上颌尖牙间隙开展，然后开窗粘着牵引扣。治疗中下颌右侧中切牙和双侧上颌第一前磨牙均进行了托槽重新粘着。

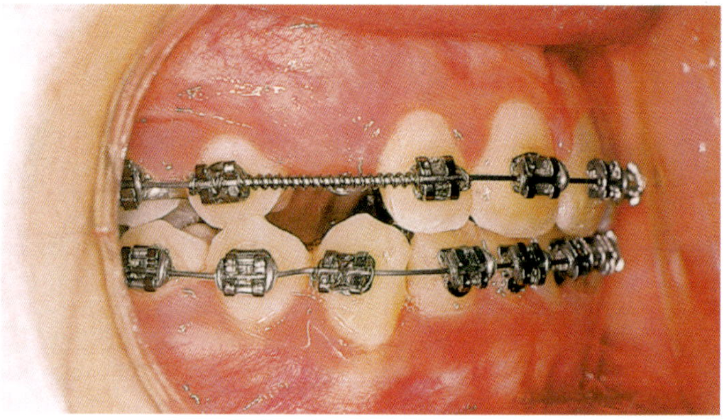

图 5.53

治疗22个月后，放入常规的0.019英寸×0.025英寸不锈钢方丝。此时让患者进行轻力Ⅱ类牵引。下牙弓进行邻面去釉。

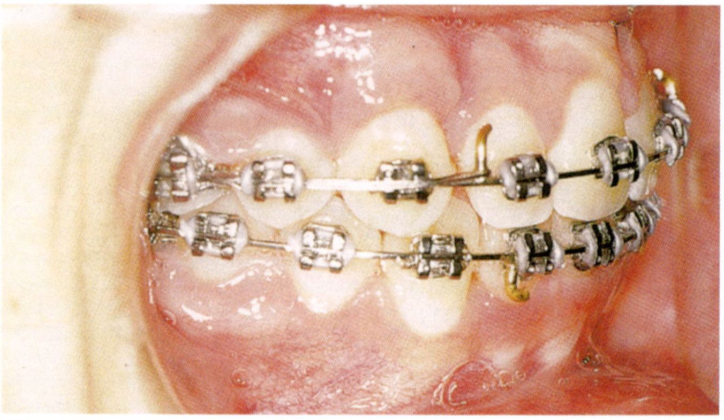

图 5.56

随后上颌使用0.014英寸的弓丝，下颌使用0.016英寸热激活镍钛丝进行牙齿尖窝关系定位。

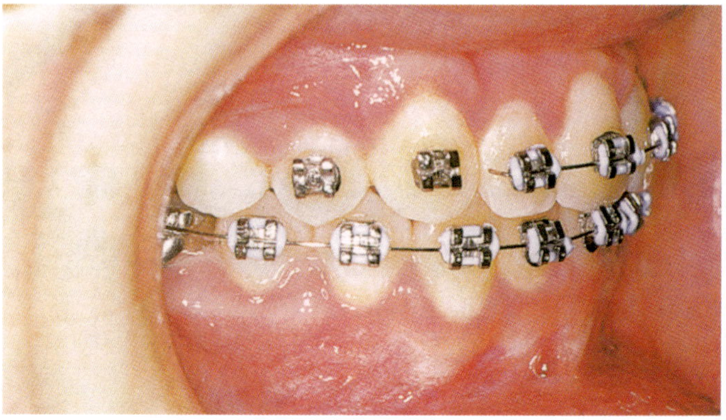

图 5.59

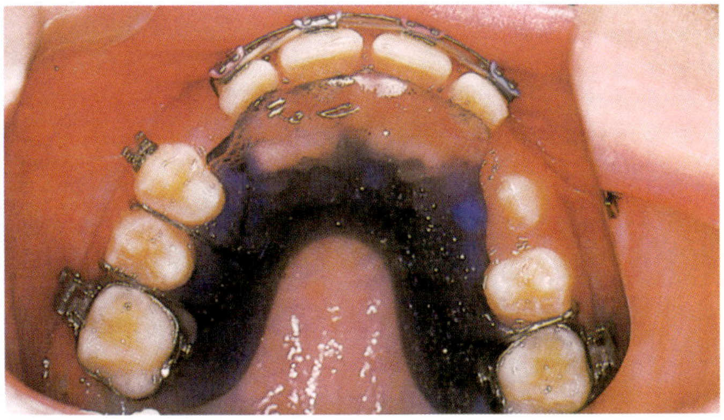
图 5.51

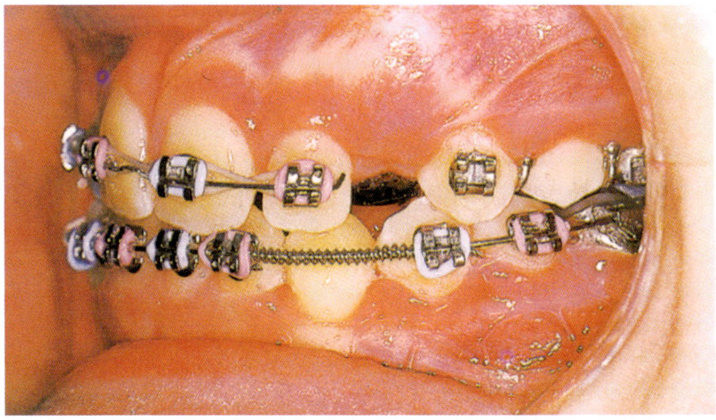
图 5.52

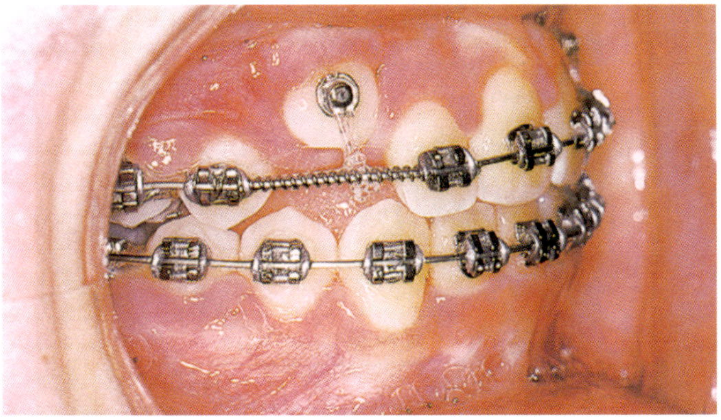
图 5.54

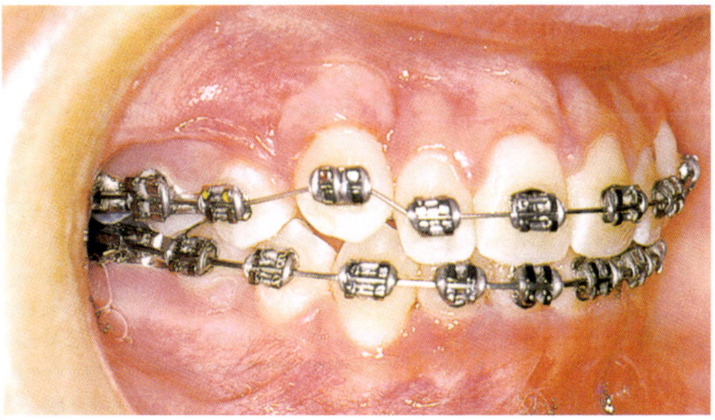
图 5.55

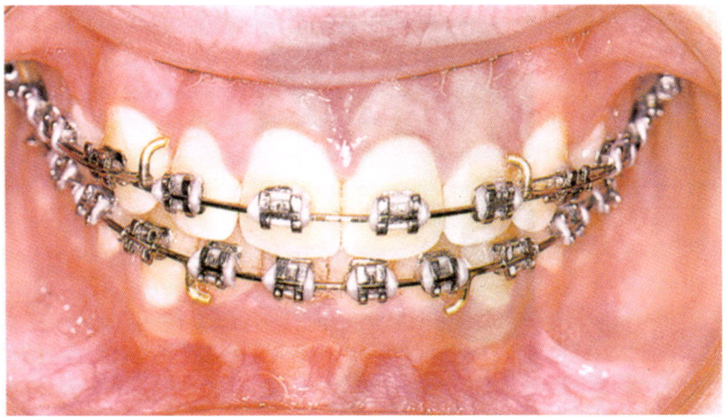
图 5.57

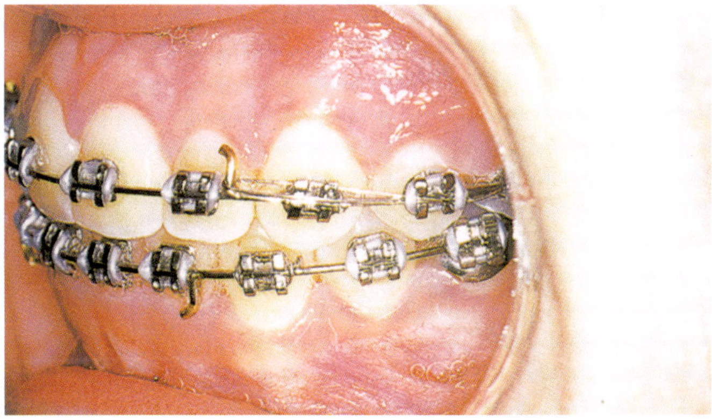
图 5.58

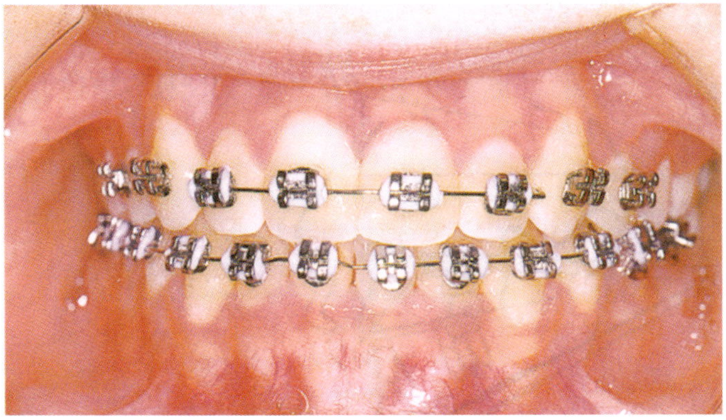
图 5.60

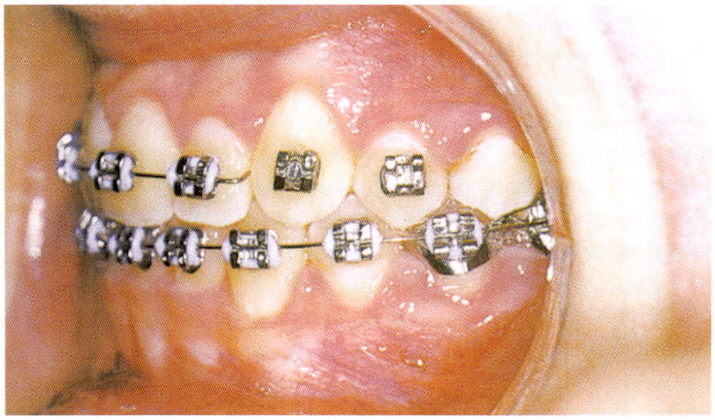
图 5.61

矫治器去除后。

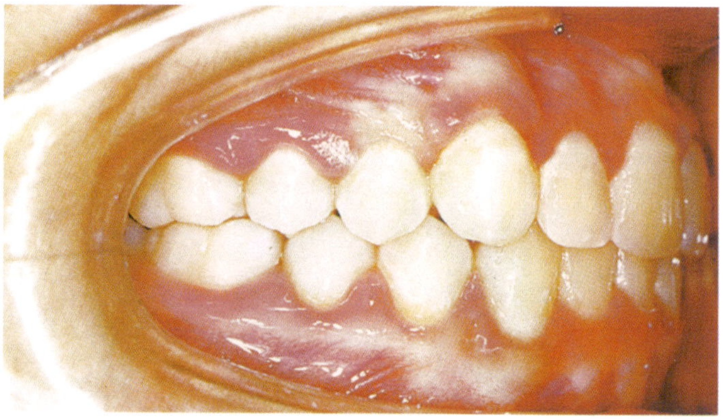

图 5.62

患者转到外科会诊第三磨牙和多生牙的问题。

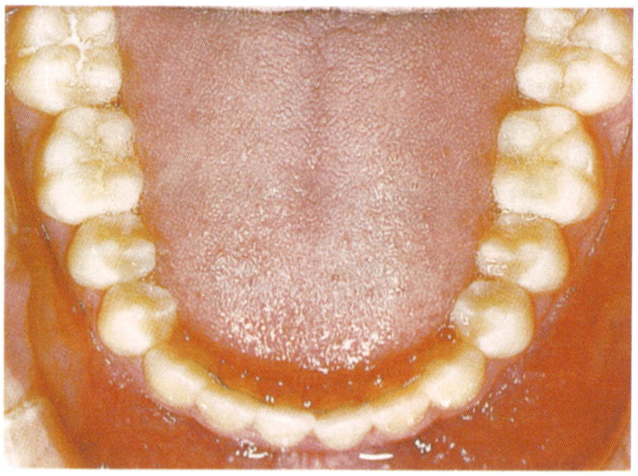

图 5.65

治疗期间患者主要为垂直向生长。上颌切牙位于理想的位置，下颌切牙轻度过矫正。

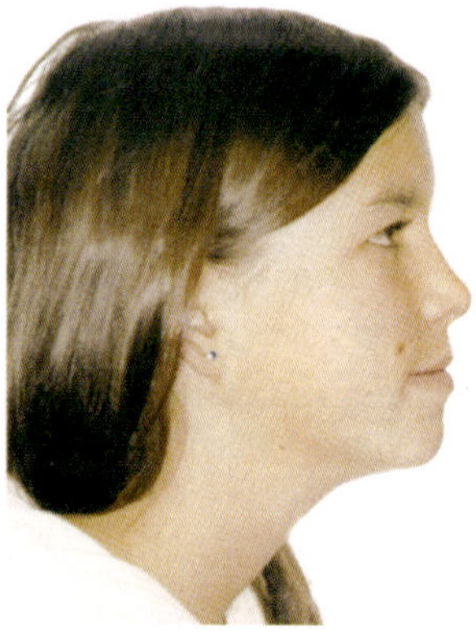

图 5.68

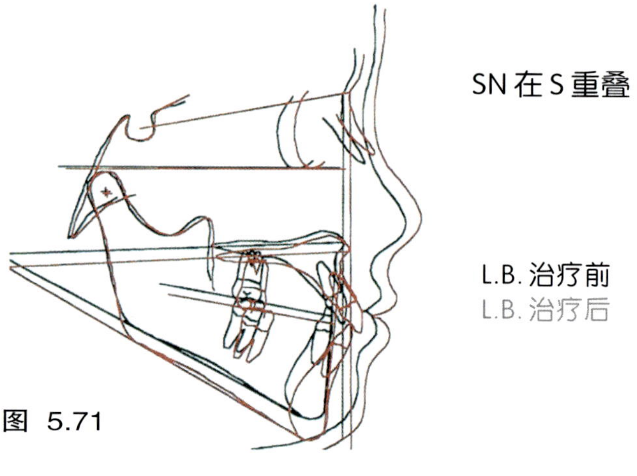

图 5.71

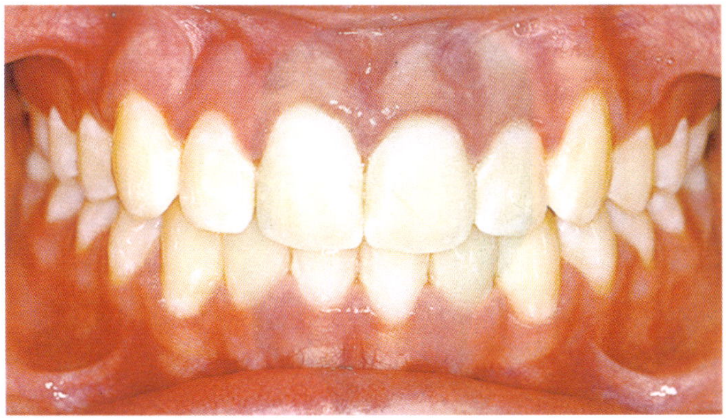

图 5.63

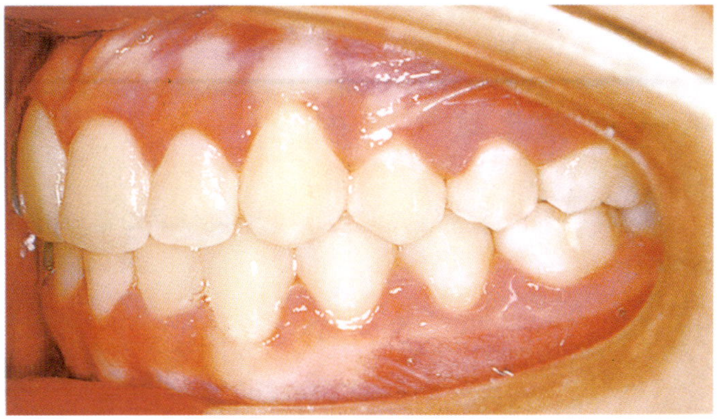

图 5.64

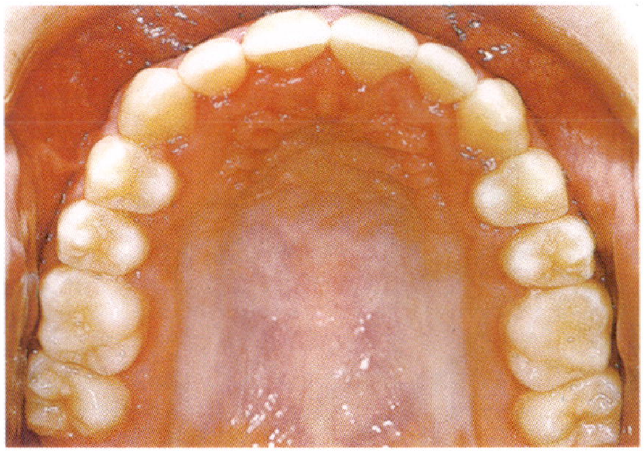

图 5.66

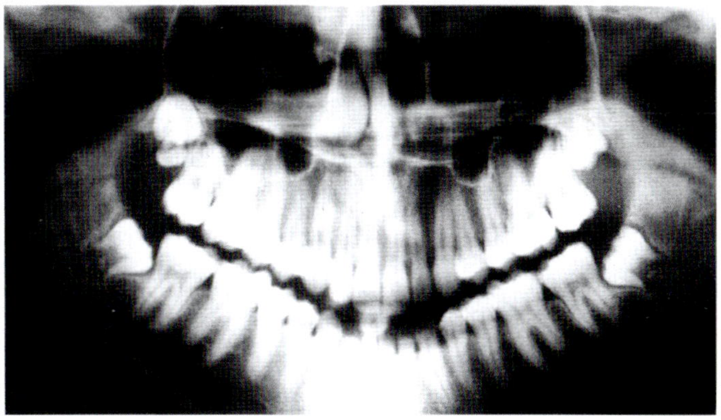

图 5.67

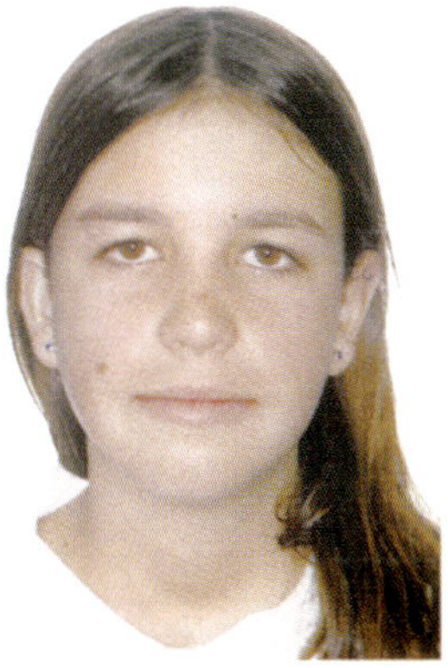

图 5.69

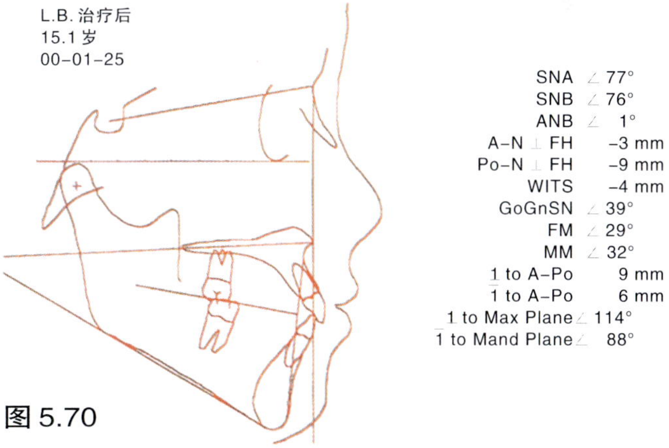

图 5.70

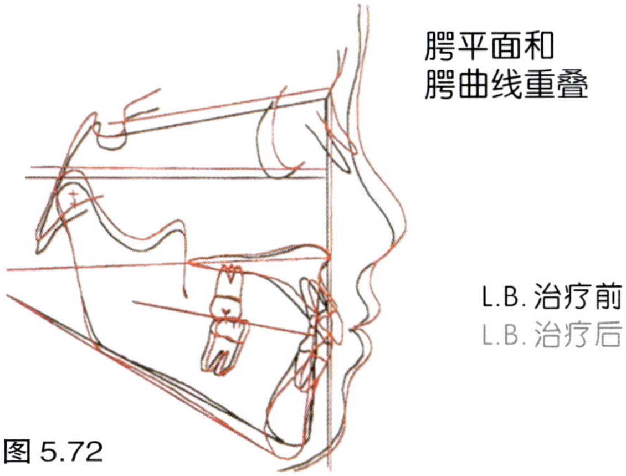

图 5.72

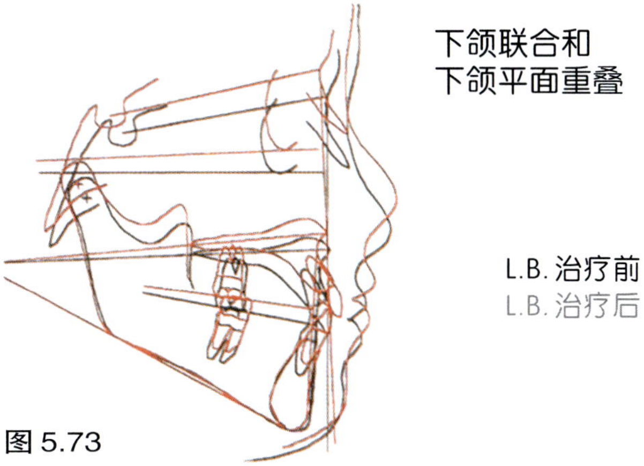

图 5.73

病例 JN

第一前磨牙拔除病例

男性患者，治疗开始时13.6岁，MM角31°，I类磨牙关系。

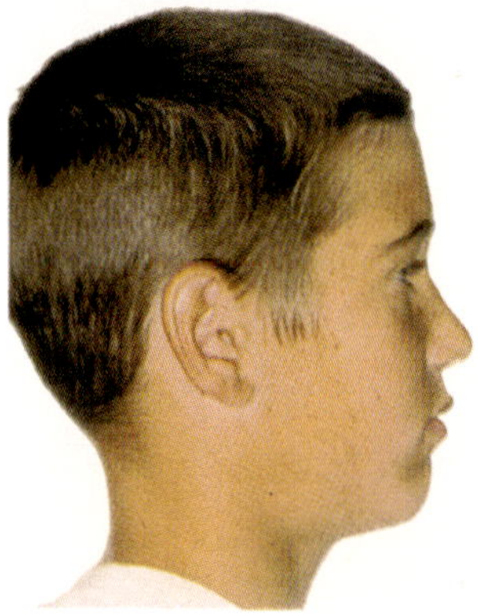

图 5.74

前后牙齿拥挤，第三磨牙较大且正在发育。牙弓为卵圆形。为了达到满意和稳定的治疗结果，需要拔除4个前磨牙。虽然第二前磨牙略小但是它们大小一致，可以预计治疗结束时上下牙齿能够很好配合，因此决定拔除4个第一前磨牙。

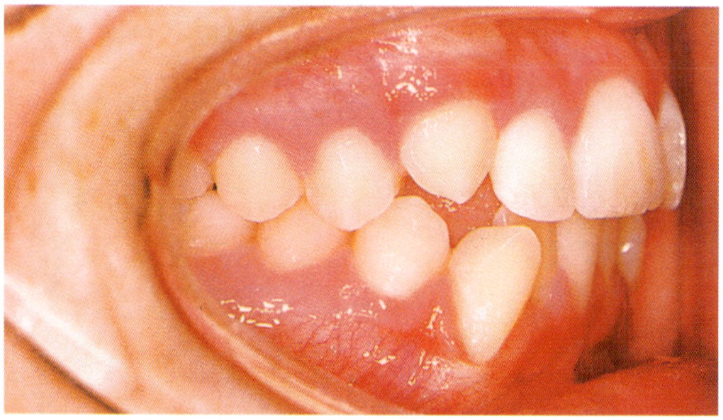

图 5.77

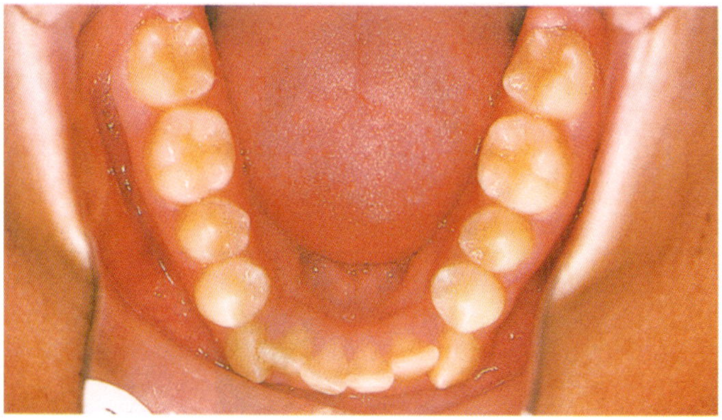

图 5.80

这是一个最大支抗的病例，为了达到良好控制，使用标准金属托槽。在4个象限使用尖牙向后结扎和末端回弯，采用下颌舌弓和上颌腭杆在牙齿整平阶段限制磨牙移动。上颌使用0.016英寸的热激活镍钛丝，下颌使用0.015英寸的多股麻花丝，由于下颌尖牙唇向错位，在下颌尖牙处弯制外展曲。上颌左侧尖牙托槽用弹力结扎圈套住。

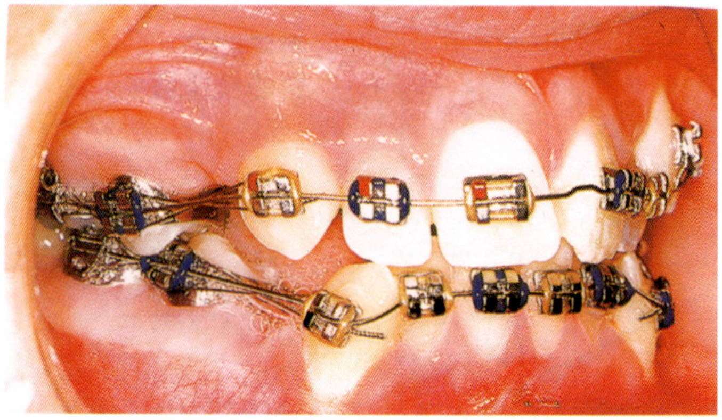

图 5.83

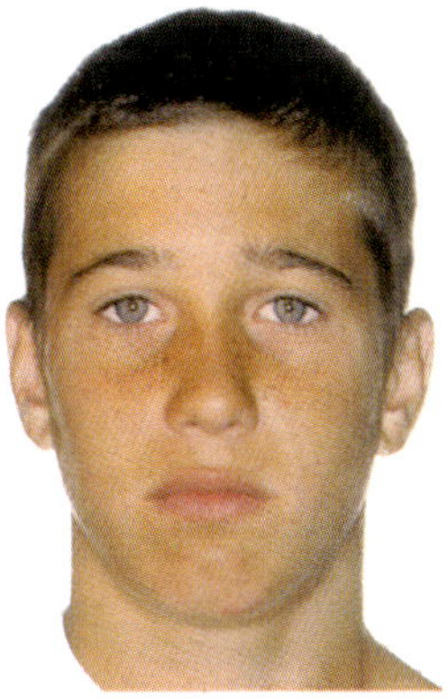

图 5.75

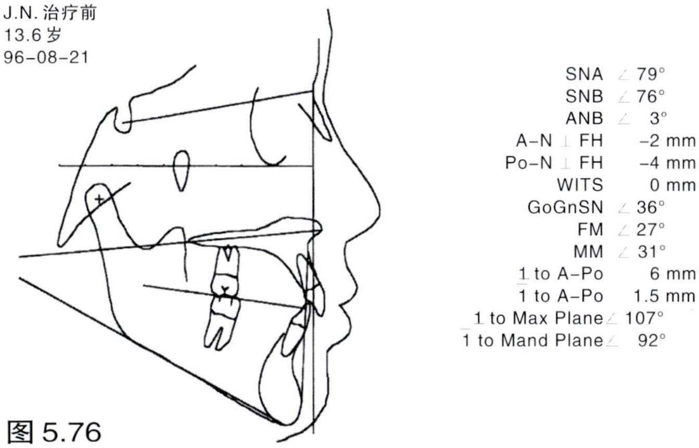

图 5.76

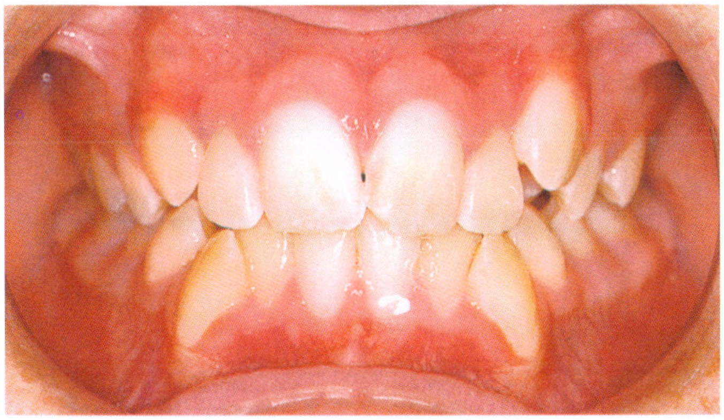

图 5.78

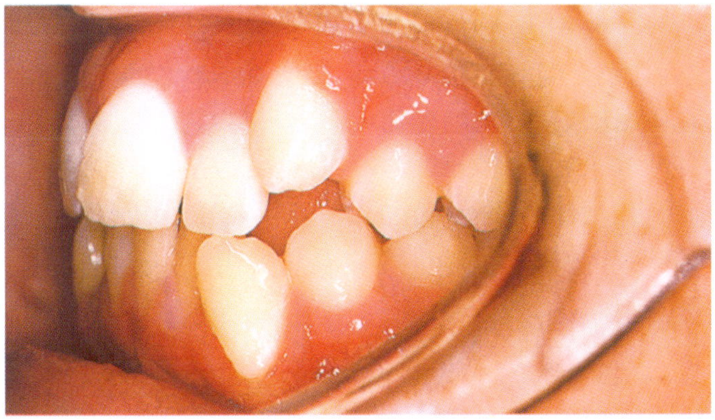

图 5.79

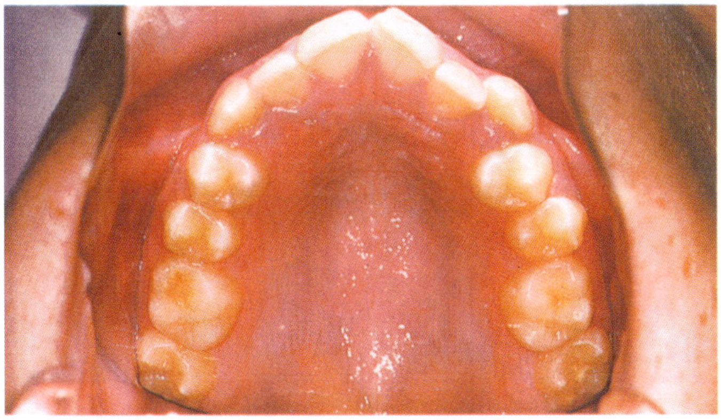

图 5.81

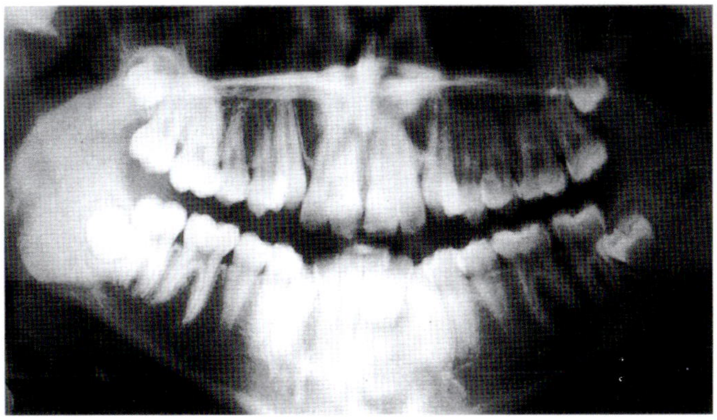

图 5.82

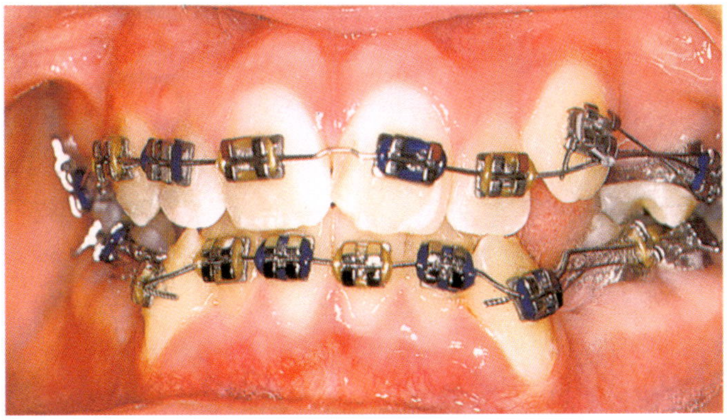

图 5.84

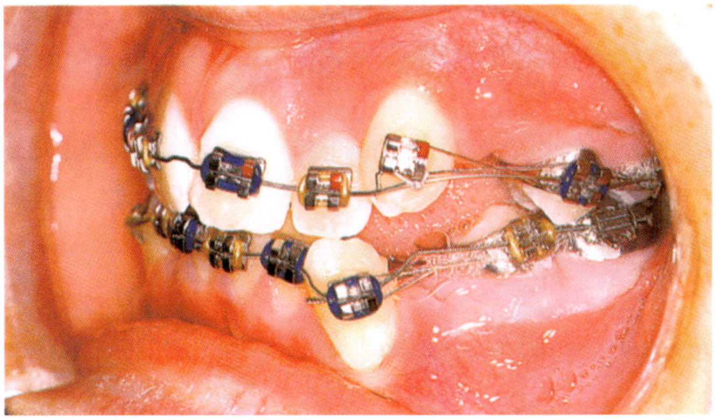

图 5.85

治疗开始时的𬌗面观，显示下颌舌弓及上颌腭杆，尖牙向后结扎以控制和后移尖牙。

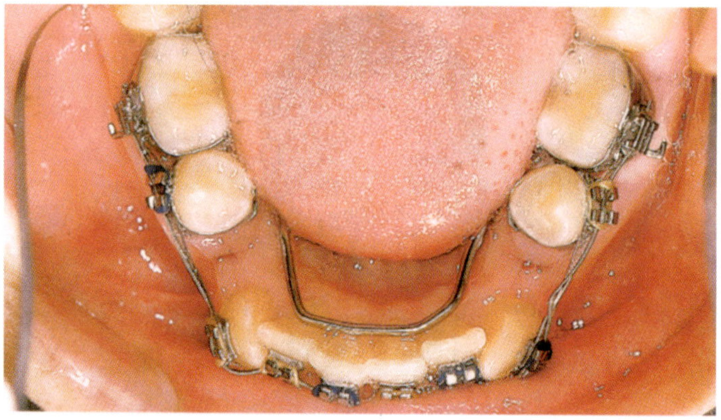

图 5.86

患者治疗2个月、4个月及6个月时的右侧序列𬌗像。上牙弓初始弓丝为0.016英寸热激活镍钛丝，之后换用热激活方丝，然后使用0.019英寸 × 0.025英寸的不锈钢方丝。下牙弓治疗4个月后使用热激活镍钛方丝，一直用到治疗后6个月。下颌右侧应用尖牙向后结扎后移尖牙，上颌尖牙同时远中移动（第101页）。这样在牙齿整平排齐阶段提供了少量的额外支抗。

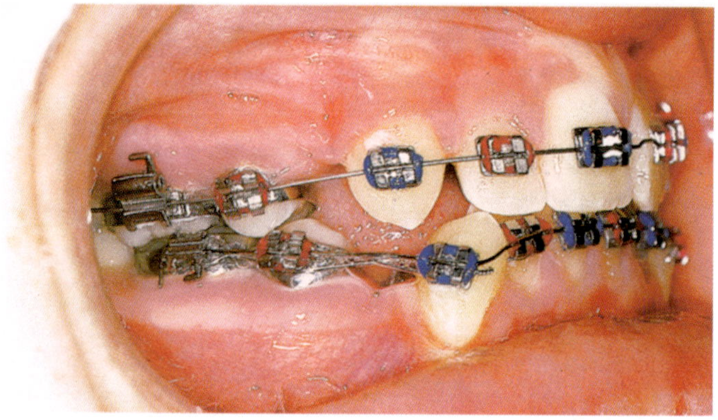

图 5.89

治疗9个月后，上下使用不锈钢方丝继续关闭间隙。

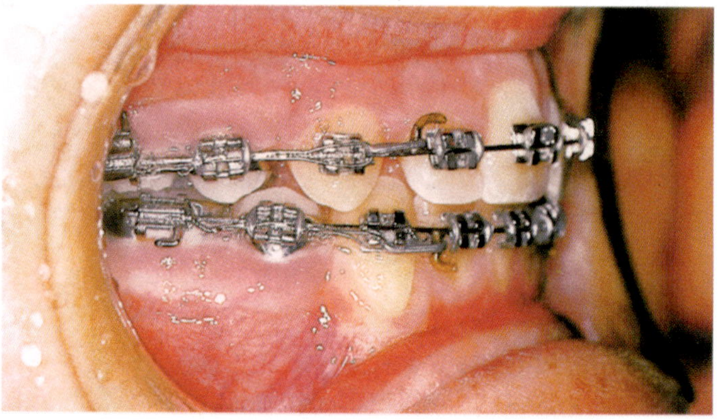

图 5.92

9个月时的𬌗面像。除非上切牙获得更多的根舌向转矩，否则不可能关闭所有的上牙弓间隙（第284页）。在牙齿整平排齐阶段，为了方便可以制作一个包括尖牙向后结扎、支抗维护、弓丝粗细和入槽情况、末端回弯以及保护的复诊细目。“保护”是指在治疗早期保护矫治器和弓丝以及保护患者的软组织避免矫治器的尖锐部分（如没有很好回弯的弓丝末端）造成的损伤。

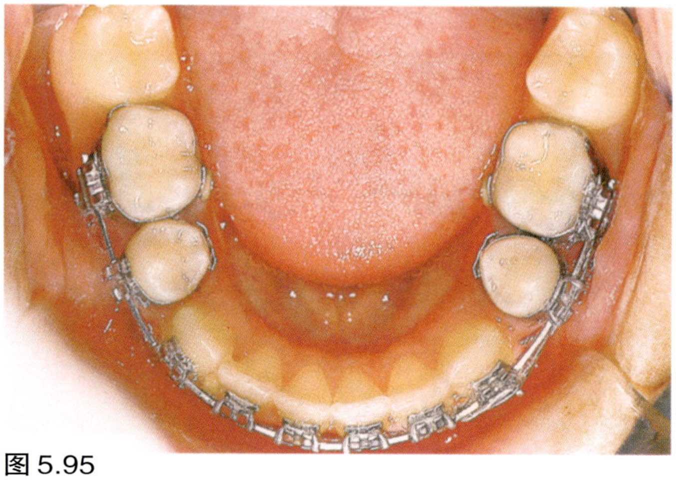

图 5.95

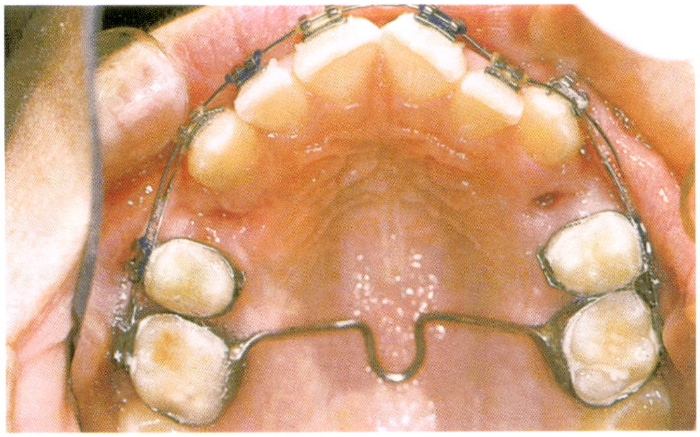
图 5.87

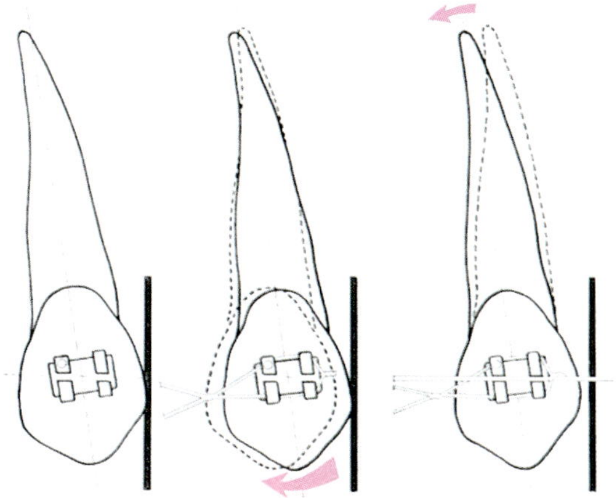
图 5.88

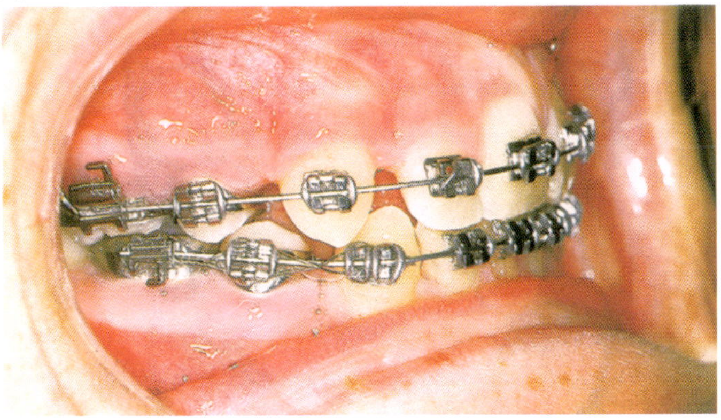
图 5.90

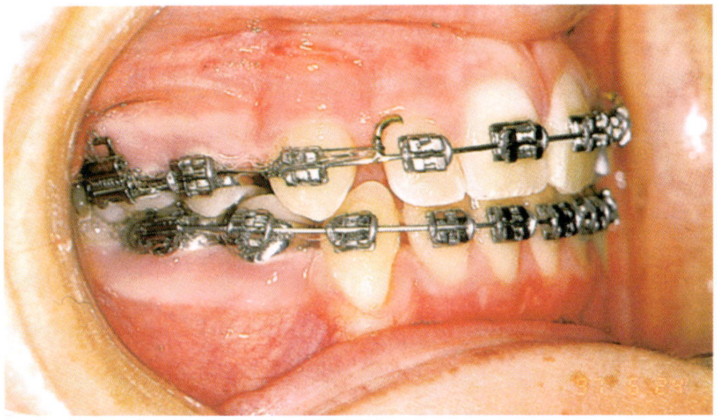
图 5.91

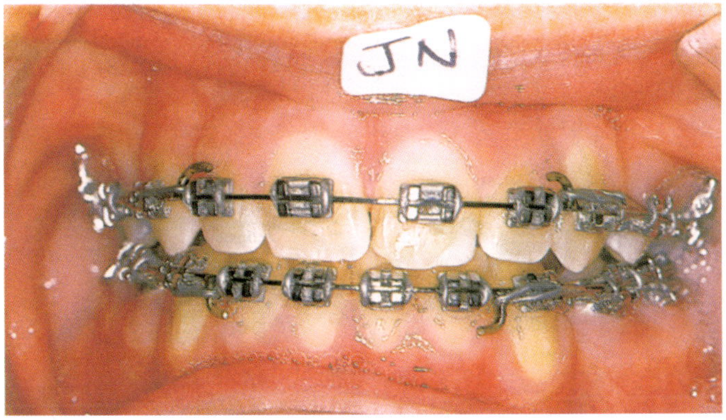

图 5.93

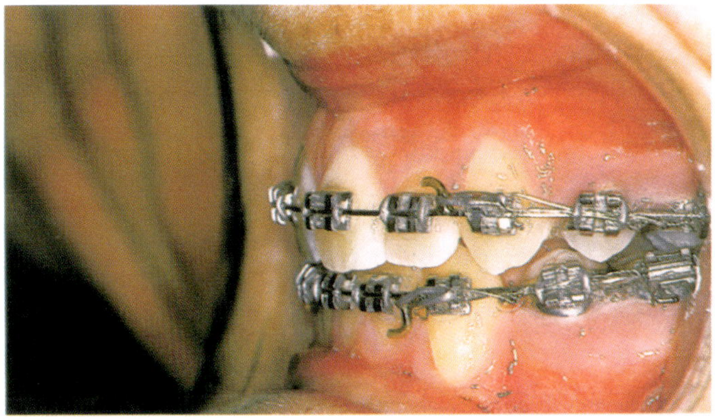
图 5.94

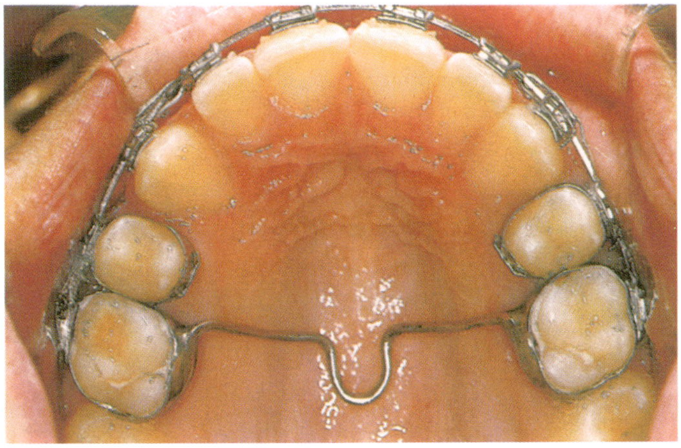
图 5.96

整平排齐阶段复诊细目

- 尖牙向后结扎
- 支抗维护
- 弓丝粗细和入槽
- 末端回弯
- 保护

图 5.97

治疗1年后，下颌第二磨牙分牙后上带环，上颌第一磨牙带环重新粘着。上下牙弓使用热激活镍钛方丝，同时使用尖牙向后结扎，以防止再次排齐整平时拔牙间隙重新出现。

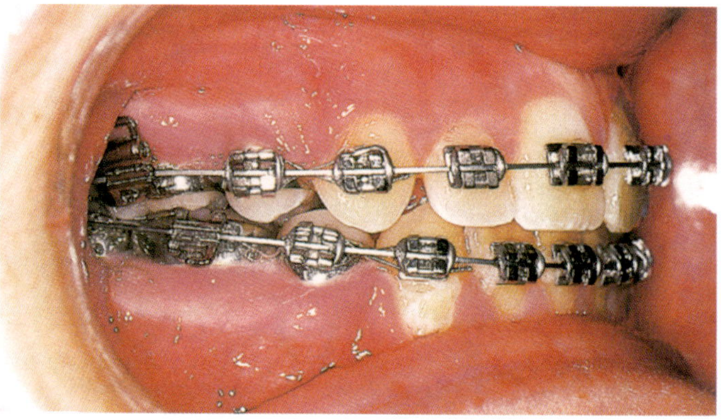

图 5.98

治疗12个月时的殆面像显示需要矫正左侧下颌第二磨牙。热激活镍钛方丝在此区域移动这类牙齿非常有效。它能够很好地进行控制而且不会因咀嚼力变形。

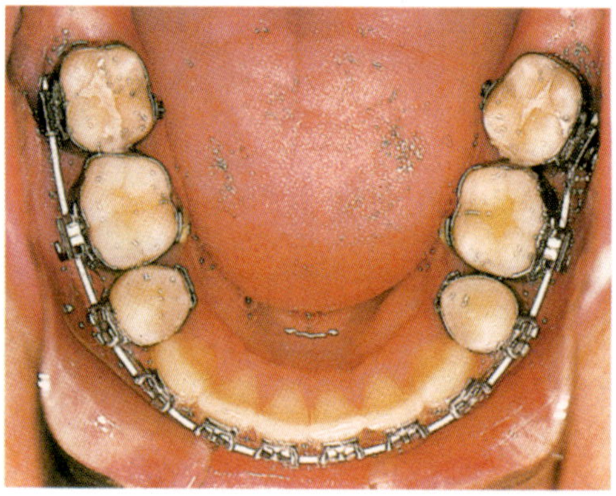

图 5.101

患者治疗16个月后。上下牙弓常规使用不锈钢方丝，上颌切牙转矩得到改善。上颌前牙用0.010英寸结扎丝结扎，使托槽系统能够完全表达（第20页）。

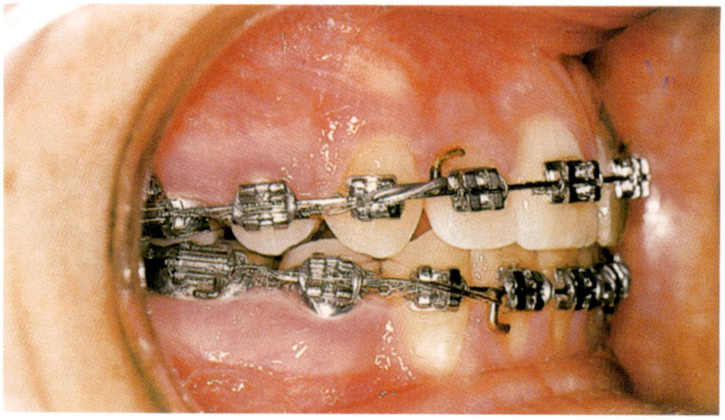

图 5.104

治疗19个月后，开始尖窝关系定位，上下牙弓均使用0.014英寸圆丝，同时使用上下弹力牵引。每2周检查一次，大约持续6周。

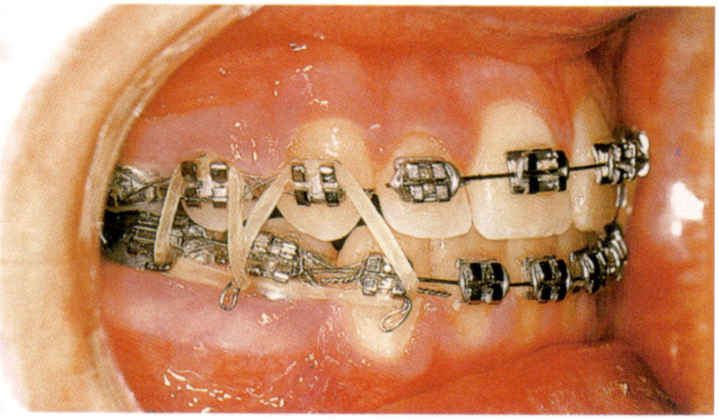

图 5.107

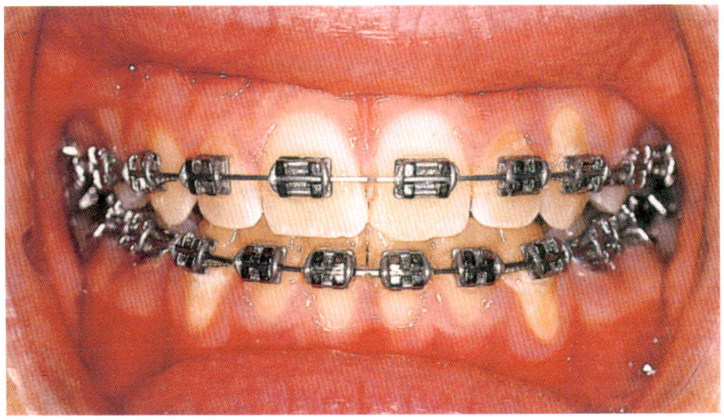
图 5.99

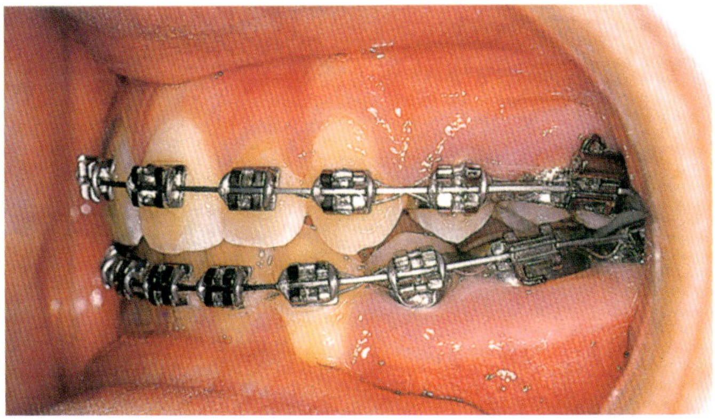
图 5.100

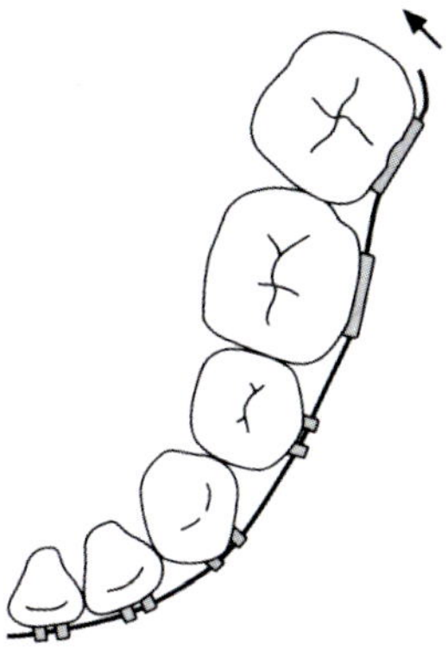
图 5.102

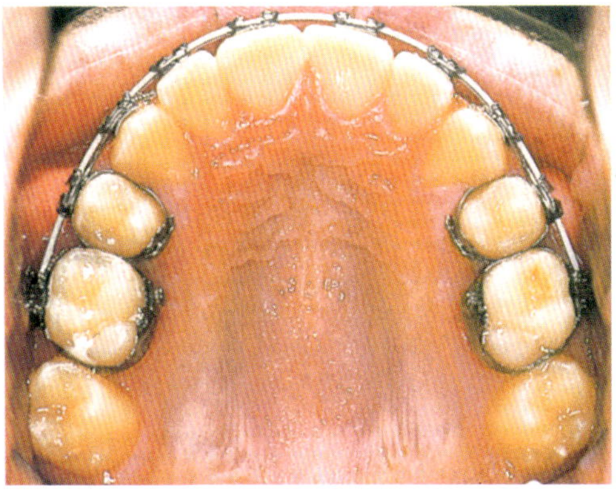
图 5.103

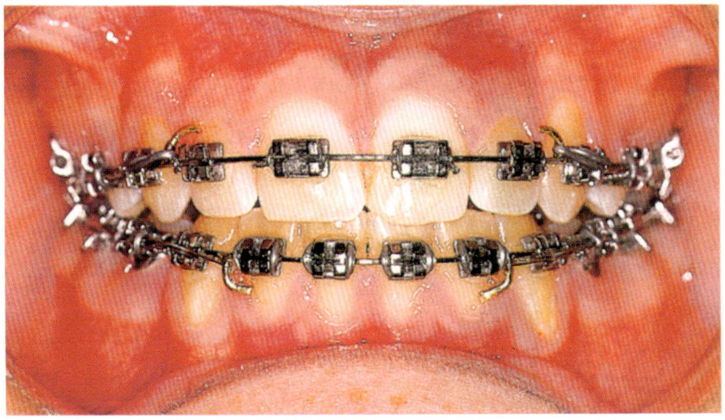
图 5.105

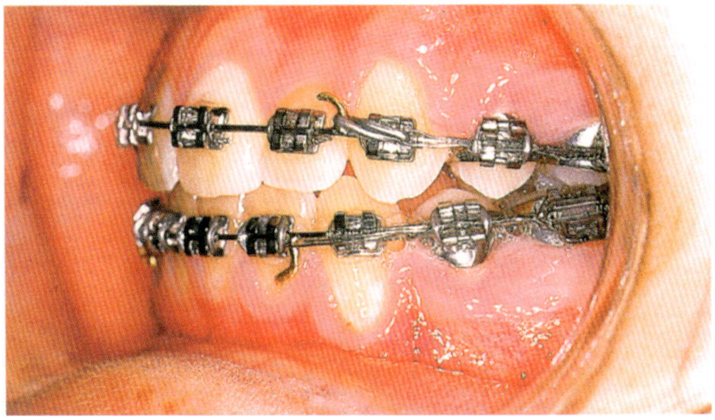
图 5.106

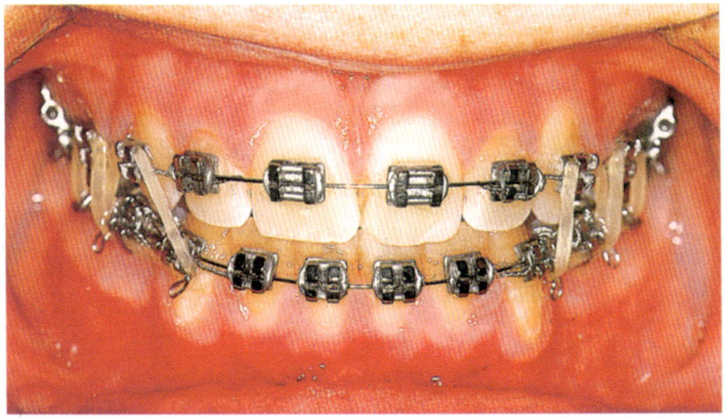
图 5.108

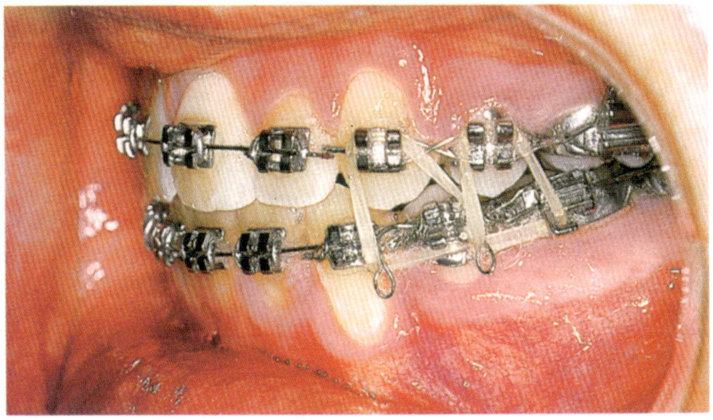
图 5.109

患者去除矫治器后。主动治疗时间22个月。使用传统保持器，下颌固定保持器延伸到第二前磨牙，以防止下颌拔牙间隙重新出现。

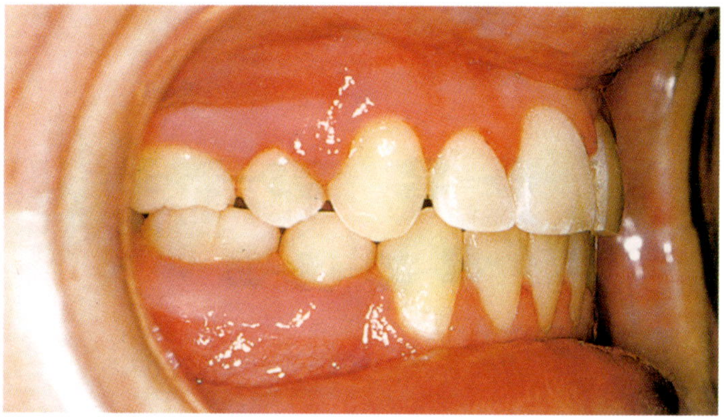
图 5.110

曲面断层片证实有足够的间隙供第三磨牙发育，由于尖牙托槽8° 的轴倾角，上颌尖牙牙根相对于第二前磨牙位置良好。

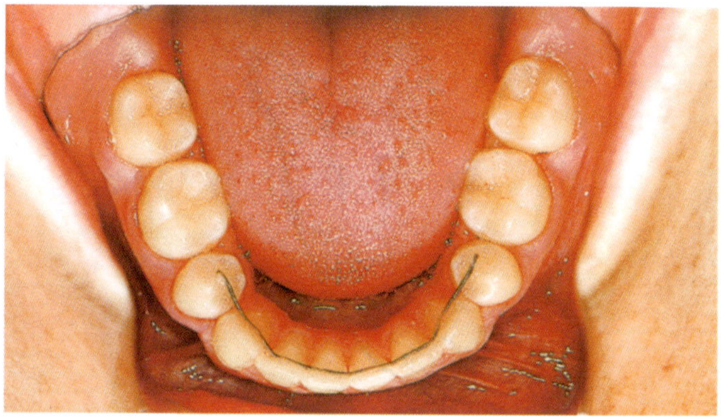
图 5.113

治疗期间，患者有明显的 Ⅲ 类生长，治疗后ANB角为 1°。侧貌平衡而协调。

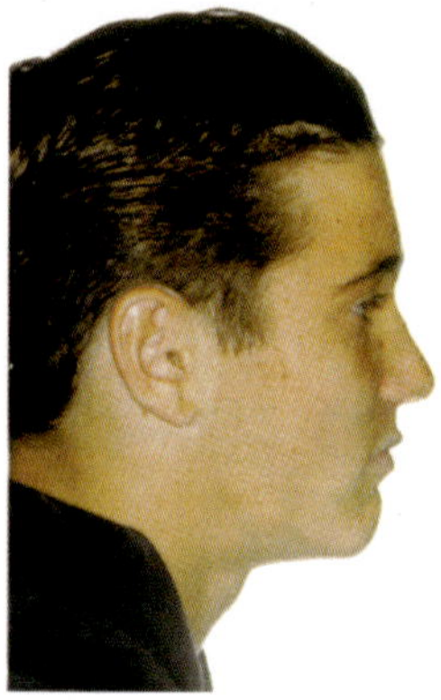
图 5.116

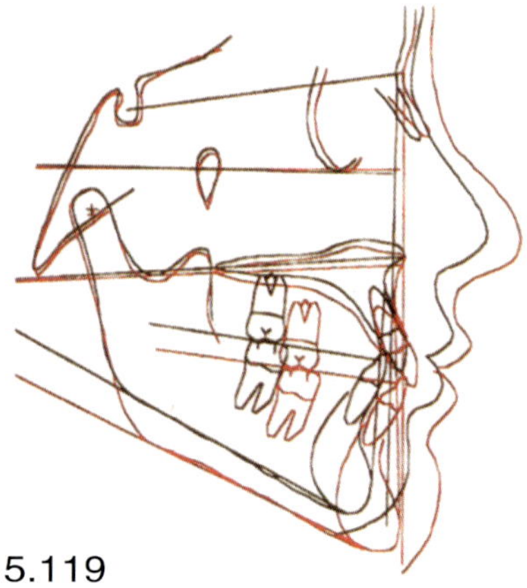

图 5.119

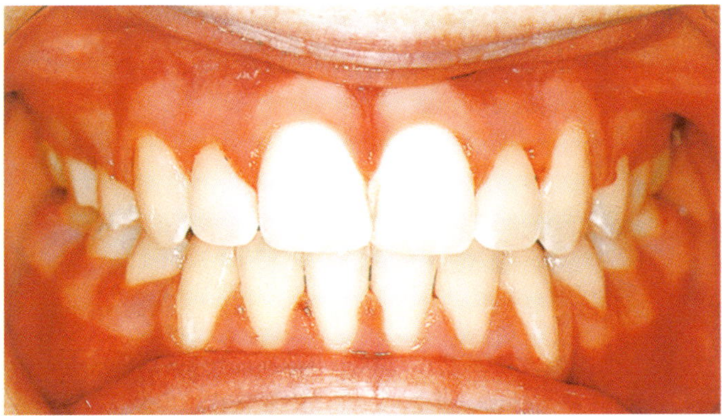

图 5.111

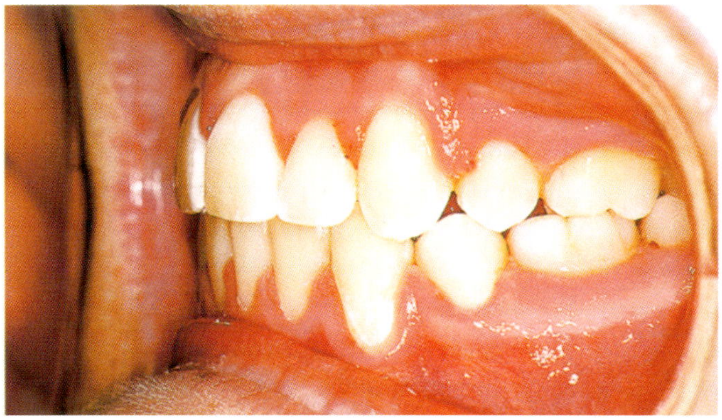

图 5.112

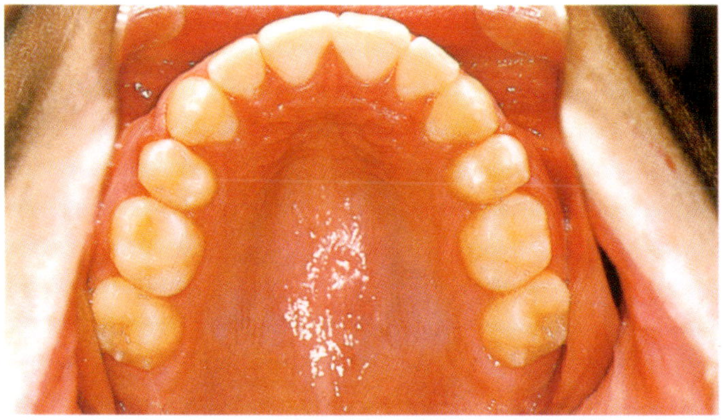

图 5.114

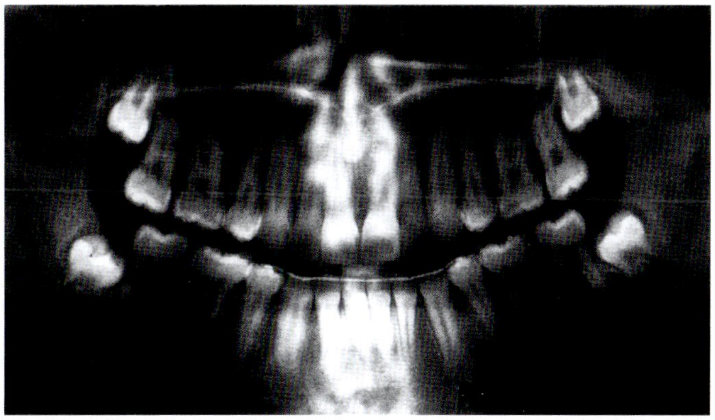

图 5.115

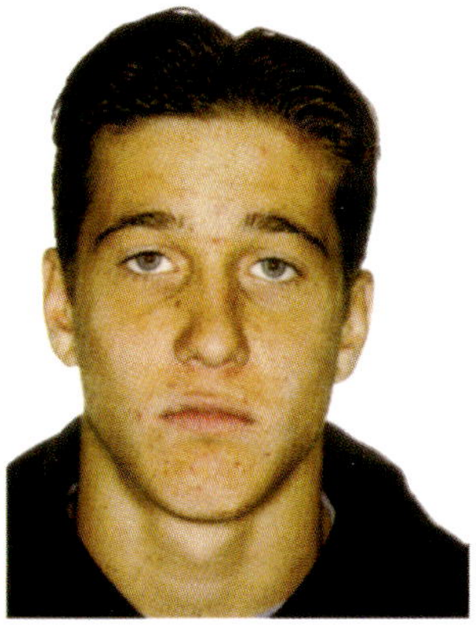

图 5.117

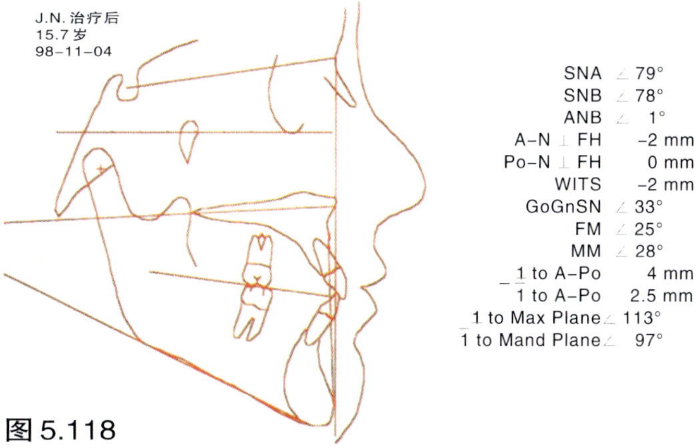

图 5.118

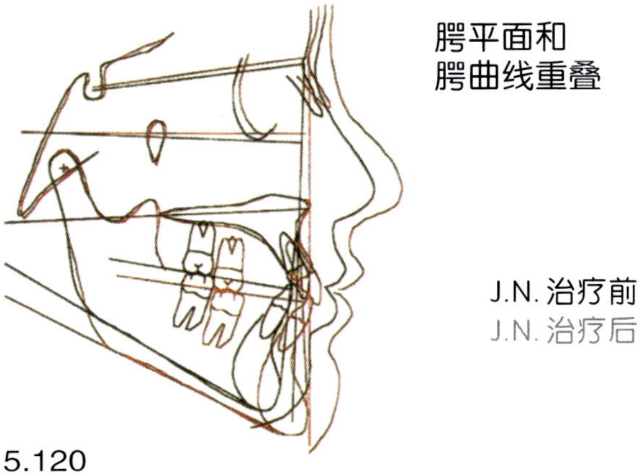

图 5.120

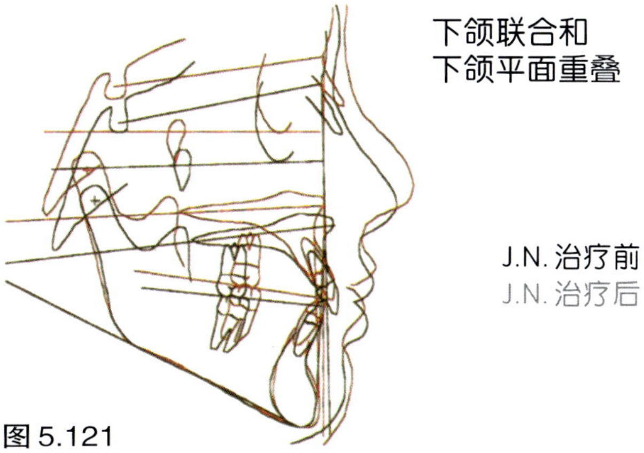

图 5.121

第6章

牙弓整平和覆殆控制

概述

在作者以前的专著中，覆殆的控制在牙齿排齐整平章节之后的独立章节讨论。然而随着热激活镍钛弓丝的使用，覆殆控制与牙弓整平关系更为密切，通常在个别牙齿排齐和整平之后产生。例如，在治疗早期，一些病例牙齿排列整齐，但有明显深覆殆，牙弓未完全整平。本章将讨论拔牙与非拔牙病例中深覆殆问题及前牙开殆处理的基本原则。

深覆殆的发生

前牙继续萌出直到与其对殆前牙（图6.1）、软腭（图6.2）相接触，或者直至舌阻止其萌出（图6.3）。随后，下颌第二磨牙的萌出也由于没有对殆的限制而形成安氏Ⅱ类病例中后部的Spee氏曲线（图6.4）。

如果前牙萌出且覆盖正常为3～4mm，则覆殆应为3～4mm，这是十分理想的情况。然而对于安氏Ⅱ类和安氏Ⅲ类错殆前牙深覆盖较大或反覆盖，前牙就有可能过度萌出，这种变化一般发生在尖牙和第一前磨牙之间，磨牙和前磨牙由于与对殆牙接触，阻碍了其过度萌出。

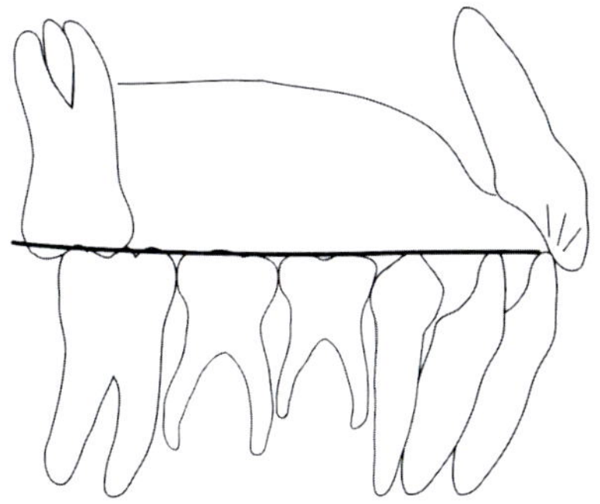

图6.1 下前牙正常萌出直到与上前牙接触。

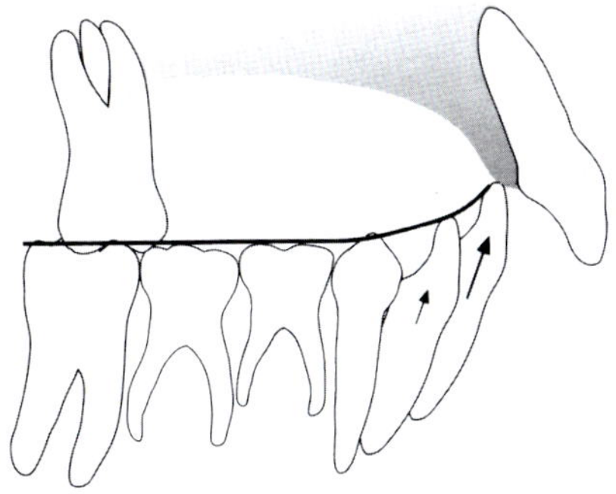

图6.2 如果磨牙为ClassⅡ关系，下切牙萌出直到与腭部接触，形成陡的前部Spee氏曲线。

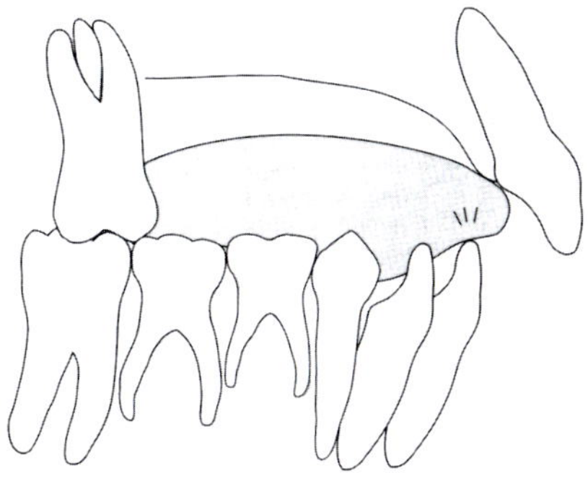

图6.3 一些安氏Ⅱ类病例中舌可阻碍下切牙过度萌出。

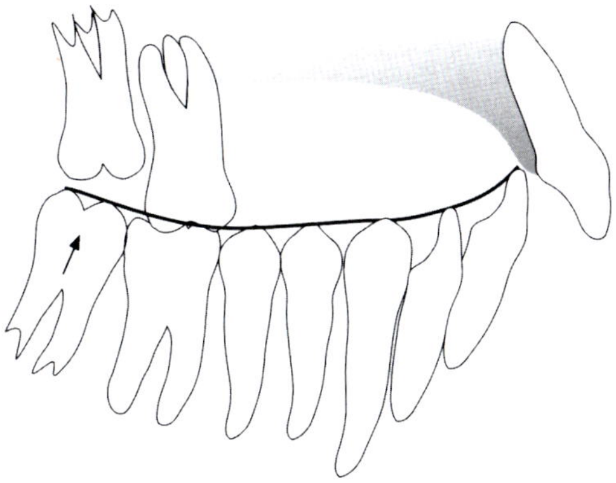

图6.4 安氏Ⅱ类病例中，下颌第二磨牙无限制地萌出，形成后部的Spee氏曲线。

打开咬合过程中牙齿的移动

深覆殆的矫治即是与其发生相反的过程，可通过下述几种牙齿移动获得：

- 后牙萌出 / 伸长（图 6.5）
- 后牙远中倾斜（图 6.6）
- 切牙唇倾（图 6.7）
- 切牙压低（图 6.8）
- 上述两种或两种以上牙齿移动

后牙萌出 / 伸长

对于生长发育中的个体，后牙萌出是正常的磨牙垂直向的变化，是与面部垂直向生长同时存在的稳定过程。

对于深覆殆病例，后牙正常萌出是使咬合打开的因素之一（图 6.5）。在正畸治疗过程中，当整平 Spee 氏曲线及使用颌间牵引时（Ⅱ类 / Ⅲ类及垂直向），生长发育期患者面部垂直高度随着后牙的伸长也在增加。

但是对于成人均角或低下颌平面角病例，伸长后牙是一个不稳定的过程。肌肉通常阻碍这种伸长运动，在治疗结束或结束后不久，磨牙恢复到其初始位置，下颌平面也恢复初始位置。这是正畸治疗后深覆殆复发的原因。对于肌力弱的成人高角病例，治疗结束时，伸长的后牙可保持稳定，下颌平面角打开且效果稳定，但这在大多数高角病例是不利的。

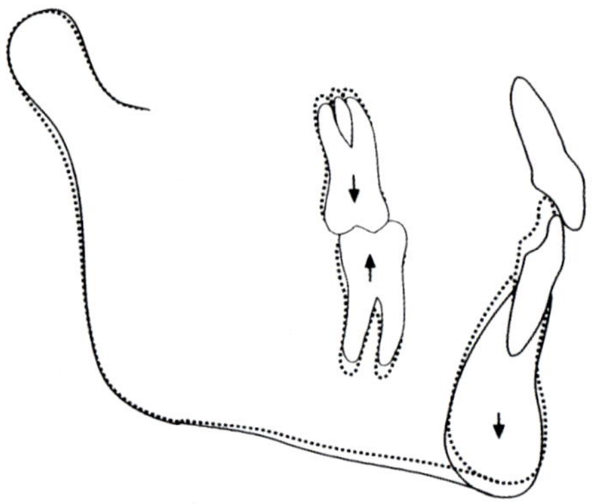

图 6.5 后牙萌出 / 伸长。

后牙远中倾斜

由于后牙远中倾斜且伴有面部垂直高度增加，这对于生长发育期儿童是一个稳定过程。然而对于多数均角或低角成人病例，由于远中倾斜后牙后，后牙会压低至初始的垂直位置，因此在这些病例中是不稳定的。这种效应在正畸治疗中可能不会发生，但在治疗结束后不久即出现并成为深覆殆复发的原因。对于成人高角病例，远中倾斜后牙可导致下颌平面角持久开张，应该避免。高角病例远中倾斜后牙后，进行后牙调殆（图6.6）。

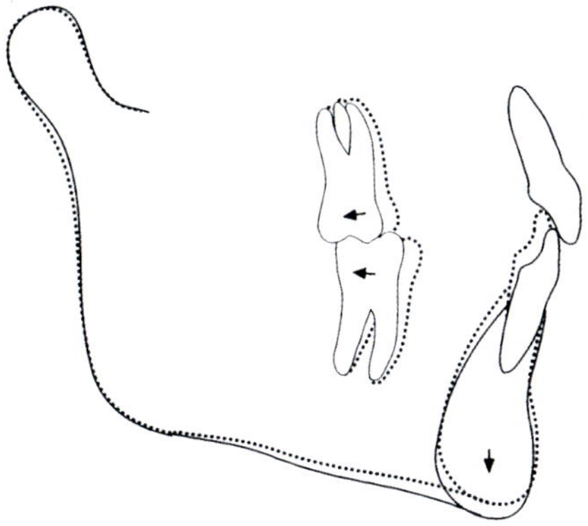

图6.6 后牙远中倾斜。

切牙唇倾

很多深覆殆病例切牙舌倾，而唇倾切牙有助于前牙区咬合打开。下牙弓通常是下切牙牙冠唇倾。上牙弓常常为上切牙牙冠唇倾及根转矩控制，使牙根在牙槽骨中舌向移动（图6.7）。

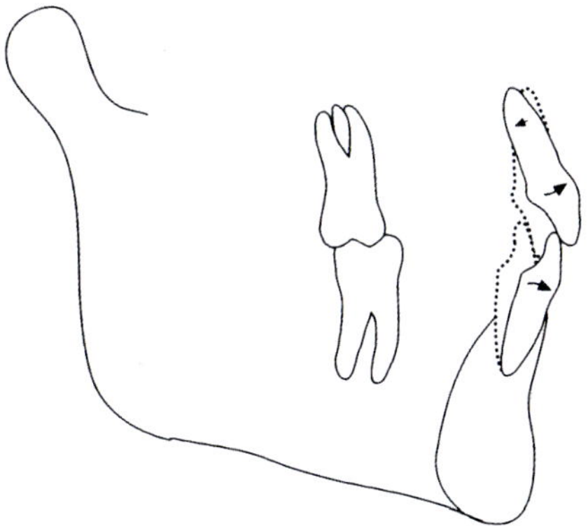

图6.7 切牙唇倾。

前牙压低

大多数生长发育期患者的治疗中，一般不压低前牙。随着面部垂直向生长，随着后牙萌出、伸长或远中倾斜，阻止或限制前牙的正常萌出将会促使咬合持续打开。

对于成人病例并非如此，这是由于肌力阻止后牙的变化。因此，成人病例打开咬合可通过唇倾切牙和/或压低切牙实现。成人病例中正畸综合治疗可压低前牙，但是这一过程十分缓慢。因此，正如Ricketts或Burstone倡导那样，使用压低辅弓有助成人病例中切牙压低（图6.8）。

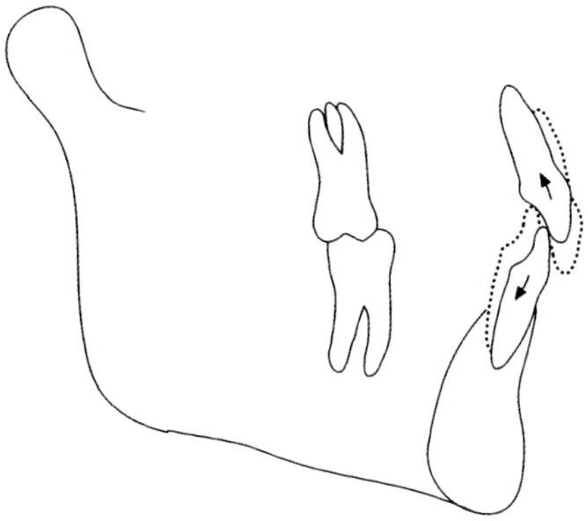

图6.8 前牙压低。

非拔牙治疗

非拔牙治疗通常有利于咬合打开，这是由于这些病例中一般需要远中倾斜后牙和唇倾切牙。以下为整平牙弓和控制深覆𬌗的几种方法。

初始弓丝的放置

当平直弓丝纳入有Spee氏曲线的牙弓托槽后，弓丝试图恢复其原有形状，这即是打开咬合过程的开始。同样，托槽轴倾度的表达也有助于打开咬合。

平面导板作用

平面导板（图6.9）有助于深覆𬌗病例打开咬合，平面导板的作用如下：

1. 可使下切牙粘结托槽，从而下切牙开始移动。
2. 平面导板可对下切牙产生压低力，限制切牙进一步伸长。
3. 平面导板可促使后牙萌出、伸长和/或直立。

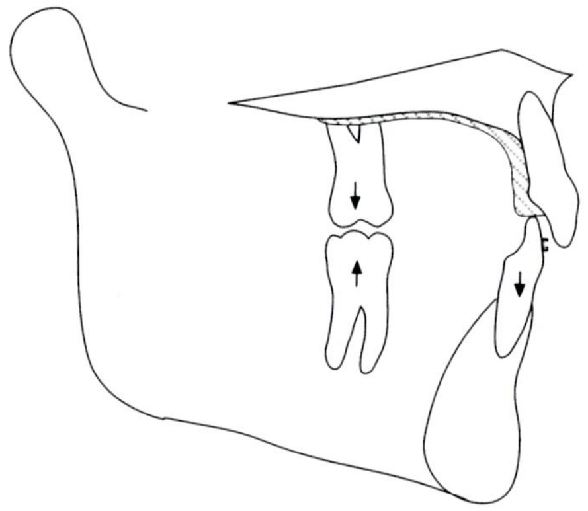

图6.9　平导的作用在咬合打开过程中是有帮助的。

产生平面导板作用的方法

有 4 种方法可产生平面导板效应：

1. 只在上颌牙弓安放矫治器，允许上切牙唇倾(图6.10A)而为切牙粘托槽提供空间。这对高角病例有利，因为可最大限度减少后牙伸长。

2. 戴用前牙平面导板（图6.10B），由于它促使磨牙远中倾斜、萌出和伸长，这对低角深覆𬌗病例特别有帮助。不利之处在于患者不能经常戴用，此外戴用一段时间后由于牙齿的移动，使平面导板不合适。

3. 在低角深覆𬌗病例中可在上切牙舌侧放置粘接剂（图6.11）取代平面导板。可使用诸如Reliance公司或 3 M 公司生产的一些彩色粘着材料Bandlock™、Transbond™，在咬合打开后这些粘着材料很易从牙面上去除。

4. 对于均角或高角病例，在第一磨牙𬌗面放置同样的彩色粘着物亦有利于咬合打开（图6.12）。这些粘着物随着咬合打开要逐步去除。当第一磨牙有修复体时，很难在这些牙𬌗面粘着，此时可在第二前磨牙或第二磨牙上粘着。

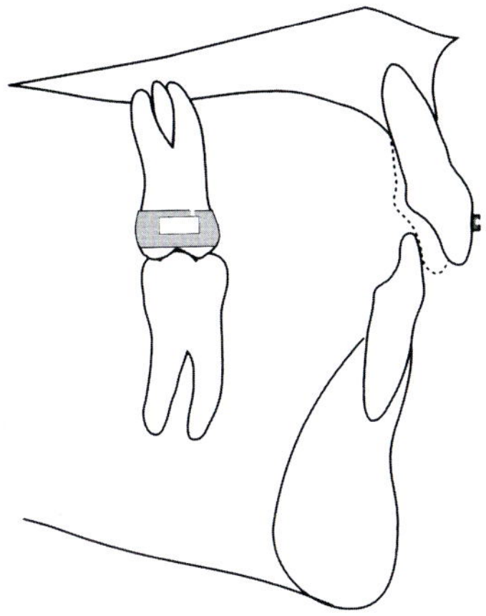

图6.10A 仅在上颌安放矫治器。

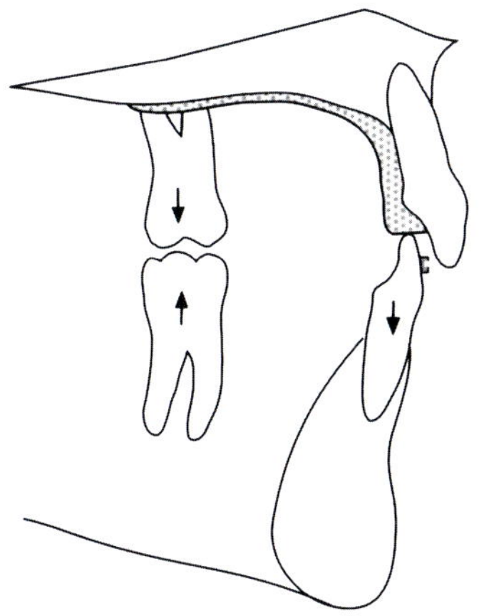

图6.10B 可摘平面导板。

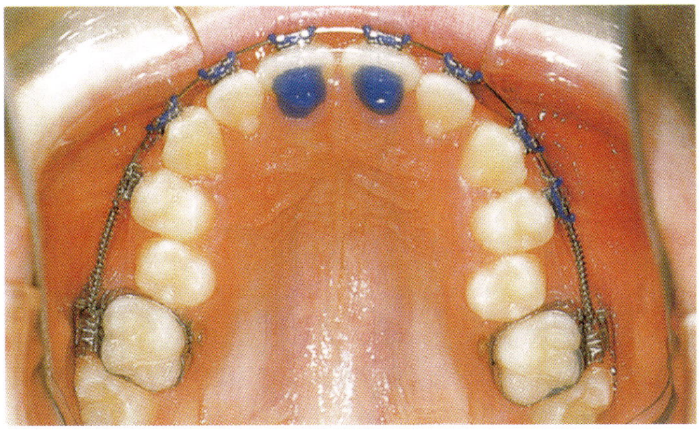

图 6.11 上切牙舌侧的直接粘着材料。

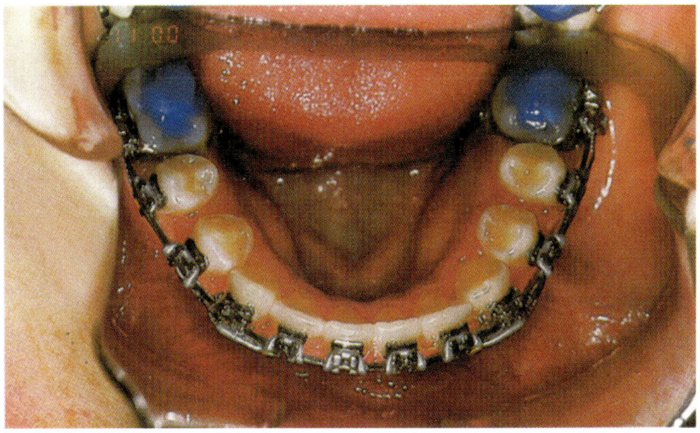

图 6.12 下颌第一磨牙𬌗面的蓝色直接粘着材料。

第二磨牙的重要性

均角或低角深覆𬌗病例，尽早在第二磨牙粘带环，特别是下颌第二磨牙，非常有利于咬合打开。第二磨牙进入矫治系统为前磨牙及第一磨牙的萌出或伸长提供很好的整平力臂（图6.13），同样也有助于切牙压低。作者发现许多病例如果下颌第二磨牙不进入矫治系统，下颌牙弓很难完全打开咬合和整平Spee氏曲线（图6.14）。

转矩问题

有人认为只有方丝才能产生转矩，但是并非如此。

早期使用圆丝的整平阶段可发生转矩变化，特别是在前牙区。事实上，在使用方丝之前已经产生了有利的转矩变化。热激活镍钛丝的柔软性使其适用于治疗早期，从而进行早期的转矩控制。镍钛丝问世之前，只能在治疗后期使用不锈钢方丝进行转矩控制。

热激活镍钛方丝后，使用0.019英寸×0.025英寸不锈钢方丝（第111页）。这些不锈钢方丝常为平直且没有任何转矩弯曲或牙弓Spee氏曲度。s这些弓丝入槽后6周，可根据需要在不锈钢方丝上加转矩弯曲或牙弓Spee氏曲线。上颌弓丝切牙区最多可加20° 根舌向转矩，下颌弓丝切牙区可加入10°～15°根唇向转矩（图6.15）。这些转矩变化促进咬合打开。

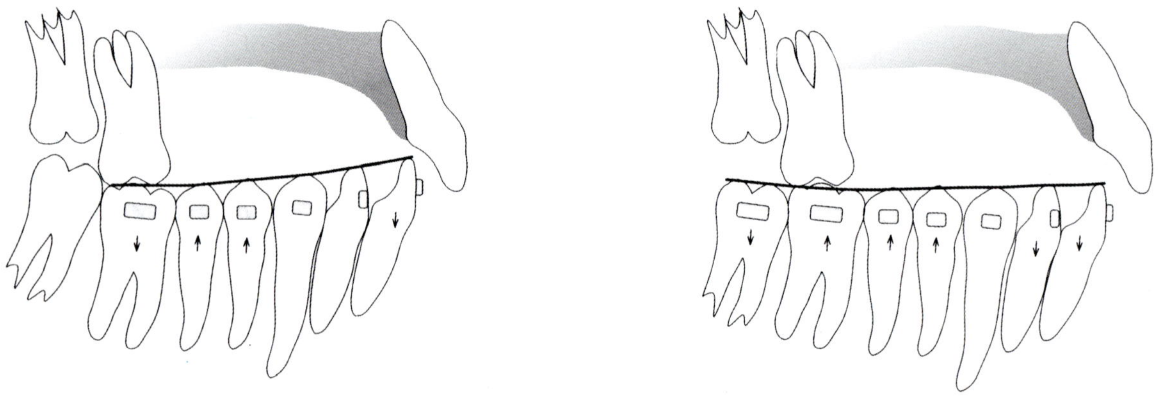

图6.13 如果下颌第二磨牙未进入矫治器系统，整平下颌Spee氏曲线是很困难的。第二磨牙的进入有助于切牙压低和覆𬌗矫正，从而完全整平Spee氏曲线。

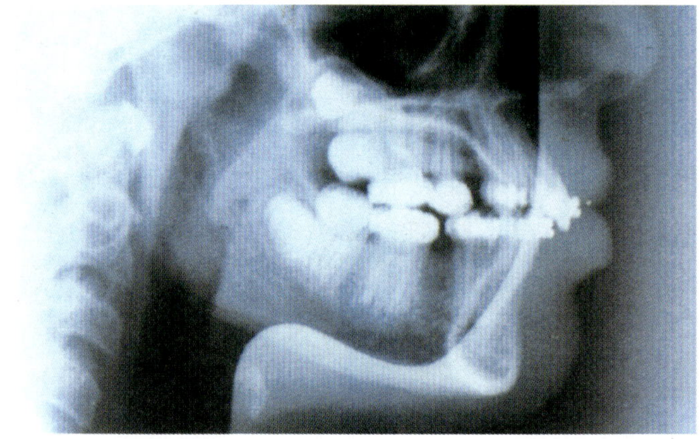

图6.14 此病例中下颌第二磨牙未进入矫治器系统，咬合未完全打开，Spee氏曲线未完全整平。

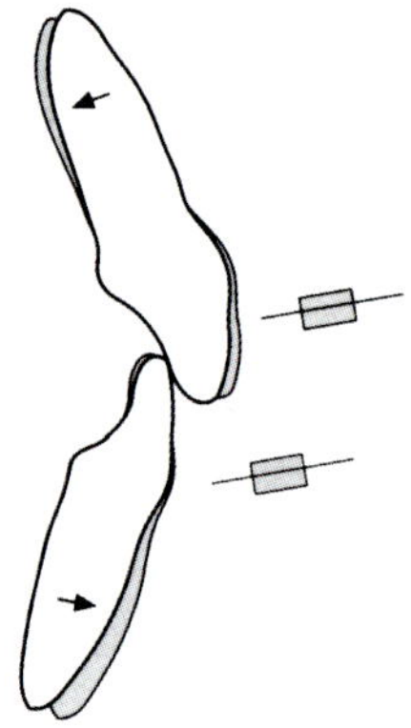

图6.15 不锈钢方丝初放时为平直。放置至少6周后，弓丝内加入上切牙根舌向转矩和下切牙根唇向转矩，如图所示。

打开咬合曲线

作者不喜欢在圆丝上或在热激活镍钛方丝上加打开咬合曲线，因为这些弓丝不能完全整平牙弓并打开咬合。大多数病例在不锈钢方丝使用6周后，牙弓可以完全整平，咬合也充分打开。否则，可在不锈钢方丝上加入打开咬合曲线。

上颌弓丝中加入打开咬合曲线增加了上切牙根舌向转矩，这对大多数病例是有利的，不需要在上颌弓丝上再加转矩，但有时仍需要再加大转矩（第210页，图7.185）。

下颌不锈钢方丝上加打开咬合曲线或反Spee氏曲线时，其结果使下切牙唇倾，一般对治疗不利。因此，在下颌弓丝加入打开咬合曲线之前需附加约10°～15°根唇向转矩。随后加入打开咬合曲线，最终结果是下切牙受到舌向移动并压低的力(图6.16)。

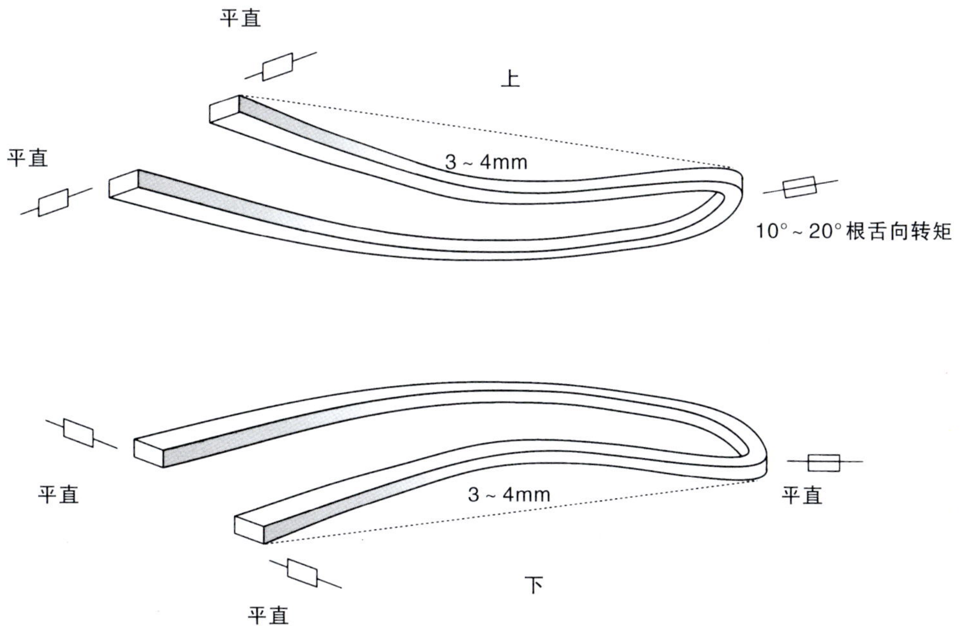

图6.16 如果需要，在上下颌不锈钢方丝使用1～2个月后，加入打开咬合曲线。下颌弓丝在切牙区应为平直（无转矩），以防止下切牙唇倾。上下弓丝在磨牙区均为平直（无转矩），除非磨牙区需要转矩变化。如果第二磨牙已加入矫治器系统，弓丝上加入约3～4mm反Spee氏曲线曲度。如果第二磨牙未加入矫治器系统，略小的曲度较为合适。

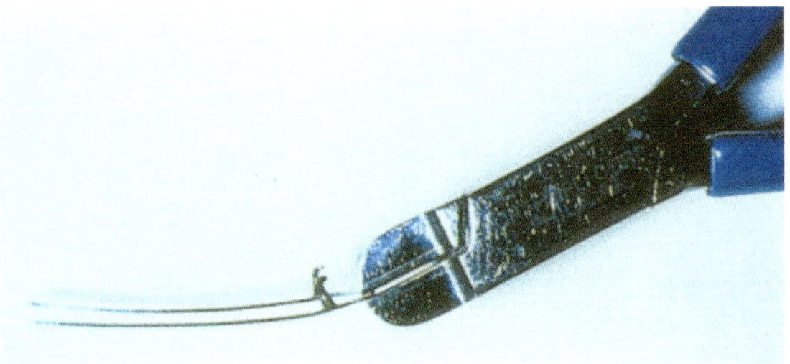

图6.17

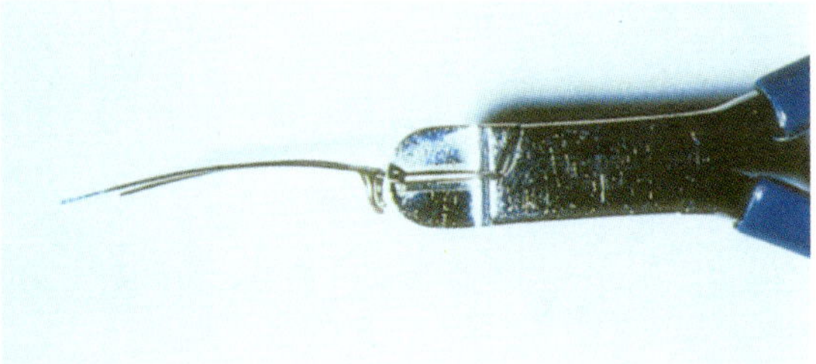

图6.18

近远中向问题和弹力牵引

颌间Ⅱ类及Ⅲ类牵引有助于矫正近远中方向问题。使用颌间牵引时最好使用不锈钢方丝。随着近远中向问题得到矫正，磨牙伸长，因而颌间牵引有助于打开咬合(图6.19)。这对大多数生长发育期患者的治疗中尤为有益。如果可能，大多数成人高角病例中应避免使用颌间牵引。

非拔牙病例的间隙问题

非拔牙病例一般没有显著间隙。当出现间隙时，采用向后结扎很容易将间隙关闭，如在关闭间隙一章所述(第254页)。这可在牙弓整平和咬合打开后进行。

关闭间隙要在咬合完全打开和牙弓完全整平后。

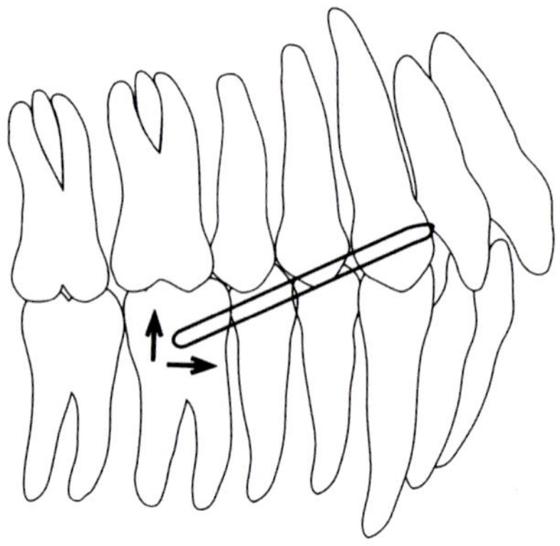

图 6.19 Ⅱ类颌间牵引有打开咬合的作用。

拔牙治疗

大多数非拔牙深覆𬌗病例打开咬合的治疗方法也适用拔牙病例深覆𬌗的矫治。包括弓丝的形变作用、托槽轴倾度、平导作用、第二磨牙带环、方丝转矩作用、方丝打开咬合曲线作用和颌间牵引作用。

然而在拔牙病例深覆𬌗矫治中，另有两个重要因素：

- 对于拔牙病例，下切牙通常维持其位置或更加舌倾，这使打开咬合较困难。
- 如果在牙弓未完全整平和咬合未完全打开前进入关闭间隙阶段，会使覆𬌗加深。

预调矫治器系统最大优势之一是使用滑动法。正是由于这个原因，目前大多数正畸医生使用滑动法而不使用关闭曲弓形。为了使方丝在槽沟中有效滑动，必须保证后牙段无摩擦。因此在关闭间隙前整平牙弓和控制覆𬌗是十分重要的，这最大限度地减小了摩擦。当牙弓未完全整平和咬合未完全打开而使弓丝处于形变状态时，由于摩擦力，弓丝不可能在关闭间隙过程中通过后牙托槽槽沟有效地滑动。

排齐和整平中的轻力

深覆殆病例拔除前磨牙，可减小前部突度或解除前牙拥挤或产生上述两种作用。如果没有拥挤只有前突，可以整体内收前牙段。或者先拉尖牙远中移动，随后内收切牙。如果采用后者，特别注意不要使尖牙远中倾斜，因为这可导致切牙伸长从而加深覆殆（图6.20）。由于这个原因，作者喜欢在牙弓整平和覆殆控制后采用不锈钢方丝整体内收前部6个牙齿。

对于前牙拥挤病例，必须先拉尖牙远中移动直至有足够间隙使切牙排齐。在下牙弓，作者喜欢采用这种方法：下切牙区切牙拥挤解除后，采用不锈钢方丝整平牙弓，随后开始整体内收前牙段。上牙弓拉尖牙远中移动不仅要使前牙拥挤解除，而且还应使尖牙建立Ⅰ类关系。因此在一些病例中，上尖牙可移动较大距离以保持Ⅰ类尖牙关系，这可能使尖牙近中产生间隙（第123页，病例JN）。在许多病例中，我们看到下尖牙与上尖牙接触有助于上尖牙远中移动。这种额外支抗有助于上颌前牙段整体内收。尖牙建立I类关系后，即可采用不锈钢方丝整体内收上前牙段。

由于预调矫治器系统中托槽的轴倾度，弓丝入槽后切牙和尖牙有近中移动趋势。应采用尖牙向后结扎，以抵抗尖牙近中倾斜，从而有效地内收这些牙齿，而不致远中倾斜。应避免使用弹力牵引，由于它可导致严重的尖牙远中倾斜，从而造成后牙开殆，这一效应被称做"过山车"效应(roller coaster)（图6.20），使整个治疗时间延长。

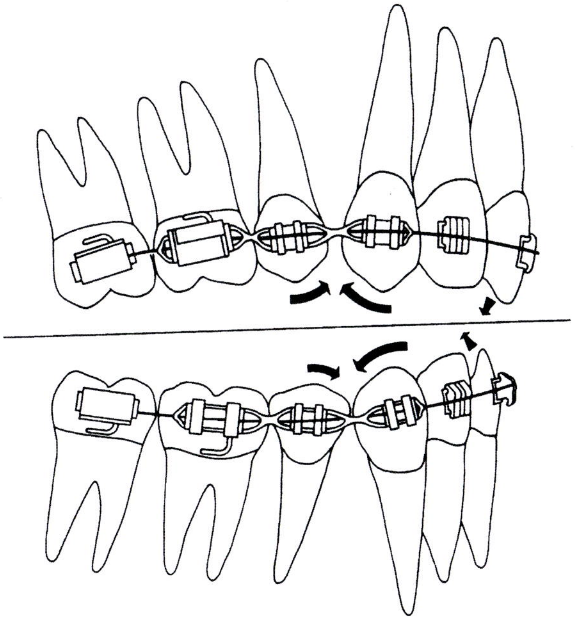

图6.20 避免使用尖牙的弹力牵引，因为它可导致尖牙远中倾斜，即"过山车"效应(roller coaster)。从而使整个治疗时间延长。

向后结扎最初使尖牙远中牙周韧带受压，从而尖牙轻度向远中倾斜。随着弓丝的整平效应，尖牙有充分时间直立。但是如果使用弹力链就不会出现这种直立效应，这是由于弹力链的持续作用力，没有回复直立的时间。

以上讨论的是当尖牙初始位置良好，即牙冠轻度或中度向前倾斜时的情况。然而如果在开始治疗时尖牙角度不正常（图6.21），应特别注意保证覆殆的良好控制。如图6.22示在角度不正常的尖牙上粘着预调矫治器托槽会导致初始弓丝入槽后不利的切牙伸长。一般情况下作者喜欢在排列整齐的切牙上粘着托槽，并使初始弓丝入槽。这使牙弓形态更稳定同时最大限度减少尖牙远中倾斜。然而当尖牙角度不理想时，最好在尖牙牙根位置正常从而尖牙托槽沟角度理想后再在切牙上粘托槽。这种方法最大限度减小了这类病例中不可避免的覆殆加深趋势。同样，可在尖牙近中弓丝上弯曲，在尖牙牙根远中移动过程中对切牙施加轻度压低力。

总之，整平阶段初期有许多因素可导致覆殆加深。有效地控制覆殆要求使用轻力，每次最小的加力并有充足回复时间。尖牙向后结扎已证明是控制尖牙位置、移动及覆殆的最有效方法。

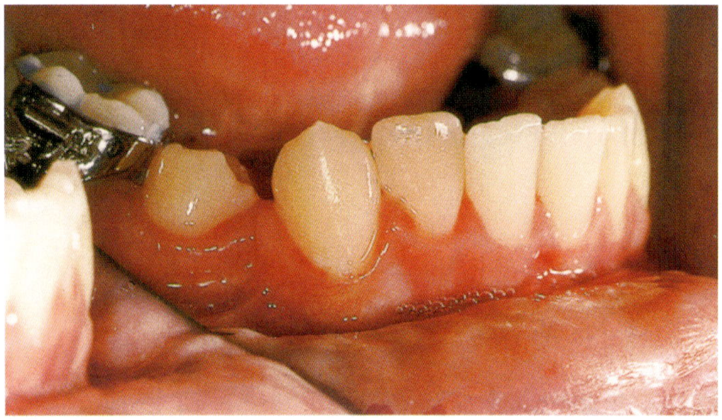

图6.21 治疗开始时下尖牙远中倾斜。应特别注意并花时间保证良好的覆殆控制。

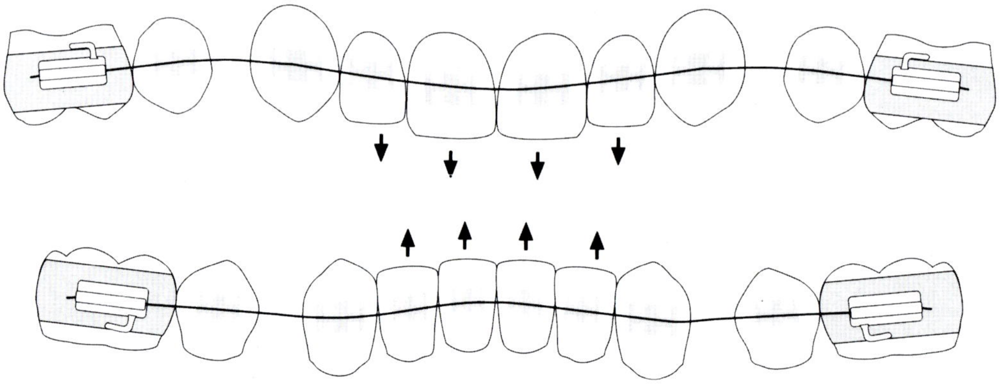

图6.22 尖牙角度不正常时，使用初始弓丝后将导致不利的切牙伸长。

关闭间隙中的轻力

在关闭间隙阶段，使用轻力十分重要，力过大可从两方面导致覆殆加深：

- 尖牙向拔牙隙倾斜使弓丝弯曲，滑动法无效，并且覆殆加深。
- 力过大使方丝对切牙转矩控制失效（图6.23），特别是在上牙弓，导致切牙远中倾斜覆殆加深。

在上颌弓丝切牙区稍加转矩，结合轻力，可有效地减少上述两种因素造成的覆殆加深。

作者在关闭间隙过程中尝试了不同的力水平，发现150～200g力值最有效，它最大限度地减少了导致覆殆加深的各种不利趋势，从而确保有效地滑动和间隙关闭。主动结扎可产生这样的力值。

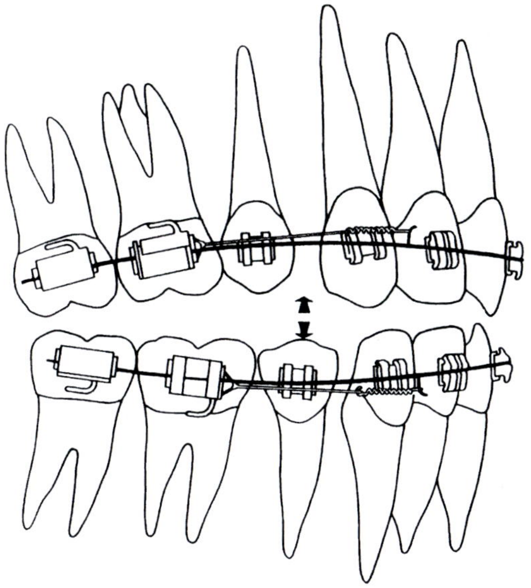

图6.23 关闭间隙过程中力过大可造成远中倾斜和覆殆加深。

前牙开殆的发生

前牙开殆的产生可由遗传和/或环境因素造成。环境因素包括吮指习惯（图6.24）、舌姿势位、吐舌习惯、与呼吸系统相关的过敏、扁桃体和腺样体问题及口呼吸。

遗传因素导致前牙开殆有以下方式，如果面前部垂直向生长比面后部垂直向生长过度，则倾向于前牙开殆。这些"高角病例"通常表现为下颌平面陡，面下高度大。这些病例称为骨性开殆，由于矫正需切牙萌出及转矩控制，所以正畸方法很难矫正。

另一方面，如果患者为均角或低下颌平面角（图6.25），虽然环境因素可导致开殆，但这种类型开殆很容易治疗。消除导致开殆的因素，开殆可很快得到矫正，并且不需要切牙显著萌出及转矩控制。这种开殆称为牙性开殆，去除环境因素后很容易矫正。

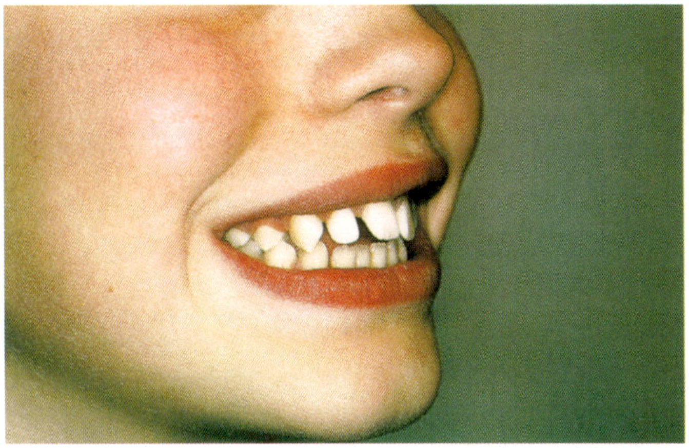

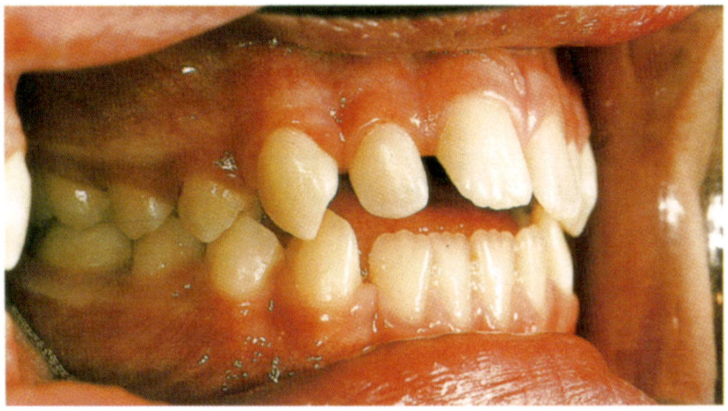

图6.24 患者为不对称性牙性开殆，其病因与吮右拇指习惯有关。此类前牙开殆在破除吮指习惯后，矫正并不困难。

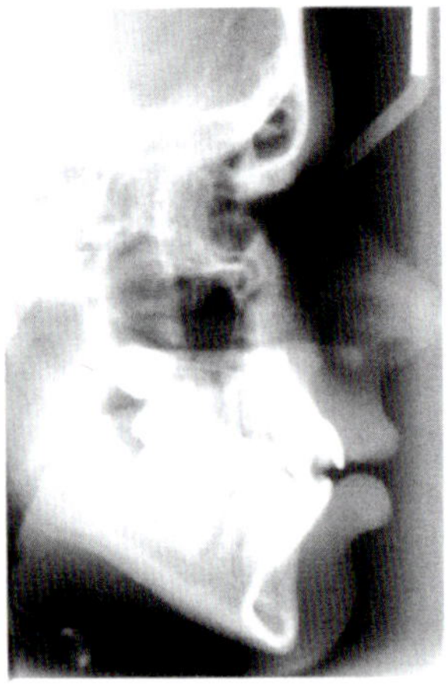

图6.25 此病例垂直骨型基本正常，牙性开殆与吮指习惯有关。在破除吮指习惯后，此类开殆一般可矫正。如果开殆是由舌位置造成，治疗后的远期效果不能确定。

开殆的早期处置

早期处置可使开殆的病人从中获益。早期处置的方法很多，下述几种方法按照实施的难易依次列出：

- 指习惯矫治器，作为一个障碍物，可用于矫正小问题。这种矫治器通常自上颌第一磨牙向前伸，但有时也同下颌第一磨牙相连。
- 对上颌狭窄病人可用腭中缝开展装置。这为切牙的萌出和舌向移动提供间隙，它有助于打开气道，促进鼻呼吸，并为舌提供空间。
- 磨牙上可放置腭杆和舌弓，这些装置可减小磨牙垂直向萌出。
- 上后牙或下后牙殆垫。由于殆垫对牙齿的压低力很小，若仅仅使下颌被动旋转导致下颌平面角打开，则矫治开殆的作用很小。
- 高位牵引面弓和垂直颏兜。如果认真地戴用，可限制上磨牙和下磨牙垂直向萌出，但是患者的合作影响矫治器作用的发挥。
- 对于严重拥挤和/或前突患者拔除乳尖牙，有时甚至拔除前磨牙，可促进切牙萌出和舌向移动。
- 对于严重病例可采用肌功能治疗。值得注意的是在正畸治疗中，随着气道增宽，许多开殆病例得到改善。因此只有很少患者需肌功能治疗。
- 如果扁桃体和腺样体是造成开殆的因素，摘除扁桃体和腺样体有助于矫治开殆。对于此类病人可转诊给耳鼻喉专科医生。

恒牙期正畸治疗中前牙开𬌗的处置

下面将就前牙开𬌗的恒牙期正畸治疗进行讨论。尽管正畸治疗中通常希望非拔牙矫治，但是拔牙矫治对于一些开𬌗病例是有利的，它有助于切牙的萌出和舌向移动。下列几种情形通常可考虑拔牙矫治：

- 如果上下牙弓有拥挤和/或前突，可考虑拔除上下前磨牙。
- 如果下牙弓不必拔牙使下切牙舌向移动，且磨牙Ⅱ类关系超过3～4mm，可考虑拔除上颌前磨牙（第184页，病例LJ），使上切牙内收和舌向移动。
- 如果下牙弓不必拔牙使下切牙舌向移动，且磨牙远中关系小于3mm，需慎重考虑拔除上颌前磨牙。因为很难使上磨牙前移4～7mm，而保持牙根直立。使磨牙建立完全远中关系。在这种情况下如果第三磨牙存在，可考虑拔除上颌第二磨牙，这样很容易使第一磨牙远中移动，同时不增大下颌平面角。
- 开𬌗病例在粘结托槽时，上下切牙托槽较正常位置向龈向0.5mm（第65页），这一简单步骤有利于正畸治疗中矫正开𬌗。
- 开𬌗病例早期和中期治疗阶段，不提倡第二磨牙粘带环，因为这可导致前磨牙和第一磨牙伸长，进一步使咬合打开。如果为了改善位置或在治疗后期控制转矩，需要有第二磨牙粘带环，下牙弓后部弓丝上要保留Spee氏曲线，上颌弓丝第二磨牙前要弯制台阶，这样可最大限度减小第一磨牙和前磨牙伸长。
- 如前所述，舌习惯矫正器、腭杆、舌弓、后牙合垫、高位头帽面弓及垂直向颏兜的使用对开𬌗病例是有利的。同样，也需检查扁桃体和腺样体并考虑肌功能治疗。
- 如果需要进行Ⅱ类（图6.26和6.27）或Ⅲ类牵引，牵引的后部应该挂在前磨牙而不是磨牙上。这种短的弹力牵引可最大限度减少牙弓后部的伸长效应。
- 可在上颌保持器切牙区去除塑料基托，并在前部置一小孔，作为提示使舌体保持正常位置。正位器有使咬合关闭作用，可在保持阶段使用（第311页）。

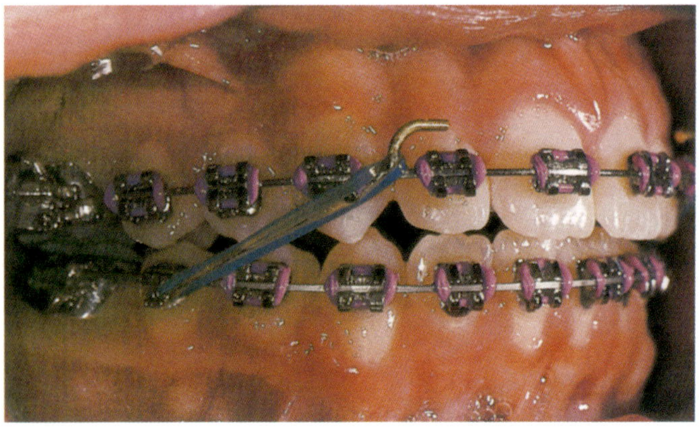

图6.26 在安氏Ⅱ类前牙开𬌗病例治疗中可用短Ⅱ类牵引，图中牵引挂在下颌第二前磨牙处的牵引钩上。

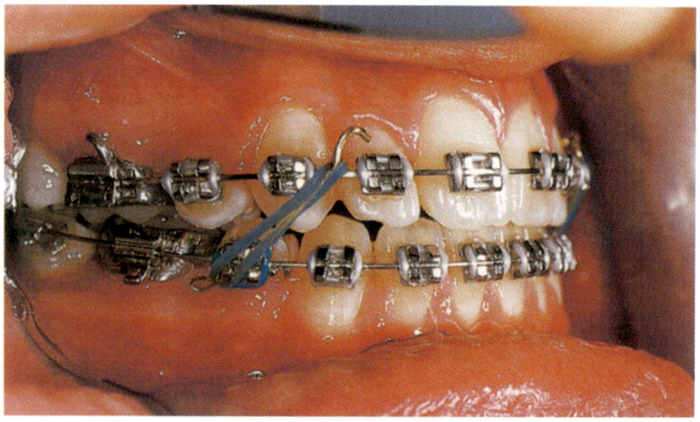

图6.27 此例安氏Ⅱ类前牙开𬌗病例，拔除第二前磨牙，短II类牵引挂在下颌第一前磨牙的Kobyashi结扎圈上。

（谷岩　译）

病例 MP

拔除4个第一前磨牙且强支抗深覆𬌗病例

男性患者，年龄12.7岁，Ⅱ类骨型(ANB角6°)双颌前突且前牙唇倾，上下颌平面角27°，为均角型。

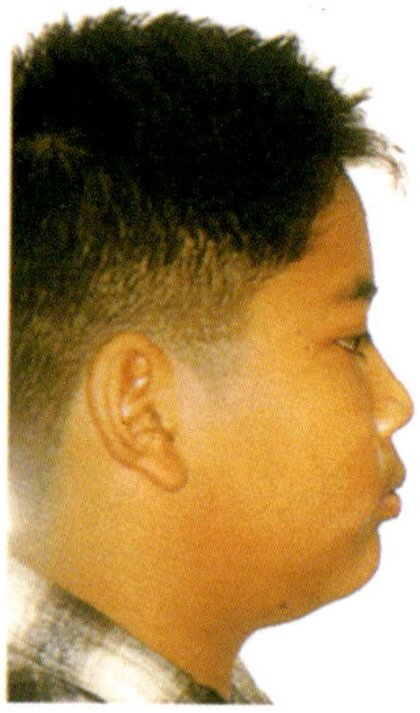

图 6.28

患者处于替牙列晚期，所有恒牙正在发育。下牙弓前部拥挤，上中线右偏2mm。可以采用非拔牙方案矫正牙齿问题。然而为了内收切牙并改善面型，决定拔除第一前磨牙，并以最大支抗矫治。治疗开始时使用上颌腭杆和下颌舌弓，夜间戴用头帽以达到治疗目标。

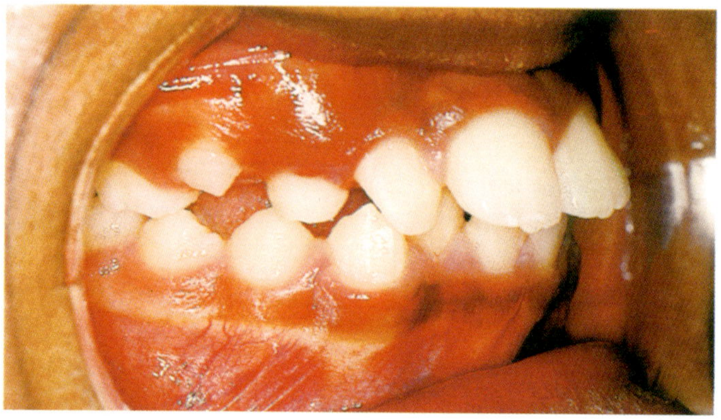

图 6.31

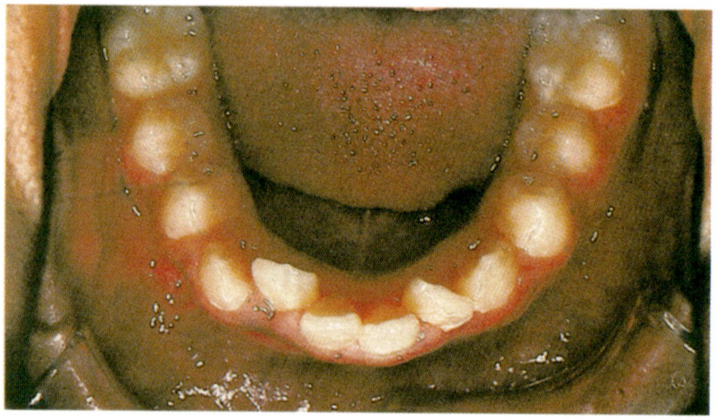

图 6.34

牙齿整平和排齐阶段用0.016英寸热激活镍钛丝，随后使用热激活方丝。图中可见在矫正覆𬌗和覆盖之前使用不锈钢方丝和被动结扎，随后进入关闭间隙阶段。

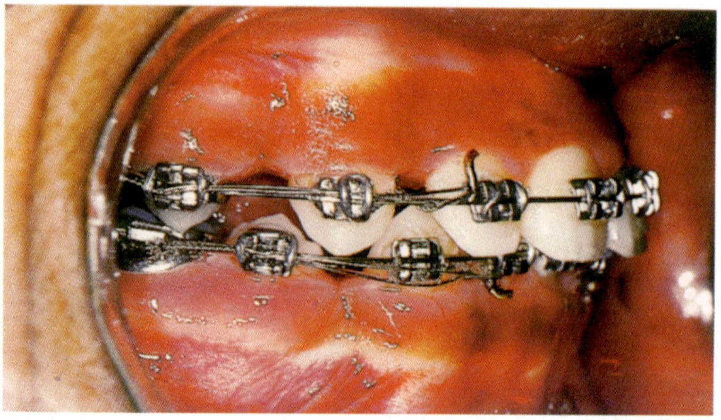

图 6.37

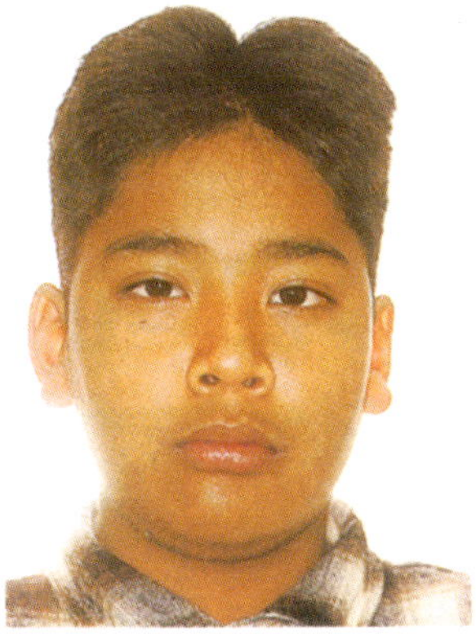

图 6.29

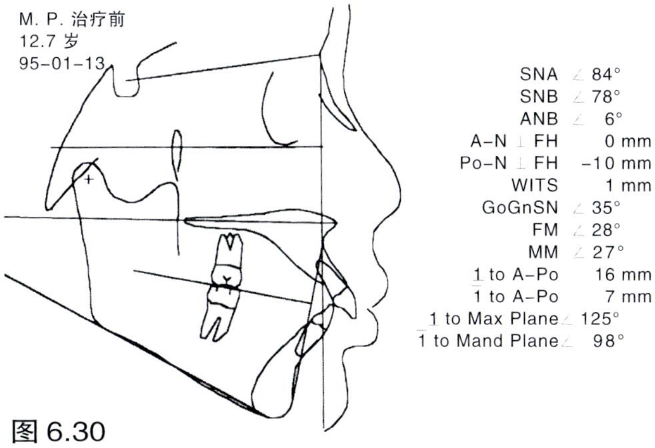

图 6.30

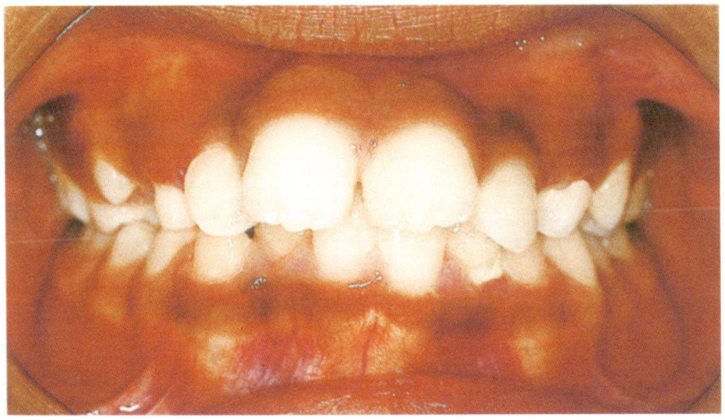

图 6.32

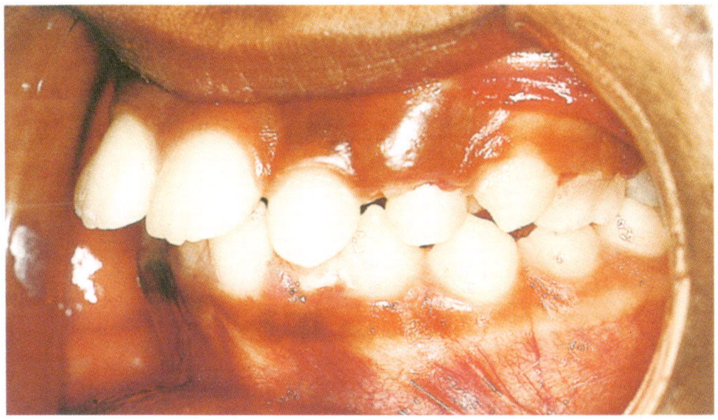

图 6.33

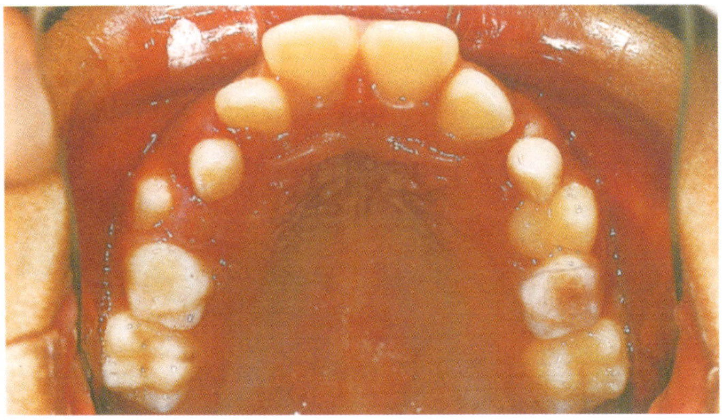

图 6.35

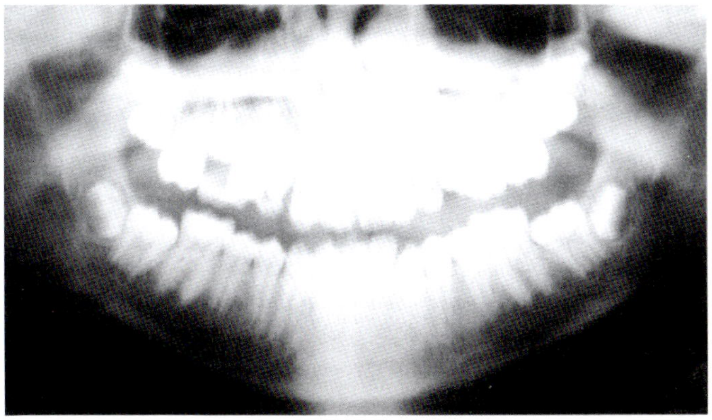

图 6.36

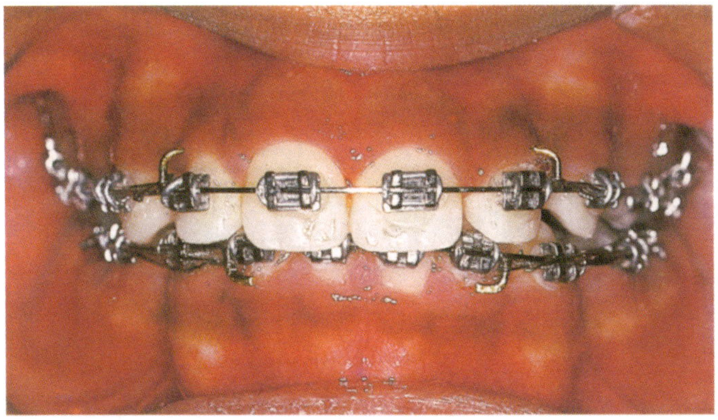

图 6.38

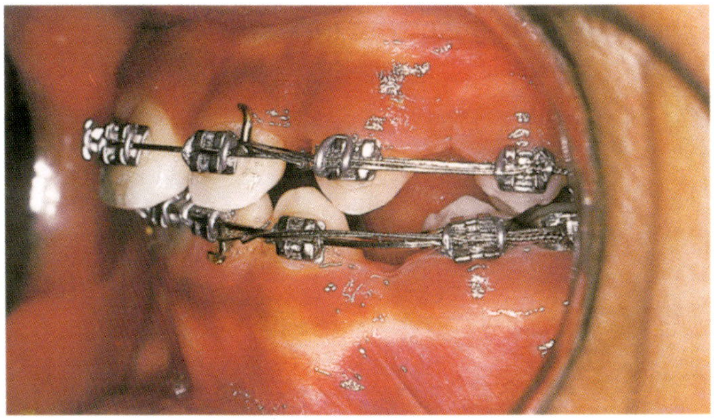

图 6.39

患者在晚间戴用J钩，同时使用Ⅱ类牵引。此病例使用J钩有助于上切牙内收和压低，从而获得良好的面部侧貌的改变。

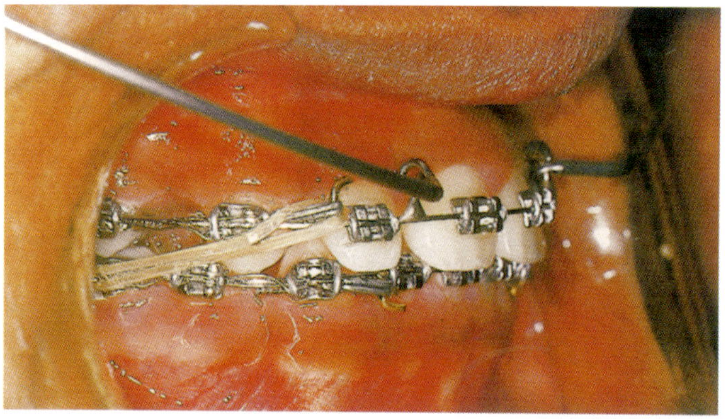

图 6.40

在关闭间隙阶段，拆除下舌弓，但保持上腭弓，以加强上颌支抗。

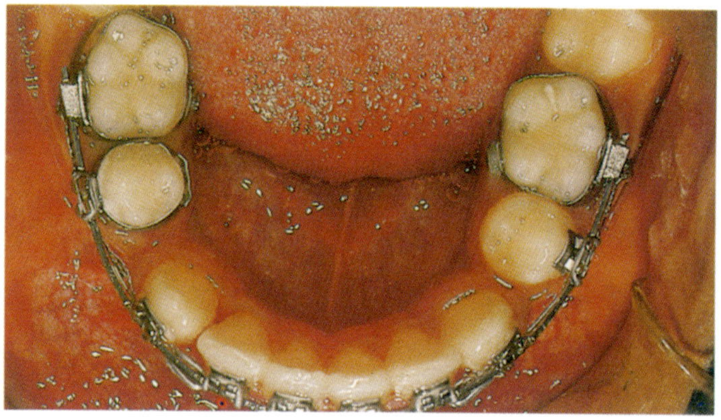

图 6.43

方丝放入2个月后，可加入打开咬合曲线（第137页）.

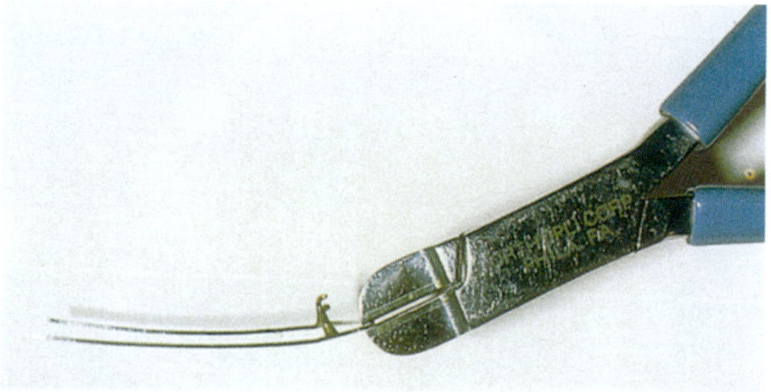

图 6.46

下颌第二磨牙粘结带环（第136页）帮助矫正下颌Spee氏曲线。图示治疗16个月后情况，下颌第一磨牙带环重新定位粘着。

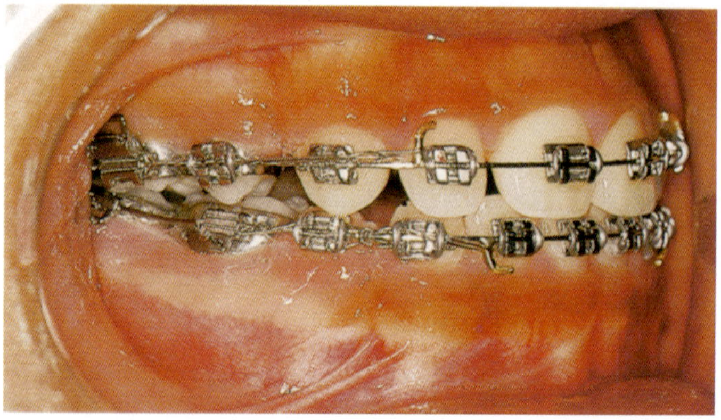

图 6.49

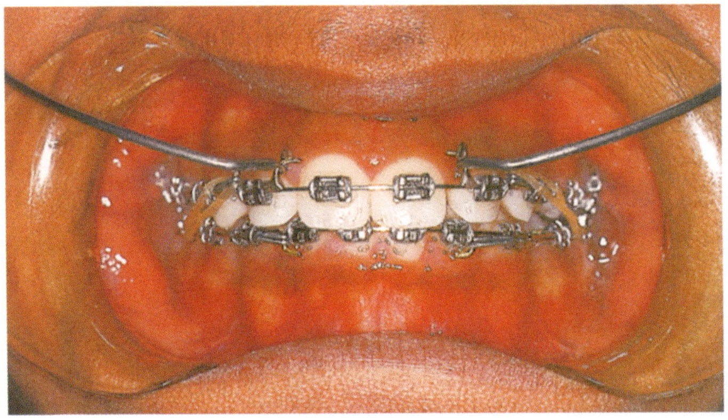

图 6.41

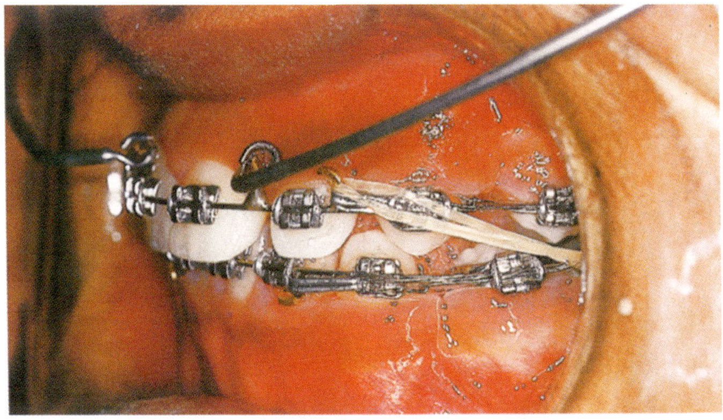

图 6.42

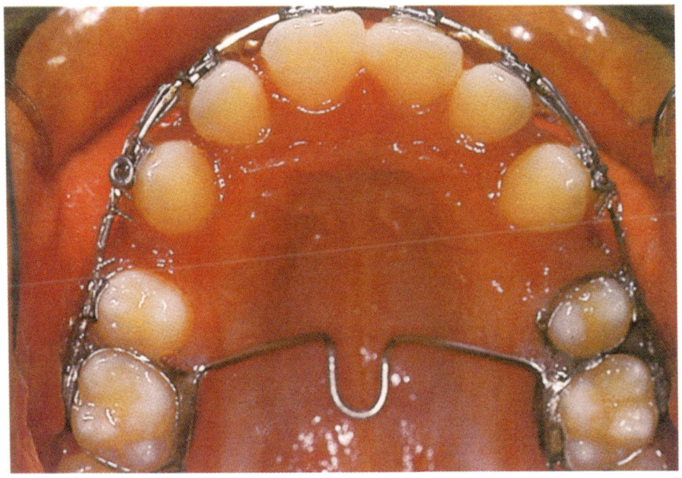

图 6.44

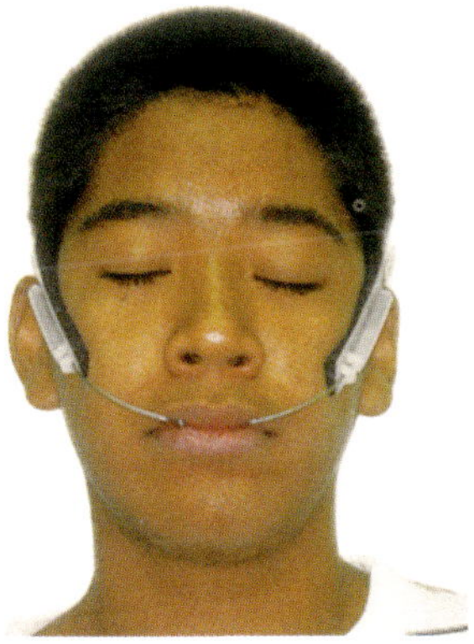

图 6.45

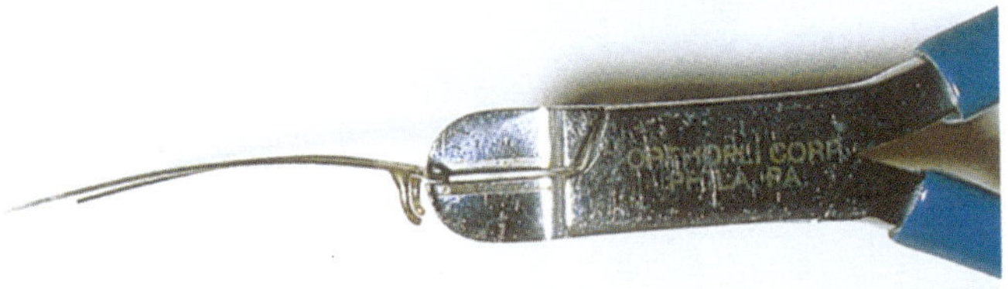

图 6.47

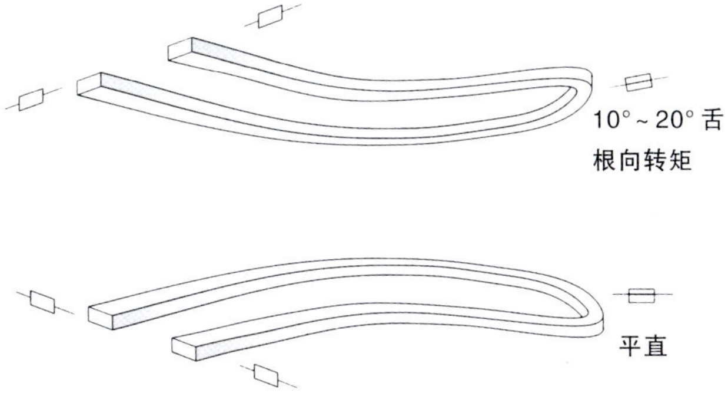

图 6.48

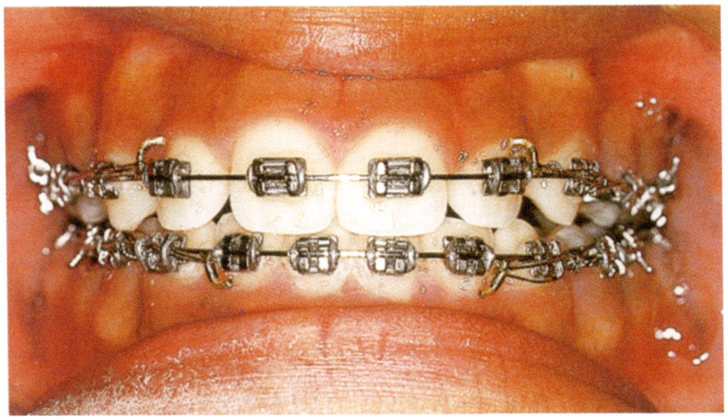

图 6.50

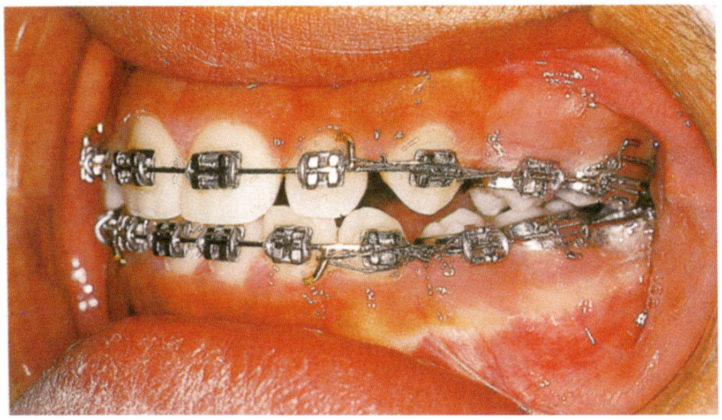

图 6.51

随后为完成阶段。经过23个月治疗后拆除矫治器。

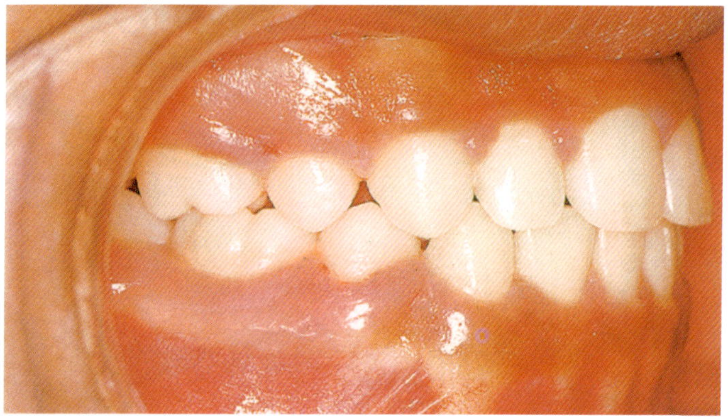

图 6.52

保持期，下颌粘接式保持器延伸到第二前磨牙。

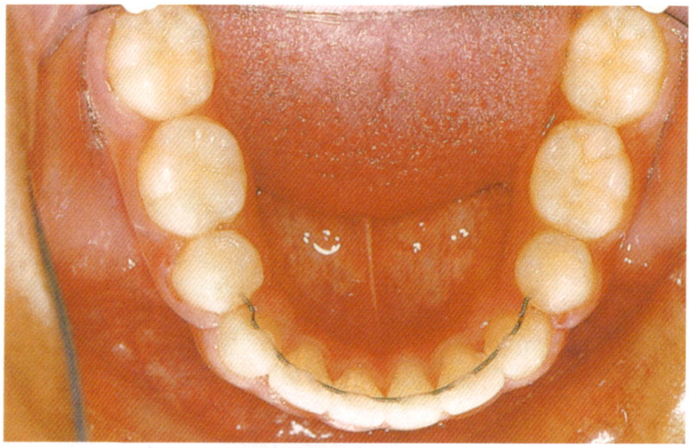

图 6.55

由于拔除第一前磨牙并在治疗中使用了最大支抗，使上下切牙内收接近正常位置，同时面部侧貌得到很大改善。

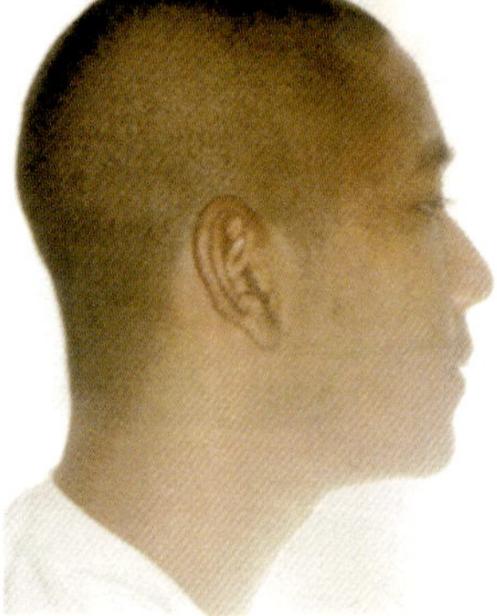

图 6.58

在治疗中，发生明显的下颌向下向前生长，这有助于治疗。

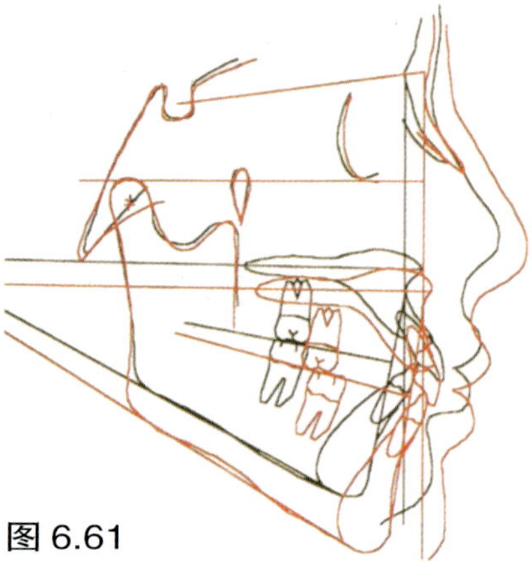

图 6.61

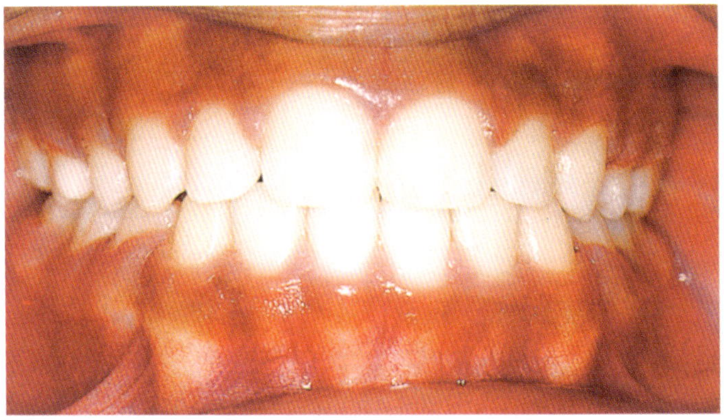

图 6.53

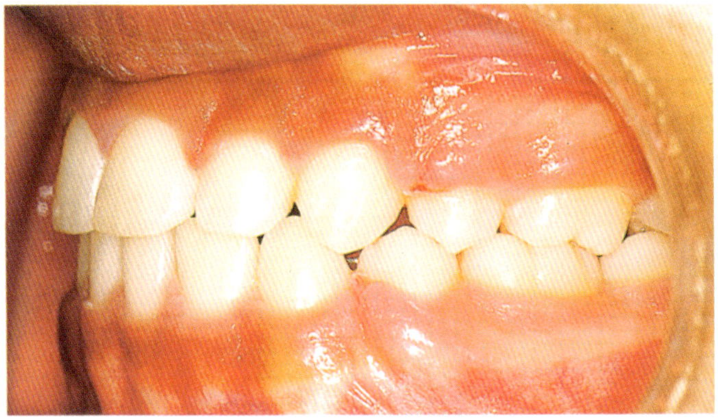

图 6.54

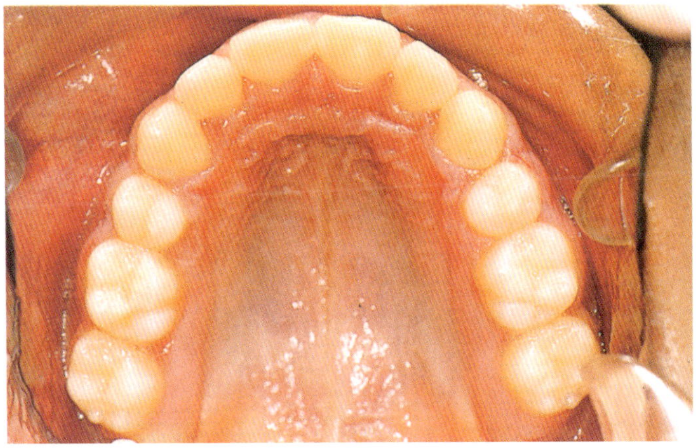

图 6.56

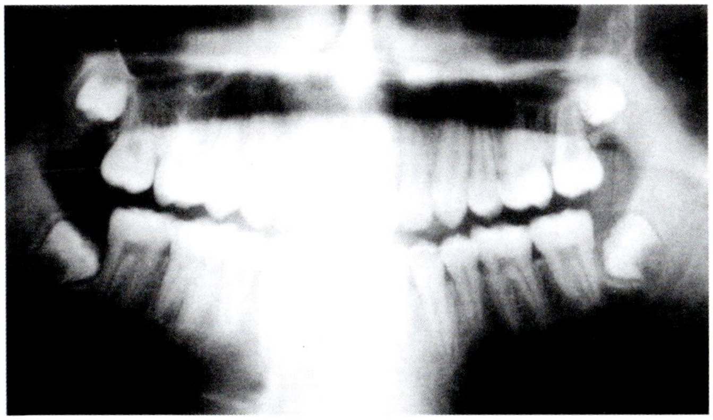

图 6.57

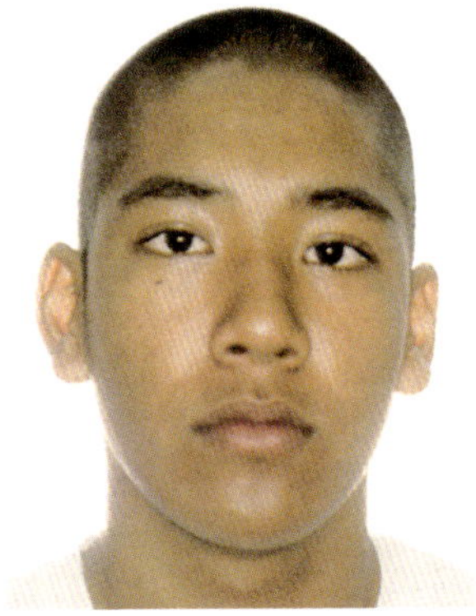

图 6.59

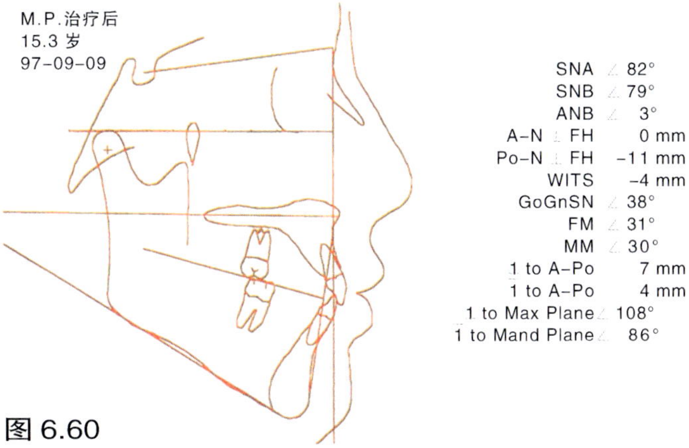

图 6.60

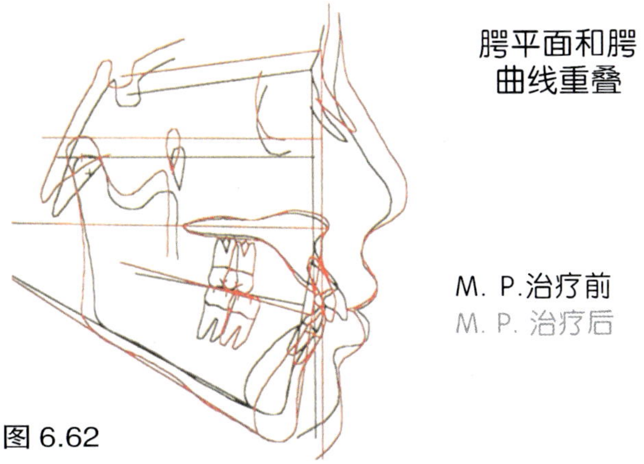

图 6.62

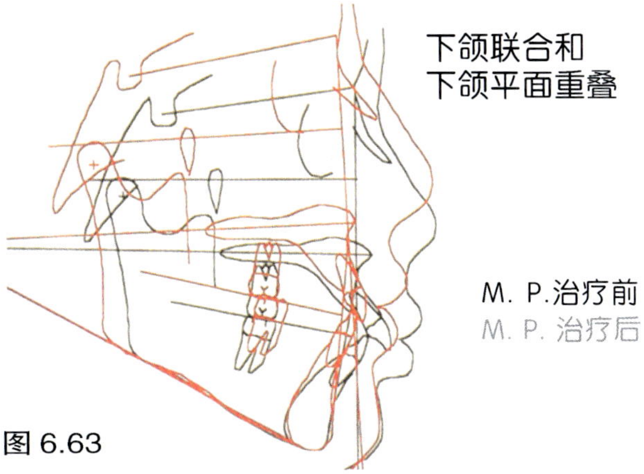

图 6.63

病例 CW

非拔牙矫治深覆𬌗

女性患者，年龄 10.3 岁，I 类骨型，垂直向为均角型，深覆𬌗，下切牙与 APo 夹角为 –1°。轻度 II 类侧貌，下颌后缩。

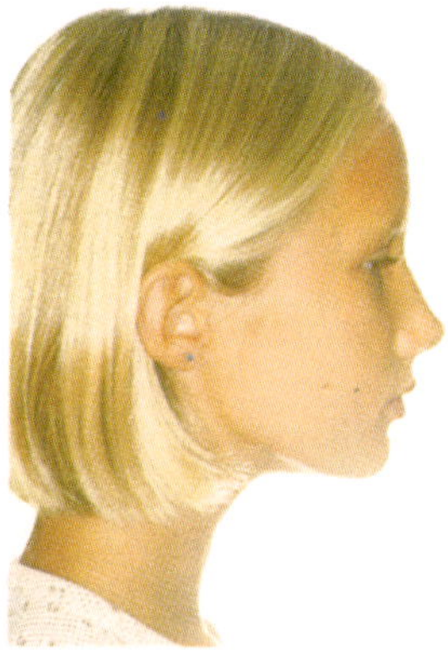

图 6.64

口内观，双侧磨牙远中尖对尖关系，下中线右偏 1mm。

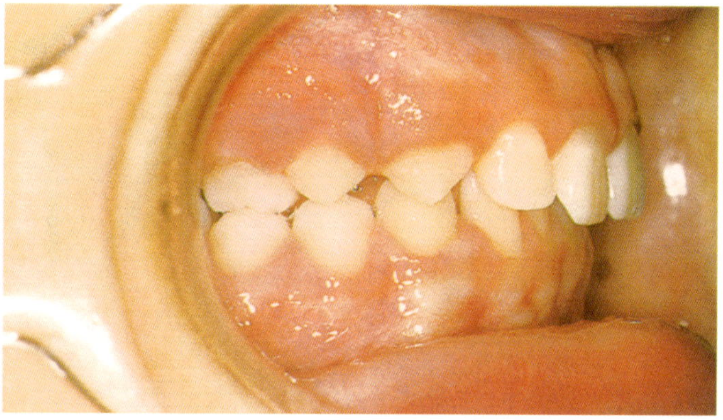

图 6.67

所有恒牙在萌出中，两个上颌第二乳磨牙即将替换。患者牙弓形态为方形。本病例采用非拔牙矫治。

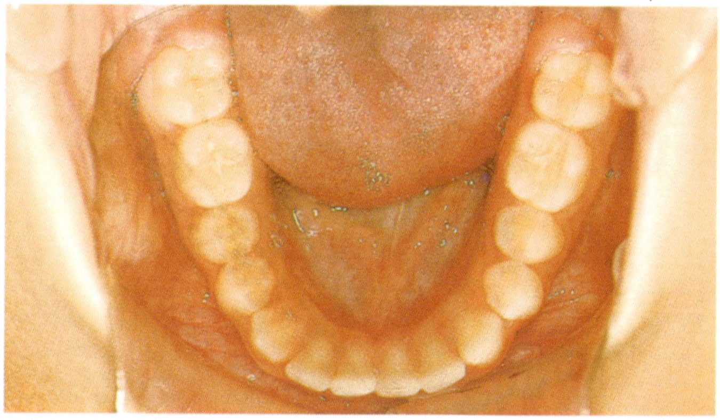

图 6.70

由于患者牙齿较小，并且为了保持好的口腔卫生状况，所以使用中等大小的金属托槽(第28页)。治疗开始时上下颌使用 0.016 英寸热激活镍钛丝。

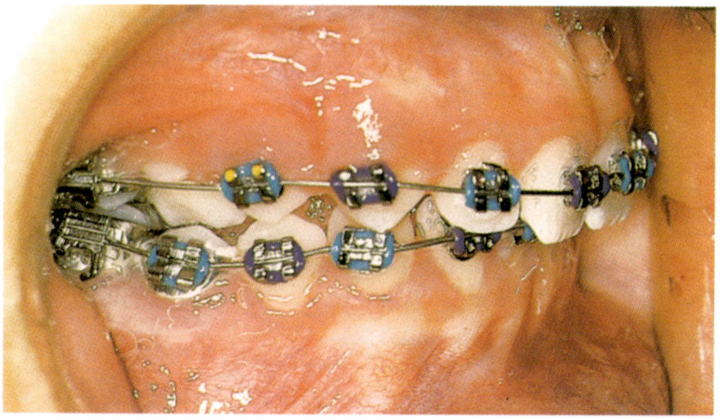

图 6.73

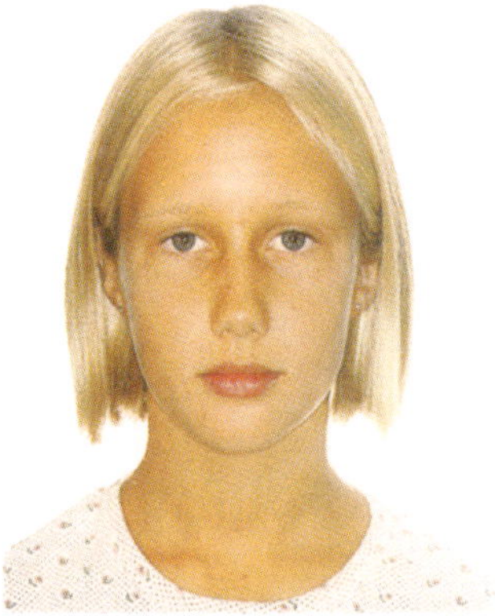

图 6.65

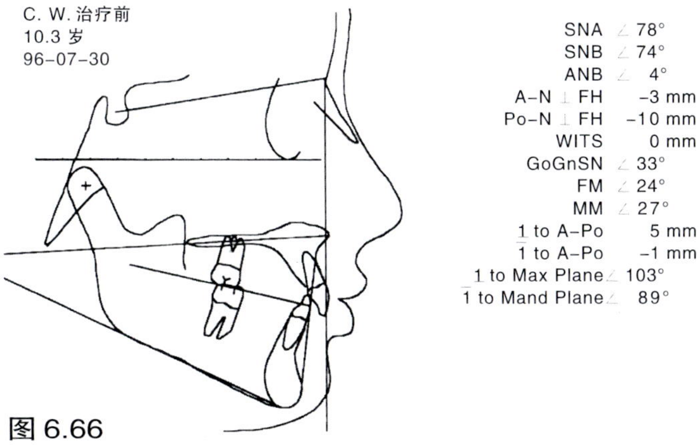

图 6.66

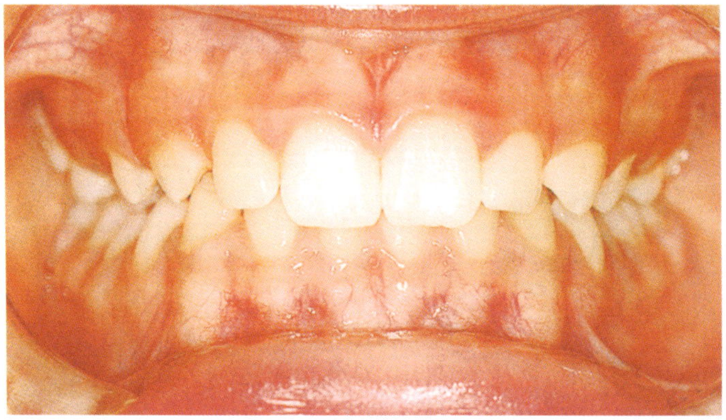

图 6.68

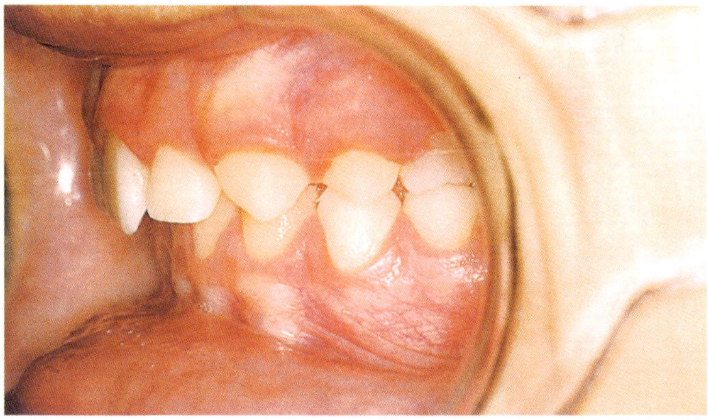

图 6.69

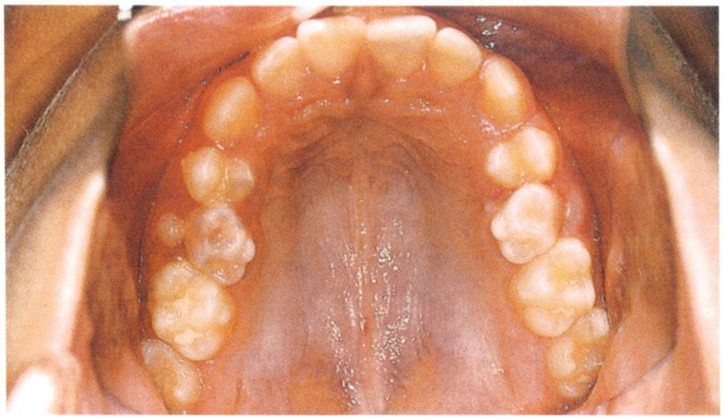

图 6.71

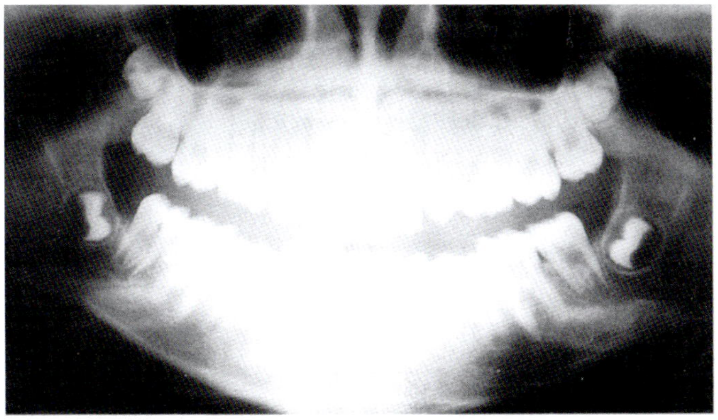

图 6.72

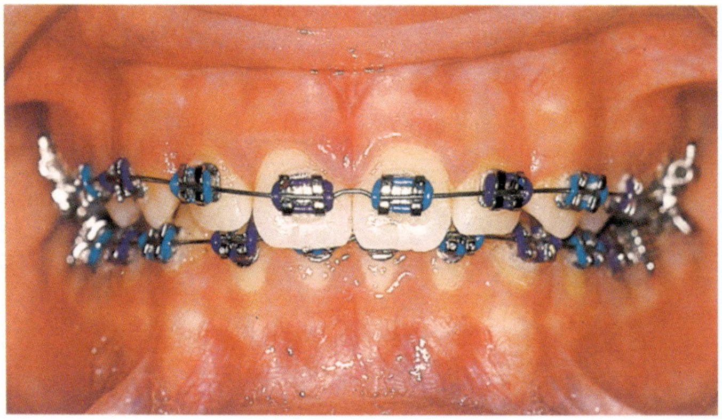

图 6.74

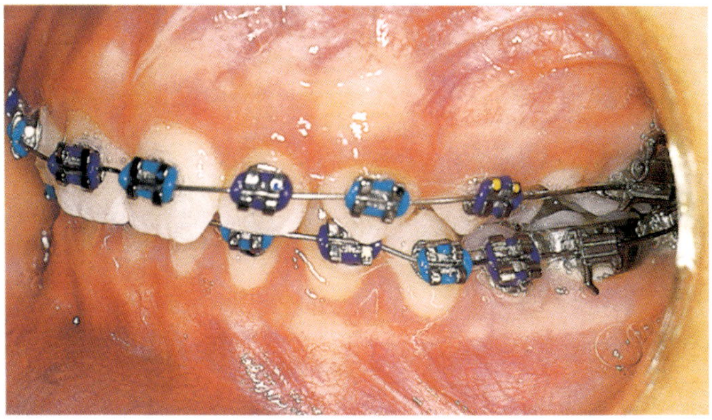

图 6.75

下颌磨牙粘着带环以利于覆𬌗控制。

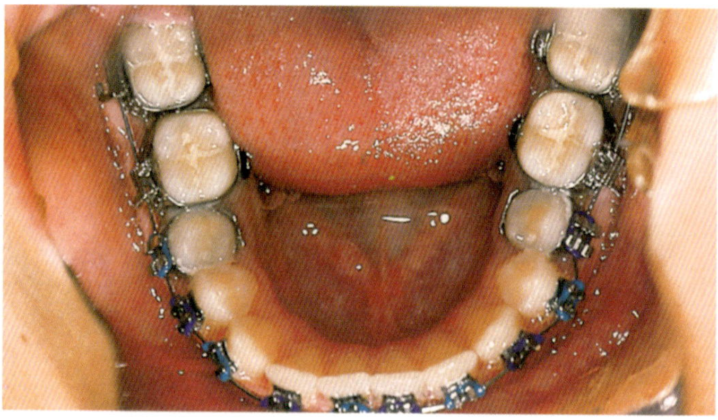
图 6.76

初始 0.016 英寸热激活镍钛圆丝后，使用 0.017 英寸 × 0.025 英寸热激活镍钛方丝。图示治疗 3 个月后情形，上颌使用螺簧为第二前磨牙萌出保持间隙。

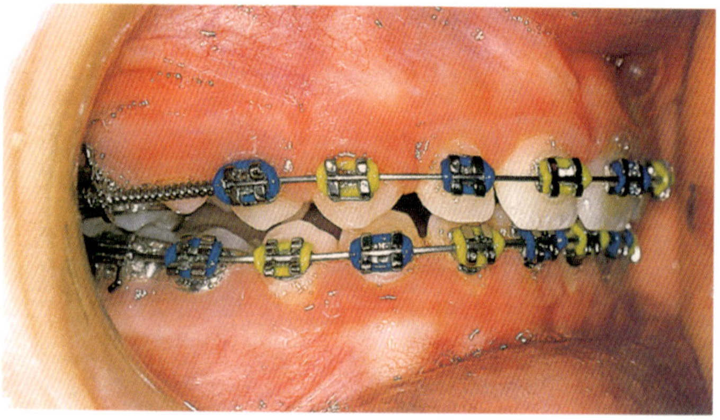
图 6.79

治疗 6 个月后情况，可使用上下颌不锈钢方丝，弓形为方形。此弓丝使用 3 个月后，可在弓丝前部增加转矩，同时稍加打开咬合曲。

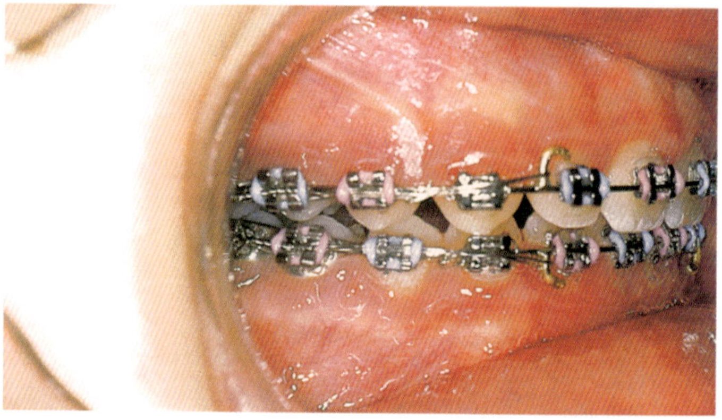
图 6.82

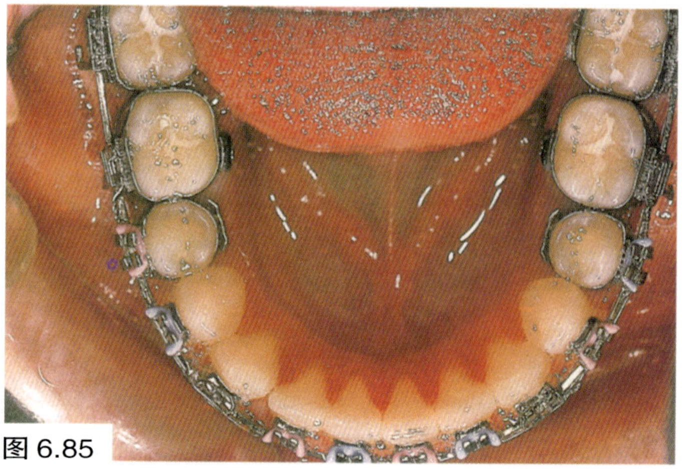
图 6.85

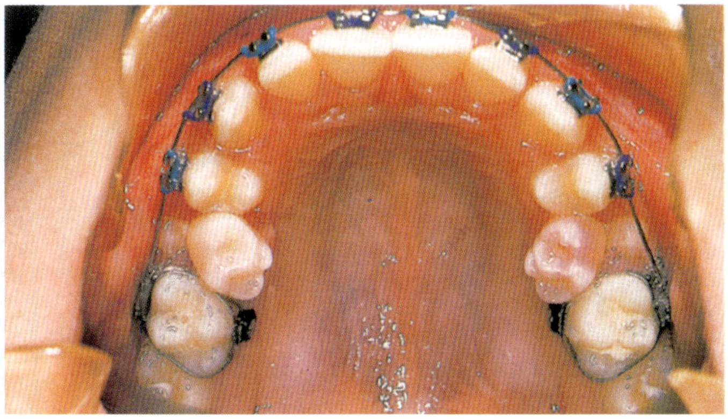

图 6.77

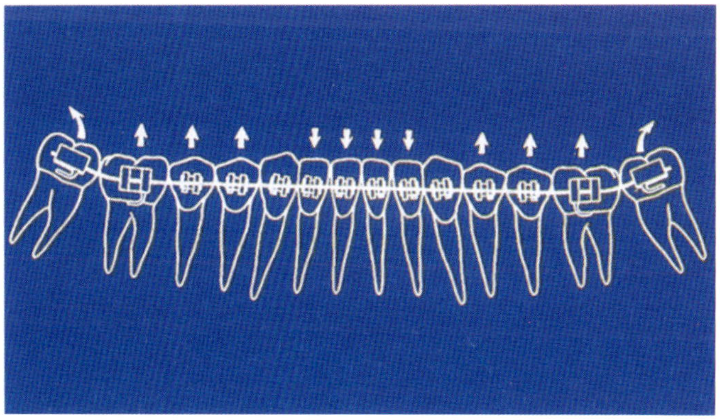

图 6.78

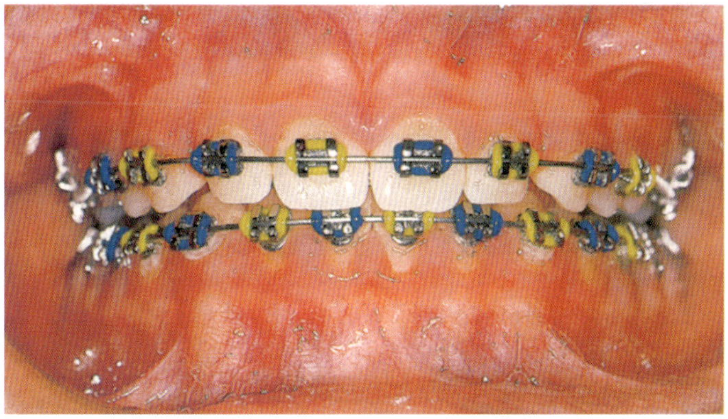

图 6.80

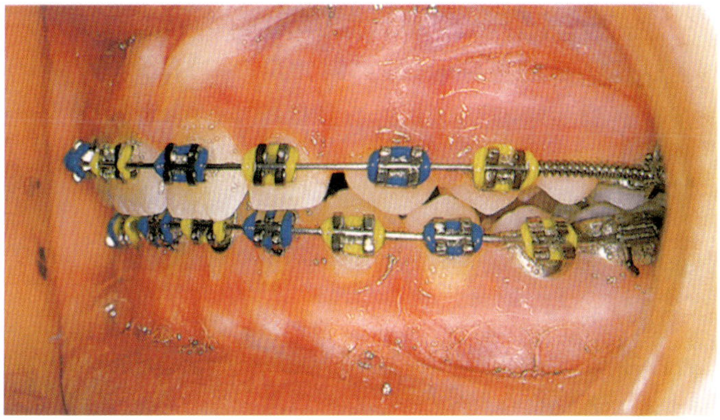

图 6.81

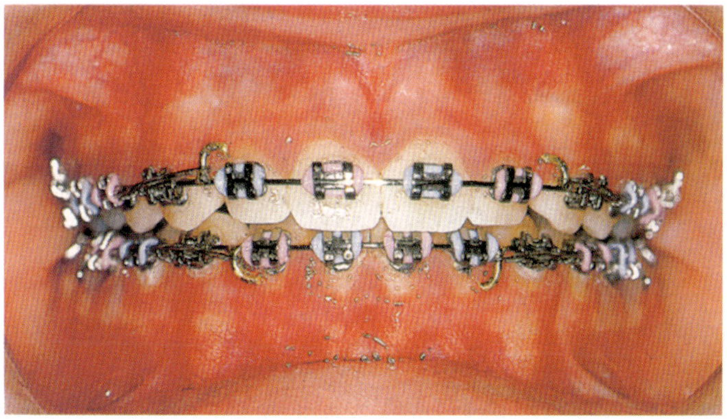

图 6.83

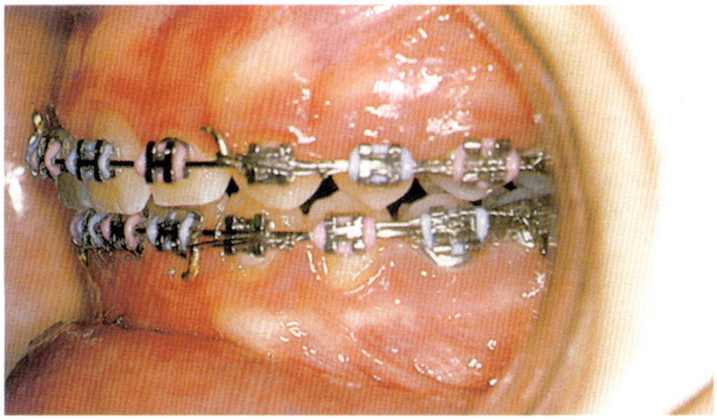

图 6.84

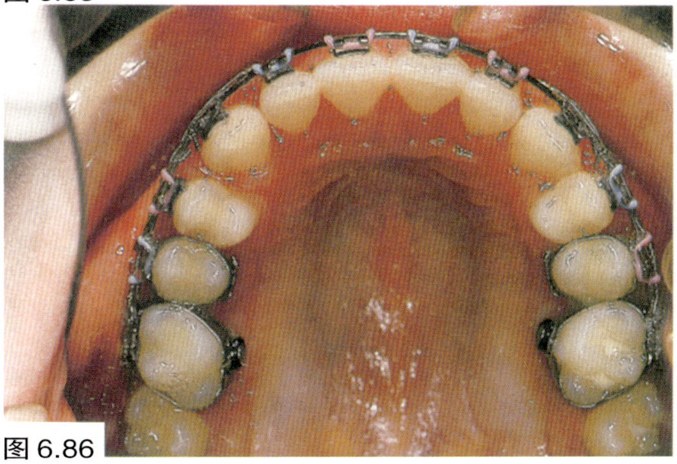

图 6.86

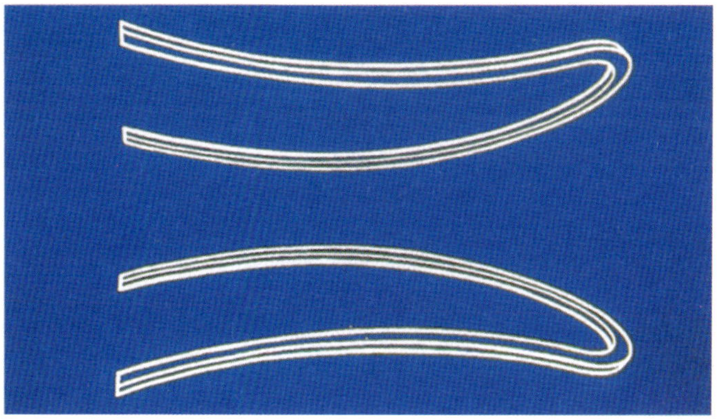

图 6.87

8 个月后，患者开始戴轻力 II 类牵引（力值 100g）。此阶段在后牙咬合关系及前牙关系最终矫正之前，应先等待上切牙转矩的改善。

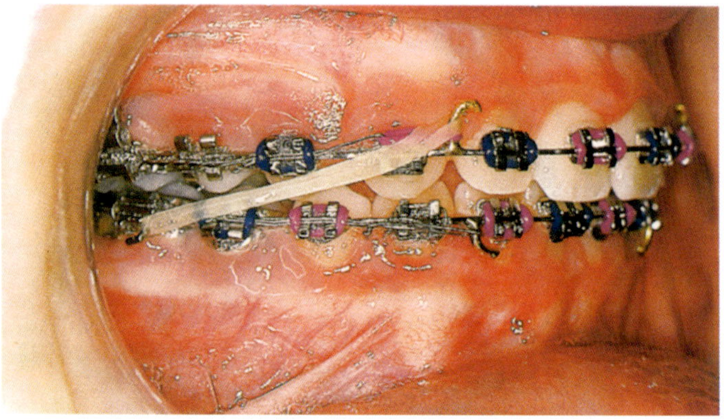

图 6.88

治疗18个月后，继续使用上下颌不锈钢方丝，同时上切牙转矩发生变化，使后牙咬合及前牙覆𬌗得到矫正。下颌使用被动结扎，上颌使用主动结扎。

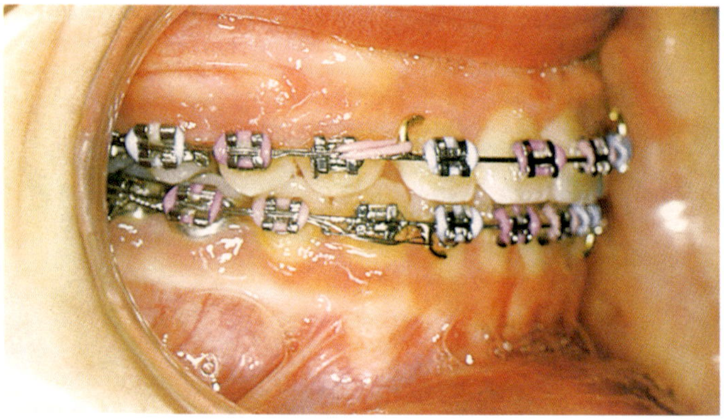

图 6.91

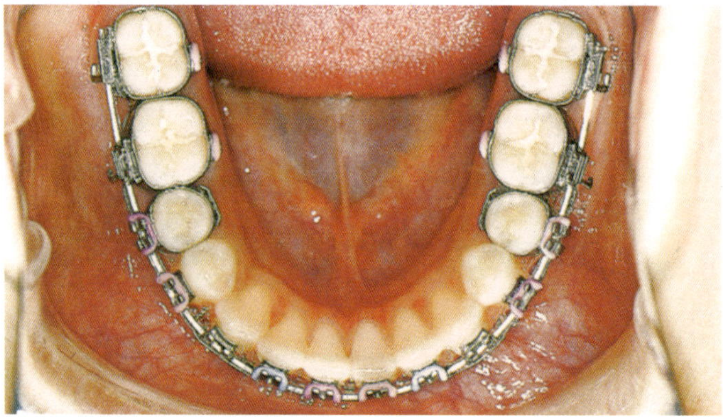

图 6.94

随后进行常规牙齿定位。图示即将拆除矫治器前的状况。

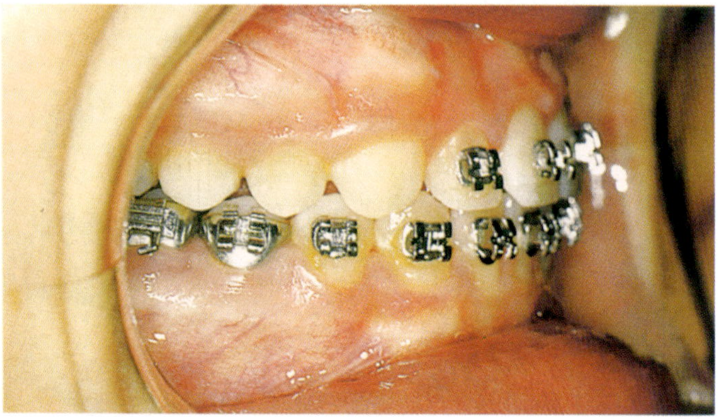

图 6.97

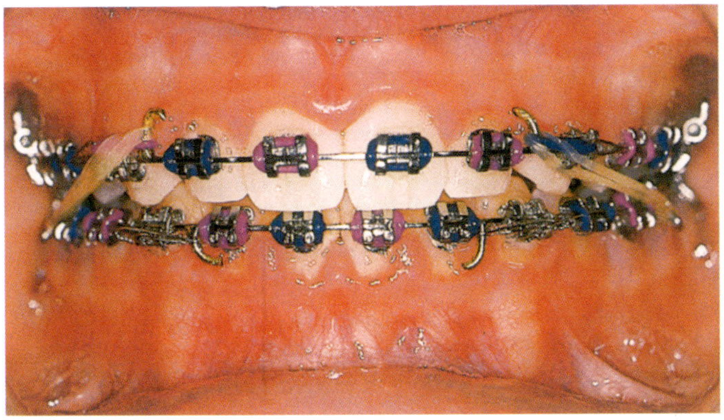
图 6.89

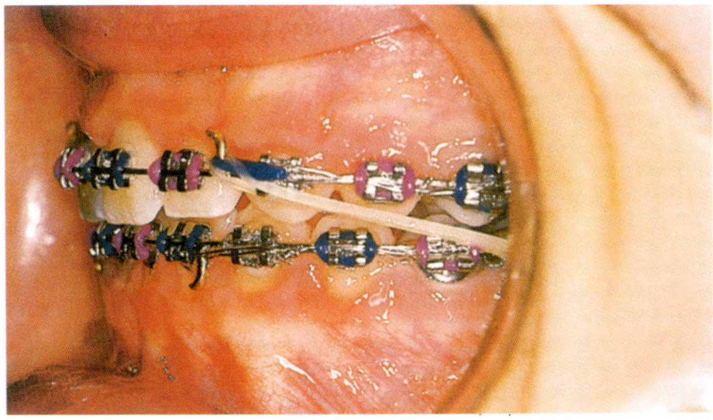
图 6.90

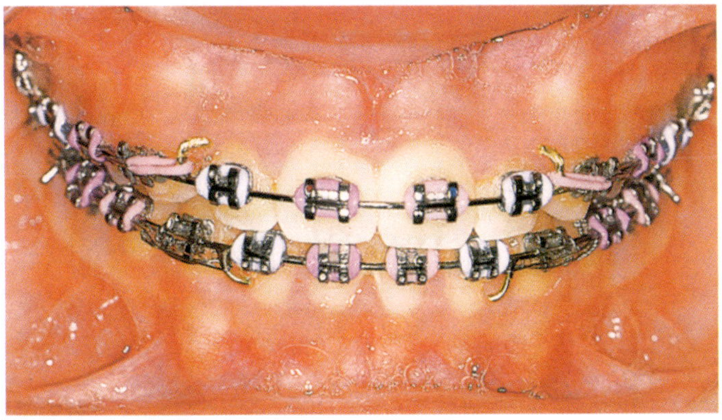
图 6.92

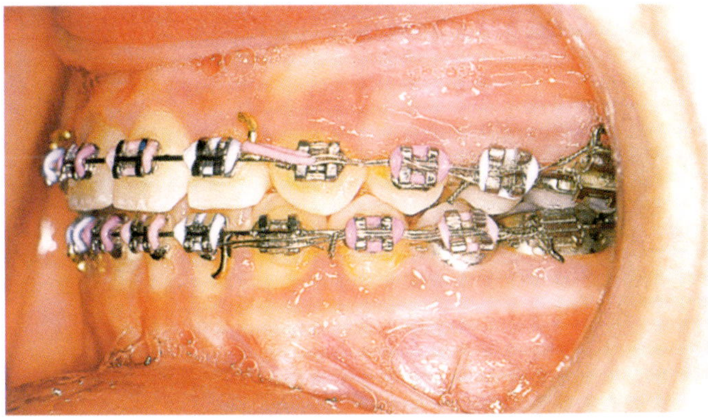
图 6.93

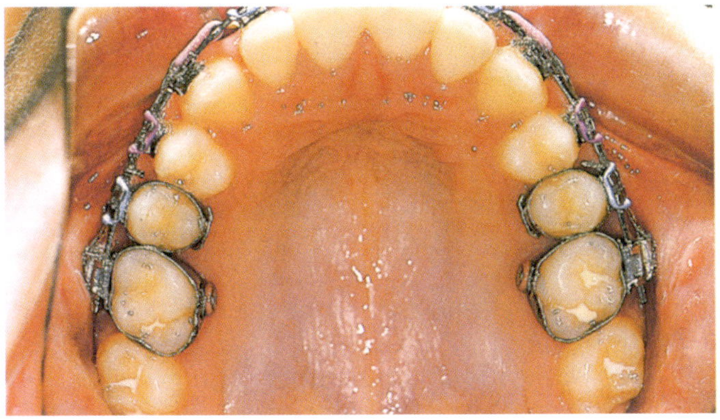
图 6.95

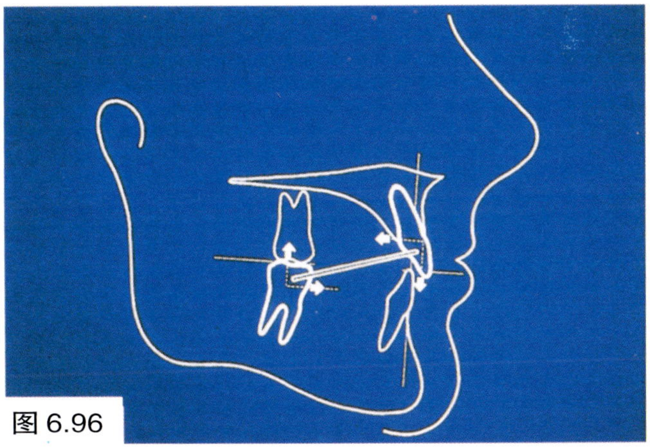
图 6.96

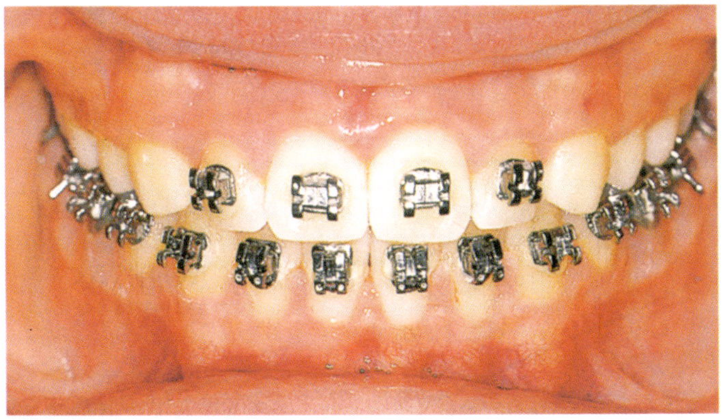
图 6.98

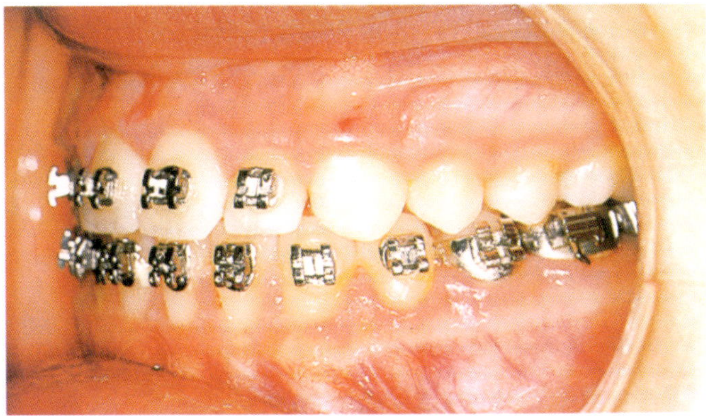
图 6.99

拆除矫治器后。整个主动治疗时间为23个月。

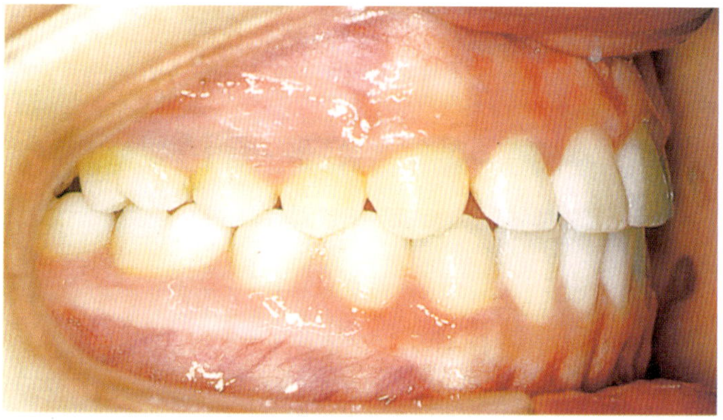

图 6.100

常规保持，X光片示有足够间隙使第三磨牙萌出。

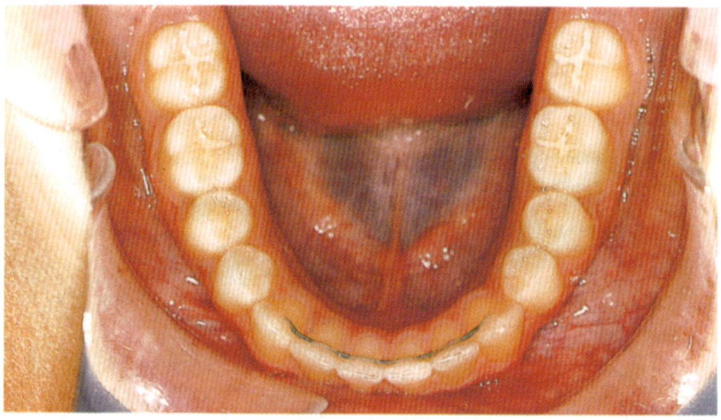

图 6.103

患者面型得到令人满意的改变。从垂直向、近远中方向及转矩角度看，切牙位置和面型近于理想状态。

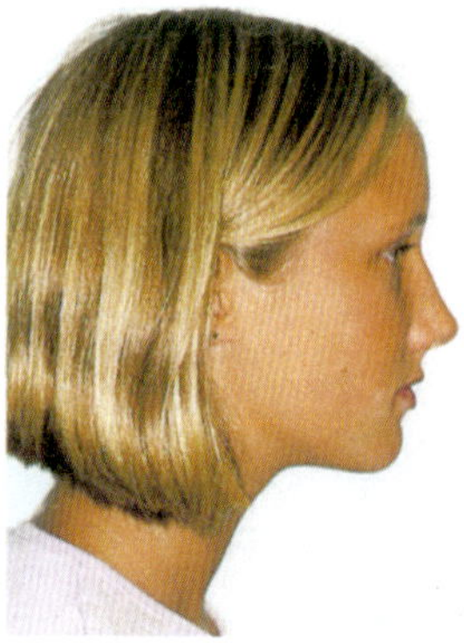

图 6.106

在治疗中出现了一些有利的生长变化，这有助于覆殆控制从而达到治疗目标。

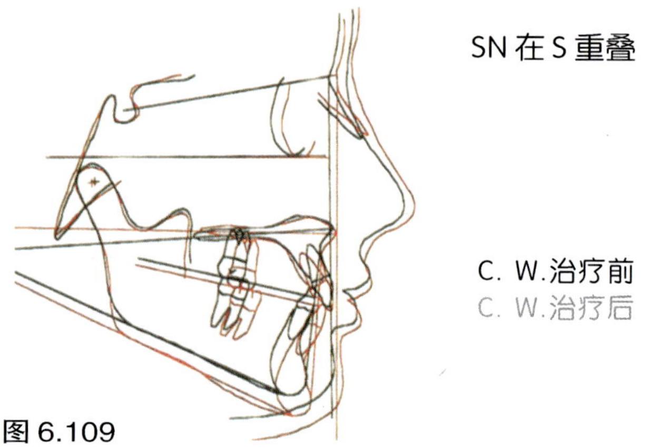

图 6.109

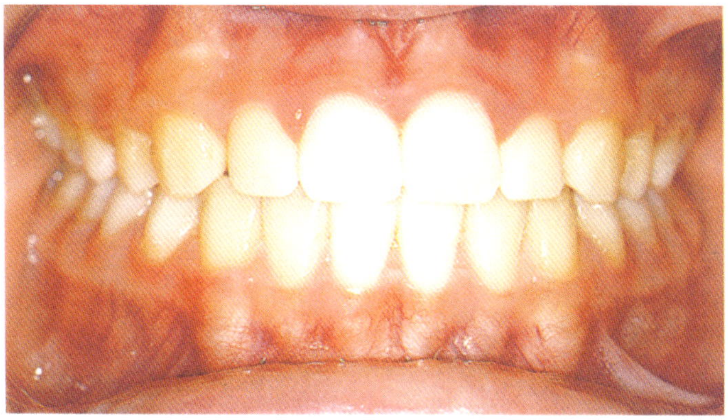

图 6.101

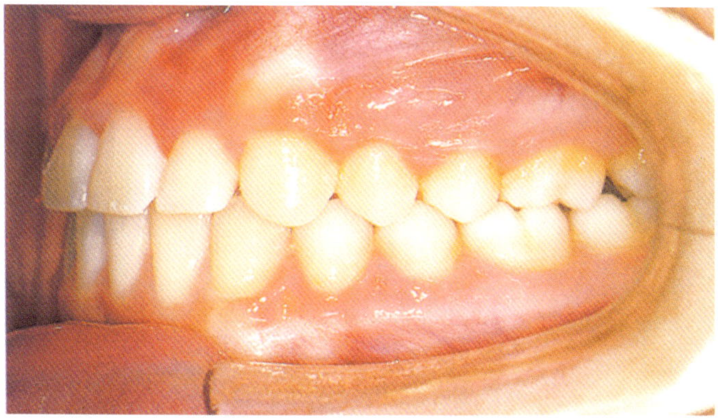

图 6.102

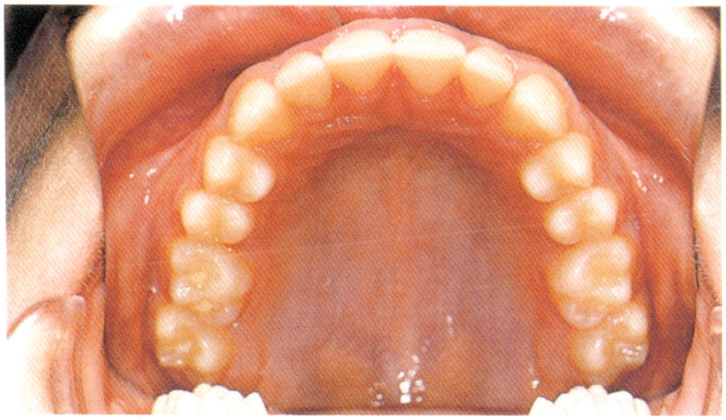

图 6.104

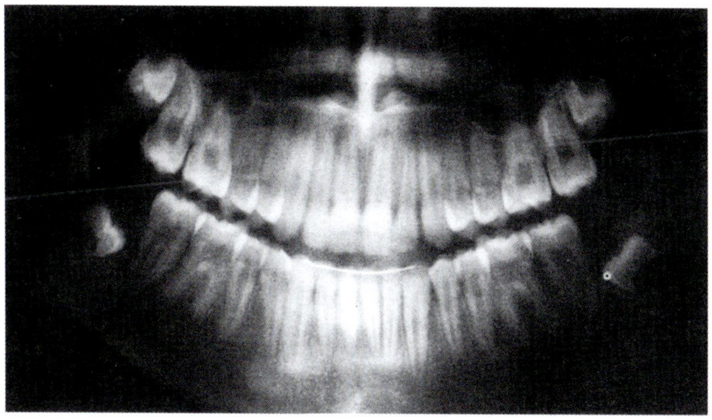

图 6.105

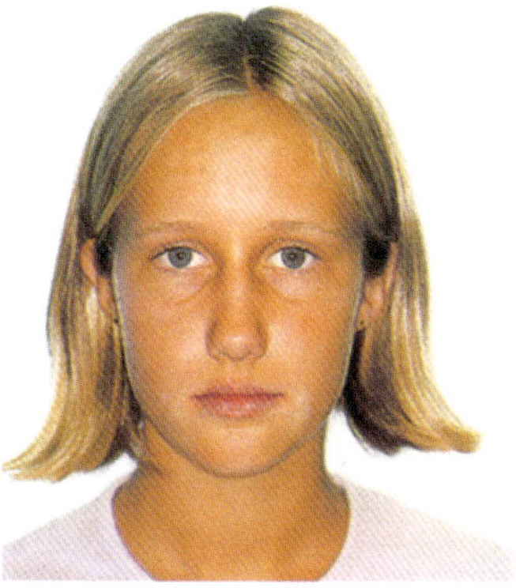

图 6.107

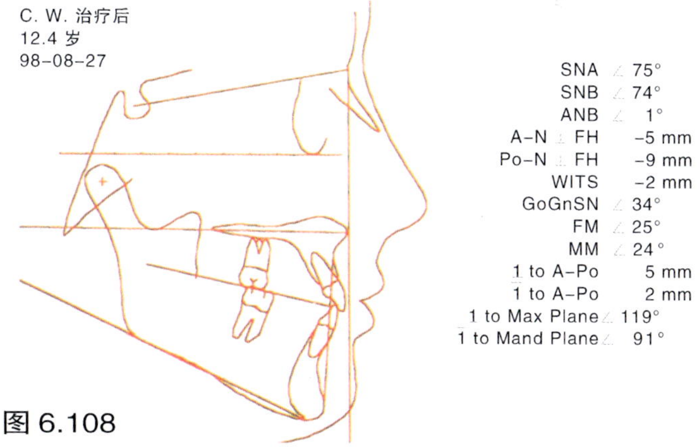

图 6.108

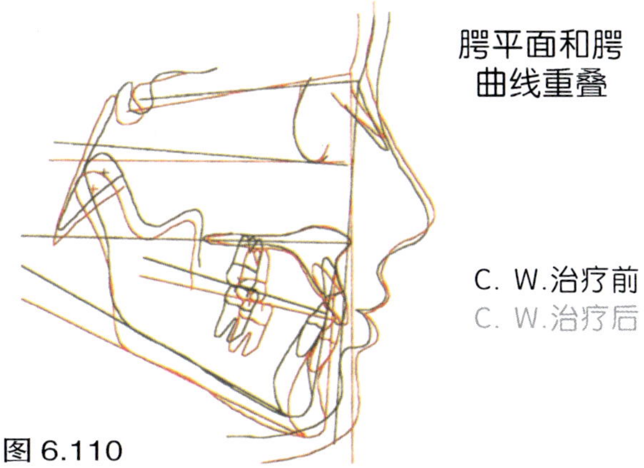

图 6.110

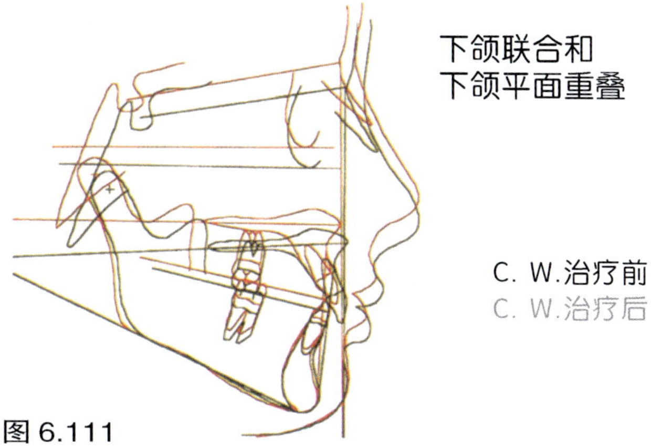

图 6.111

第7章

Ⅱ类错骀畸形的治疗

概述

Ⅱ类错𬌗畸形治疗内容非常广泛，本书无法对其进行深入讨论。因此，本章主要对Ⅱ类错𬌗畸形的治疗进行概述，同时强调诊断、治疗计划和治疗技术的关键点。

从重视磨牙到重视切牙

当Angle医师在20世纪20年代末期介绍其分类方法时，根据磨牙关系将错𬌗畸形分为Ⅰ、Ⅱ、Ⅲ类，当时正畸治疗主要进行扩弓和非拔牙矫治。直到20世纪40年代末期，Tweed医生开始强调下颌切牙位置，从而拔牙矫治变得流行起来。很明显，这是过多非拔牙矫治带来的不良后果。然而，由于当时没有正颌外科手术和功能矫治器，矫正医生只注重下颌切牙而忽视了上颌切牙。于是矫治医生先找到一个稳定的下颌切牙位置，然后将上前牙移动来与下切牙建立咬合。

需要强调的是，许多Ⅰ类错𬌗畸形可以通过单纯的牙列排齐来矫正，而保持上下前牙位置不变，这就是“牙齿排列”正畸(“tooth alignment” orthodontics)。可以通过直丝弓矫治器来直接完成。

但是，多数正畸治疗需要改变切牙位置，除了单纯的“牙齿排列”正畸外，更多的需要“牙列移位”正畸(denture-positioning orthodontics)。例如，所有Ⅱ类或Ⅲ类切牙关系的错𬌗畸形在制定治疗计划和治疗技术时，不仅要牙齿排列整齐，还需要牙列移位，以取得良好的面部美观效果。

制定治疗计划时“理想”切牙位置的概念

随着先进的正畸和正颌外科治疗技术的出现，人们可以一开始先计划上颌切牙的位置，然后根据上颌切牙的位置来制定治疗计划，而不是根据磨牙关系和/或下颌切牙位置。在开始治疗时，就可以确定上颌切牙理想的位置，进而将其他牙齿根据上颌切牙的位置来排列。另一种情形，理想的切牙位置并不现实，不太理想但可以接受的切牙位置常常可以作为确定治疗计划的基础。

计划的切牙位置

计划的切牙位置（PIP）可以定义为：

治疗结束时想要达到的上颌切牙位置。

一些患者的理想上颌切牙位置就是实际的正畸治疗目标，可以作为该患者计划的切牙位置。另一些患者则由于多种多样的原因而导致理想切牙位置并非实际矫治目标。这样，理想切牙位置需要根据患者的实际情况(例如患者缺乏合作或没有生长潜力)进行调整。因此，计划的切牙位置虽不理想，但可以接受。

正畸治疗的局限性

有些病例在制定治疗计划时发现存在明显的正畸治疗局限性，例如一些骨骼异常患者不能通过单纯的正畸治疗进行矫正。重要的是区分这样的患者，并考虑正颌外科和正畸联合治疗，以取得良好计划的切牙位置。如果发现患者存在这种明显的正畸治疗局限性，最好不要开始单纯的正畸治疗。否则可能会由于仅仅为了取得“较好”的咬合关系而导致切牙位置异常，进而导致面型异常。

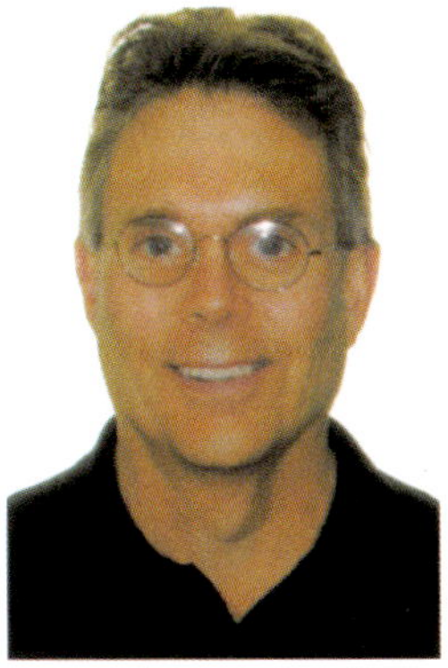

Dr G. William Arnett

Ⅱ类错𬌗畸形正颌和非正颌治疗的决定

Arnett 医生提出软组织X线头影测量分析法(the Soft Tissue Cephalometric Analysis, STCA)[2,3,4]来帮助正畸医生和外科医生确定治疗方案。他建议以过鼻下点的自然头位铅垂线(true vertical line TVL)作为参照平面。该方法还可用来对覆盖减小后侧貌的改变进行评价，因此是正畸治疗后重要评价手段和研究手段。软组织X线头影测量分析法有许多软组织测量正常值，但本文只考虑以下7项(如图7.1)。为了明晰起见，其他测量项目全被忽略，并且假设面上和面中部接近理想，上颌切牙位置正常。

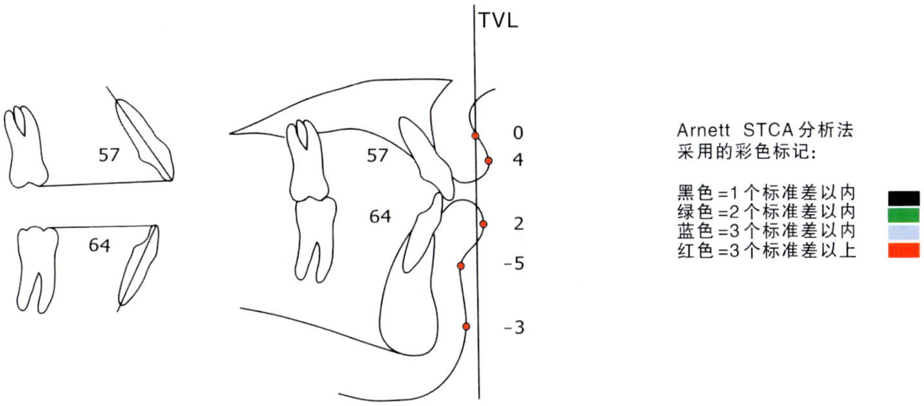

图 7.1 只选择STCA中7项测量值。上颌切牙转矩以上颌𬌗平面为参照进行测量，下颌切牙转矩以下颌𬌗平面为参照进行测量。图中，下列各项均投影到铅垂直线上：软组织A点、上唇前点、下唇前点、软组织B点、软组织颏前点。黑色数字表明在正常值的一个标准差范围内。

区分严重Ⅱ类错殆

绝大多数Ⅰ类或轻度Ⅱ类骨性患者往往通过单纯的正畸治疗就能取得良好的矫治效果，而严重骨性Ⅱ类错殆畸形则不然，通常需要考虑正畸－正颌外科联合矫治，而非单纯正畸治疗，除非患者处于生长发育期，可以通过功能矫治器促使骨骼生长，取得良好的骨骼生长效应。因此，在诊断时区分骨性Ⅱ类畸形的严重程度非常重要（图7.2）。

下面的三种Ⅱ类1分类错殆（A、B、C三种，如图7.3、7.4、7.5）的情形可能比较难治。

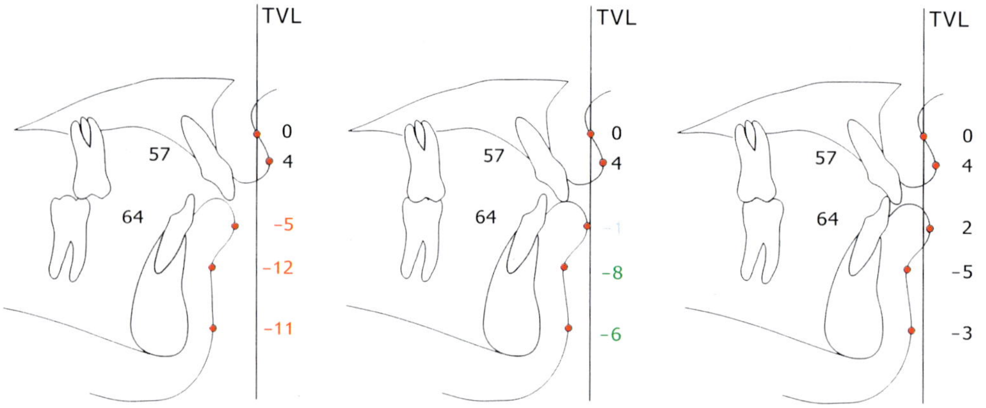

图7.2 在上图中，Arnett分析方法通过不同颜色说明患者面部比例失调的部位和数量。右图为正常。中图示中度骨性Ⅱ类1分类错殆畸形，可以通过单纯正畸治疗矫治。左图为严重骨性Ⅱ类1分类畸形，需要正颌外科介入治疗，除非患者处于生长发育期，可以通过功能矫治器取得明显的骨骼生长（参见节198～205页，病例TS）。

情形A——轻度Ⅱ类，正畸掩饰性治疗。如果是轻度的Ⅱ类骨骼不调，可以考虑单纯的正畸治疗，通过牙齿代偿来掩饰实际的骨骼不调，即唇向倾斜下颌牙齿、舌向倾斜上颌牙齿。一般需要患者很好合作，通过Ⅱ类颌间牵引和口外弓取得良好的牙殆关系及面部美观效果（图7.3）。

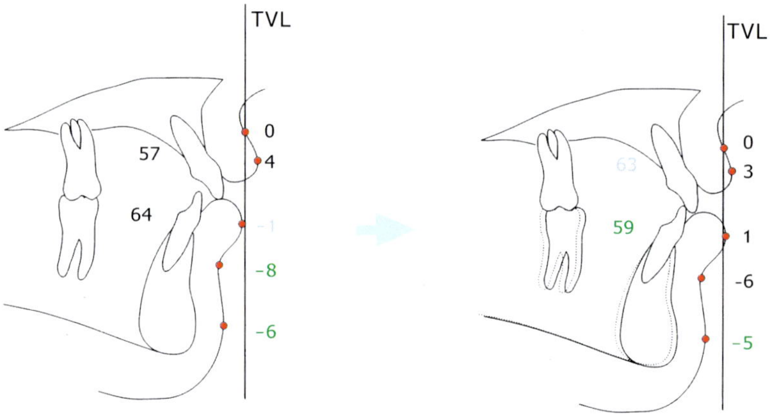

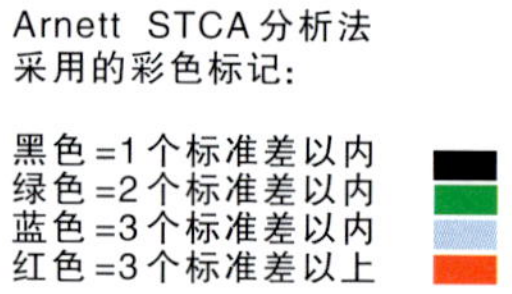

图7.3 假设情况A，通过牙齿的代偿性移动结合少量的生长取得良好的矫治效果。许多处于生长发育期的轻度Ⅱ类错殆均能如此的成功治疗。

情形B——较严重骨性Ⅱ类错殆畸形的正畸掩饰性治疗。如果骨骼不调中度以上，单纯正畸治疗可能带来风险。因为正畸治疗试图通过进一步的牙齿代偿来掩饰Ⅱ类骨骼不调，而使上前牙过度内收，面部美观效果较差，(图7.4)而且为以后进行正颌外科手术带来困难。只能通过术前正畸治疗，进行上下切牙的去代偿，以取得最好的正颌外科手术效果。

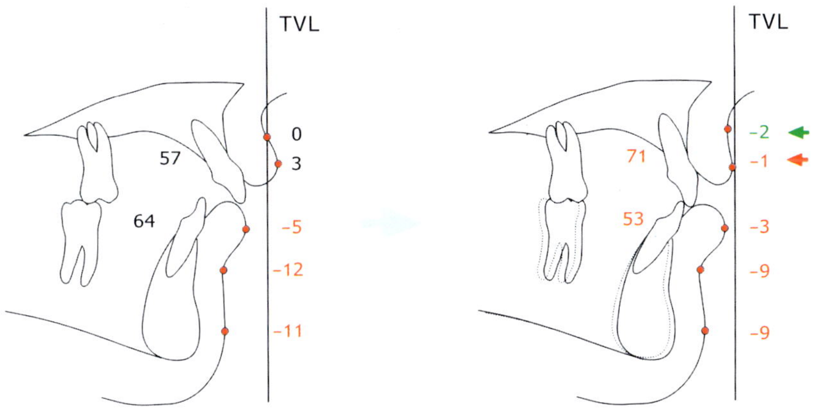

图7.4 假设情况B，试图通过单纯正畸治疗来矫治严重骨性Ⅱ类畸形，面部美观效果差。这可以从右图的Arnett的测量值红色的增多得以体现。图中可见过去备受批评的“正畸面型”，即上唇变平、面部突度减小。STCA清晰地显示出。

情形C——严重骨性Ⅱ类1分类错殆畸形的正畸－正颌外科联合矫治。患者非常希望能避免手术，但对于一些生长发育结束的严重骨骼畸形患者，只能通过正颌外科手术来取得良好的牙殆关系和面部美观效果(如图7.5)。下颌前移手术的患者需要等到16岁以后，以使颞颌关节发育完成，利于手术后的下颌位置稳定。

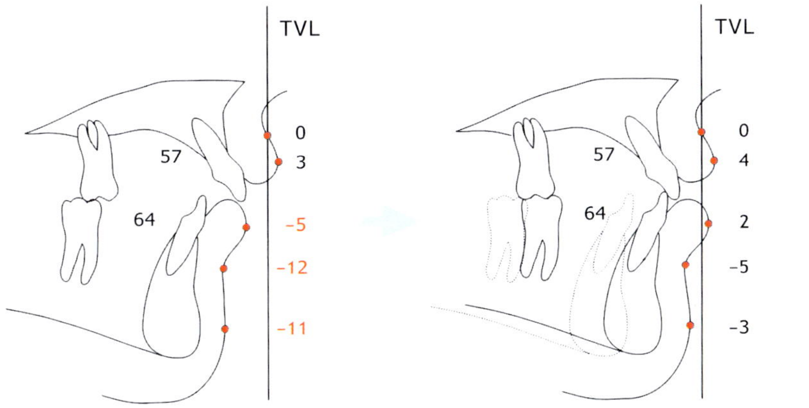

图7.5 假设情况C基本同B，但通过正畸－正颌外科联合矫治。右图可见Arnett测量均为黑色，说明面部美观效果明显改善。尽管患者希望避免手术，但对于严重骨骼畸形患者，正颌手术是最好的矫治方案，能取得良好的牙殆关系和面部美观效果。这应该事先告知病人。

制定治疗计划的四个步骤

制定治疗计划过程可分为4步。

第一步：上颌切牙计划位置的确定

什么是上切牙在近远中向、垂直向的理想位置和良好转矩度?能否取得理想的上切牙位置?如果不能,能否通过单纯正畸治疗取得可接受的上切牙位置?或者需要进行上颌骨手术?因此,应该先确定上颌切牙的计划位置。

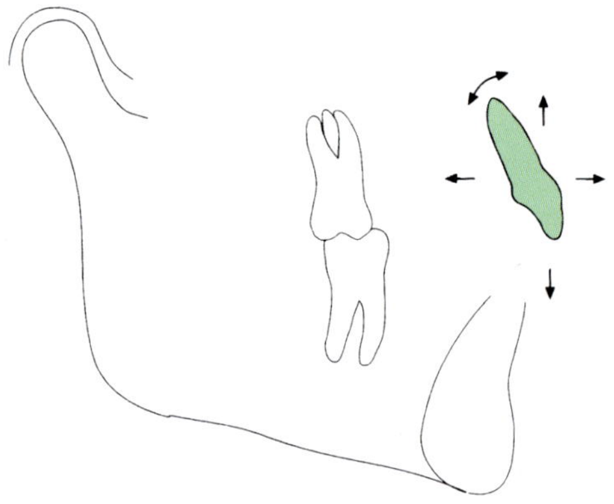

图7.6 治疗计划的第一步是确定上切牙的计划位置。有些患者理想的切牙位置就是治疗的目标,可以作为PIP。有些患者，PIP并不是理想切牙位置，但可以接受。

第二步：下切牙

能否移动下切牙与计划的上颌切牙位置取得良好切牙关系?能否通过单纯正畸治疗达到该目标?如果不能，是否需要调整计划的上切牙位置(这也许不容易做到),或者接受较为不理想的切牙关系,或者考虑下颌骨手术。

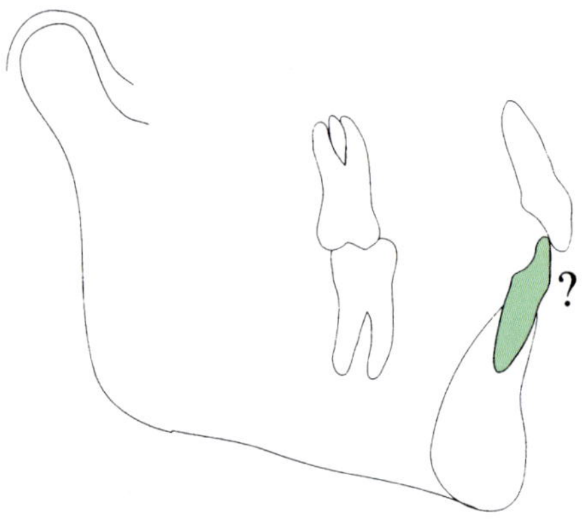

图7.7 治疗计划的第二步是考虑下颌前牙，怎样来移动下切牙与计划的上颌切牙位置取得良好切牙关系。如果不能通过单纯正畸治疗达到目标，可能需要修改计划的上切牙位置，或者考虑下颌手术。

第三步：下颌其余牙齿

如何移动下颌其他牙齿以便和下切牙匹配?下牙列的间隙如何处理？是否需要拔牙来解除下牙列拥挤?牙𬌗的VTO(第277页)可以来帮助决定是否拔牙。首先要考虑拥挤、司匹斯曲线曲度和中线因素，其次考虑扩弓、远中移动磨牙、邻面去釉及替牙离位隙因素。正畸医生对扩弓的数量和下切牙倾斜的限度有不同的看法。

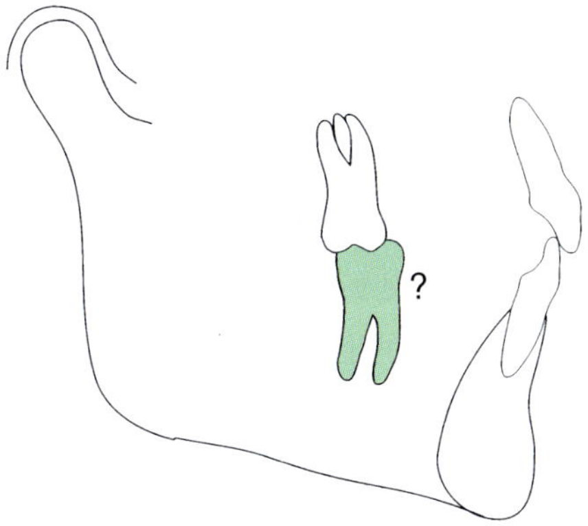

图7.8 治疗计划第三步考虑下牙列拥挤和间隙及决定是否拔牙。如何移动其他牙齿与下颌切牙的计划位置相匹配?是否需要拔牙?

第四步：上颌其余牙齿

如何移动上颌其他牙齿以便和上切牙计划位置匹配?上颌牙列的拥挤和间隙如何处理?采用何种技术来将上颌磨牙和前磨牙移动到正确的位置?牙𬌗的VTO可以用来确认上颌尖牙和磨牙的移动。

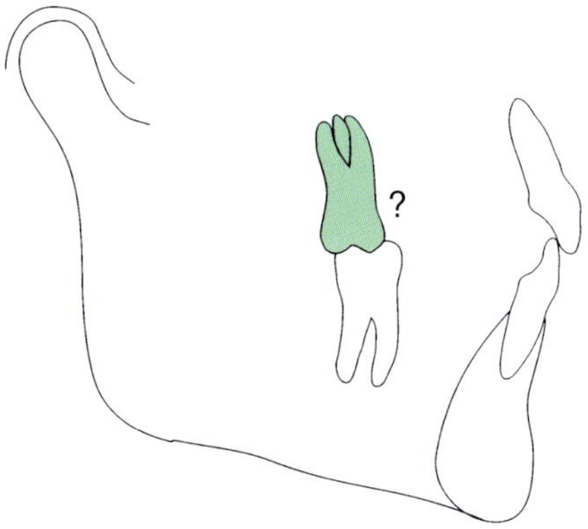

图7.9 治疗计划的最后一步需要考虑如何正确移动上颌其他牙齿。如何来处理牙列拥挤和间隙?采用什么治疗手段?

Ⅱ类治疗中计划上切牙位置(PIP)的成分

对于每一位Ⅱ类错𬌗患者都应该确定计划上切牙位置为治疗目标，以便获得上颌切牙在近远中向、垂直向的正确位置和良好的转矩度。尽管大家对于正畸治疗有大致共同的目标，但每位正畸医师对每个患者上颌切牙的位置均有自己独道的看法。本章并不讨论具体细节，只根据传统X线头影测量分析和Arnett的软组织测量分析法来进行总体评价[2~4]。

Ⅱ类治疗中PIP的近远中方向成分

通常情况下，上颌前牙近远中向位置以APo线作为参照，传统测量值为 +6mm（图7.10）。Arnett分析法则以铅垂线（TVL）作为参照，测量MXI–TVL（上切牙切点至TVL的距离，男性为 −12mm，女性为 −9mm，如图7.11）。

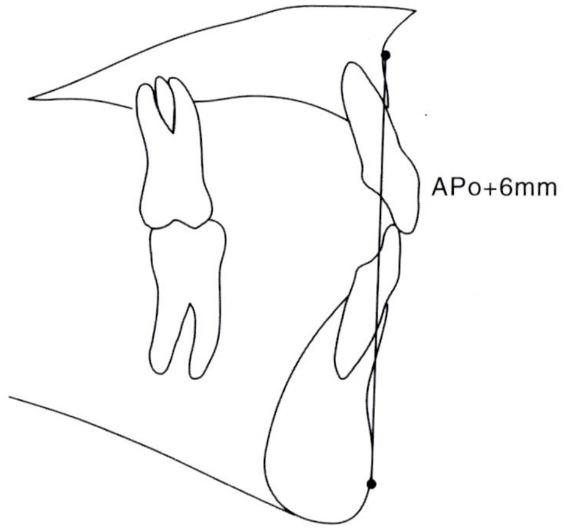

图7.10 传统X线头影测量以APo线作为参照，男女正常值没有差异。

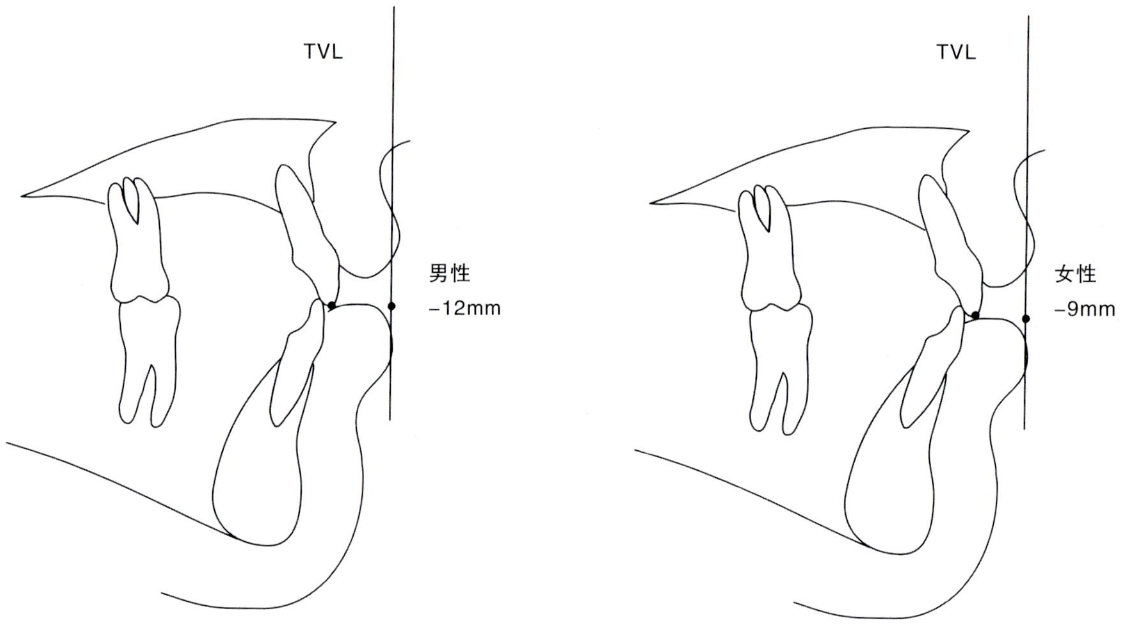

图7.11 Arnett分析法以铅垂线TVL作为参照，男女正常值不同。

Ⅱ类治疗中PIP的转矩成分

传统正畸治疗上切牙的转矩根据上切牙与腭平面的角度来考虑，其正常值为110° ~ 115°（图7.12）。Arnett分析法则根据上切牙与上颌殆平面、下颌切牙与下颌殆平面的角度来考虑。男性上切牙–上颌殆平面角为58°，女性为57°（图7.13）。更多有关上切牙转矩的知识请参阅本书第174 ~ 176页。

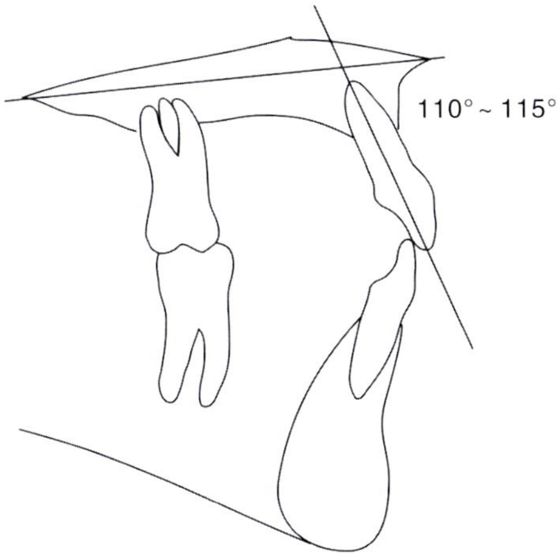

图7.12 传统正畸治疗，上切牙转矩参照腭平面。

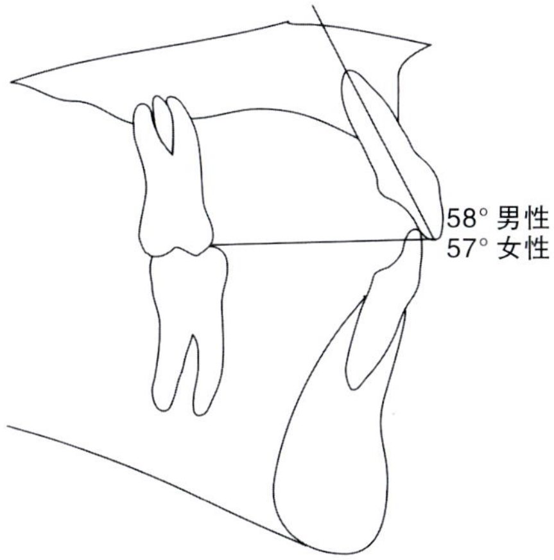

图7.13 Arnett分析法，上切牙转矩参照上颌殆平面，男女正常值稍有差异。

Ⅱ类治疗中PIP的垂直向成分

Arnett分析法定量确定上颌切牙垂直向位置，要求前牙覆殆3mm，唇部放松时男性上切牙露齿4mm，女性露齿5mm（图7.14）。

传统正畸X线头影测量对上切牙垂直向位置没有明确量化。对于Ⅱ类2分类错殆患者，由于唇线高，常常需要唇向倾斜和压低上前牙，以利于矫治结果的稳定。

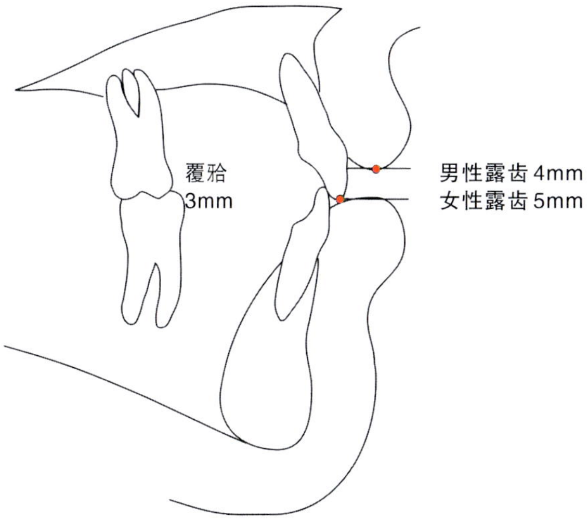

图7.14 传统正畸X线分析方法没有明确量化上前牙垂直向位置。相反Arnett分析法明确量化前牙覆殆和唇放松时切牙露齿多少。

Ⅱ类错𬌗上切牙的移动

确定了上切牙的计划位置，就需要控制上切牙的移动以达到预期治疗目标。在制定移动上切牙至计划位置的方法时，应优先单独考虑上颌牙列，先治疗上牙列再治疗下牙列，这样治疗技术就会明晰和系统化。

如果需要Ⅱ类矫治方法，下颌可以作为移动上颌牙齿的支抗，同时需要适当控制前牙覆𬌗（第6章），以避免下切牙对上切牙移动的妨碍。这些因素分开来考虑，上切牙就能而且应该单独移动，而不考虑下牙列牙齿的移动。

下面几页是几种典型治疗情况，详细讨论MBT技术的治疗技术。

- 上切牙的近中移动。
- 上颌前部间隙时上切牙的远中移动。
- 拔除上颌前磨牙后上切牙的远中移动。
- 非拔牙无间隙患者上切牙的远中移动。

Ⅱ类矫治中上切牙的近中移动

Ⅱ类2分类错𬌗患者，上颌前牙相对于面部过于靠后。现代人更加注重切牙相对于面部的位置，其次才是磨牙关系（Anlge医师特别强调磨牙关系）。在排齐和整平上颌牙列时，上切牙唇向移动，接近其计划的位置，Angle分类变成Ⅱ类1分类。对于生长发育期的患者可通过常规正畸治疗矫正，而一些成人患者则需要手术治疗。

上颌切牙位置改变主要是由于牙齿的近中移动。SNA用来代表上颌基骨的位置。因此，上颌骨的近中移动有利于上颌切牙的近远中方向位置改善，这是因为Ⅱ类2分类错𬌗患者整平牙列时“A”点（X线头影测量中难以确定的点）随着上切牙牙根变化而改变（第212页，病例DO）。然而，“A”点明显的改变将使后来的Ⅱ类1分类的骨骼畸形程度较开始的Ⅱ类2分类错𬌗骨骼畸形程度变得更严重。

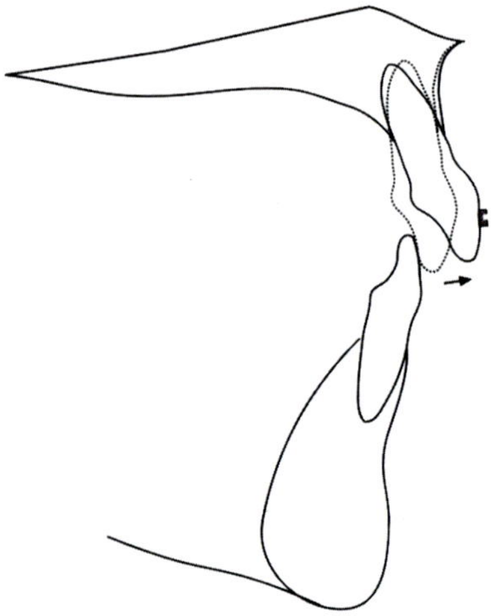

图7.15 “A”较难精确定位，Ⅱ类2分类错𬌗在排齐牙列时，“A”点会随着上切牙牙根的变化而改变。

临床上治疗Ⅱ类2分类畸形有2种开始方法：

1. 先开始上颌牙弓的治疗，下颌牙弓不放矫治器（或者仅有下颌磨牙带环）（图7.16A）。等到上颌牙列换用不锈钢方丝，再开始戴下颌矫治器，整平下颌牙列。
2. 上下颌同时放固定矫治器，同时前几个月上颌戴平面导板（图7.16B），以打开咬合，防止损坏下牙托槽（第209页，病例DO）。随着上颌牙列的整平，平面导板与牙列逐渐变得不贴合，待达到它的使用目的后，可以停戴。

上颌牙列经过常规的序列弓丝整平。初始弓丝通常为麻花丝，因为切牙部位常需要打弯，以避免切牙过大的矫治力。上颌牙弓长度在开始几个月会增加，因此末端回弯应距离颊管远中1 mm（图7.16C）。典型的变化从第208页和209页患者DO的图中可看到。

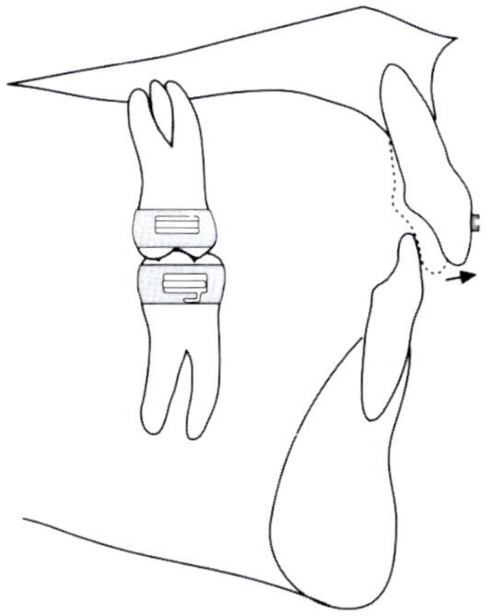

图7.16A Ⅱ类2分类患者可以先开始上颌治疗。

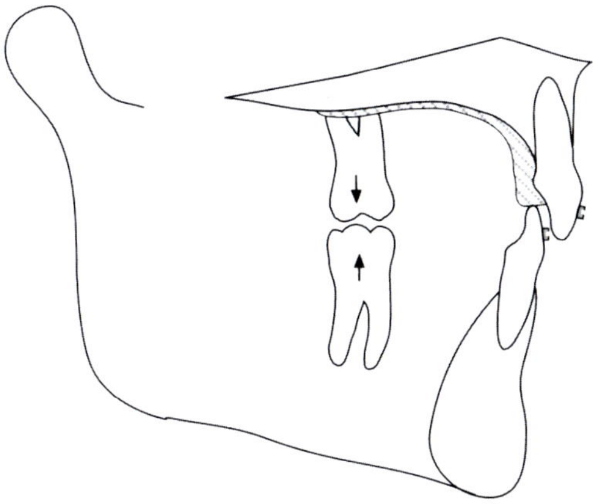

图7.16B Ⅱ类2分类患者治疗开始的几个月戴用上颌平面导板(其他覆(hé)控制的方法请参阅134页第6章)。

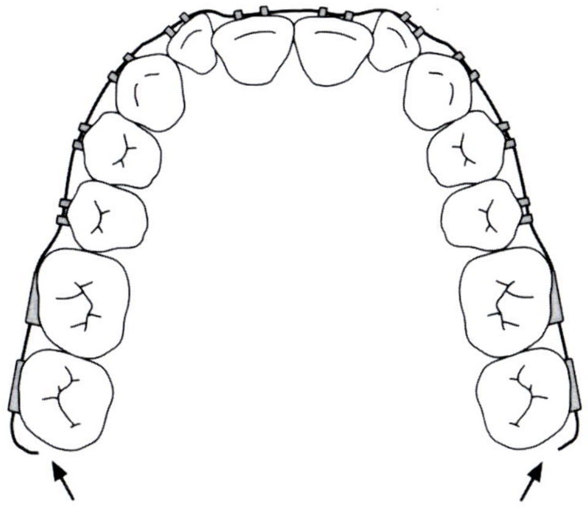

图7.16C 上颌唇弓末端回弯应距颊管远中1mm，以利于上颌牙弓长度增加。

上颌前部间隙时上切牙的远中移动

有些Ⅱ类1分类患者上切牙过于唇倾，如果牙列前部存在间隙，即可利用现有间隙集中上切牙，并使之内收。(其方法就像用一根绳子集中桌布上的玻璃球!)

在上颌不锈钢方丝上采用滑动技术向后牵引并关闭间隙。有时需要在4个切牙上增加4个链状圈牵引，利于间隙的进一步关闭。但应确定下牙列已经得以整平。可能需要横腭杆、头帽或者Ⅱ类颌间牵引来增强支抗。治疗技术如图7.17和7.18，或者参阅第209页患者DO的照片。

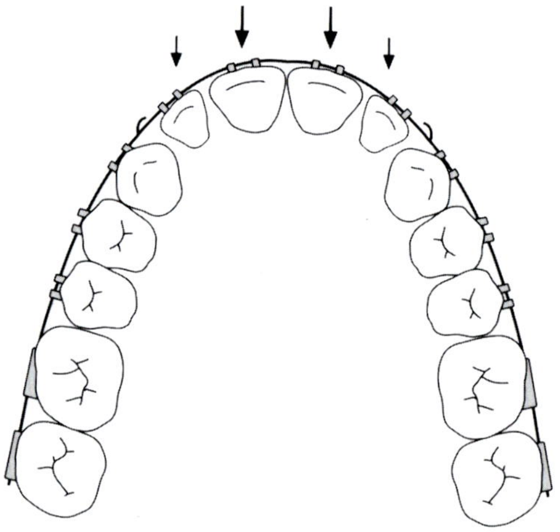

图7.17

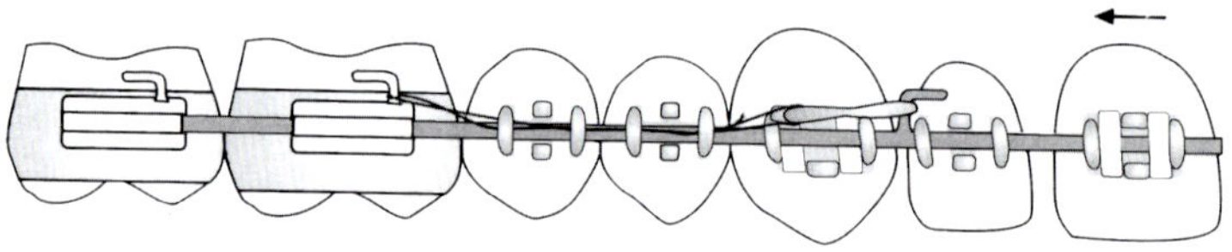

图7.18

图7.17和7.18 如果前牙有间隙，0.019英寸×0.025英寸不锈钢丝采用滑动法内收前牙，关闭间隙。唇弓上的牵引钩应该接近侧切牙托槽，防止在关闭间隙时接触尖牙托槽。横腭杆、口外弓或Ⅱ类牵引可能用来加强支抗。

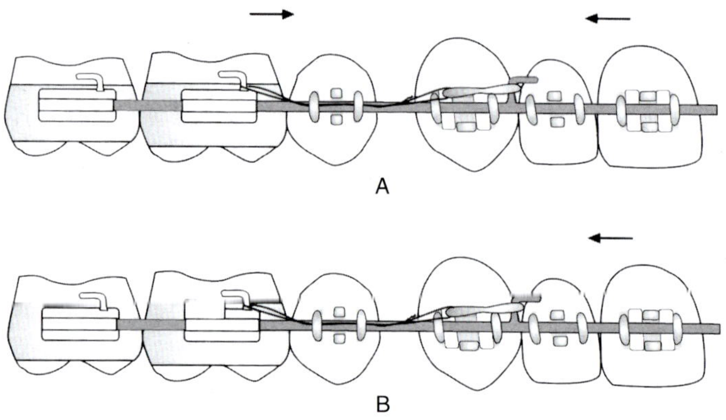

图7.19 上颌拔除第一前磨牙后滑动法关闭间隙的侧面观。(A)没有加强支抗，前后牙相对移动；(B)加强支抗，可能将6个前牙后移至拔牙隙，磨牙近远中方向位置保持不变。

拔除上颌前磨牙后上切牙的远中移动

如有可能，Ⅱ类1分类错𬌗一般避免拔除下颌前磨牙，因为要保持下前牙在前部的位置。只有少部分患者拔除4个前磨牙进行矫治。如果要拔除4个前磨牙，通常会拔除上颌第一前磨牙、下颌第二前磨牙。部分患者仅拔除上颌两个前磨牙，磨牙关系变为完全远中关系[5]（第184页，病例LJ）。

前磨牙拔除患者，常规采用滑动技术，利用不锈钢方丝，通过向后结扎的方法关闭间隙，牵引力要轻。有时会在切牙部位增加转矩，以便内收前牙减小覆盖时对切牙转矩进行良好控制。

根据需要选择横腭杆、口外弓、Ⅱ类牵引或者联合应用来加强后牙支抗（参阅225页，图8.12）。下颌牙列需要先整平使覆𬌗减小，以避免下颌前牙对上颌前牙产生干扰。图7.19和图7.20示滑动法，也可参阅第184页病例LJ。

非拔牙无间隙患者上切牙的远中移动

有些Ⅱ类1分类患者采用不拔牙矫治，上颌后牙需要远中移动，以保证内收前牙向计划位置移动。如果移动较小（1～3mm），可以通过扭正磨牙获得间隙（图7.21）。头帽和滑动杆对该类患者有帮助。但如果移动量较大，超过3mm，不管采用何种矫治技术，对患者和医生都是挑战。

远中移动磨牙和前磨牙需要进一步的复杂矫治技术，通常采用口外弓结合其他装置。文献报道采用这些装置均能取得效果[6]，事实上只有合作的患者才能取得预期的牙齿移动（参见194和195页）。

这种治疗通常需要较长的时间，预期的矫治目标有时难以达到。因此，本书的作者往往会在一些患者拔除上颌第二恒磨牙[7~9]，这非常有利于治疗，而且事实证明80%以上的患者第三磨牙萌出位置良好[10]（第215页，病例DO）。如果第三磨牙位置不好或缺失，只好拔除第二前磨牙。

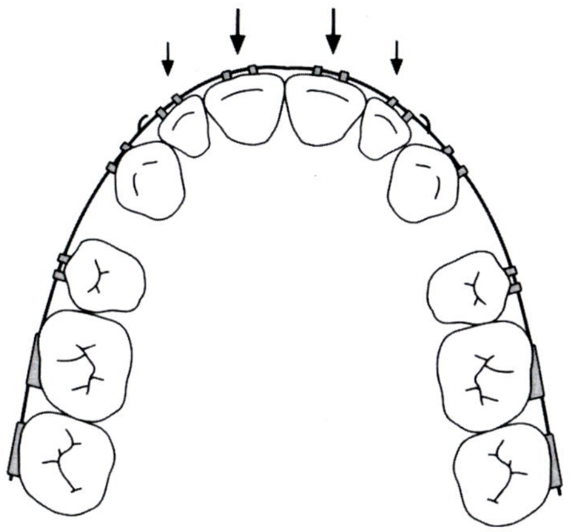

图7.20 𬌗面观，拔除上颌前磨牙后利用滑动法内收上前牙。以横腭杆、口外弓或Ⅱ类牵引加强支抗，以保持上后牙稳固不动，将6个前牙内收至拔牙间隙。

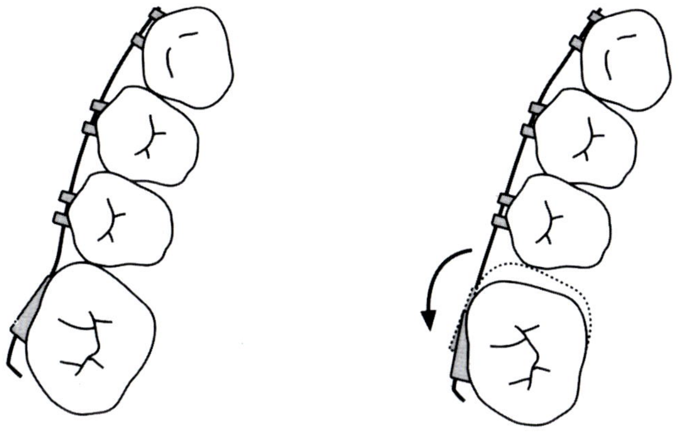

图7.21 扭正磨牙能使磨牙能颊面向远中移动1～3mm，利于建立Ⅰ类磨牙关系。末端回弯应在磨牙颊面管后2～3mm，避免影响磨牙扭正。

上颌切牙转矩的控制

2000年6月，Fastlight[11]报道了面部四边形，组成如下：

- 上切牙–腭平面角
- 下切牙–下颌平面角
- 上下切牙角
- 腭平面–下颌平面角（图7.22）

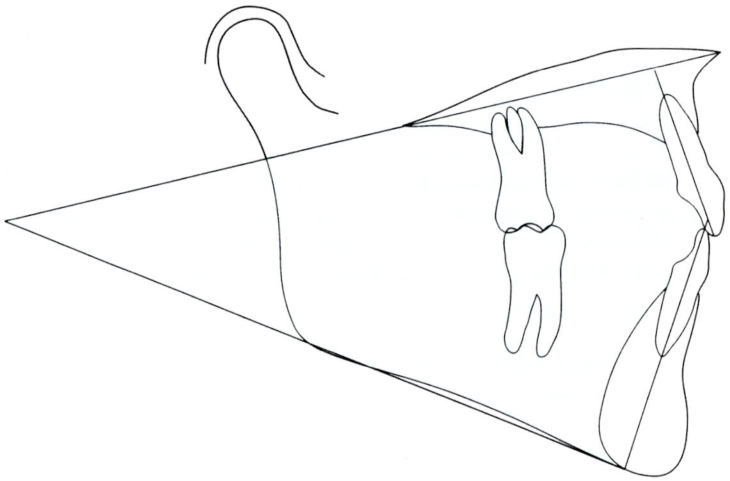

图7.22 Fastlight四边形。

将该四边形一分为二，变成两个三角形。上部三角形为：

- 腭平面–殆平面角
- 上切牙–腭平面角
- 上切牙–殆平面角（图7.23）

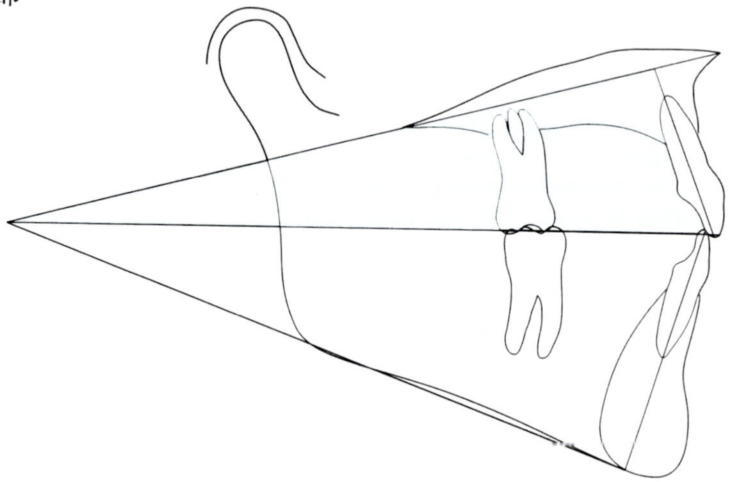

图7.23 Fastlight四边形的上部三角形组成。

下部三角形为：

- 下颌平面－殆平面角
- 下切牙－殆平面角
- 下切牙－下颌平面角（图7.24）

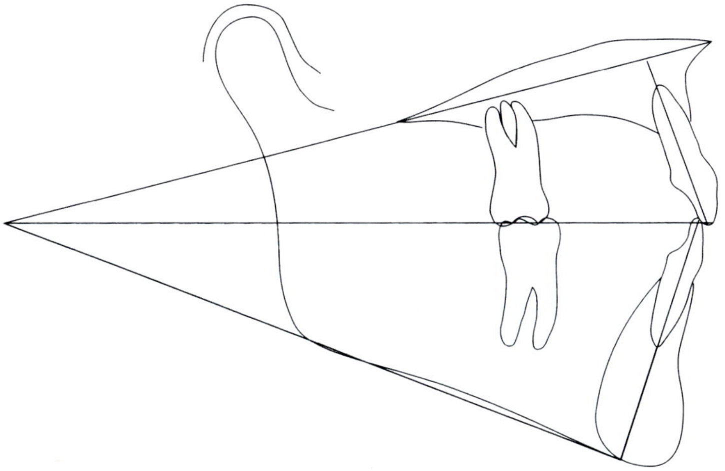

图7.24 Fastlight四边形的下部三角形组成。

以这一方式观察牙殆部，可以有效地了解切牙转矩，并且显示不同骨骼型需要不同的正常值（图7.25）。

对于Ⅰ类高角、Ⅱ类或Ⅲ类骨性错殆患者，前牙需要更大的转矩度来加以补偿，除非患者计划进行正颌外科手术。

Ⅱ类患者可以通过切牙的转矩控制补偿较差的面型，避免手术治疗。那么究竟多大的转矩补偿可以使患者避免手术？

切牙转矩通过0.019英寸×0.025英寸的不锈钢方丝作用于0.022英寸×0.028英寸的托槽槽沟来完成。MBT托槽系统设计时就考虑尽量减少弓丝弯制，尽管如此，正畸医师还是需要根据每个患者的实际情况在不锈钢丝上增加或减小切牙的转矩（第210页，病例DO）。

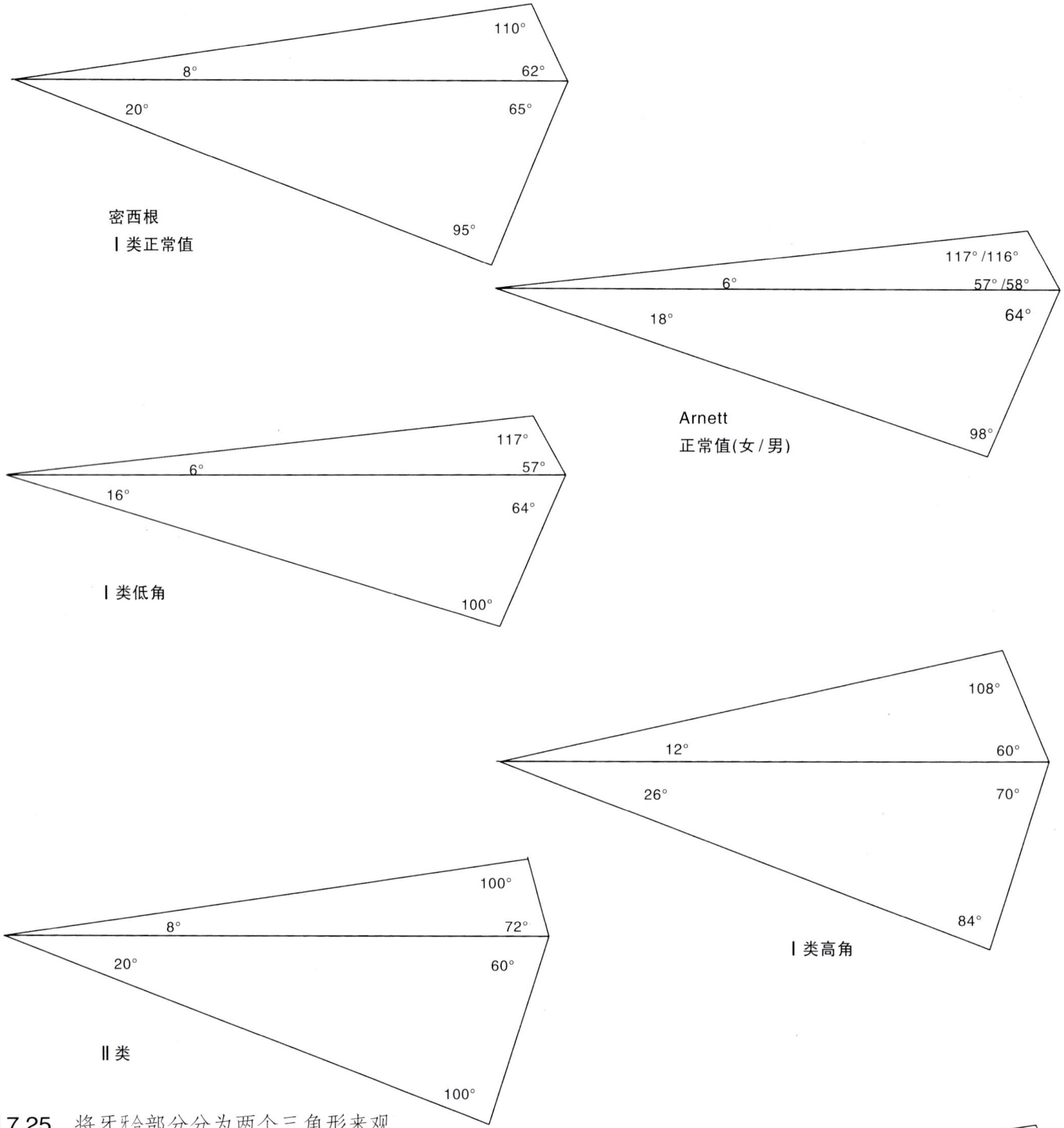

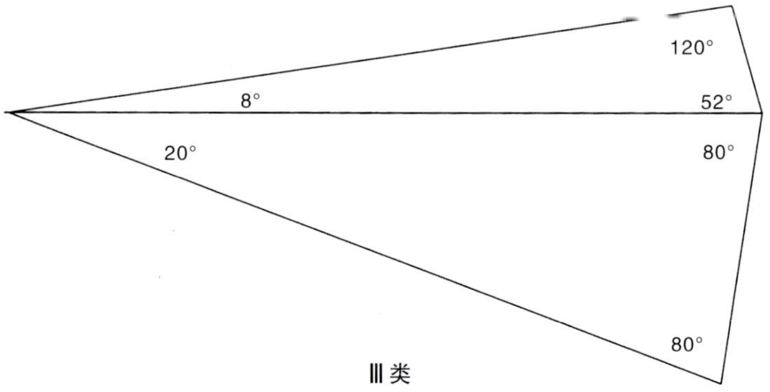

图7.25 将牙殆部分分为两个三角形来观察，有利于确定前牙的转矩度。根据不同的骨骼型，选择不同的正常值和矫治目标。上下颌三角形显示各种情形时切牙的转矩度，后文讨论下颌切牙转矩时还要作为参照（第179页）。需要说明的是此处给出的是经过牙长轴的X线头影测量值，与实际托槽设计的转矩度不同（见33页），托槽转矩度是相对于临床牙冠的唇面而确定。

切牙垂直向控制

在正畸临床中，每天都会有患者需要矫正前牙深覆𬌗和开𬌗。其治疗技术在前面的章节已有说明。除了获得正常的覆𬌗，临床医生还不能忘记尽量取得Arnett医生所建议的上颌切牙相对于上唇的露齿量。需要牢记的是外科医生比正畸医生更能矫正垂直向异常。

Ⅱ类2分类错𬌗患者的治疗早期随着唇弓逐渐变粗，牙列得以整平，同时压低了上前牙。其后到不锈钢方丝期，还可以通过摇椅弓、“J”钩或者二者结合来压低上前牙。患者戴高位头帽和“J”钩，通过上颌唇弓的牵引钩，压低上切牙（见146页病例MP，及图7.26和7.27）。如果上颌唇弓有2～3mm的Spee氏曲度，则效果会更好。

下述方法可以伸长上颌切牙。下颌0.019英寸×0.025英寸的不锈钢方丝加2～3mm反Spee氏曲度，上颌0.014英寸的不锈钢圆丝加正3mm的Spee氏曲度，上下前牙垂直牵引（50g），以伸长上切牙。

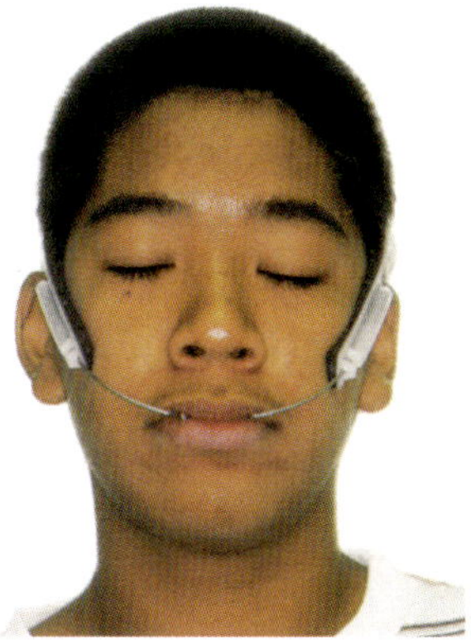

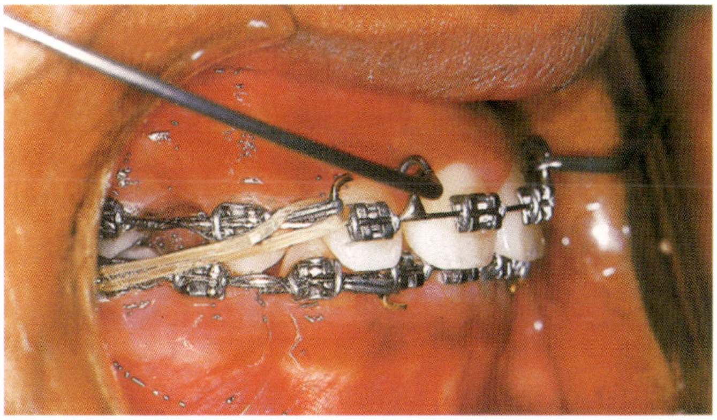

图7.26和7.27 患者戴高位头帽和“J”钩，可以压低上前牙。”J“钩需要根据患者颊部的弧度仔细调整。

Ⅱ类错𬌗下切牙的定位

下切牙的控制要比上切牙困难。设计各种治疗技术将下切牙移动至良好的位置，以适应上颌切牙的计划位置是一种挑战。对于生长发育中的患者，生长发育预测并不准确，因为下颌生长量和生长方向都不确定。尽管如此，仍然能采用系统而合理的治疗方法来达到治疗计划第二步中（第166页）确定的下切牙的治疗目标。

下切牙近远中方向位置的控制

将下切牙向近中移动以适应计划的的上切牙位置（治疗计划第一步中所描述）是治疗Ⅱ类错𬌗畸形最富挑战性的一步。Ⅱ类1分类错𬌗治疗和Ⅱ类2分类错𬌗经过排齐整平变成Ⅱ类1分类后的第二步治疗均是如此。

正畸治疗中，可以通过以下三种方式来改变下切牙与上切牙近远中方向的位置关系。

1. 在下颌骨内移动下切牙（图7.28）。
2. 改变下颌骨的长度（图7.29）。
3. 通过改变髁突在关节窝的位置来改变下颌骨近远中方向位置图（图7.30）。

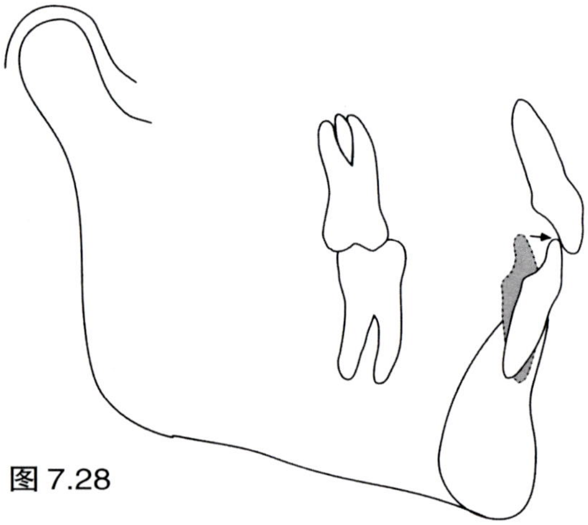

图7.28

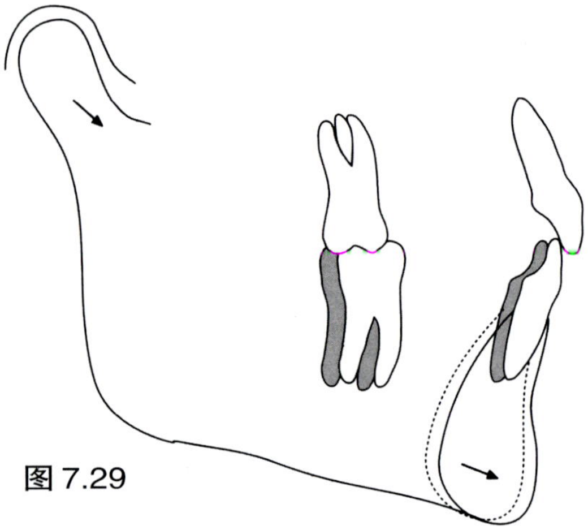

图7.29

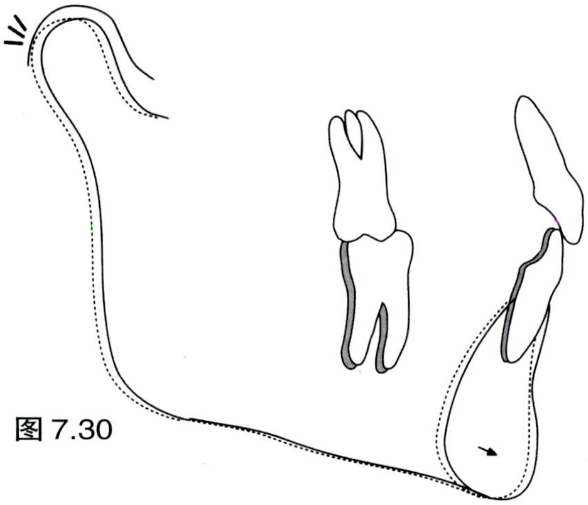

图7.30

下切牙在下颌骨内移动

下切牙在颌骨内的移动有一定的限度。由于下切牙部位骨骼的解剖特性，下切牙几乎不可能整体前移(图7.31)。因此，下切牙的近中移动一般都是切牙转矩的结果(图7.32)。一般而言，在面下部三角形中(第176页)下切牙向近中倾斜的极限为下切牙-下颌平面角100°。如果超过这一极限，可能会导致稳定性差、美观效果不良，甚至出现牙龈问题。

Ⅱ类2分类错𬌗通常一开始就唇向倾斜下前牙，因为下切牙常常舌倾。有些吮指习惯导致的Ⅱ类2分类畸形也是如此。Ⅱ类1分类骨性错𬌗患者可以将下前牙唇倾，使下切牙-下颌平面角超过95°，下切牙-APo线距超过2mm。传统的正畸治疗不赞成这样，因为有导致牙龈退缩和复发的危险。然而事实证明并未发现牙龈退缩[12,13]，复发则可以通过舌侧固定保持器来控制。

因此，适度的唇倾下切牙可以使下切牙与计划位置的上切牙建立较好的咬合关系。轻度骨性Ⅱ类错𬌗可以少量唇倾下前牙，从而避免过度内收上前牙，导致上唇部凹陷、面形差。

Ⅱ类错𬌗下前牙唇倾的极限为下切牙-下颌平面角100°，因此大多数患者下切牙可以唇向倾斜。

通常情况下，下切牙每唇向倾斜2.5°，下切牙切缘向近中移动1mm(提供2mm间隙)。正因为如此，下颌通常不需要拔除任何牙齿。

MBT系统下切牙托槽-6°转矩有利于防止下切牙过度唇向倾斜。如果患者在内收上前牙时需要Ⅱ类颌间牵引，下颌牙列排齐后用0.019英寸×0.025英寸的不锈钢方丝。

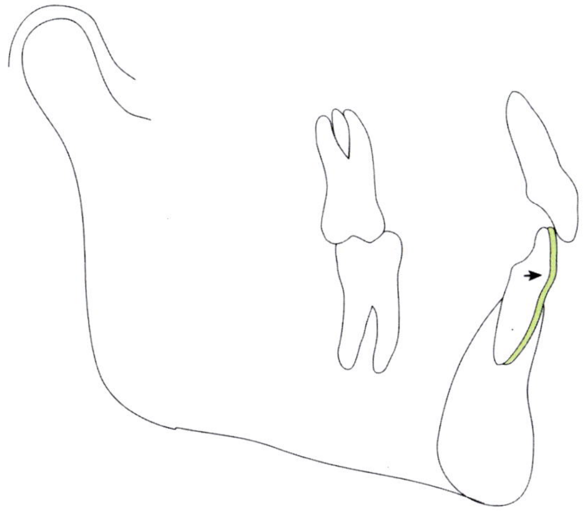

图7.31 下切牙在骨内的移动有限。

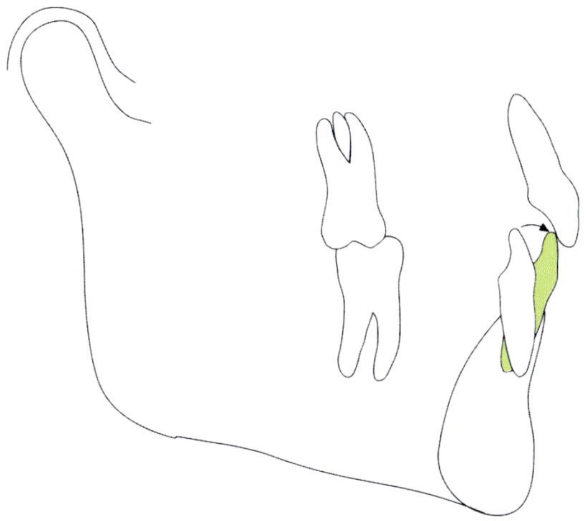

图7.32 下颌切牙唇向倾斜，转矩改变。

下颌长度或位置的有利改变

如果下颌的长度增加或位置向前，"B"点近中移动，使下颌切牙与计划位置的上颌切牙的咬合关系进一步改善，将大大有利于错𬌗的矫治，而且面部美观明显得以改善，下前牙也不必过于唇倾。

正因为如此，下颌长度的增加是大多数Ⅱ类错𬌗畸形所希望的，但问题是正畸医生能否做到这样。这是一个很大的题目，下面只能简单地予以讨论。

下颌的生长

对处于生长发育期的患者制定治疗计划时，需要估计下颌的生长量和生长方向及"B"点的变化。一般而言，低角病例较平均和高角病例的"B"点变化更有利（图7.33）。男孩较女孩有较大的生长潜力。

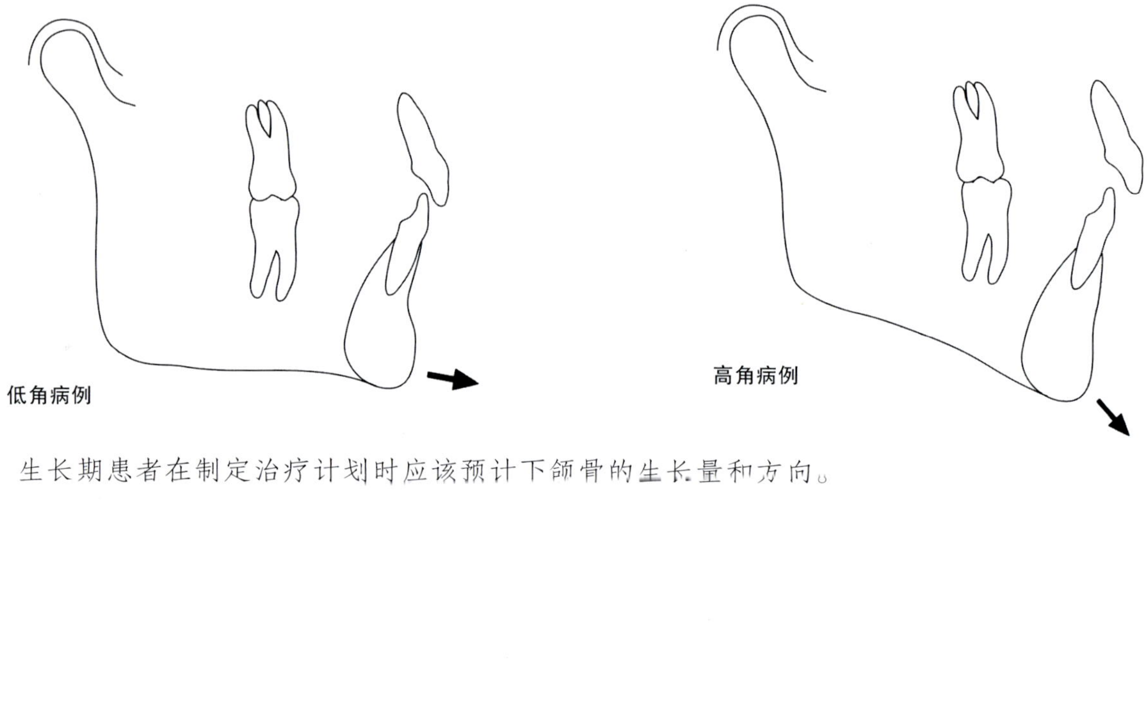

图7.33 生长期患者在制定治疗计划时应该预计下颌骨的生长量和方向。

功能矫治器促使下颌生长?

替牙期Ⅱ类错𬌗患者采用功能矫治器常能取得良好的矫治结果，面形得以改善。功能矫治器能产生牙𬌗和骨骼效应，唇向移动下切牙，舌向移动上切牙，促使下颌生长并抑制上颌生长。

多年来，许多研究和讨论都在试图证明功能矫治器是否能真正使下颌骨长度增加，而未说明没有功能矫治器会怎样。对这一问题的研究比较困难，至今，没有确切的证据表明功能矫治器能改变下颌骨的生长量。

尽管如此，大家还是认为功能矫治器能很好的用来矫治Ⅱ类1分类错𬌗，因为功能矫治器能及早改善患者的面形（第198页，患者TS），并且减少固定矫治的工作量。

1998年Pancherz等[15]研究了98名采用Herbst矫治器治疗的Ⅱ类1分类患者，评价“髁突的有效生长”(“effective condylar growth)，包括髁突改型、关节窝改型、髁突位置的改变等。在一些下颌自动向前旋转的患者，发现颏点确实前移，而那些下颌向后旋转的患者，颏点变得更靠后了。

从临床角度考虑，功能矫治器在替牙晚期应用较好。此时患者有较多生长，而且能接着进行固定正畸治疗。如果在早期进行功能矫治器治疗，则不可避免在固定矫治器治疗前涉及费时费力的保持问题。

固定矫治器进行Ⅱ类颌间牵引也能产生功能矫治器效应。例如生长期Ⅱ类2分类患者在治疗第二期应用Ⅱ类牵引就能看到功能矫治器效应。

有利的髁突移位

有些患者在治疗开始时下颌位置靠后，但随着治疗的进行，髁状突向近中移位。例如Ⅱ类2分类患者在变成Ⅱ类1分类畸形时下颌“B”点向前移位（图7.34），虽然这一点很难被证实（第212页，病例DO）。

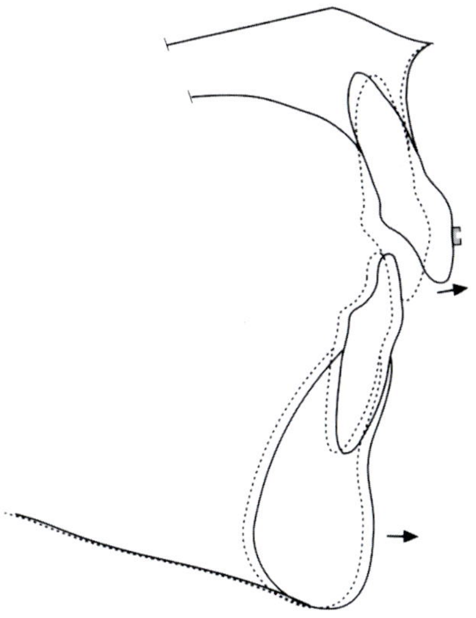

图7.34 Ⅱ类2分类错𬌗打咬𬌗的阶段，“B”点前移。

上颌垂直向的矫形控制?

尽管这一点作为促进“B”点前移的方法而加以讨论，但很少有证据来证明。很难通过单纯的正畸治疗来对上颌进行垂直向控制。

不利的髁突改变导致下颌长度减小

一些患者下颌髁突发生不利改变导致下颌长度减小(图7.35),这主要是由于髁突的原发性吸收所致。虽然这种情况较少见,但却可导致下颌向下、向后旋转,使“B”点后移。这主要多见于女性患者[16](图7.36)。

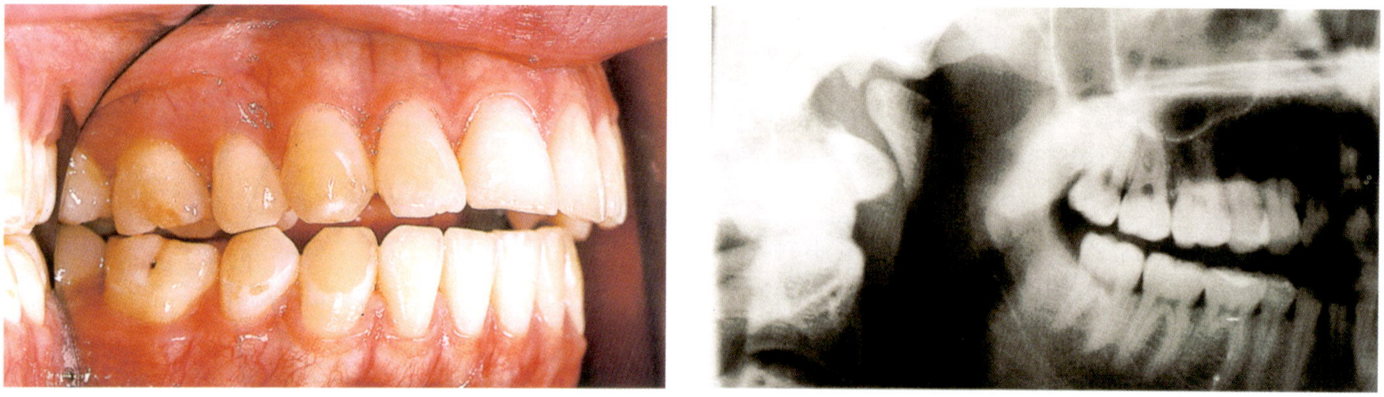

图7.35 原发性髁突吸收发生于女性患者,其原因不明,所幸较少见,有时会单侧。主要导致下颌变短、覆盖增加并开殆。

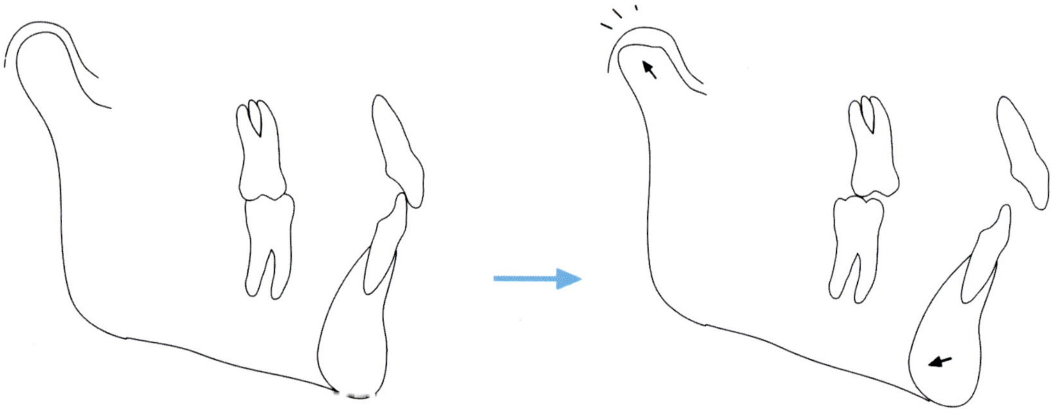

图7.36 原发性髁突吸收较少见,但很难处理。导致下颌向后下旋转,使“B”点后移。

不利的髁突移位

Ⅱ类1分类错殆在排齐整平时，髁突向后移位，导致“B”点后移。这种情况多发生在治疗前正中殆位和正中关系位不一致的患者（图7.37）。Roth[17]提倡在正畸治疗前戴用殆板来诊断这样的患者，并使下颌重新定位。

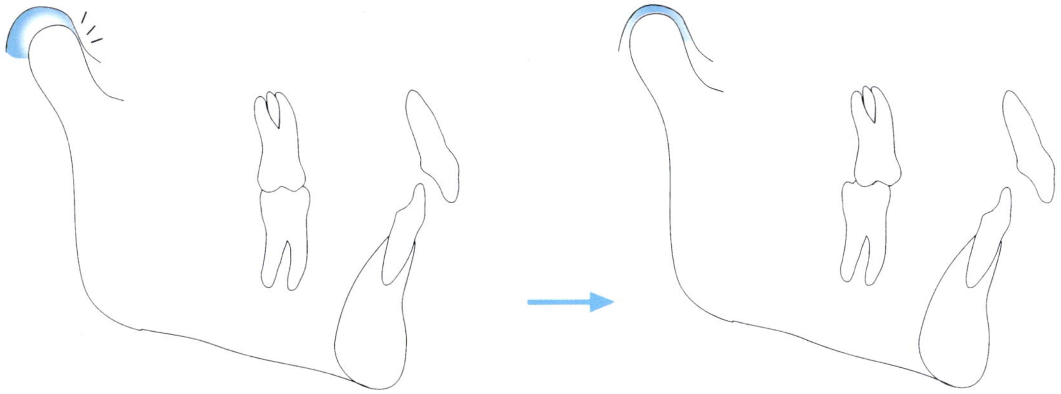

图7.37 正畸治疗前正中殆位和正中关系位不一致患者，在排齐整平牙列时髁突向远中移位，导致“B”点向后移位。

（周彦恒 译）

参考文献

1 Tweed C H 1966 Clinical orthodontics. Mosby, St Louis
2 Arnett G W, Jalic J S, kim J et al 1999 Soft tissue cephalometric analysis: diagnosis and treatment planning of dentofacial deformity. American Journal of Orthodontics and Dentofacial Orthopedics 116:239-253
3 Arnett G W, Bergman R T 1993 Facial keys to orthodontic diagnosis and treatment planning-part I. American Journal of Orthodontics and Dentofacial Orthopedics 103:299-312
4 Arnett G W, Bergman R T 1993 Facial keys to orthodontic diagnosis and treatment planning-part II. American Journal of Orthodontics and Dentofacial Orthopedics 103:395-411
5 Bennett J, McLaughlin R P 1997 Orthodontic management of the dentition with the preadjusted appliance.Isis Medical Media, Oxford (ISBN 1 899066 91 8) pp. 233-250. Republished in 2002 by Mosby, Edinburgh (ISBN 07234 32651)
6 Gianelly AA 1998 Distal movement of the maxillary molars. American Journal of Orthodontics and Dentofacial Orthopedics 114:66-72
7 Graber T M 1969 Maxillary second molar extraction in Class II Malocclusion. American Journal of Orthodontics 56:331-353
8 Bishara S E, Ortho D, Burkey P S 1986 Second molar extractions: a review. American Journal of Orthodontics and Dentofacial Orthopedics 89:415-424
9 Wilson W L, Wilson R C 1981 Modular orthodontics manual. Denver: Rocky Mountain Orthodontics
10 Basdra E K, Stellzig A, Komposch G 1996 Extraction of maxillary second molars in the treatment of Class II malocclusion. Angle Orthodontist 66(4):287-292
11 Fastlght J 2000 Tetragon: a visual cephalometric analysis. Journal of Clinical Orthodontics 34(6): 353-360
12 Årtun J, Osterberg S K, Kokich V G 1986 Long-term effect of thin interdental alveolar bone on periodontal health after orthodontic treatment. Journal of Periodontology 57:341-346
13 Ruf S, Hansen K, Pancherz H 1998 Does orthodontic proclination of lower incisors in children and adolescents cause gingival recession? American Journal of Orthodontics and Dentofacial Orthopedics 114:100-106
14 Riolo M et al 1974 Atlas of craniofacial growth. Center for Human Growth and Development, University of Michigan
15 Pancherz H, Ruf S, Kohlas P 1998 (Effective condylar growth) and chin position changes in Herbst treatment: a cephalometric roentgenographic long-term study. American Journal of Orthodontics and Dentofacial Orthopedics 114:437-446
16 Wolford L M, Cardenas K 1999 Idiopathic condylar resorption: diagnosis, treatment protocol and outcomes. American Journal of Orthodontics and Dentofacial Orthopedics 116:667-677
17 Roth R 1972 Gnathological concepts and orthodontic treatment goals. In: Jarabak J R, Fizzell, J A (eds) Technique and treatment with light wire appliances, 2nd edn. Mosby, St Louis pp. 1160-1223

病例 LJ

成人Ⅱ类深覆殆患者拔除上颌第一前磨牙和所有第三磨牙

患者女性成人，23.1岁，骨型轻度Ⅱ类（ANB 5°），低角（MM 20°）

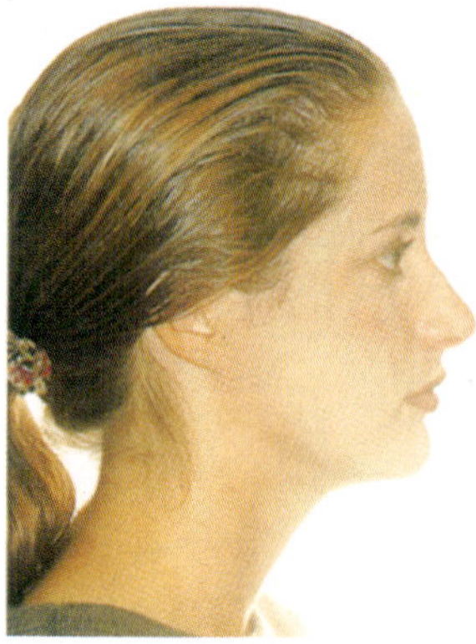

图 7.38

双侧后牙远中，前牙深覆殆，切牙拥挤扭转。所有牙齿存在，包括未萌出的第三磨牙。建议正畸结合正颌手术治疗方案，但患者拒绝手术。最后决定拔除所有第三磨牙和上颌第一前磨牙，患者治疗后为Ⅱ类磨牙关系。

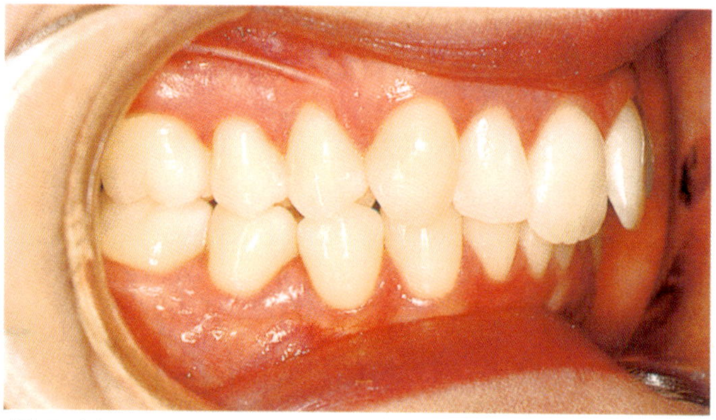

图 7.41

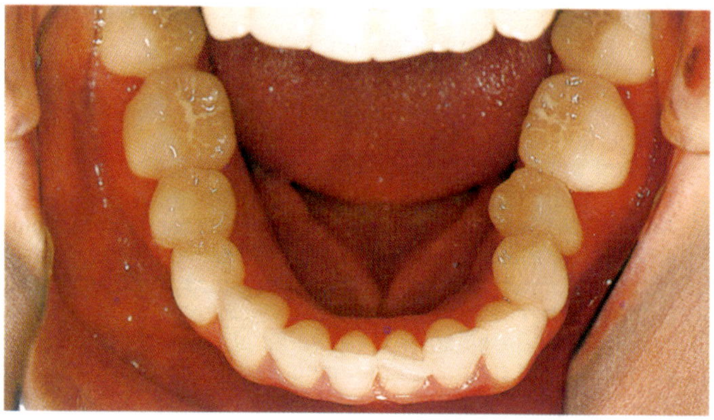

图 7.44

除下颌前牙外，其他牙齿均粘托槽和带环。下切牙分牙开邻面去釉。

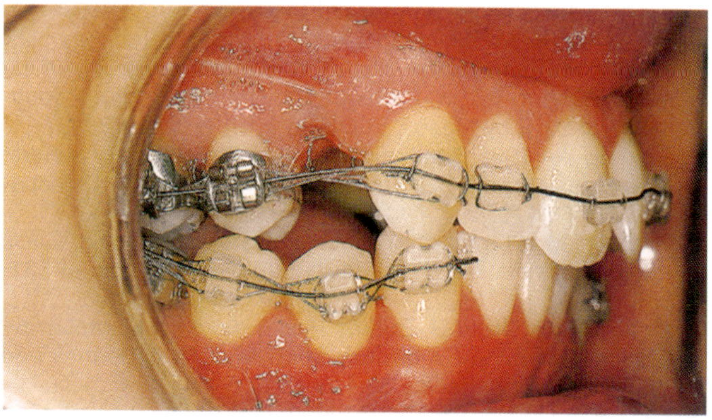

图 7.47

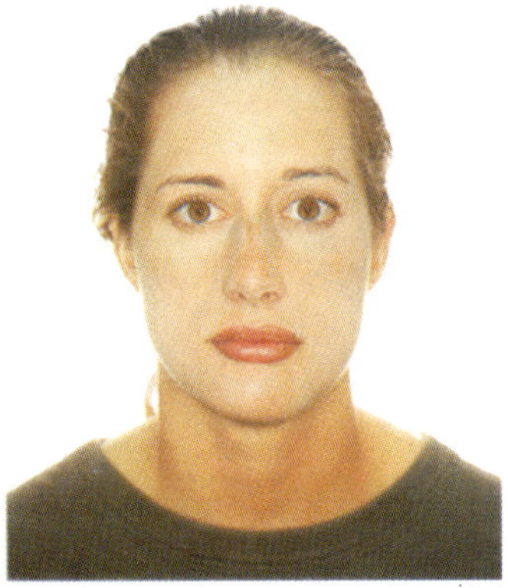

图 7.39

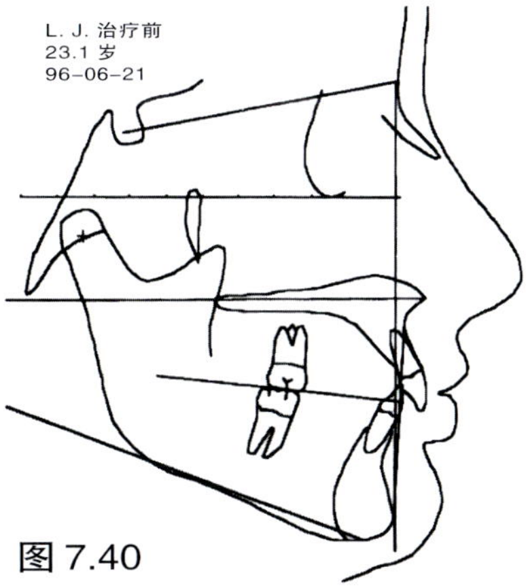

SNA	∠	82°
SNB	∠	77°
ANB	∠	5°
A-N ⊥ FH		3 mm
Po-N ⊥ FH		0 mm
WITS		3 mm
GoGnSN	∠	30°
FM	∠	20°
MM	∠	20°
1 to A-Po		6 mm
1 to A-Po		0 mm
1 to Max Plane	∠	111°
1 to Mand Plane	∠	98°

图 7.40

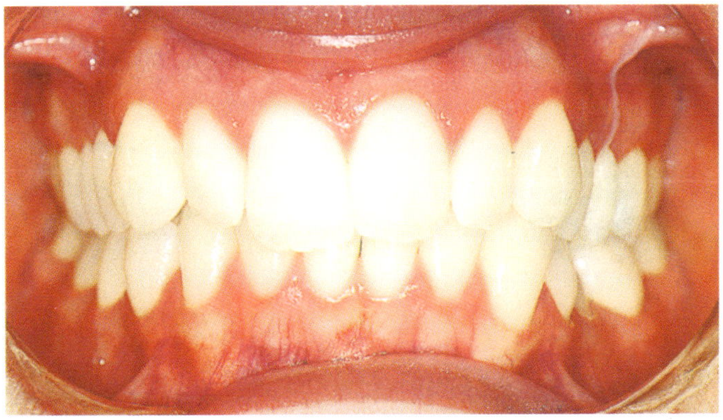

图 7.42

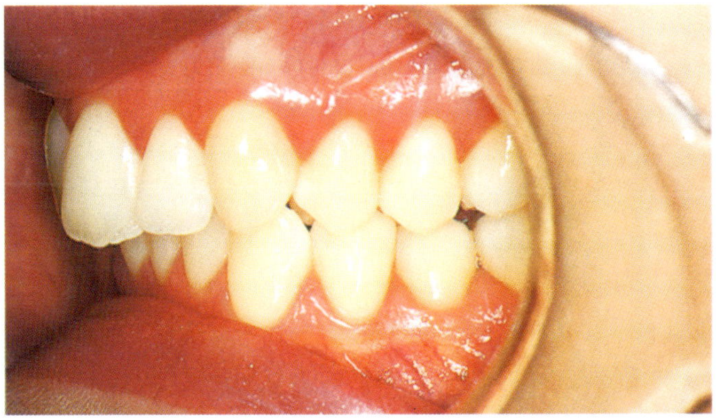

图 7.43

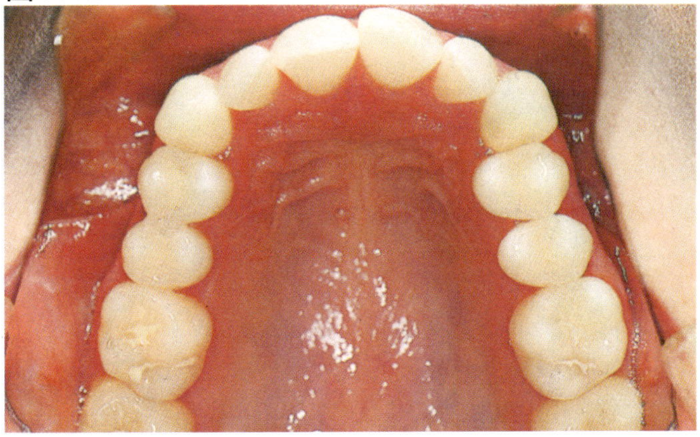

图 7.45

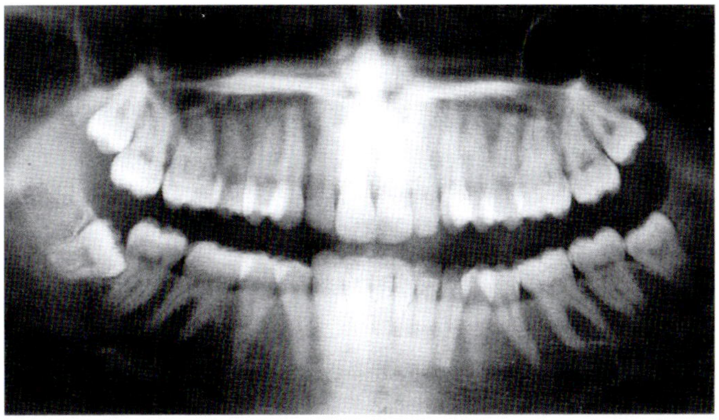

图 7.46

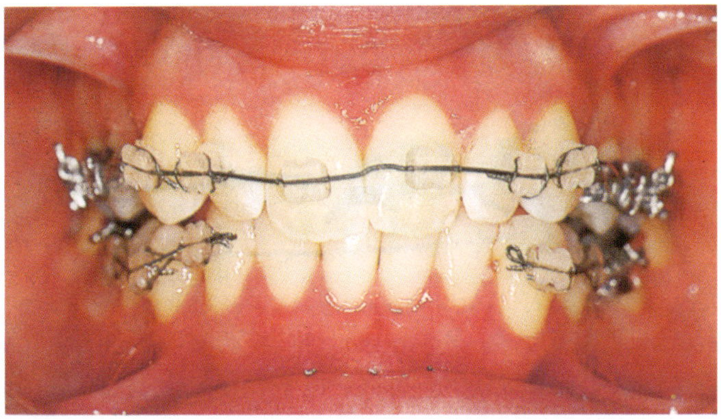

图 7.48

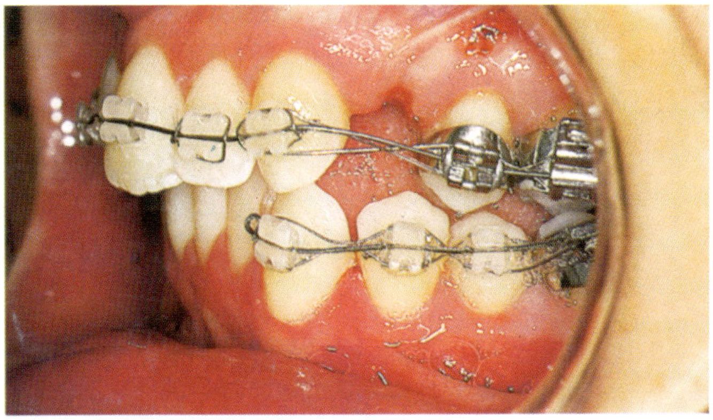

图 7.49

治疗2个月后，上下颌0.017英寸×0.025英寸的热激活镍钛方丝，上颌尖牙向后结扎，下颌右侧向后结扎，利于中线的矫正。

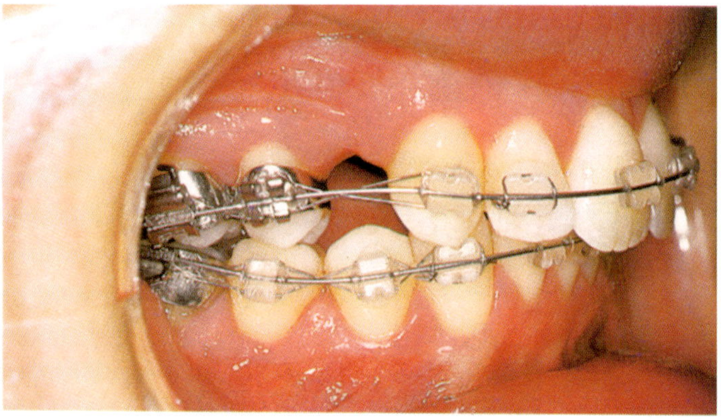

图7.50

治疗5个月后，重粘下颌磨牙带环，继续使用上下颌热激活镍钛方丝，停止尖牙向后结扎。

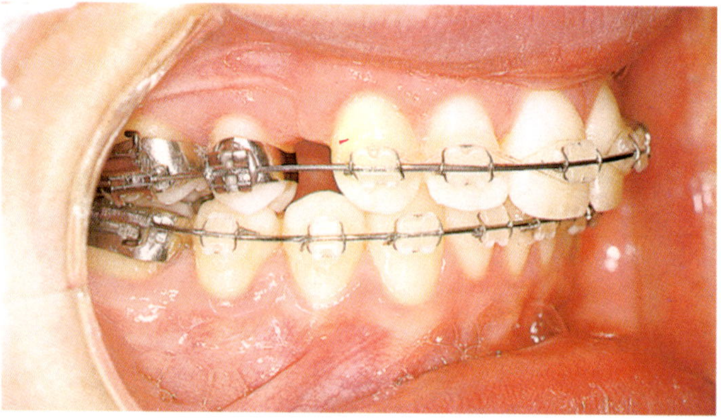

图7.53

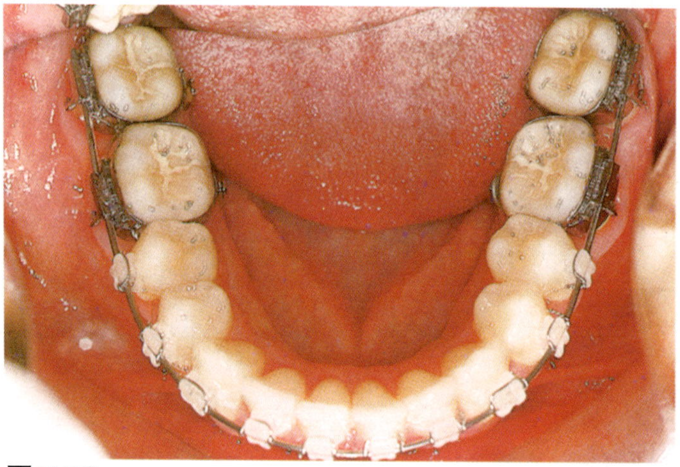

图7.56

治疗8个月后，上颌不锈钢方丝被动向后结扎(图7.59和7.61)4～6周。然后弹力结扎关闭间隙，减小覆盖（图7.58、图7.62、图7.64）。

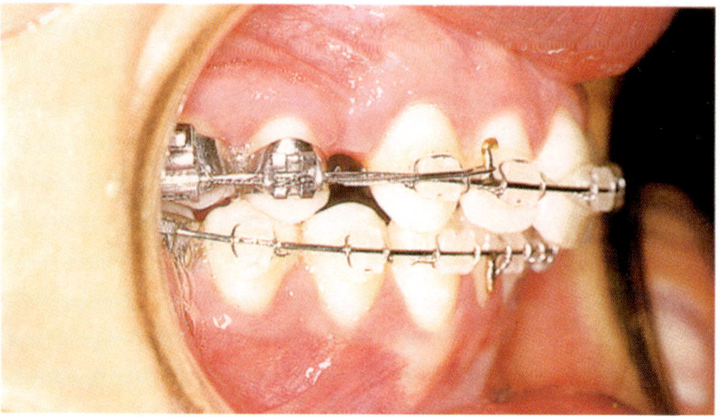

图7.59

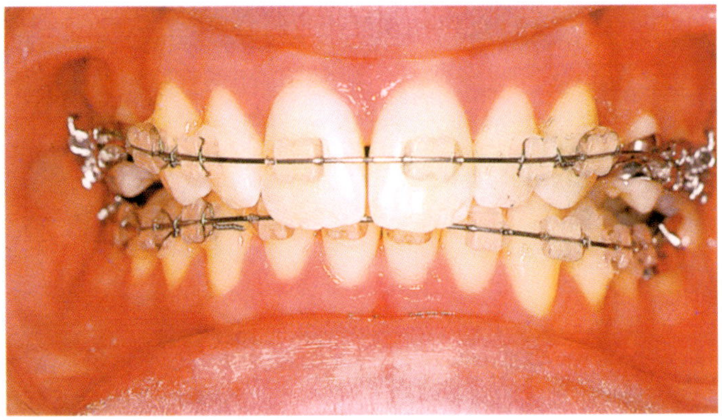
图 7.51

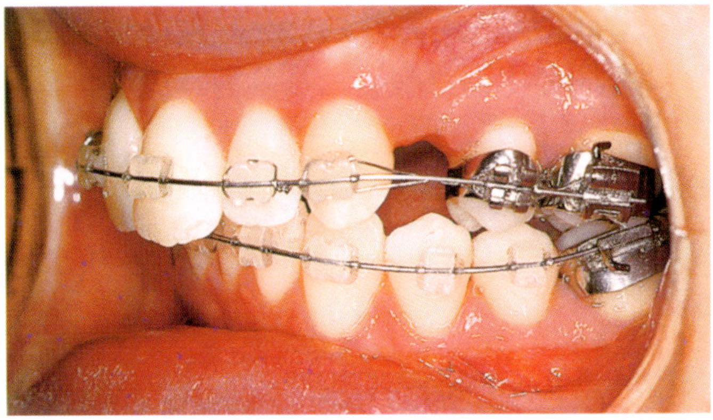
图 7.52

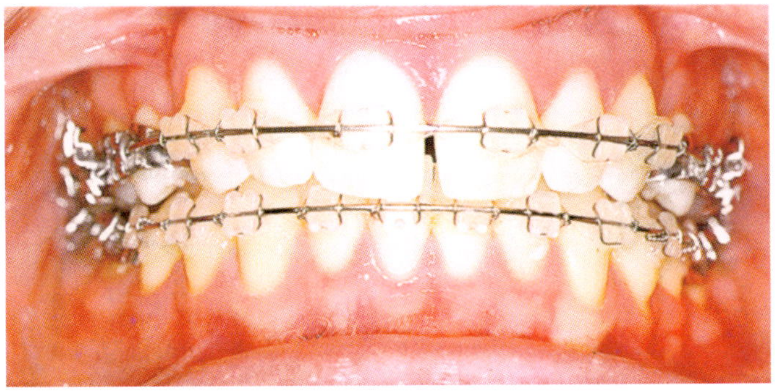
图 7.54

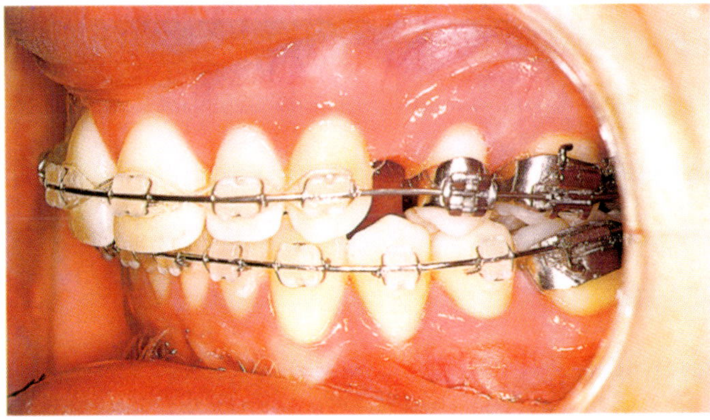
图 7.55

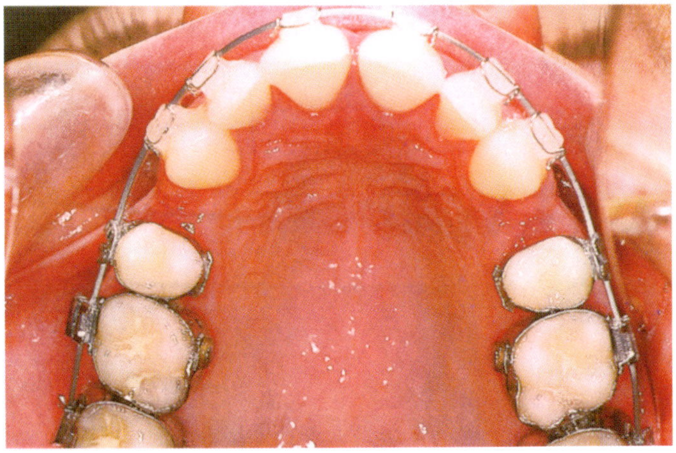
图 7.57

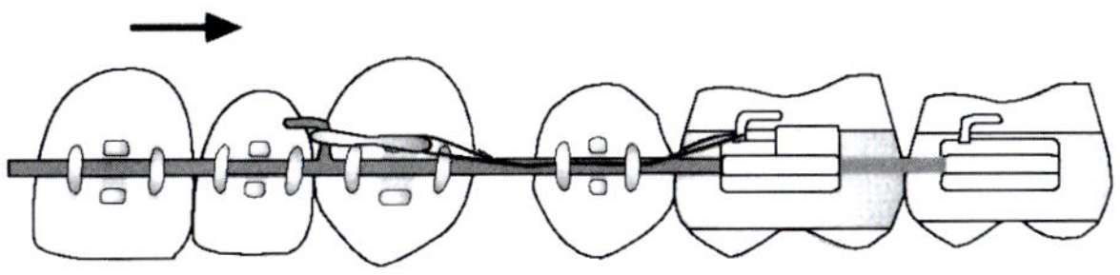
图 7.58

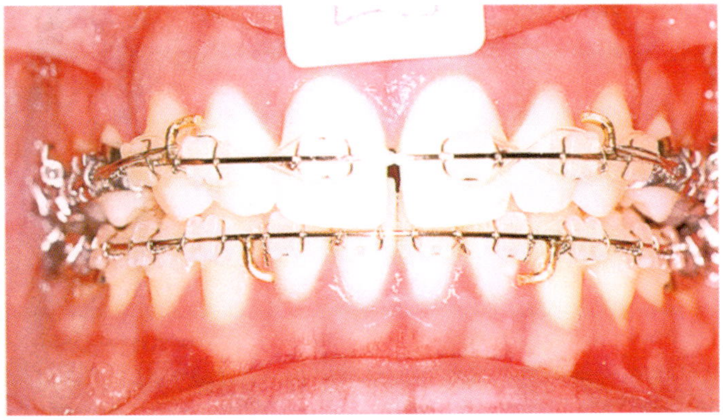
图 7.60

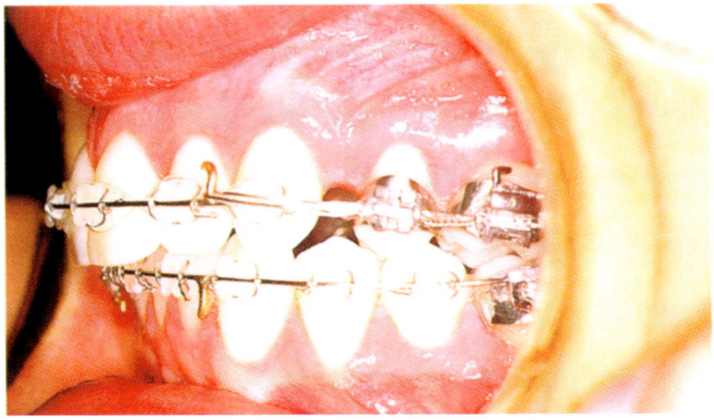
图 7.61

治疗1年，上颌不锈钢方丝弹力结扎，继续关闭间隙，控制前牙转矩。

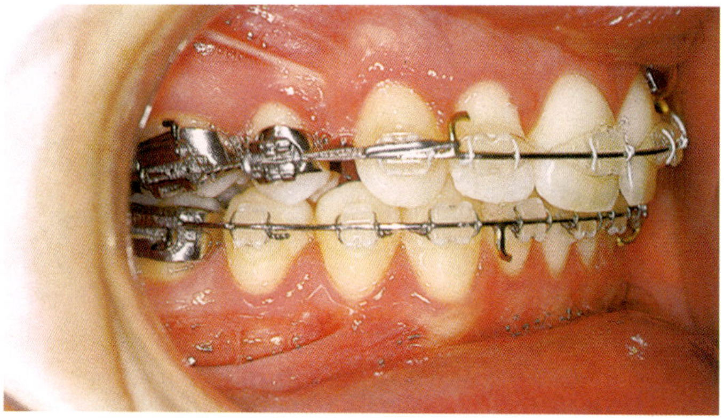

图 7.62

治疗15个月后，上颌间隙几乎关闭。

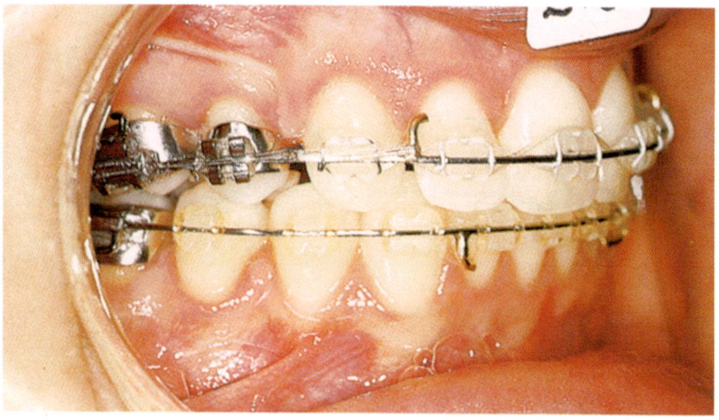

图 7.65

治疗20个月，牙齿尖窝关系定位。

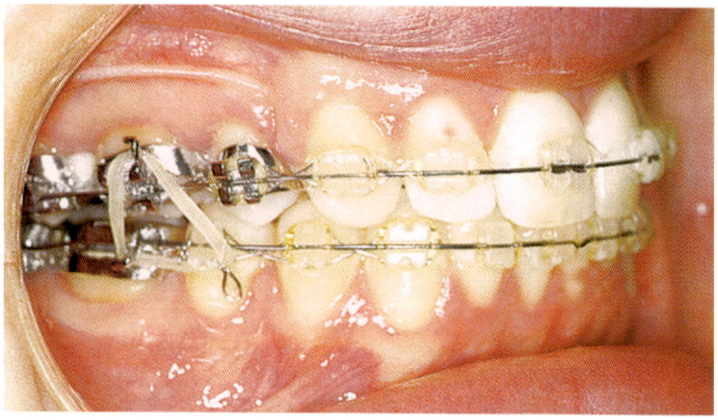

图 7.68

经过1个月的尖窝关系定位。

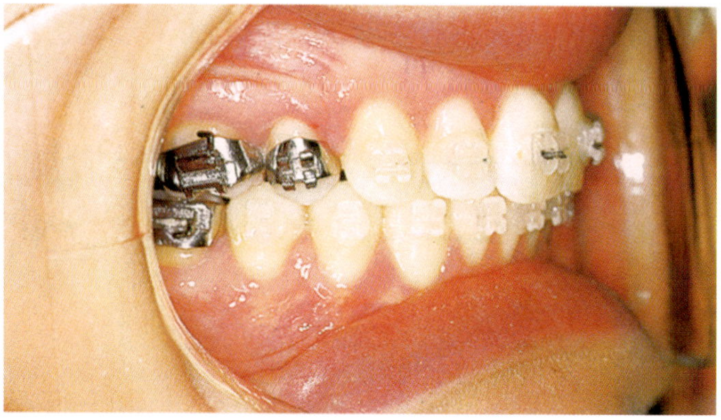

图 7.71

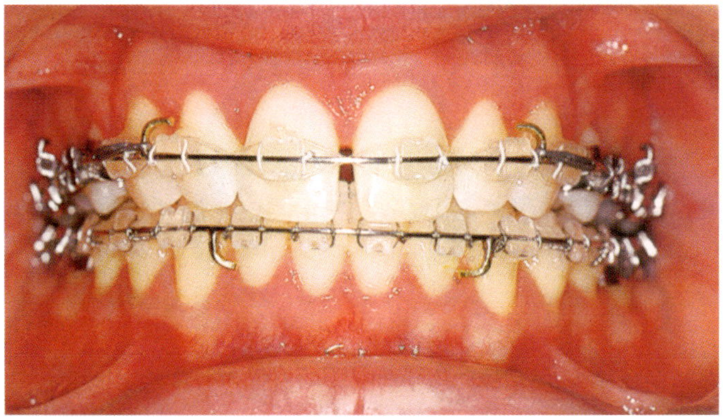

图 7.63

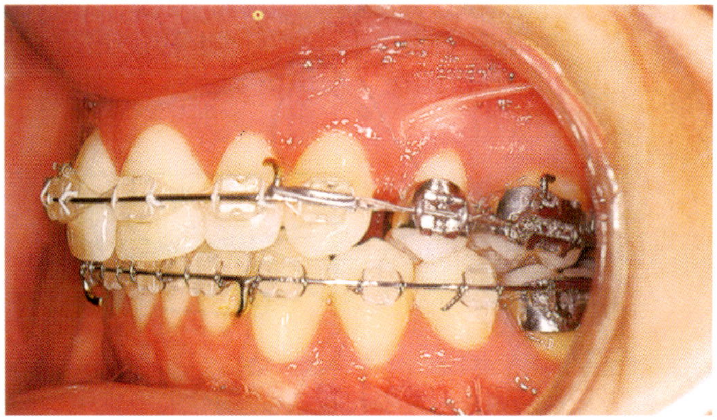

图 7.64

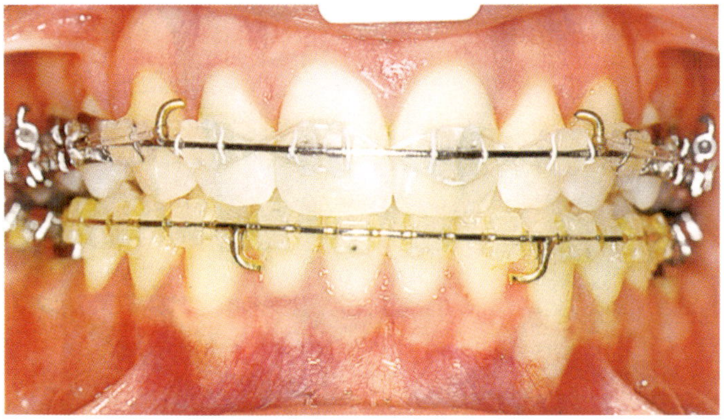

图 7.66

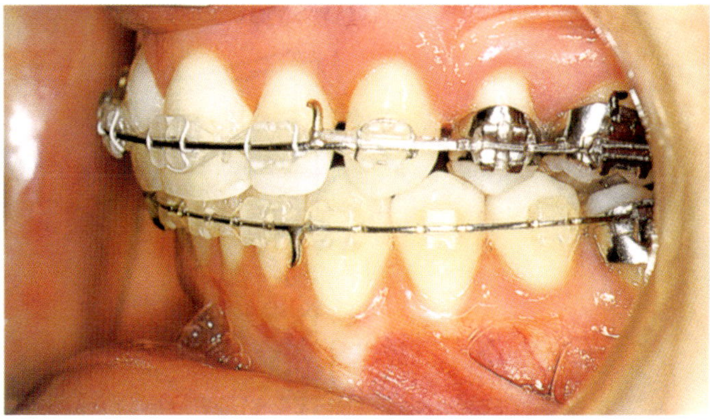

图 7.67

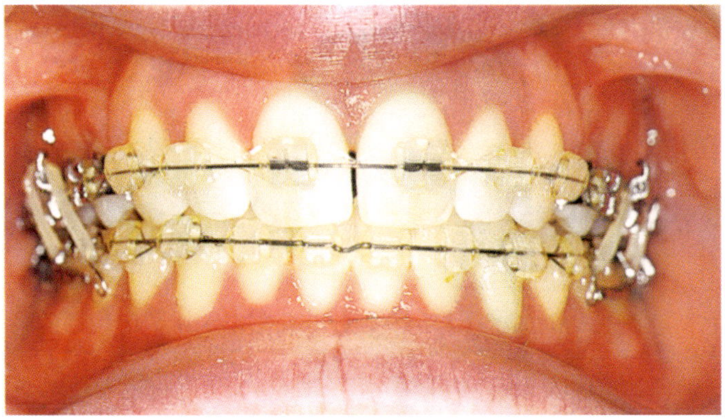

图 7.69

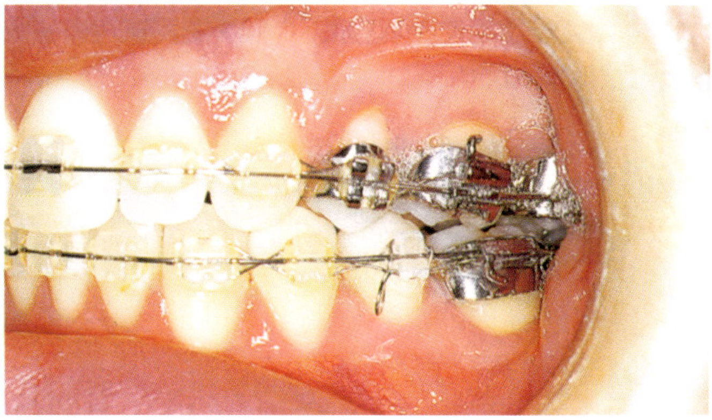

图 7.70

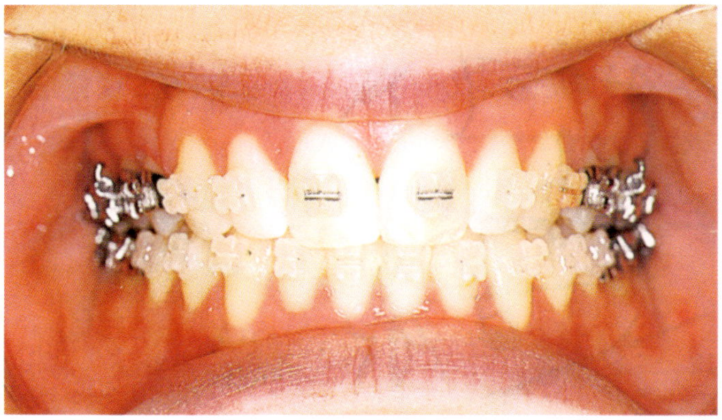

图 7.72

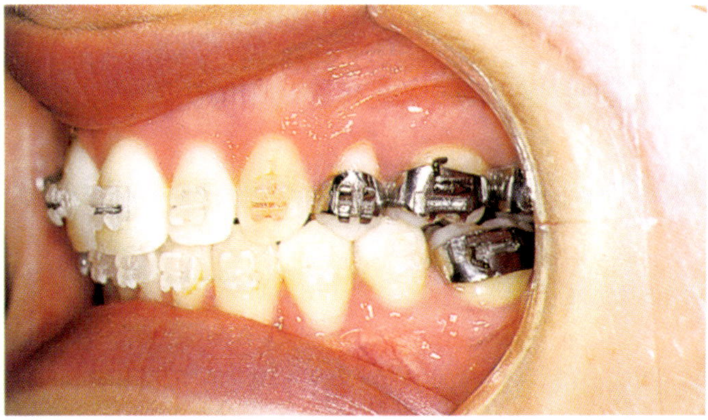

图 7.73

去除矫治器后。

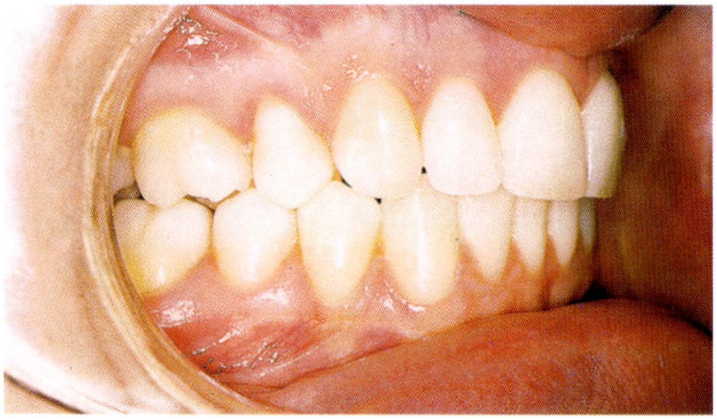

图 7.74

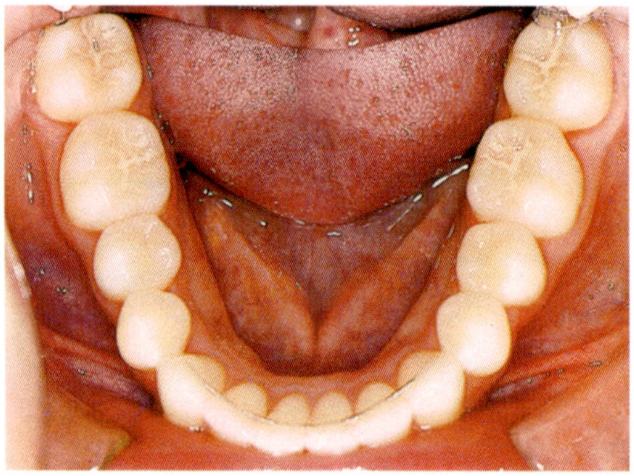

图 7.77

侧貌像显示面部美观协调。X线头影测量有少许变化。治疗时间21个月。

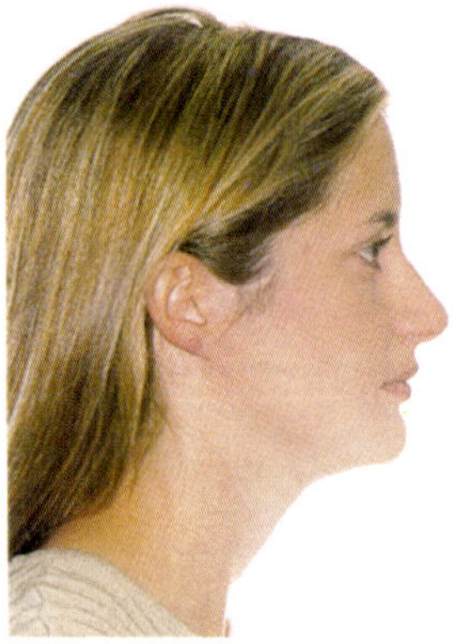

图 7.80

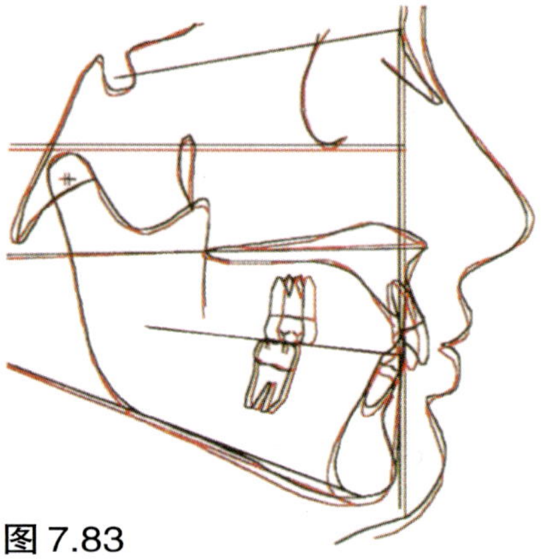

图 7.83

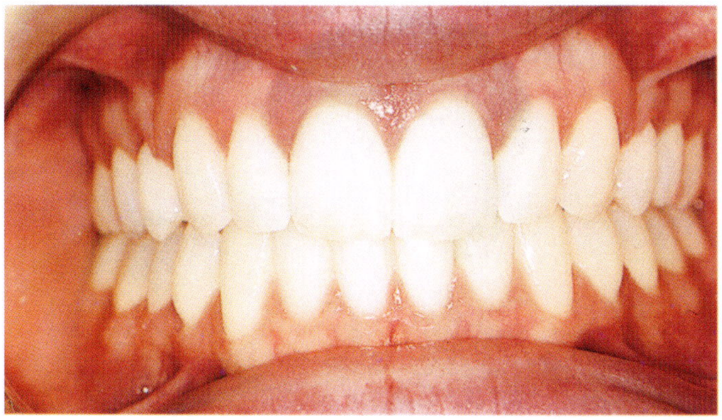
图 7.75

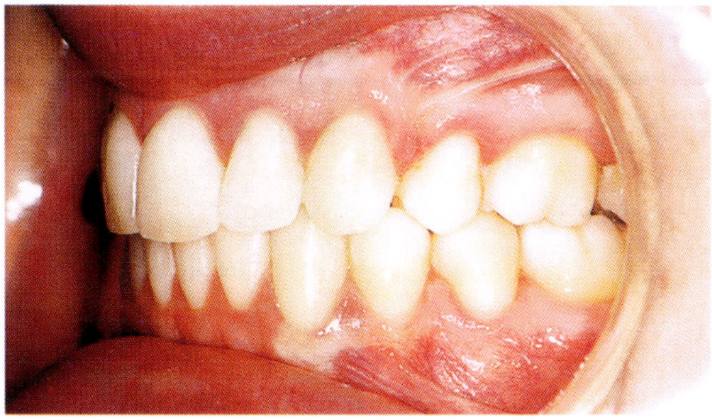
图 7.76

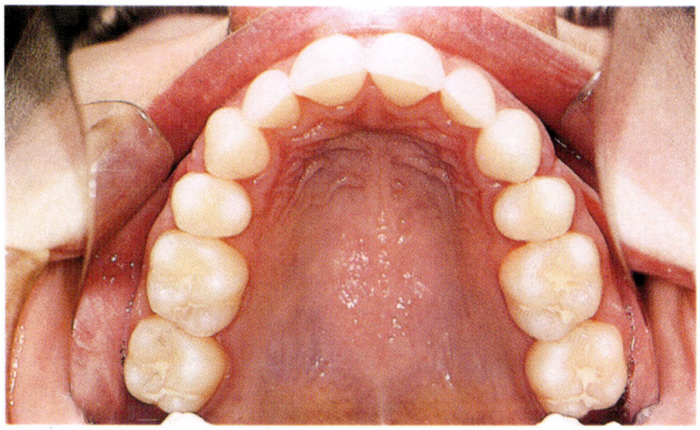
图 7.78

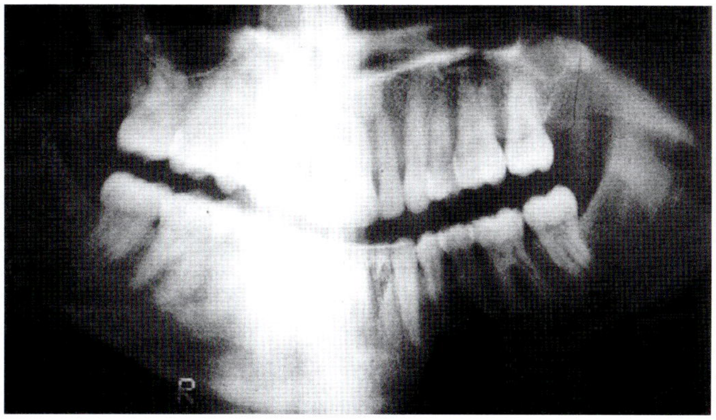
图 7.79

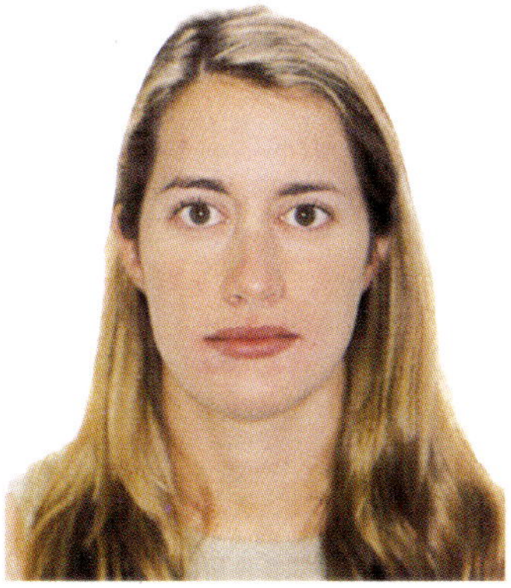
图 7.81

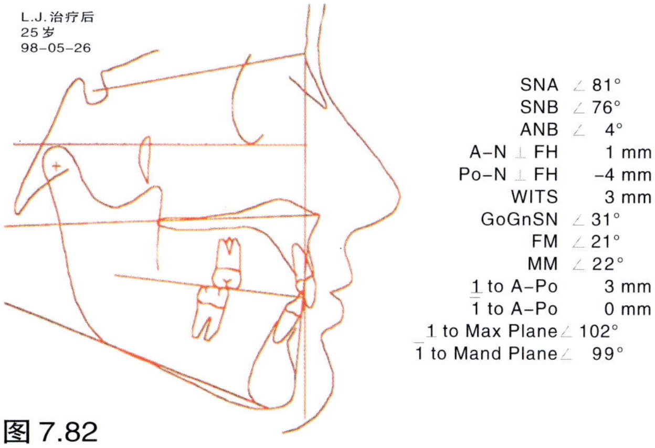

图 7.82

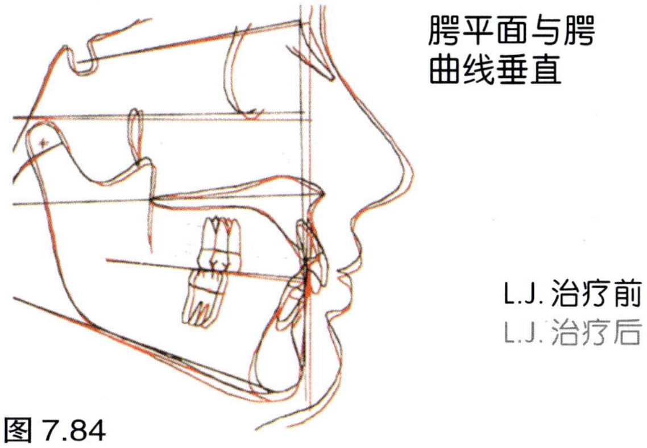

图 7.84

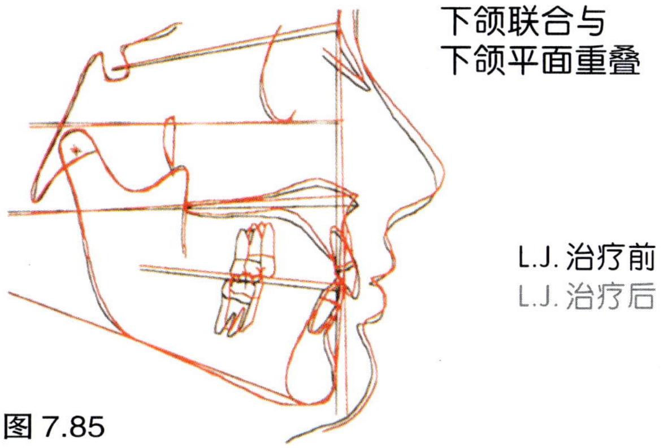

图 7.85

病例 TC

非拔牙矫治，Ⅰ类骨型轻度Ⅱ类牙性错殆

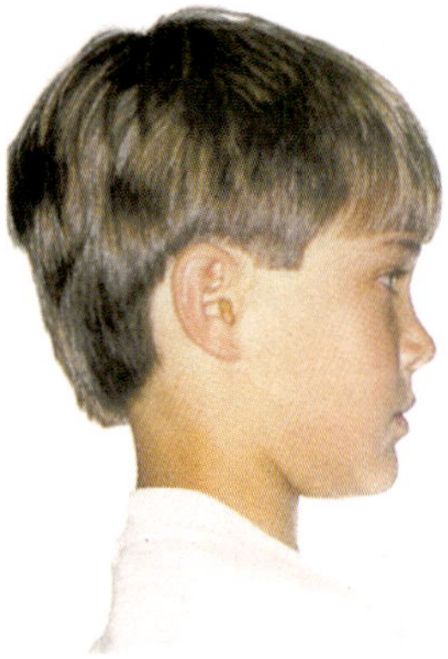

图 7.86

男性患者，11.4岁，轻度牙性Ⅱ类、Ⅰ类骨骼关系（ANB 3°），轻度低角（MM 23°）。是较为常见的畸形。

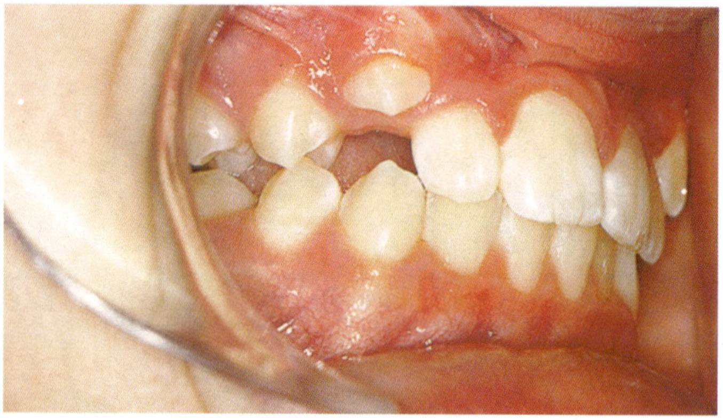

图 7.89

切牙关系基本正常，中线偏斜2mm，上颌尖牙萌出间隙不足。磨牙关系右侧3mm Ⅱ类关系、左侧2mm Ⅱ类关系。计划治疗成为较方的牙弓。

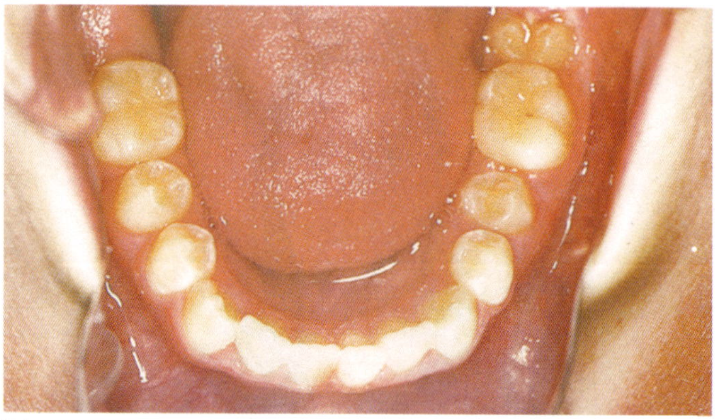

图 7.92

X光片显示所有的牙齿发育正常。

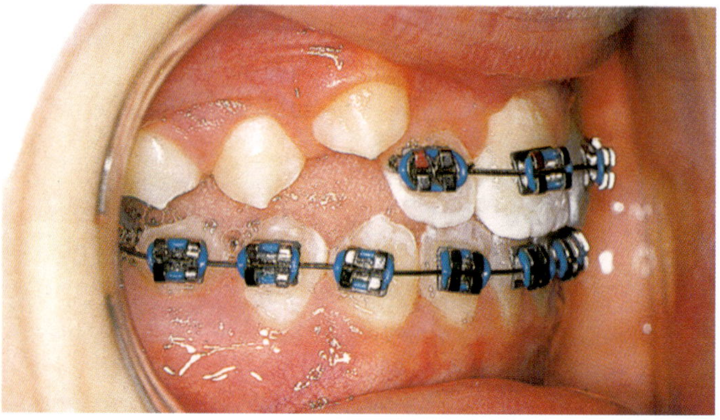

图 7.95

治疗开始时，粘结磨牙带环，夜间戴口外弓。下牙弓全部带环和托槽，0.016英寸的热激活镍钛丝。上颌前部采用多股麻花丝片断弓。

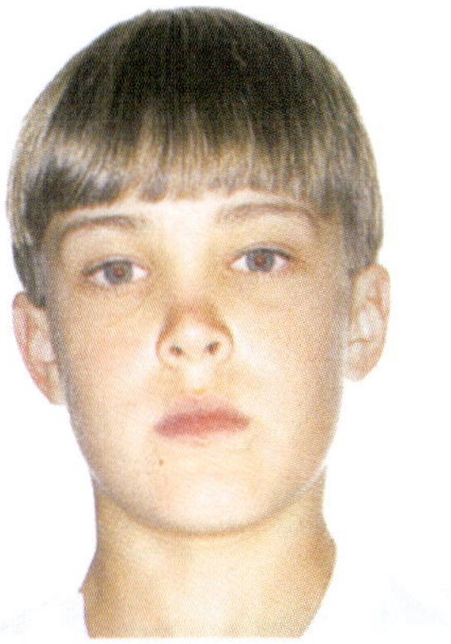

图 7.87

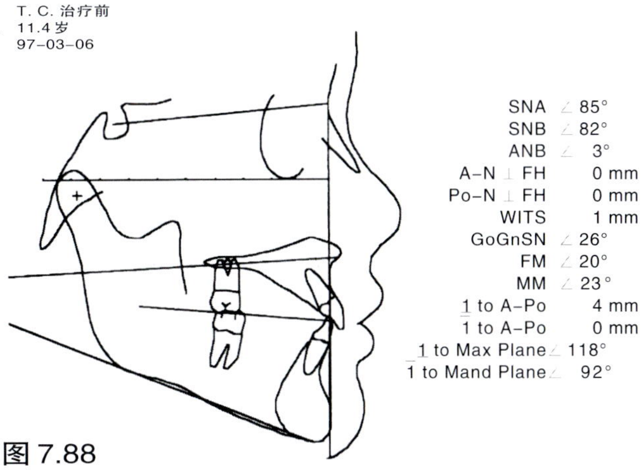

图 7.88

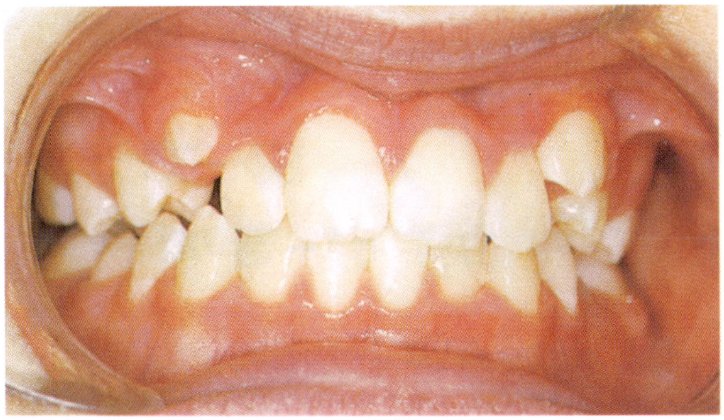

图 7.90

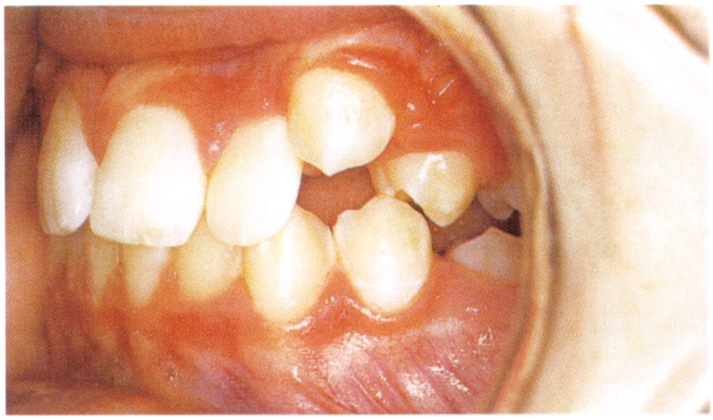

图 7.91

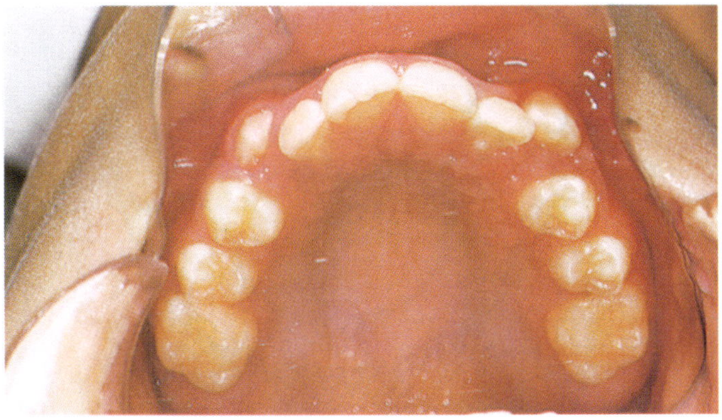

图 7.93

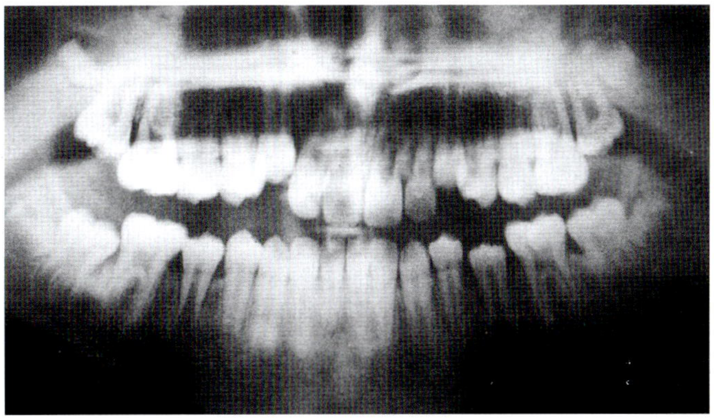

图 7.94

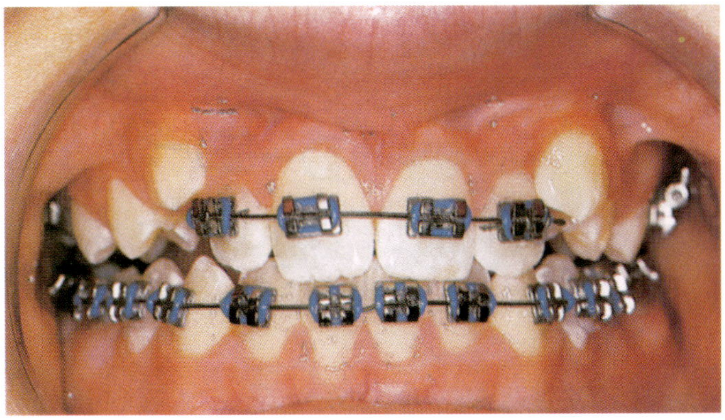

图 7.96

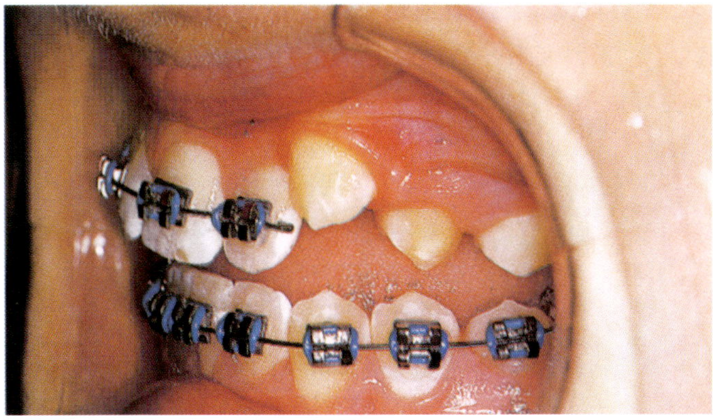

图 7.97

治疗开始的牙合面观。

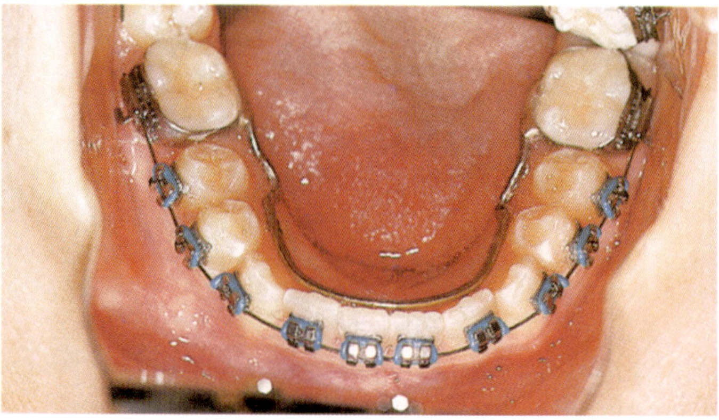

图7.98

治疗2、4、9个月的序列照片。上颌0.020英寸的不锈钢圆丝加滑动杆，白天Ⅱ类牵引，夜间戴口外弓（图7.102）。上颌磨牙和前磨牙向远中移动，为尖牙提供间隙（图7.103）。

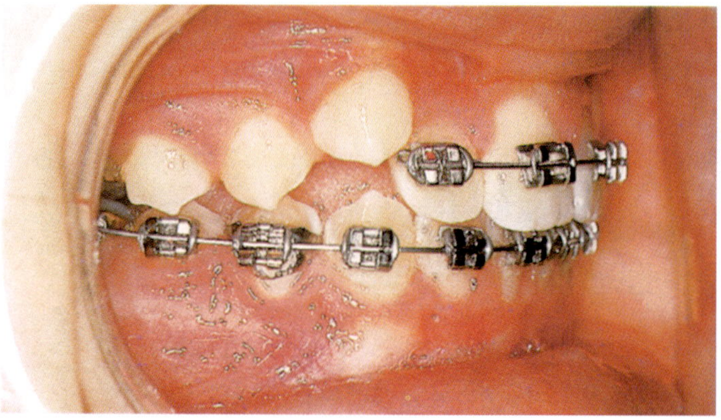

图7.101

治疗9个月牙合面观。下颌固定舌弓，避免Ⅱ类牵引时下磨牙向近中移动。下牙弓不锈钢方丝，被动结扎。

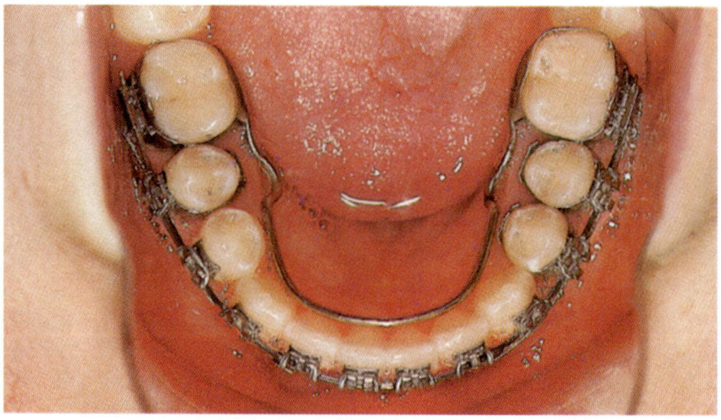

图7.104

治疗18个月，上下牙弓不锈钢方丝，上颌弹力结扎，下颌被动结扎。此期上颌前牙常需要在钢丝上增加根舌向转矩，并矫正后牙牙合关系（见284页）。

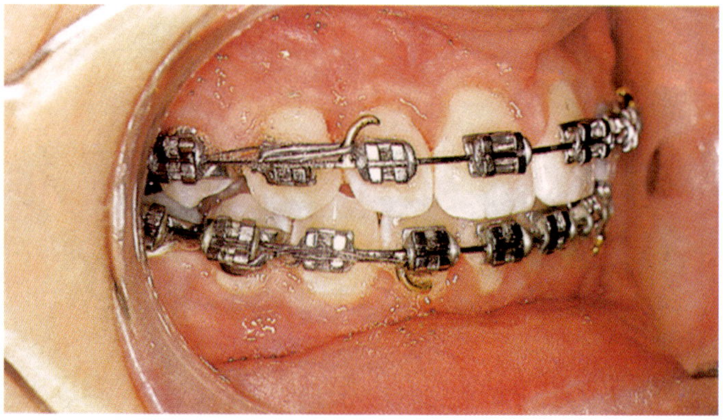

图7.107

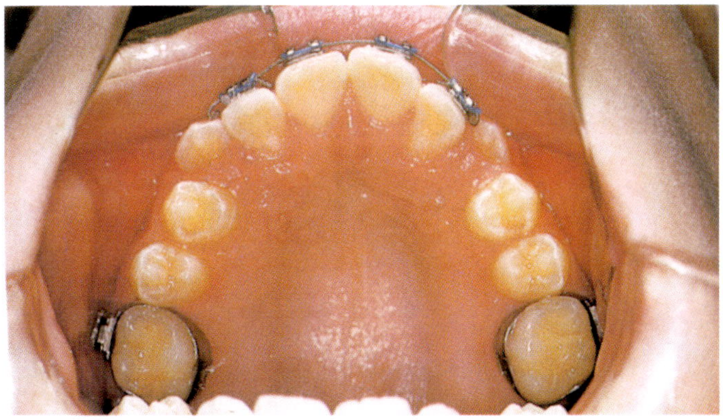

图 7.99

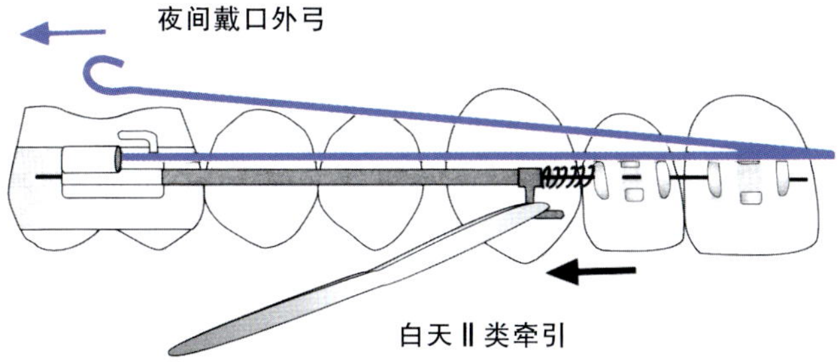

图 7.100

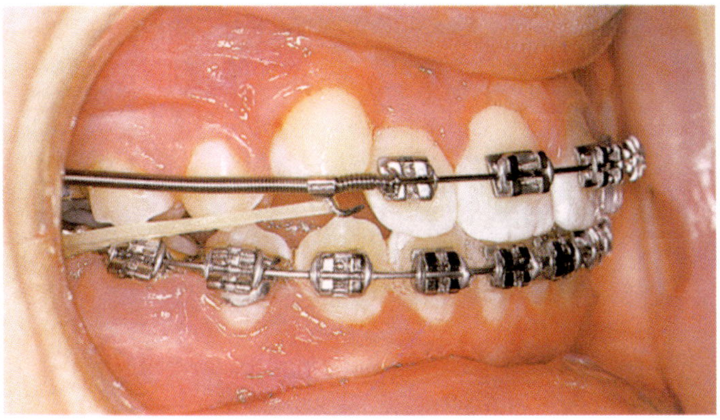

图 7.102

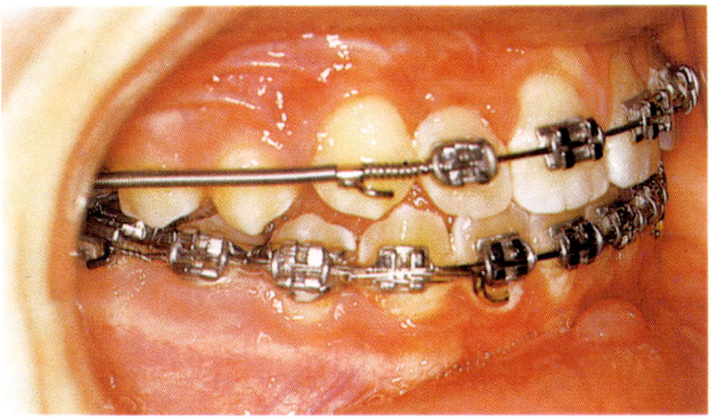

图 7.103

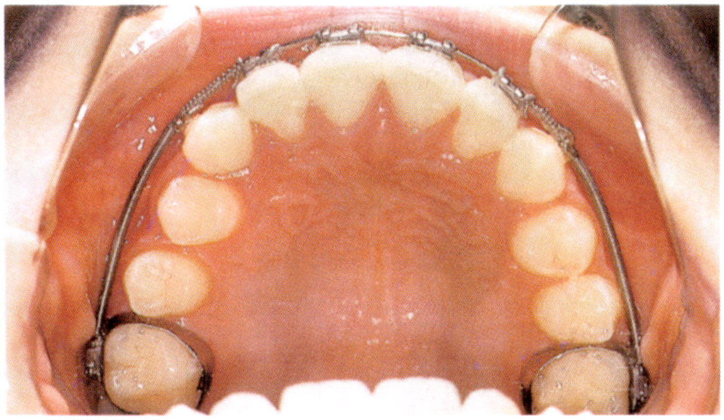

图 7.105

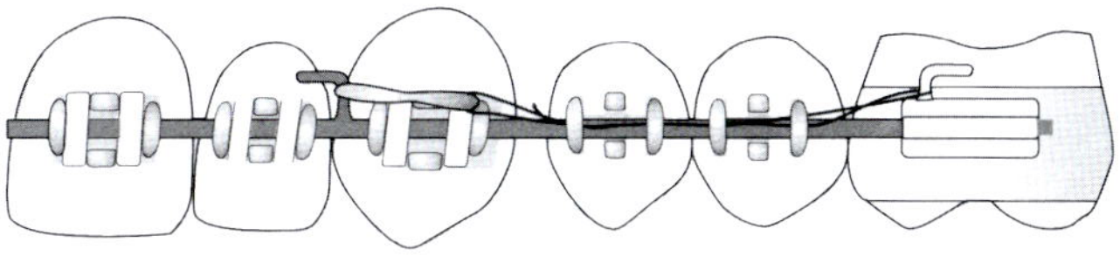

图 7.106

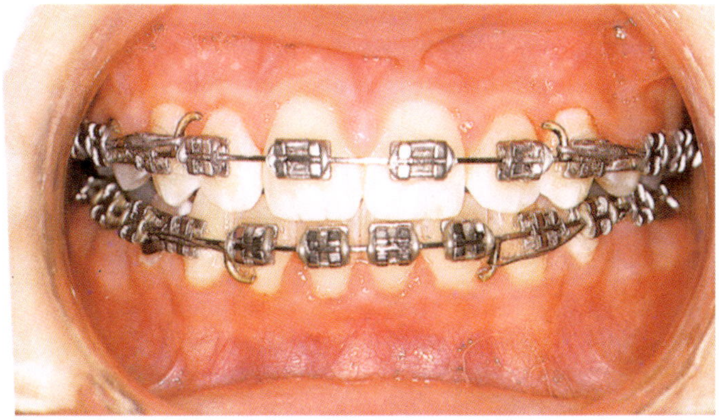

图 7.108

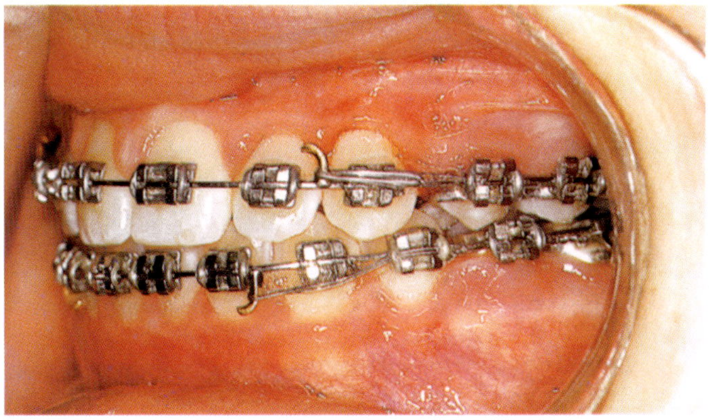

图 7.109

拆除矫治器后。

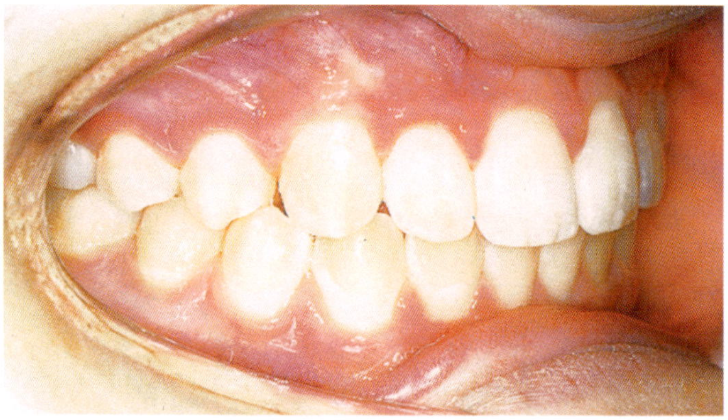
图 7.110

治疗后下颌殆面观，观察下颌第三磨牙发育。

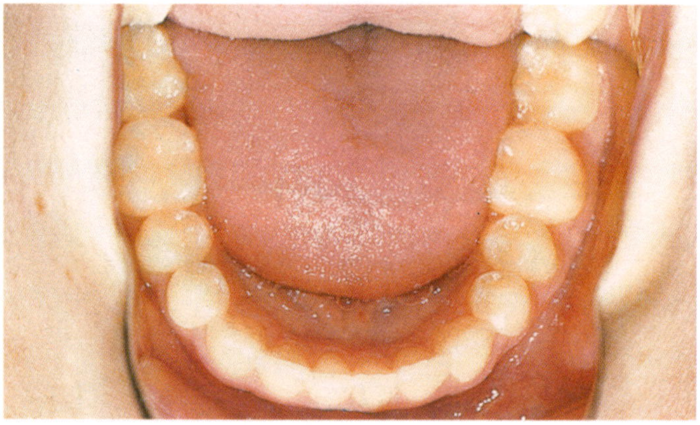
图 7.113

治疗后面形协调、美观，上下切牙位置良好。

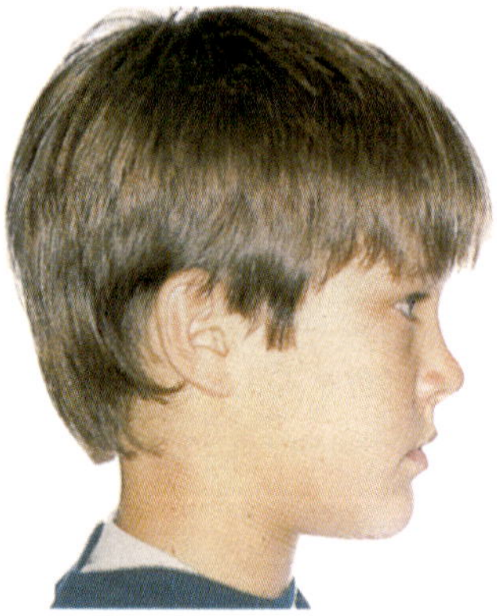
图 7.116

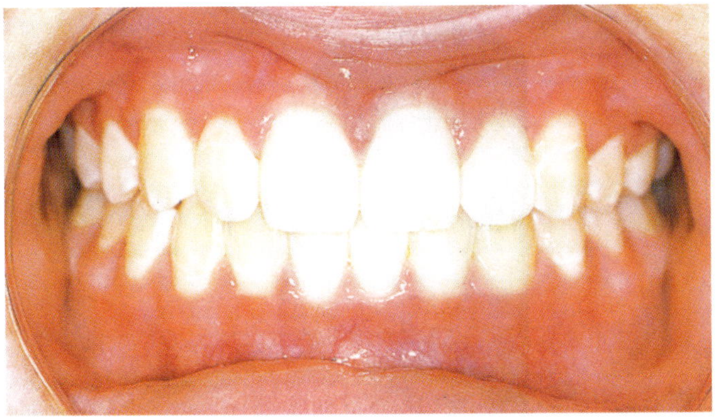

图 7.111

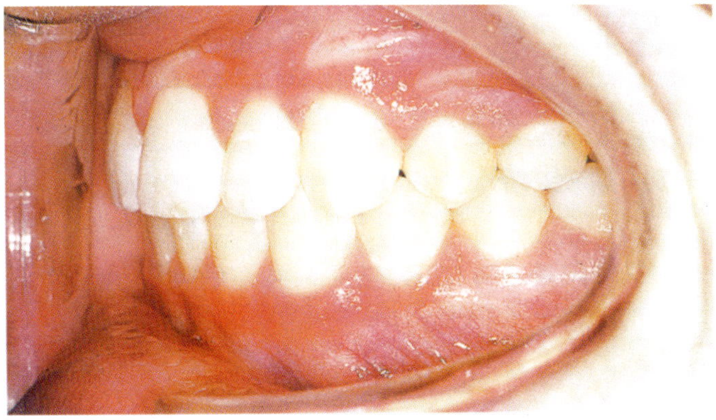

图 7.112

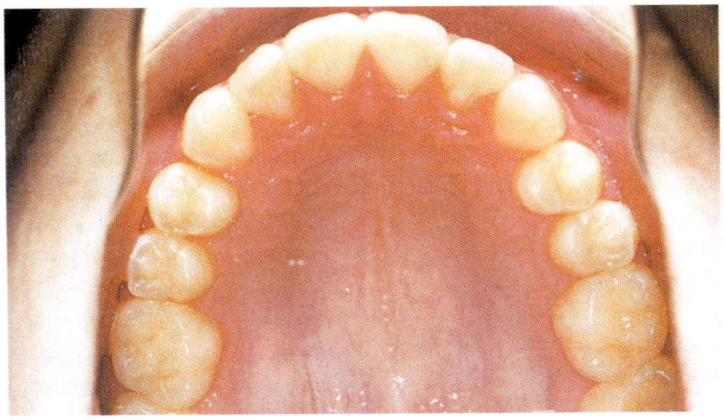

图 7.114

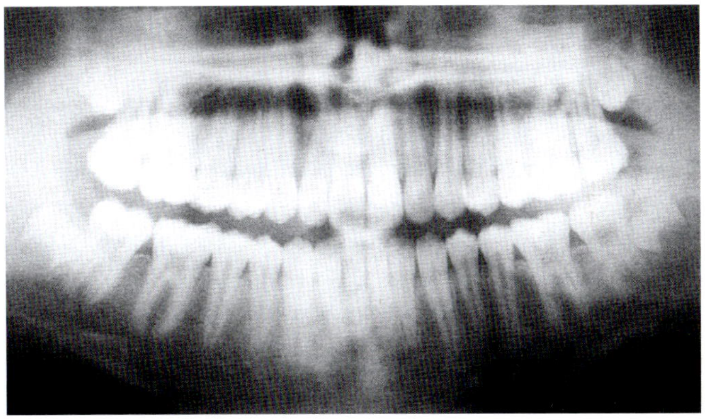

图 7.115

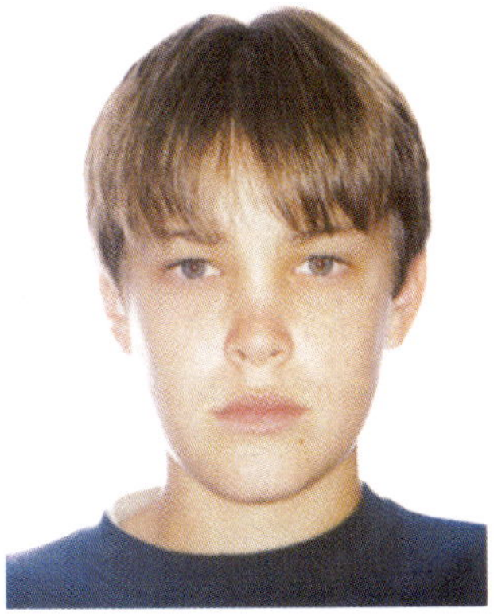

图 7.117

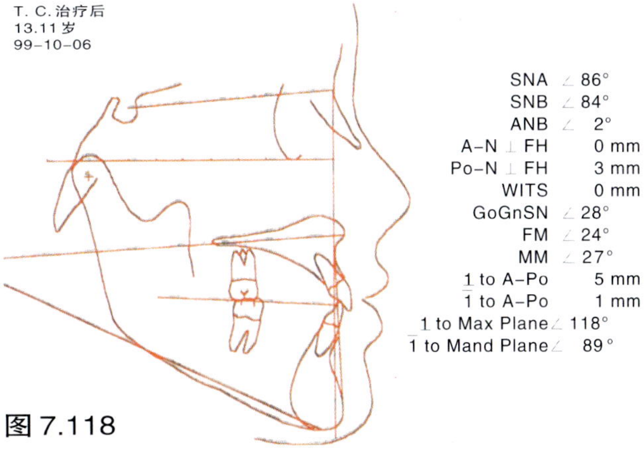

图 7.118

病例 TS

Ⅱ类1分类患者非拔牙双𬌗垫功能矫治器治疗

女性患者，14岁，骨性Ⅱ类错𬌗（ANB 7°），Ⅱ类侧面型。

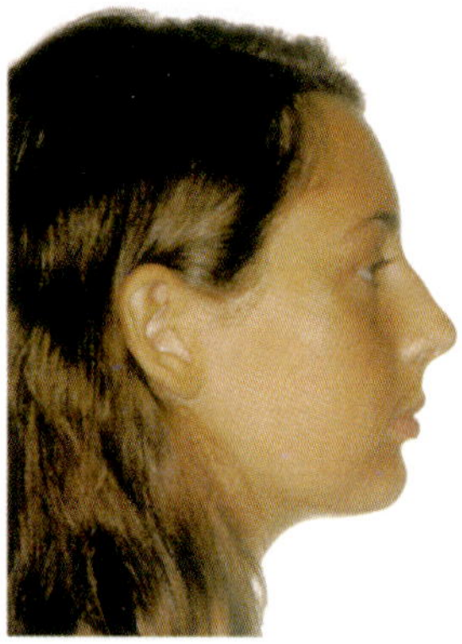

图 7.119

典型Ⅱ类1分类错𬌗，下切牙轻度舌倾，覆盖增大，右侧磨牙完全远中关系，左侧尖对尖关系。

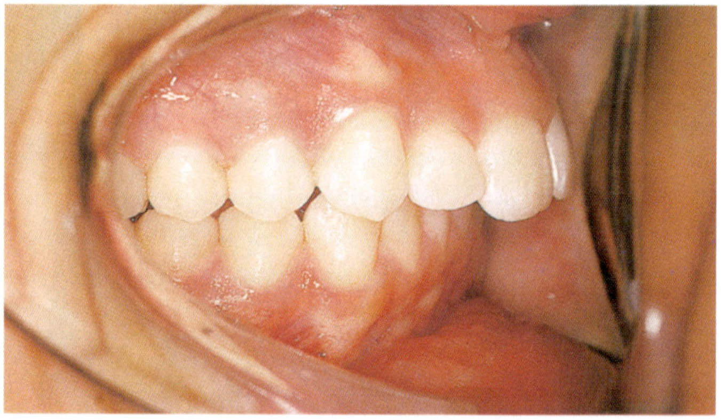

图 7.122

𬌗面观，牙弓卵圆形，下切牙部位轻度拥挤。X光片显示第三磨牙发育良好。

非拔牙矫治，采用双𬌗垫功能矫治器（twin block）。告知患者本人和家长，以后有可能拔除上颌第二恒磨牙和下颌第三恒磨牙。

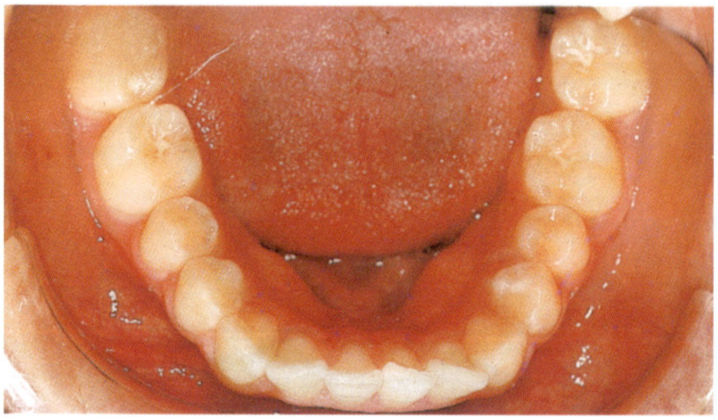

图 7.125

开始治疗，双𬌗垫功能矫治*器全天戴用。

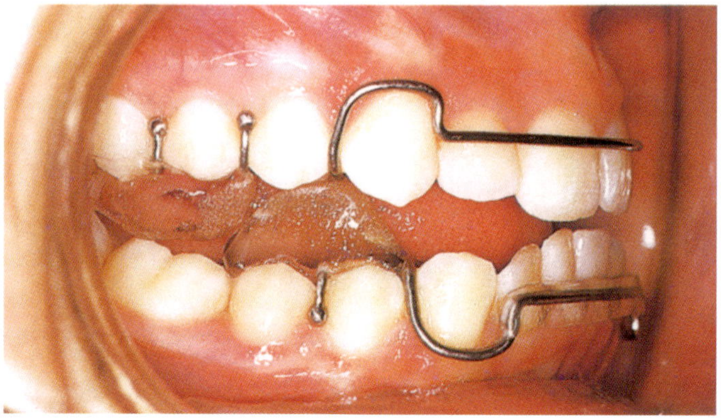

图 7.128

参考文献

*Clark WJ 1988 The twin block technique: a functional orthopedic appliance system. American Journal of Orthodontics 93:1-18.

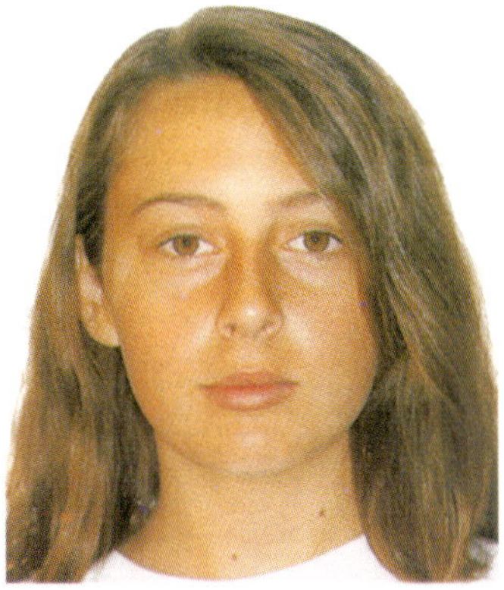

图 7.120

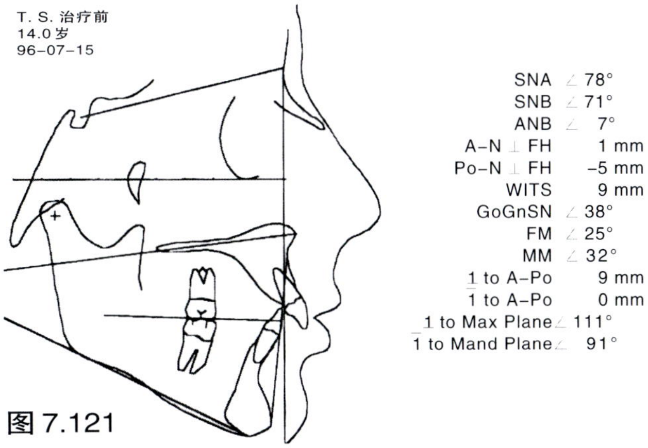

图 7.121

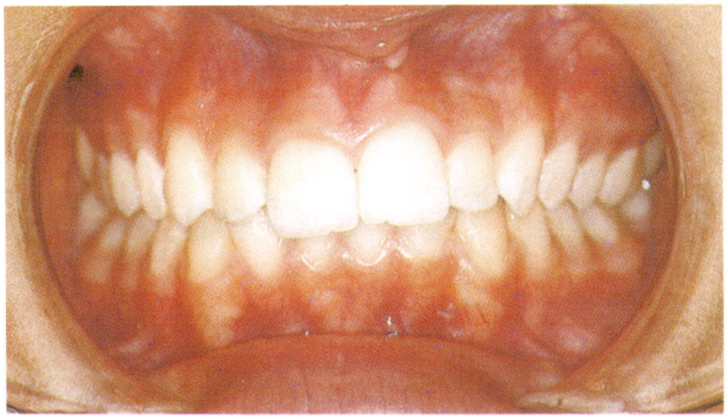

图 7.123

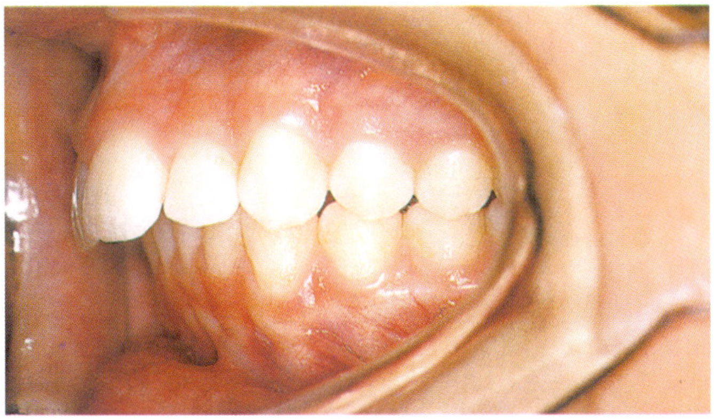

图 7.124

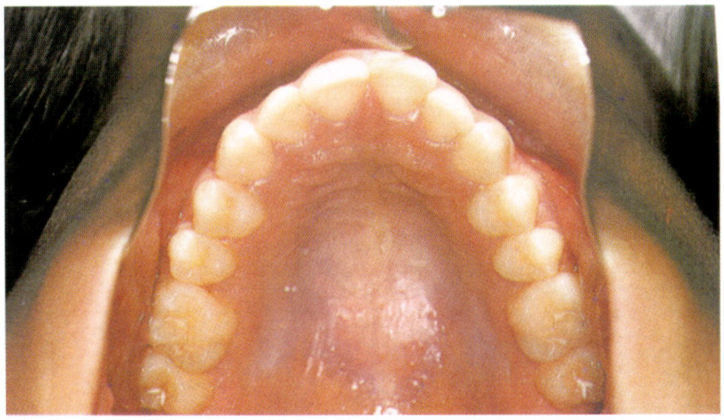

图 7.126

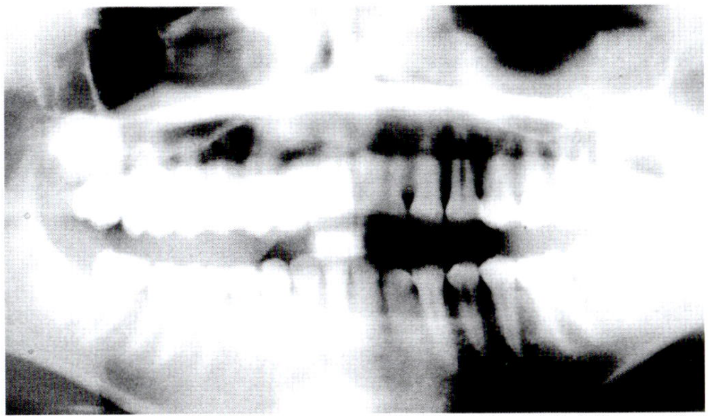

图 7.127

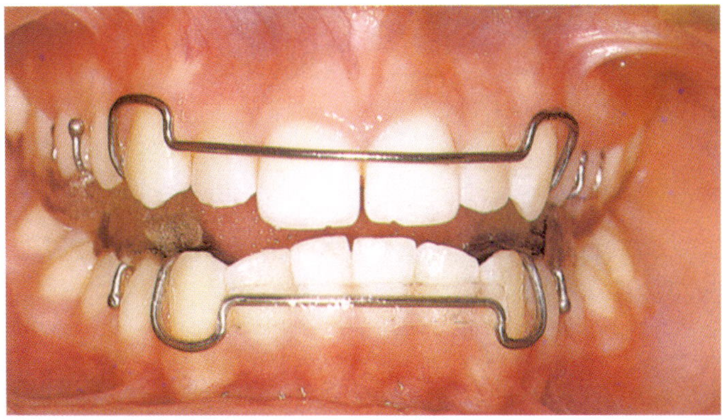

图 7.129

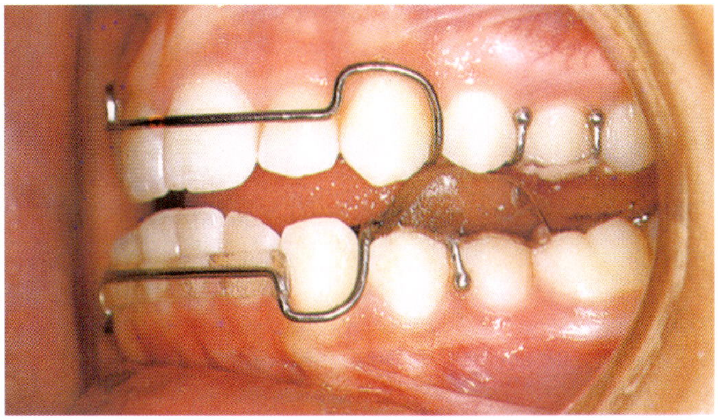

图 7.130

双殆垫功能矫治器殆面观，该矫治器由Bill Clark医生设计。

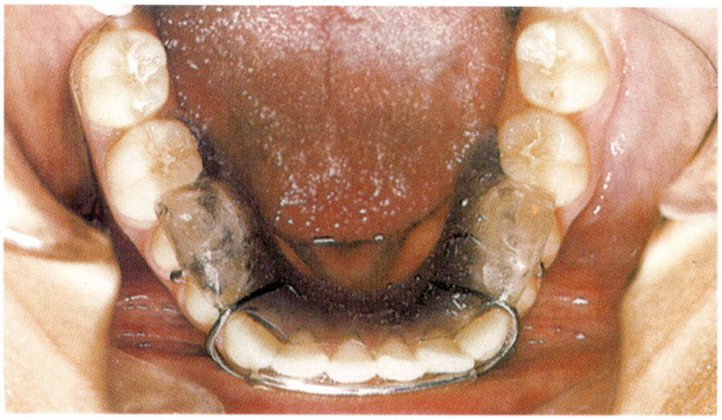
图 7.131

患者配合良好，图示戴用16个月双殆垫功能矫治器的情况。覆盖减小，后牙出现典型开殆。

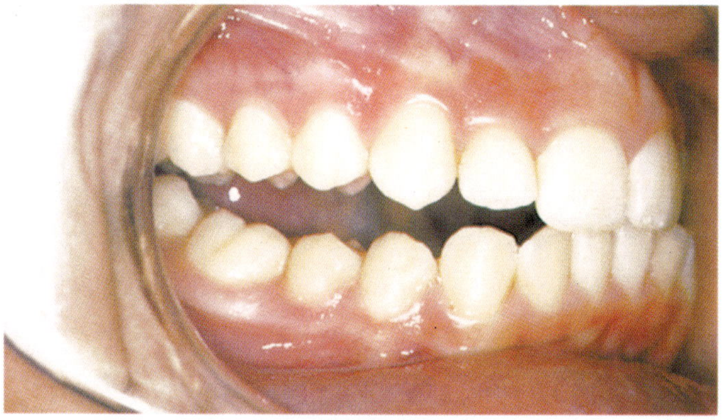
图 7.134

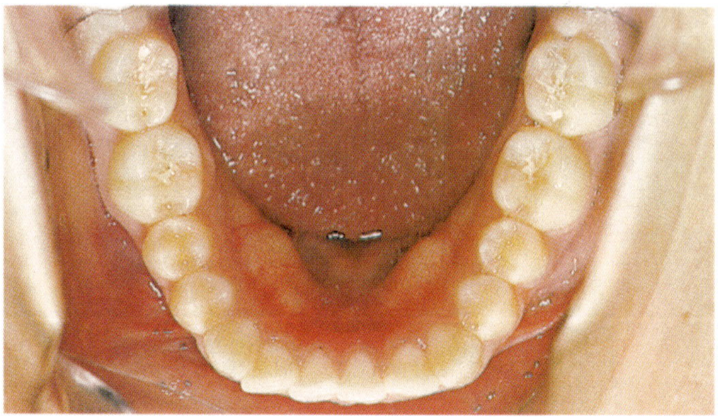
图 7.137

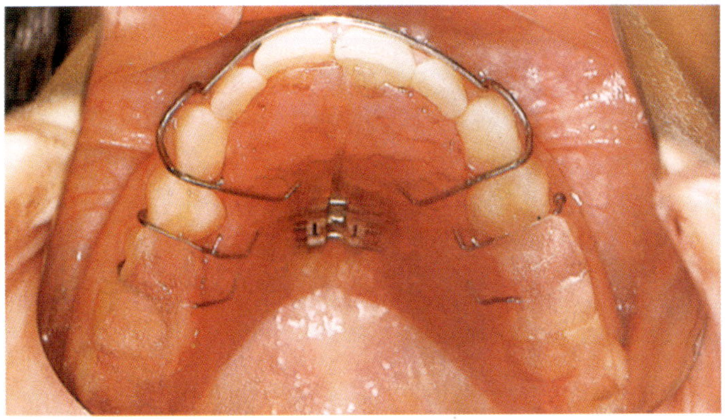

图 7.132

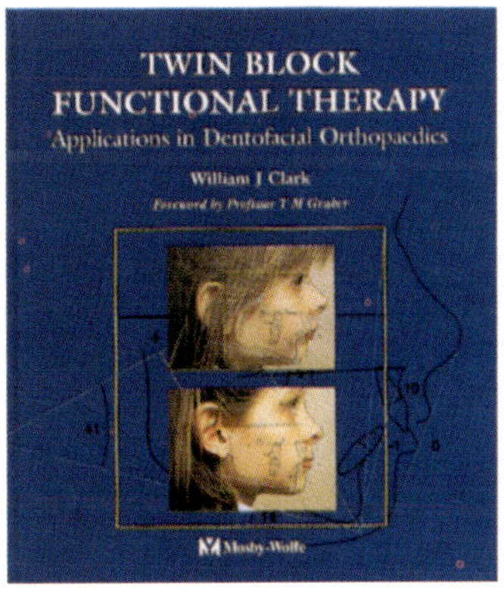

图 7.133

Clark W J 1995 双牙合垫功能治疗:
在牙齿槽矫形中的应用。
Mosby Wolfe (ISBN 0723 42120X)
新版预计 2002 年出版。

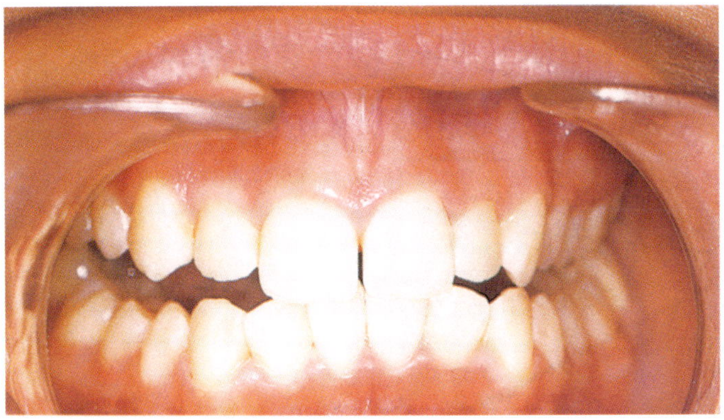

图 7.135

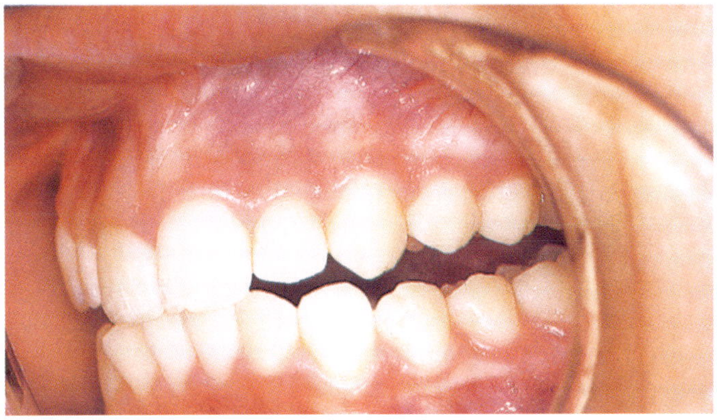

图 7.136

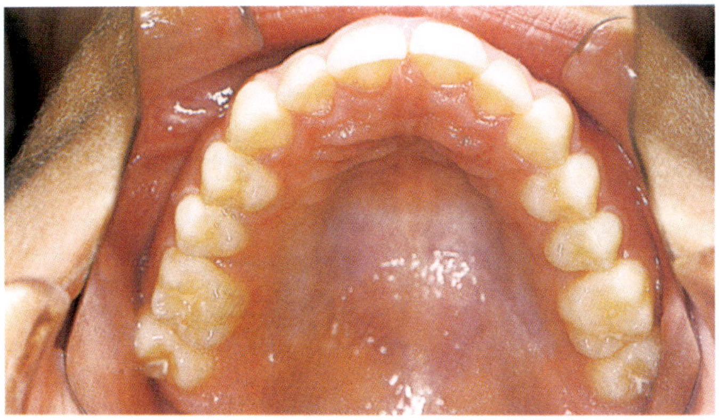

图 7.138

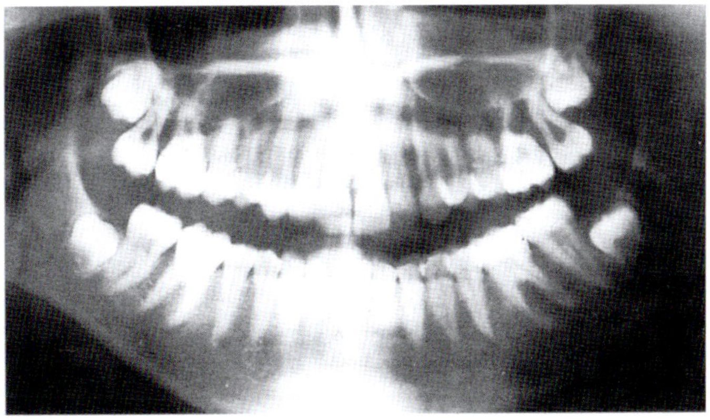

图 7.139

治疗16个月的侧面像和X线片描图。

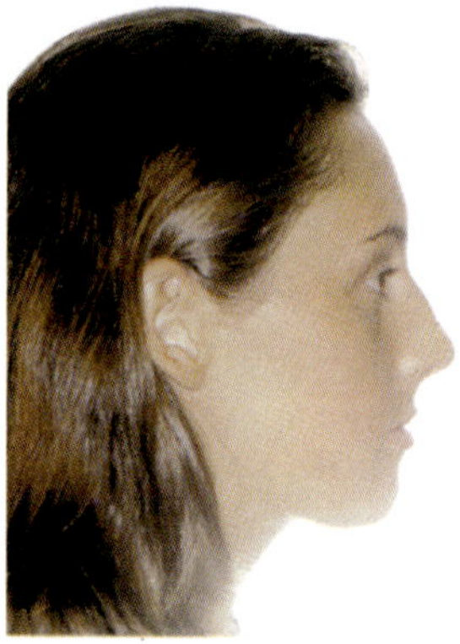

图 7.140

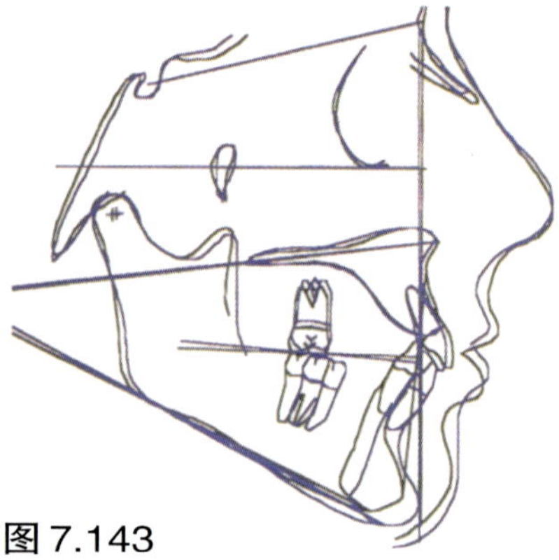

图 7.143

治疗16个月停戴双𬌗垫功能矫治器，上下颌戴用固定矫治器。图示治疗1个月、3个月、8个月右侧咬合像。下切牙邻面去釉。上下唇弓0.016英寸热激活镍钛丝、热激活镍钛方丝、不锈钢方丝序列治疗。轻力Ⅱ类牵引维持已矫正的覆盖。

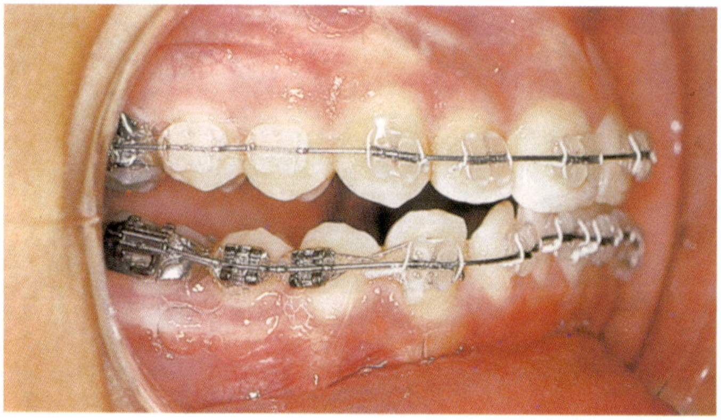

图 7.146

固定矫治器一共戴用12个月。图示治疗10个月时的咬合，正在尖窝关系定位。

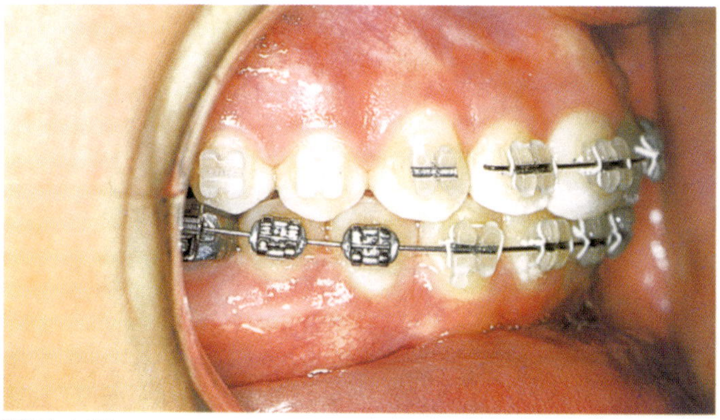

图 7.149

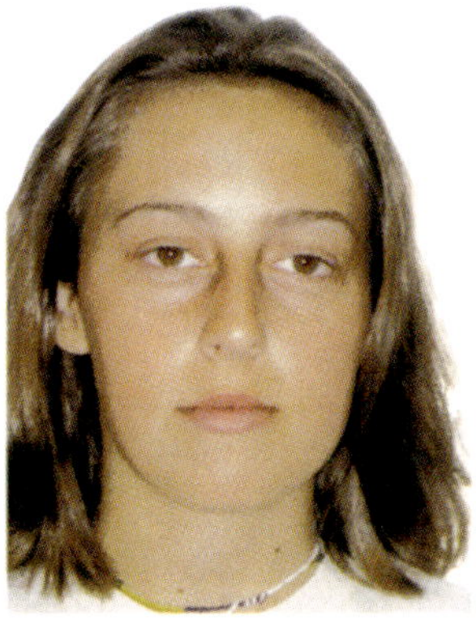

图 7.141

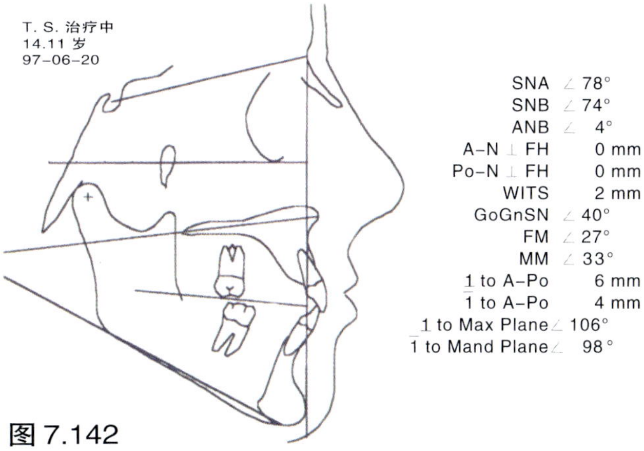

图 7.142

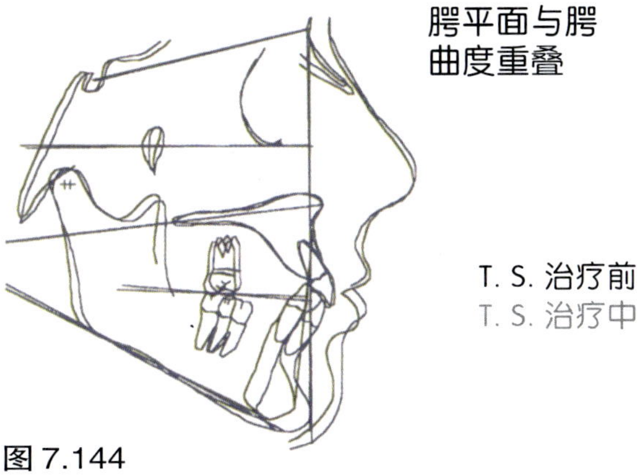

图 7.144

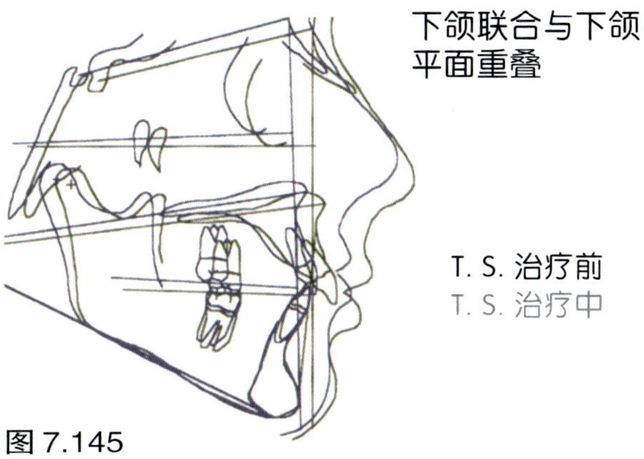

图 7.145

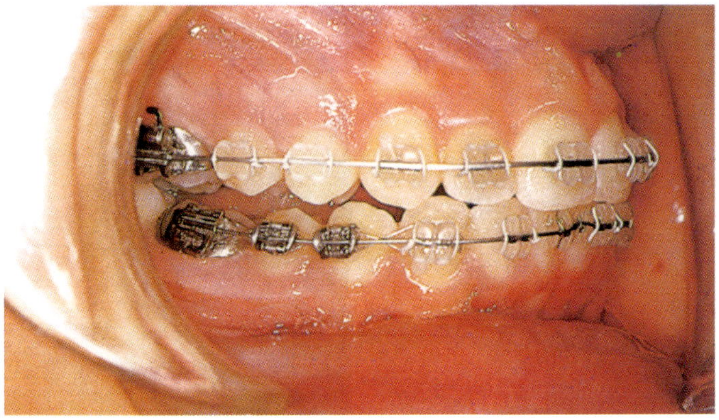

图 7.147

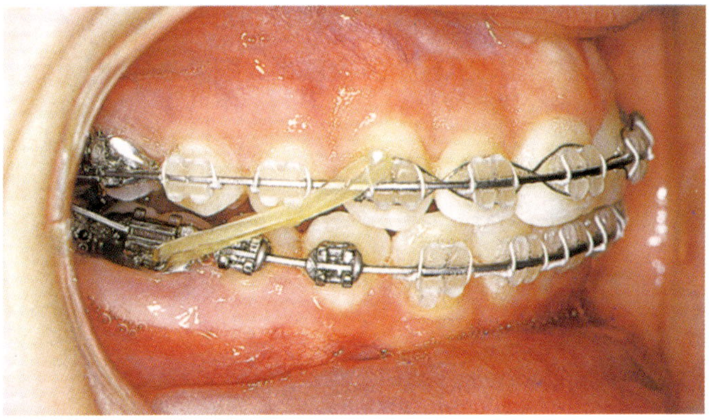

图 7.148

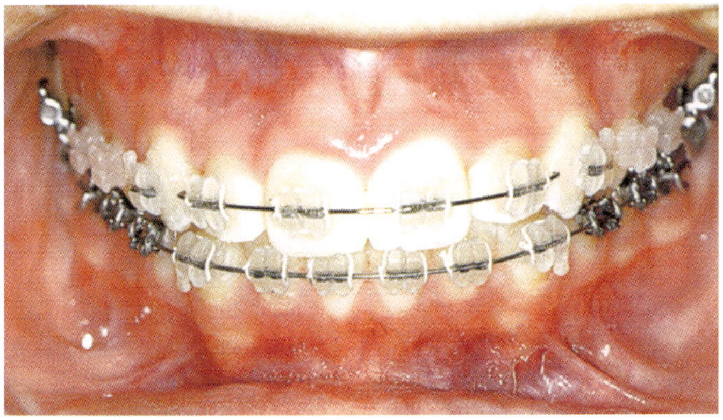

图 7.150

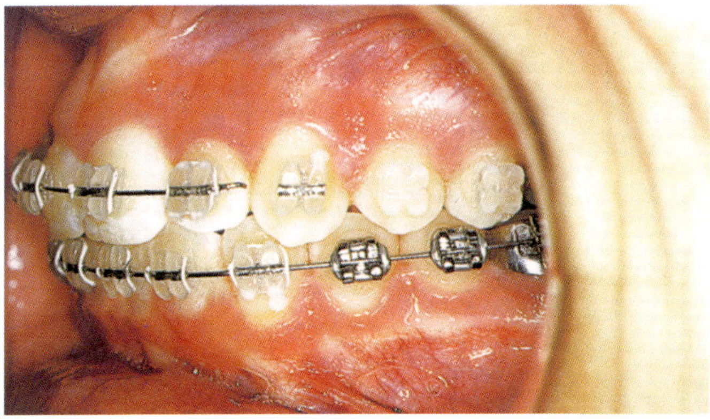

图 7.151

拆除矫治器后。

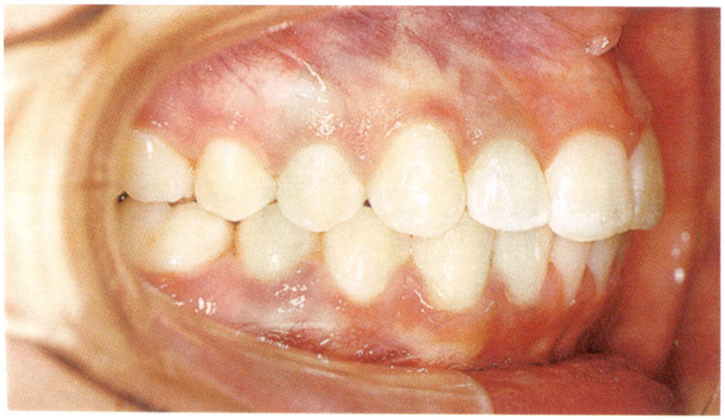

图 7.152

治疗进展非常好。开始治疗计划时曾考虑过拔牙矫治，但事实证明可以采用不拔牙矫治。治疗后牙弓依然为卵圆形。

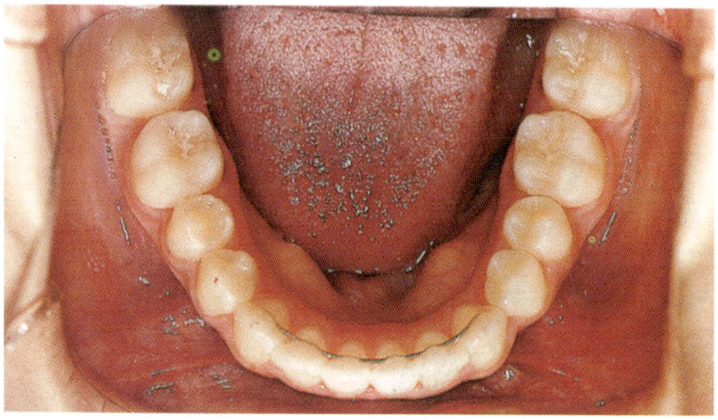

图 7.155

治疗后面形美观。图7.158显示治疗前后的侧貌。ANB 角从 7° 减小到 3°（见 164 页，图 7.2）。

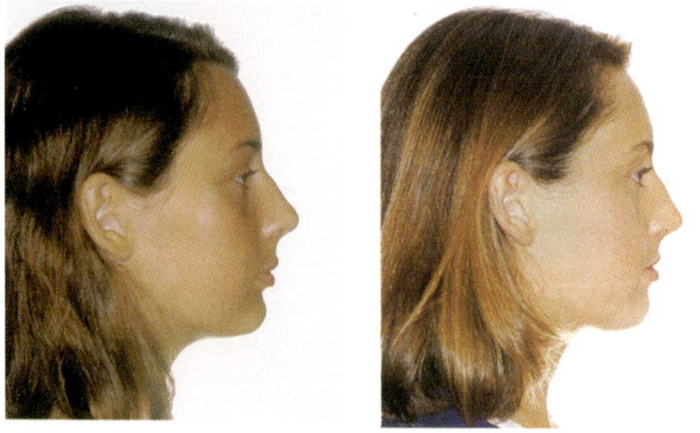

图 7.158

X线描图重叠显示下颌骨向前向下生长，主要发生在双𬌗垫功能矫治器治疗过程中。

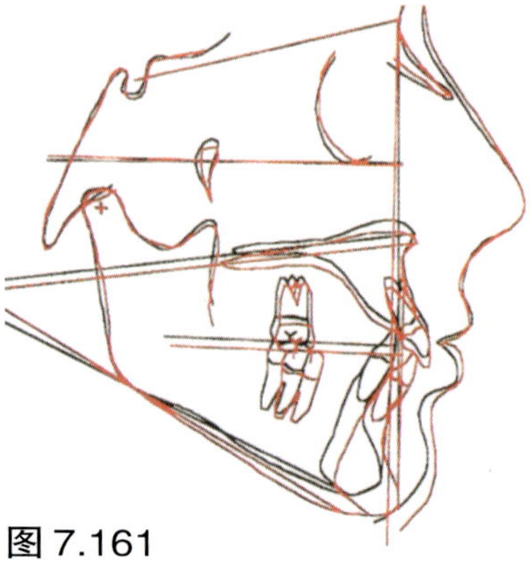

图 7.161

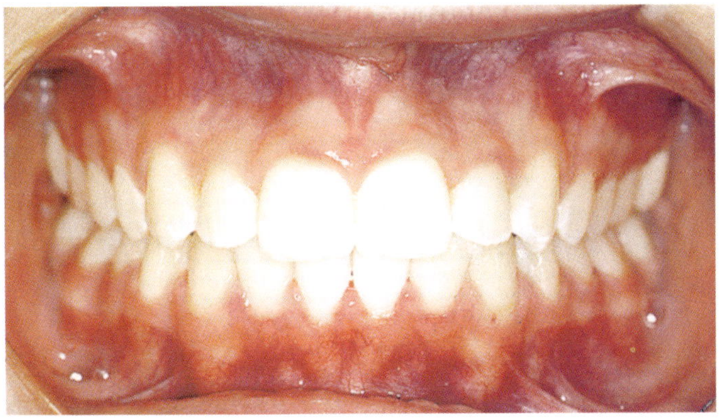
图 7.153

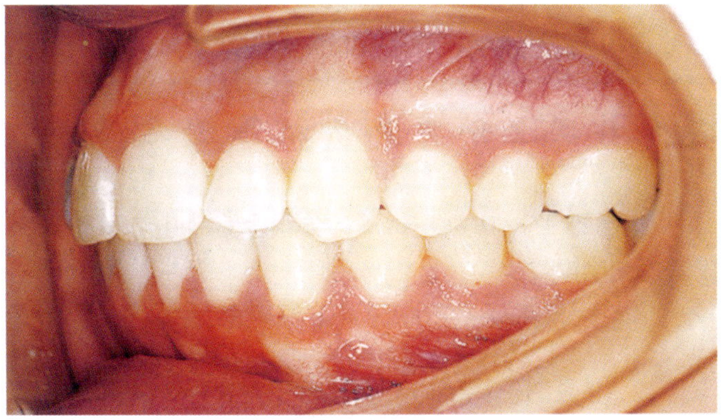
图 7.154

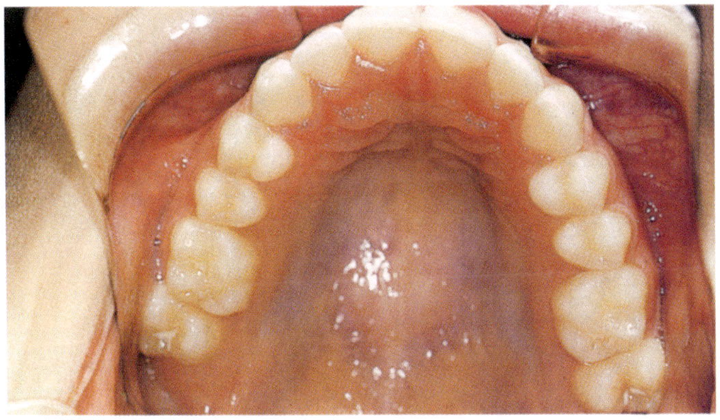
图 7.156

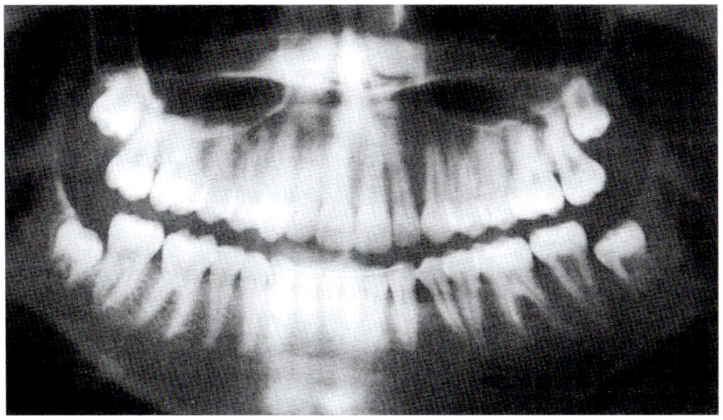
图 7.157

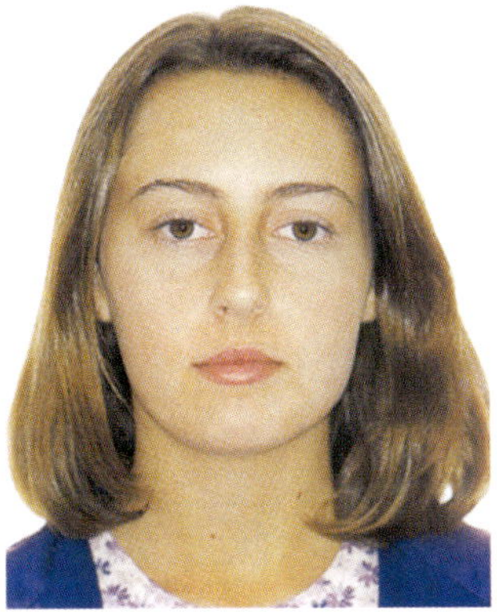
图 7.159

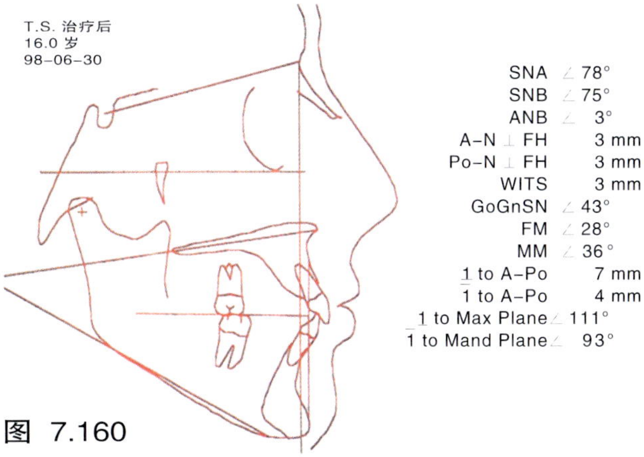

图 7.160

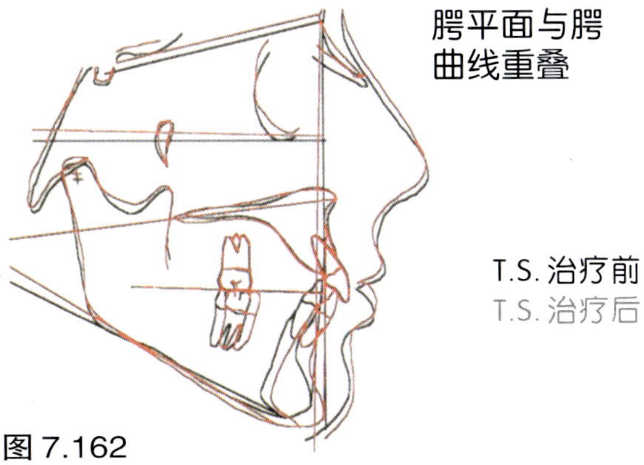

图 7.162

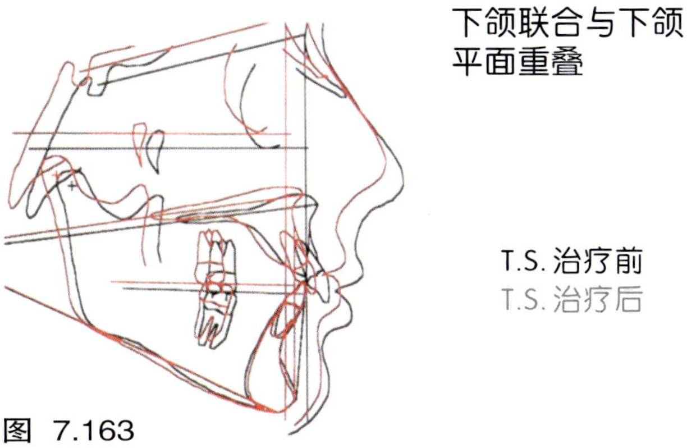

图 7.163

病例 DO

成人Ⅱ类2分类患者拔除磨牙治疗

女性患者，19.11岁，Ⅰ类骨型（ANB 3°），轻度低角（MM 23°），上切牙舌倾（上切牙－腭平面角97°），下切牙舌倾（下切牙－下颌平面角84°）。

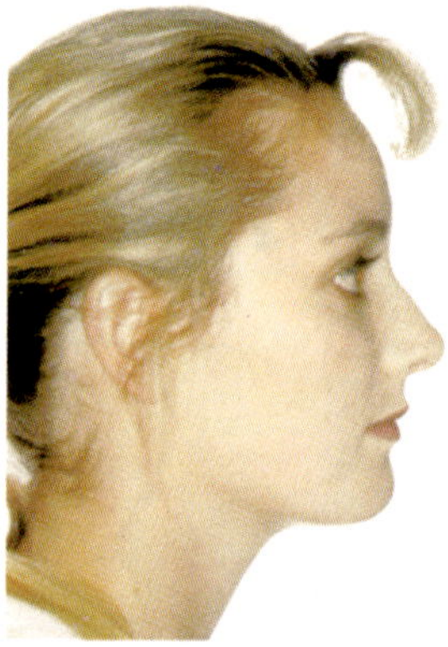

图 7.164

患者为典型的Ⅱ类2分类错殆。左侧磨牙Ⅱ类关系1mm，右侧Ⅱ类关系5mm，中线偏斜3mm。

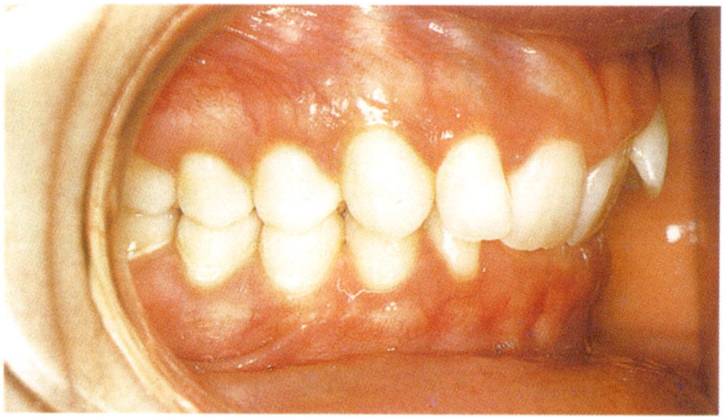

图 7.167

下颌左侧第二恒磨牙慢性根尖炎，预后差。决定拔除该牙，并同时拔除上颌双侧第二恒磨牙及右侧下颌第三恒磨牙。

拔除上颌左侧第二恒磨牙是为了平衡下颌左侧拔除的第二恒磨牙，拔除上颌右侧第二恒磨牙利于矫治，并取得Ⅰ类磨牙关系。

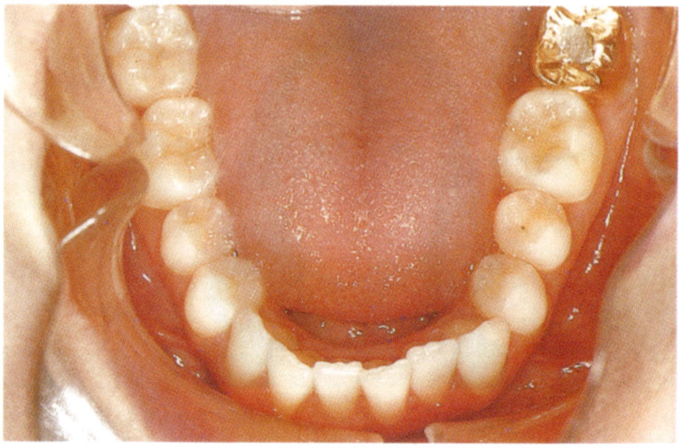

图 7.170

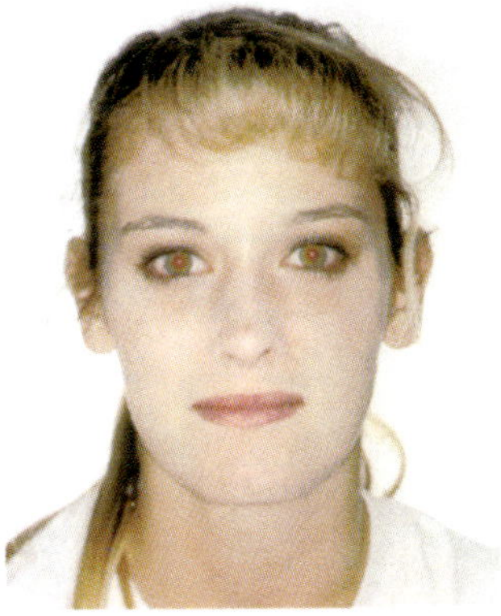

图 7.165

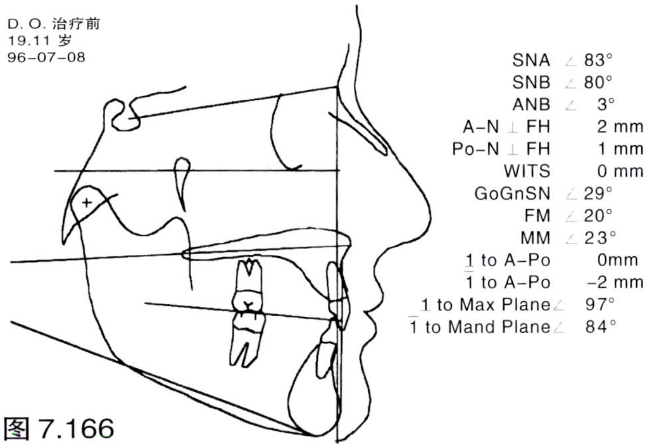

图 7.166

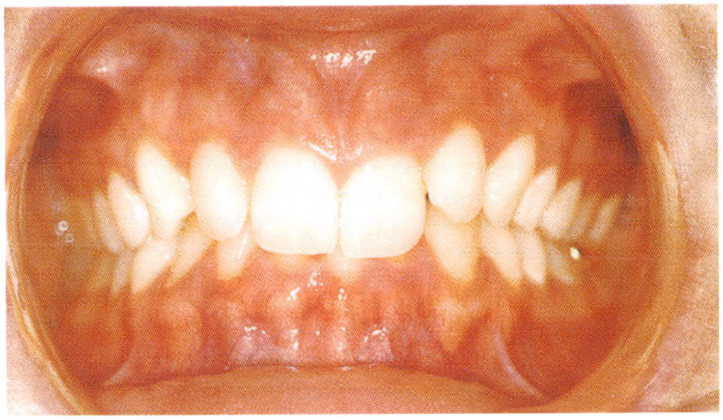

图 7.168

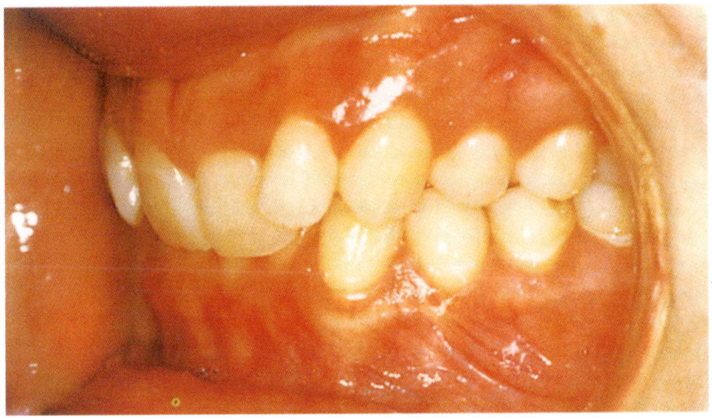

图 7.169

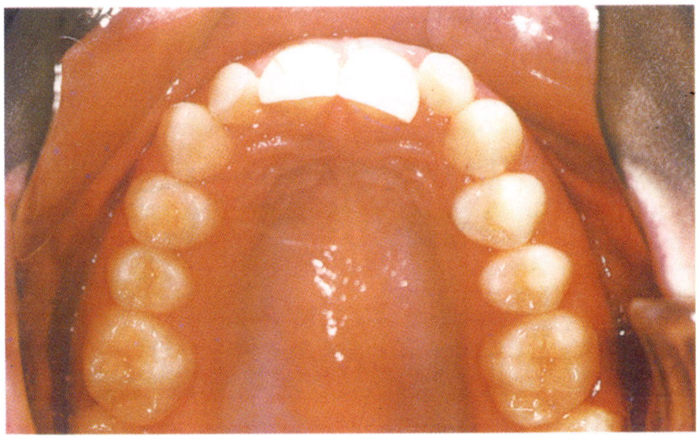

图 7.171

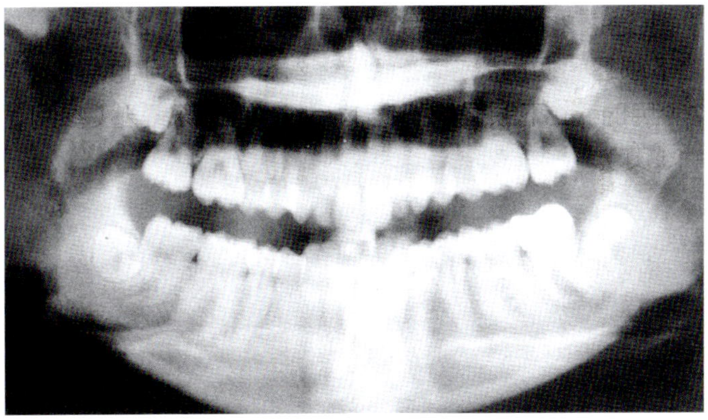

图 7.172

治疗开始，全口固定矫治器，同时全天戴用上颌平面导板。上颌初始弓丝为0.0175英寸的多股麻花丝，左侧中切牙部位弯曲，减轻力量。一个月后换为0.016英寸的热激活镍钛丝。开始2个月下颌均为0.016英寸的热激活镍钛丝，第二次复诊时重粘下颌左侧第一磨牙带环。

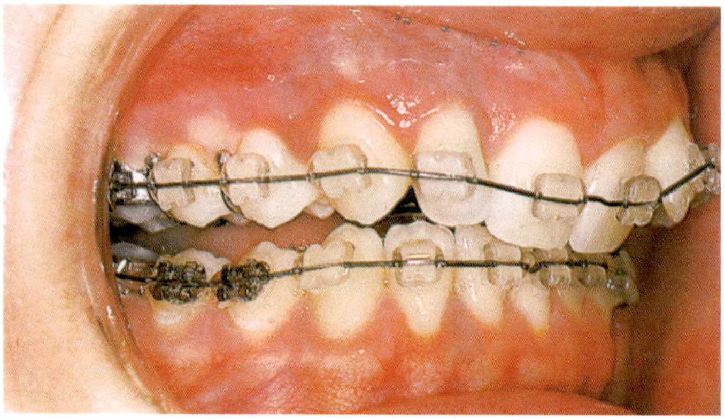

图 7.173

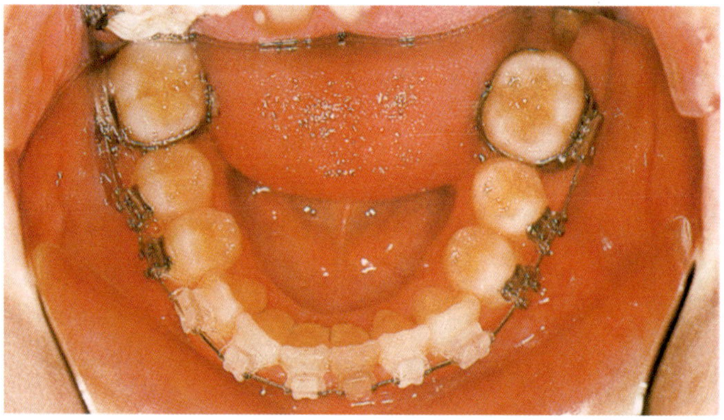

图 7.176

治疗2个月、3个月、7个月右侧殆像。2个月时，上下颌唇弓换用热激活镍钛方丝，停戴上颌平面导板。7个月时，上下颌换用不锈钢方丝，纠正深覆殆（参阅111页）。

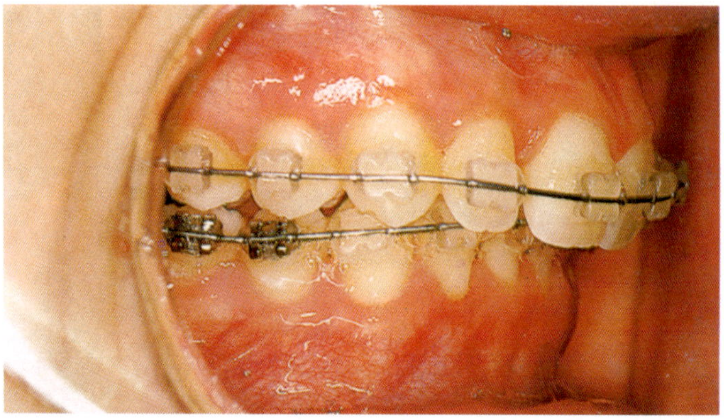

图 7.179

治疗8个月的殆面观。全天轻力Ⅱ类牵引利于打开咬合。

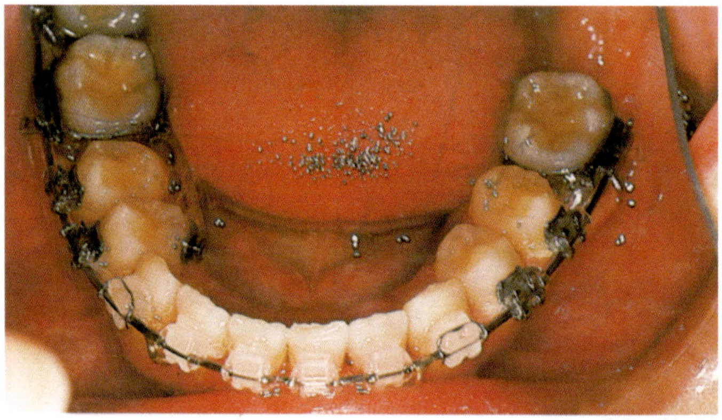

图 7.182

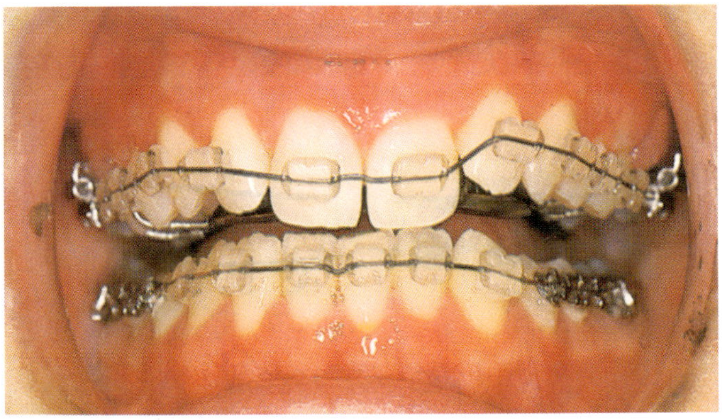
图 7.174

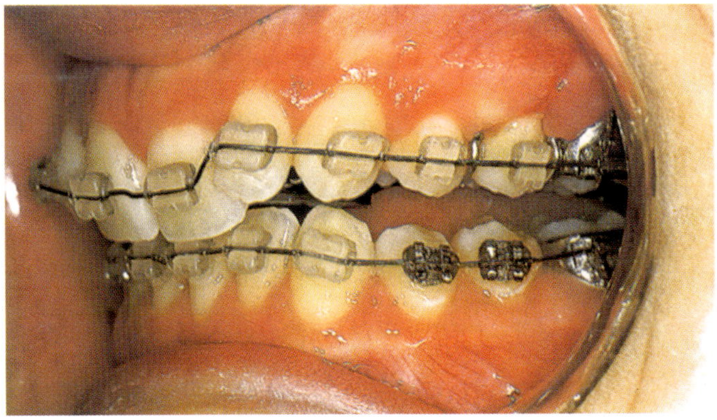
图 7.175

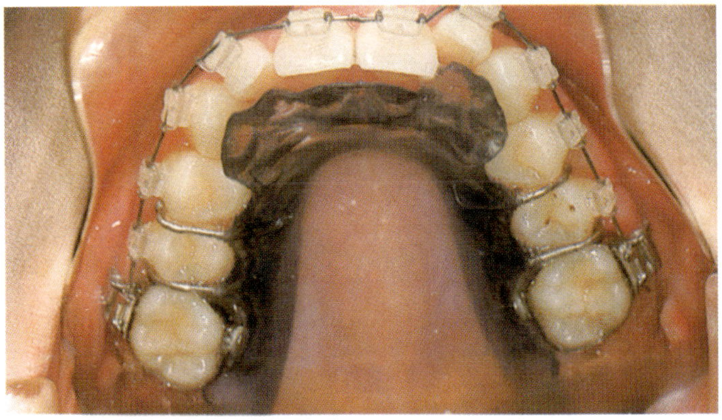
图 7.177

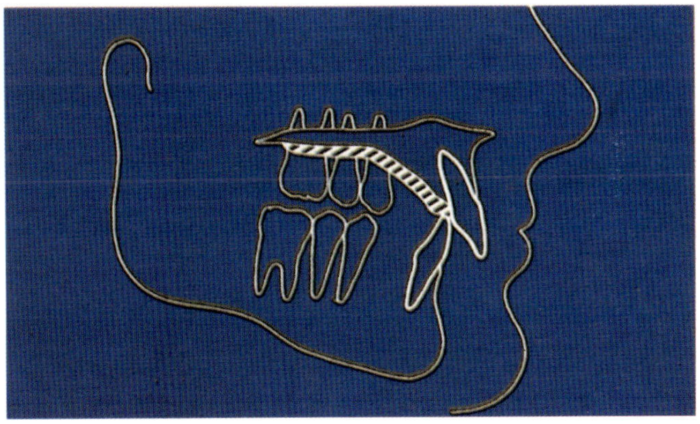
图 7.178

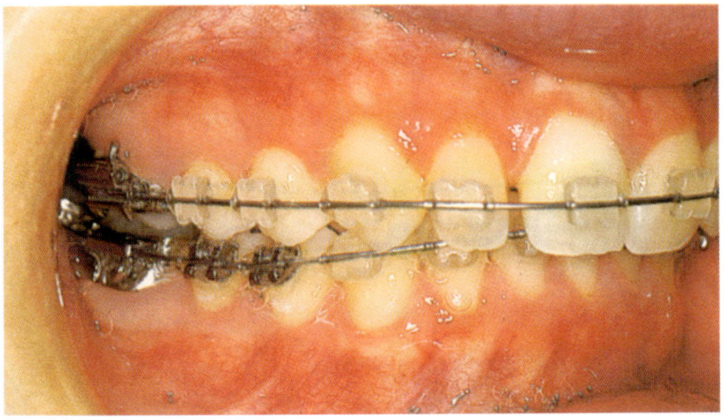
图 7.180

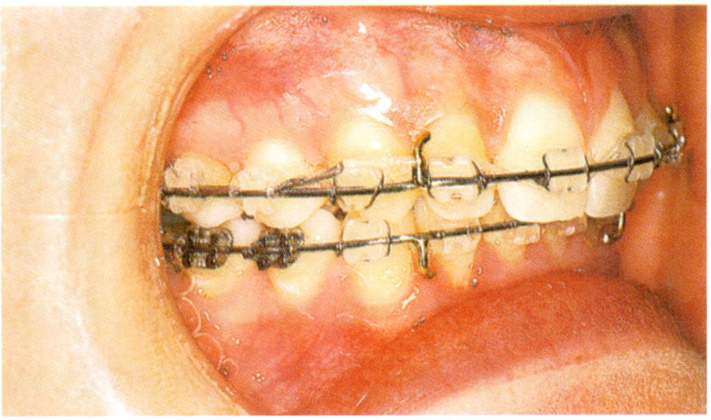
图 7.181

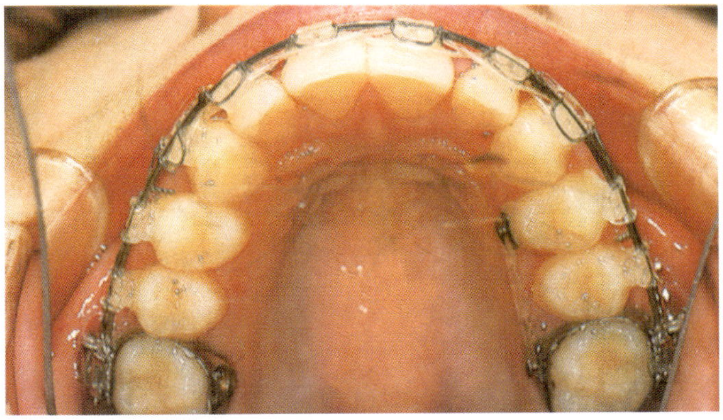
图 7.183

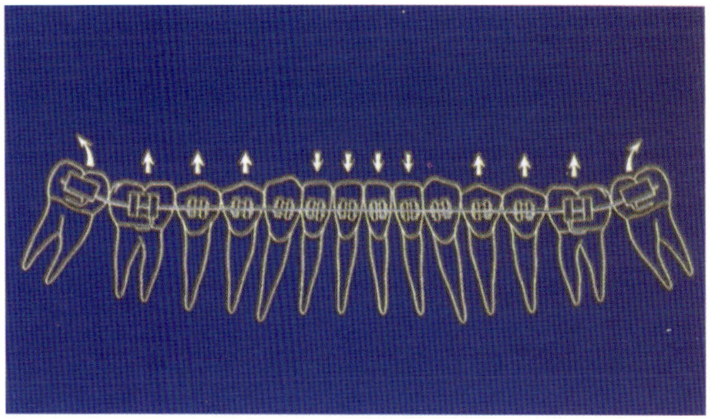
图 7.184

不锈钢方丝换用 2 个月后唇弓上加反 Spee 氏曲度，增加切牙转矩利于打开咬合。

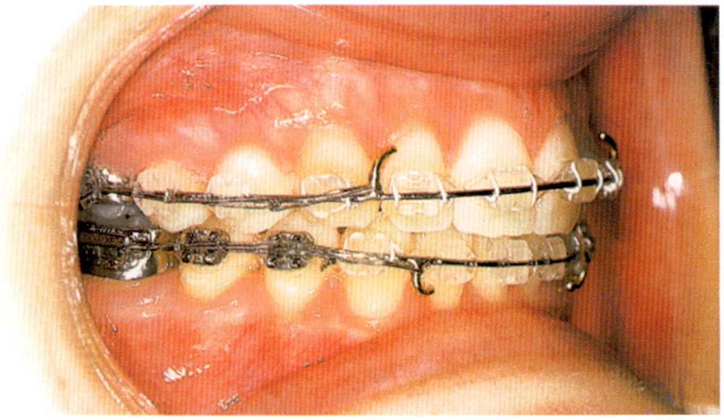

图 7.185

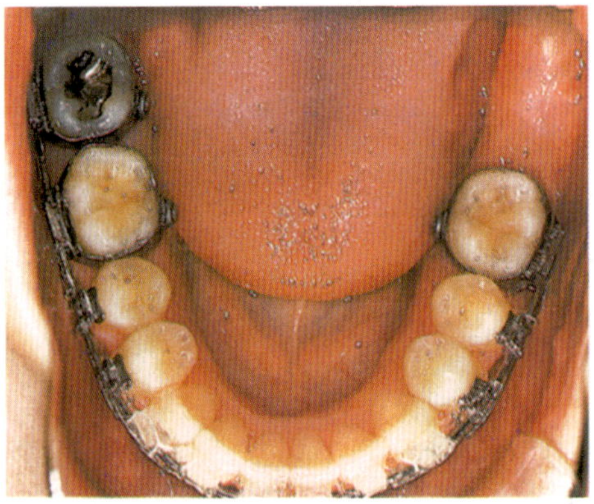

图 7.188

治疗 14 个月后开始尖窝关系定位，换用0.016英寸热激活镍钛丝。右侧尖牙用Kobayashi钩结扎，右侧Ⅱ类牵引，保持矫正后的磨牙关系和中线。

有些Ⅱ类患者可以使用 0.014 英寸或 0.016 英寸的唇弓来定位尖窝关系（见295页）。唇弓末端回弯，以控制覆盖。

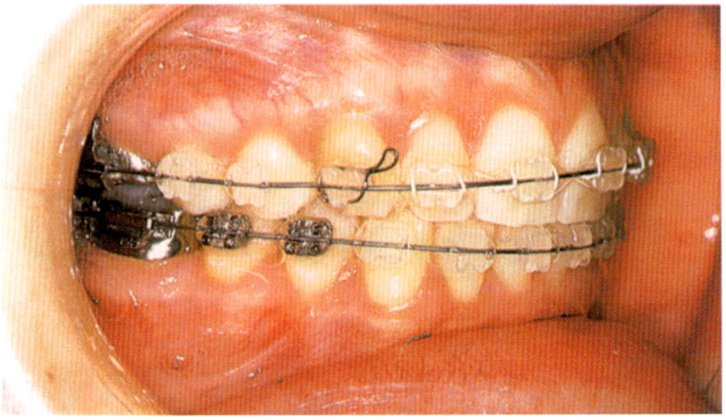

图 7.191

拆除矫治器，一个月后尖窝关系进一步完善。

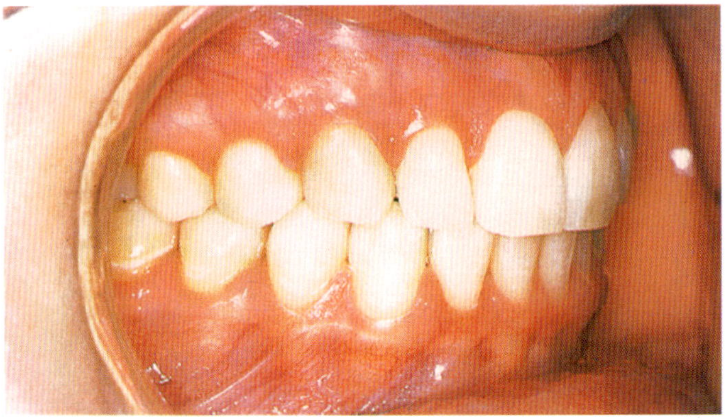

图 7.194

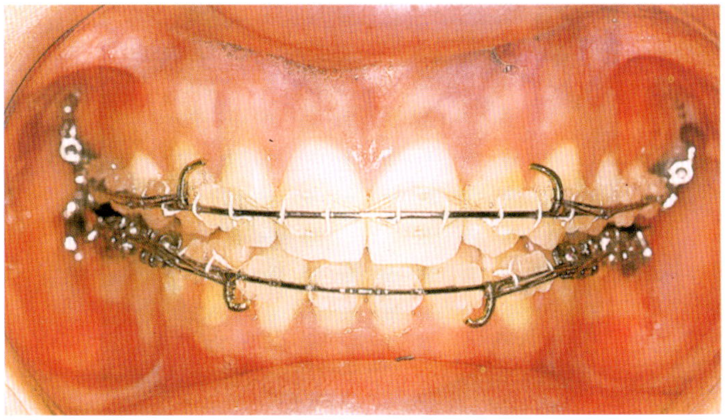

图 7.186

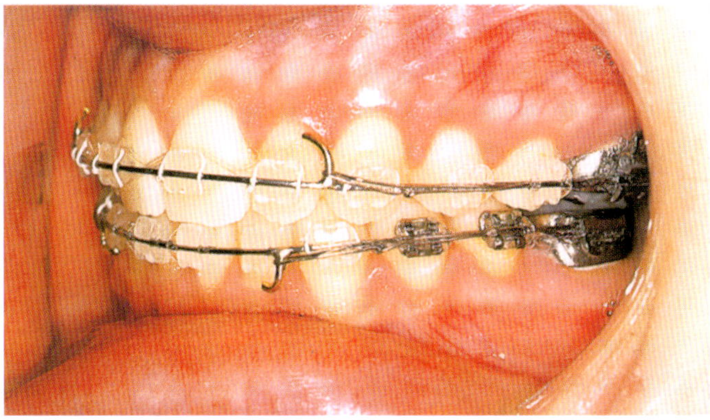

图 7.187

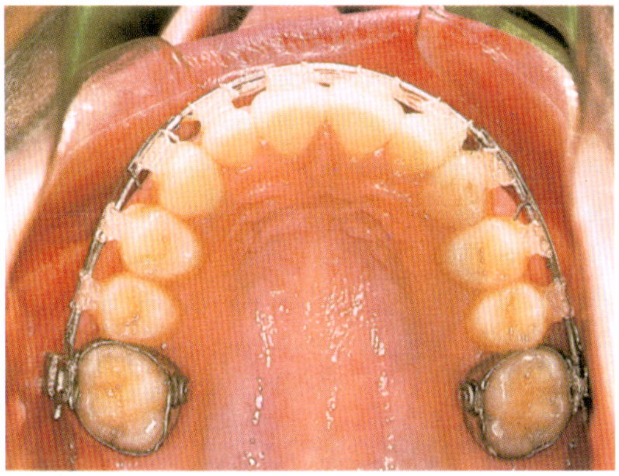

图 7.189

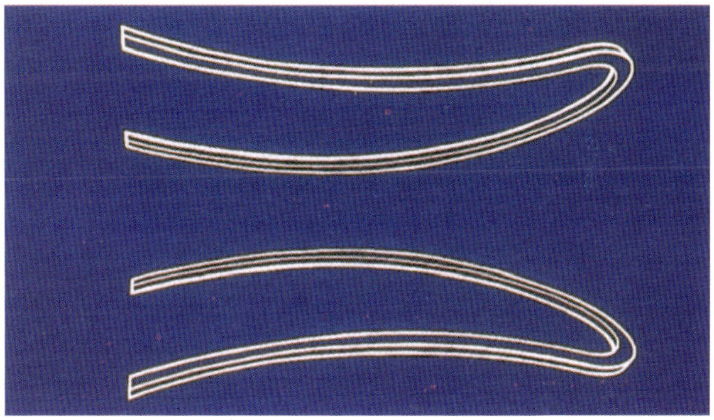

图 7.190

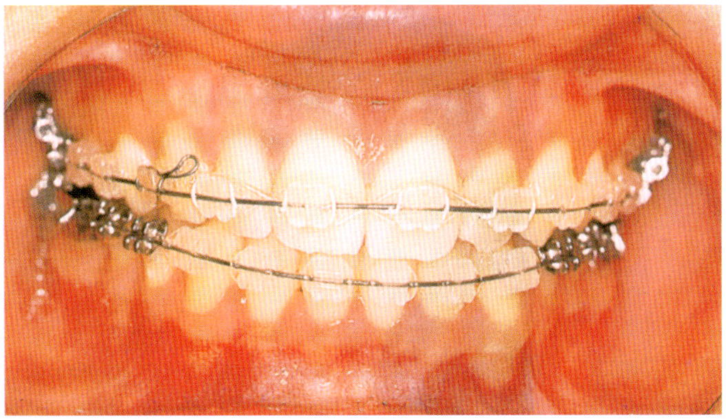

图 7.192

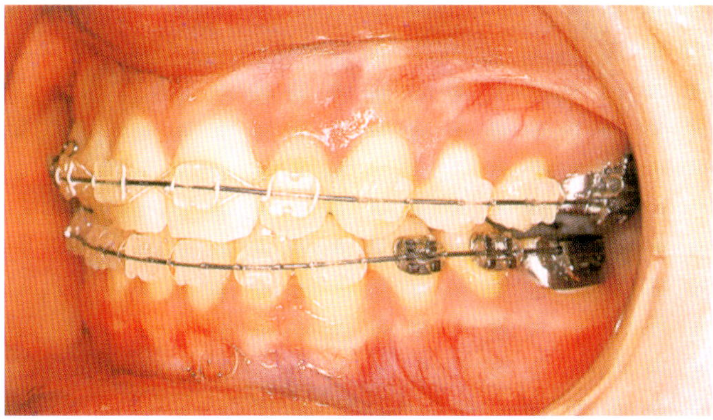

图 7.193

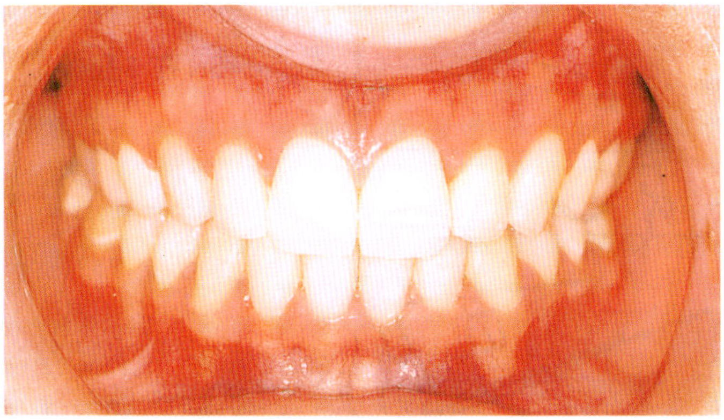

图 7.195

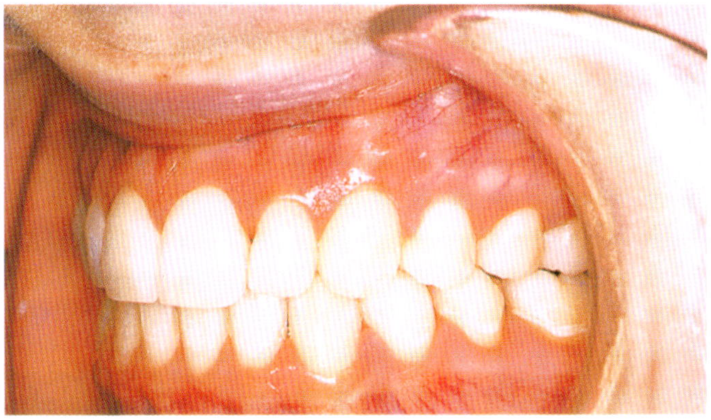

图 7.196

矫治器拆除一个月殆面观。继续观察患者其余3个第三恒磨牙的萌出。

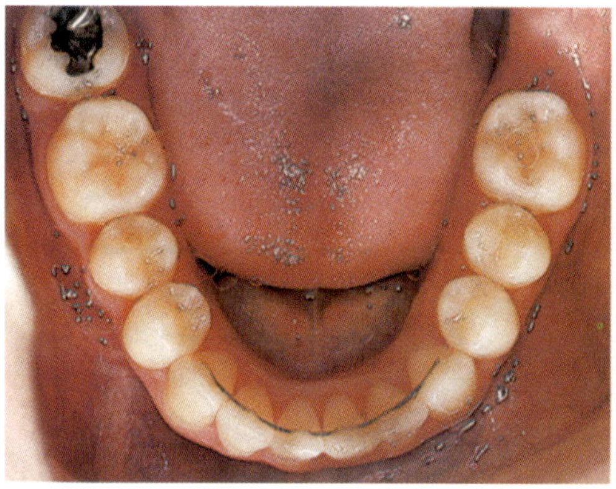

图 7.197

面型少许变化，但明显改善，因为上下切牙移动到较为理想的位置。治疗过程中，SNA角从83°增加为84°（见170页），SNB增加2°到82°（见181页）。

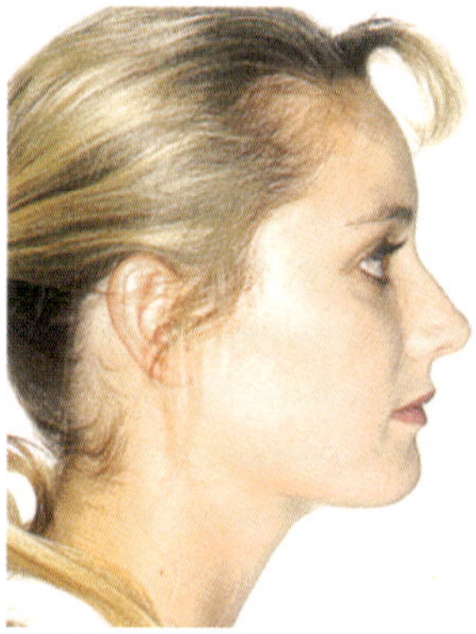

图 7.200

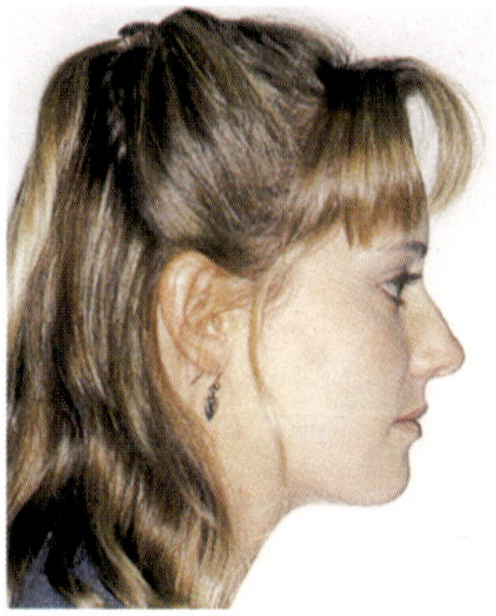

图 7.203

治疗前后重叠图可见主要为牙齿变化，颏部轻度向前移动。

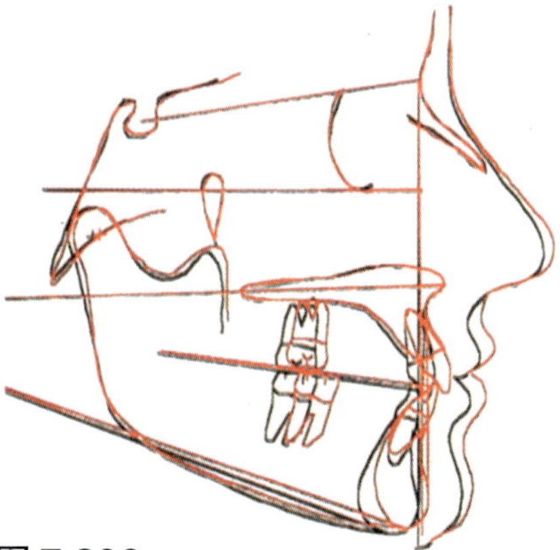

图 7.206

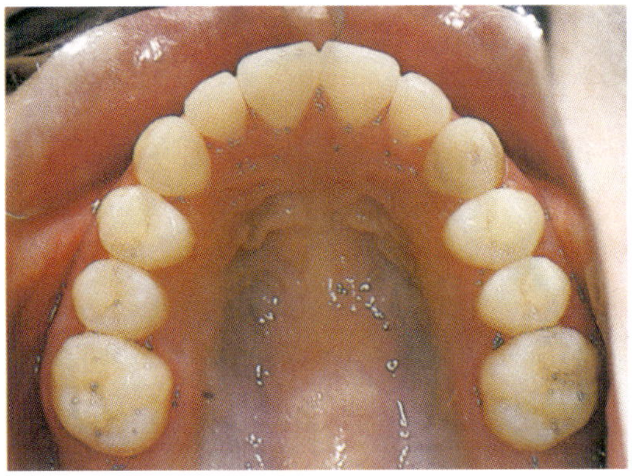

图 7.198

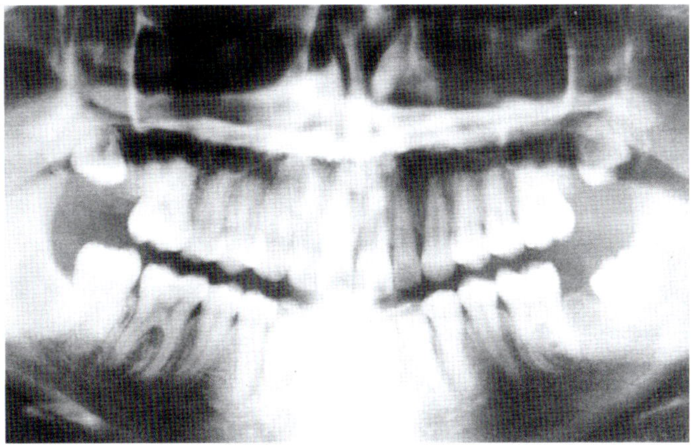

图 7.199

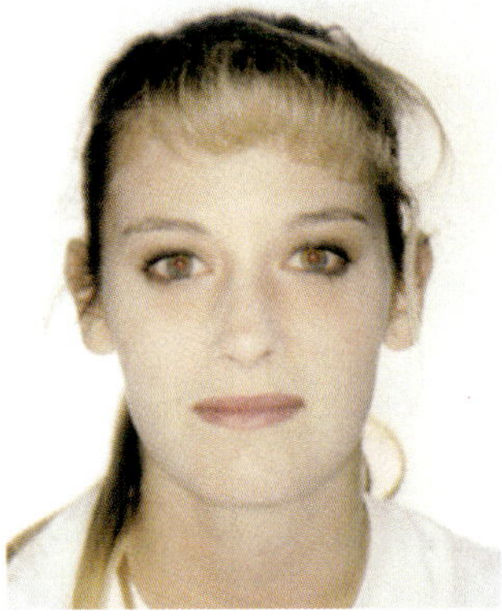

图 7.201

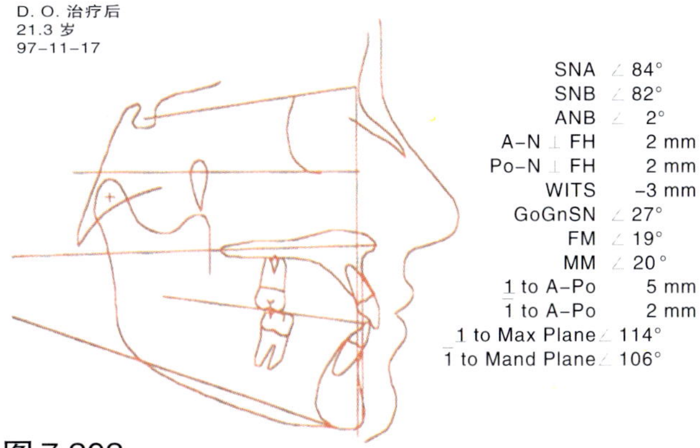

图 7.202

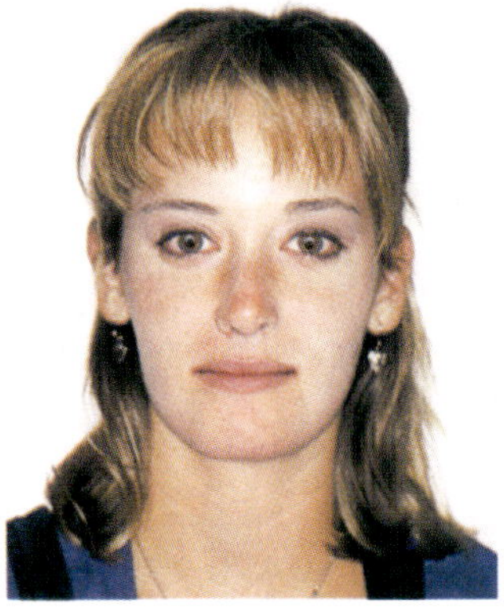

图 7.204

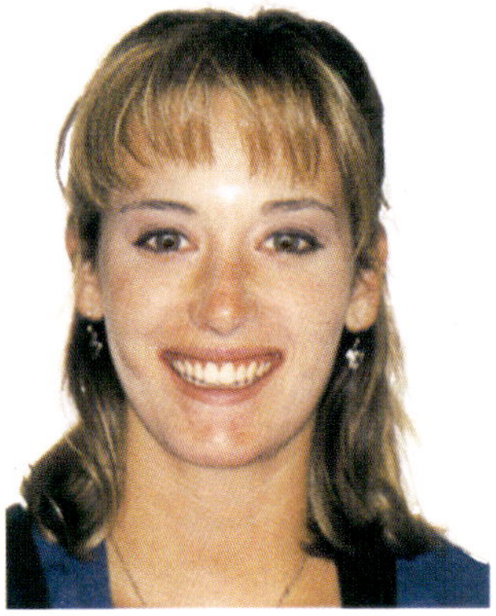

图 7.205

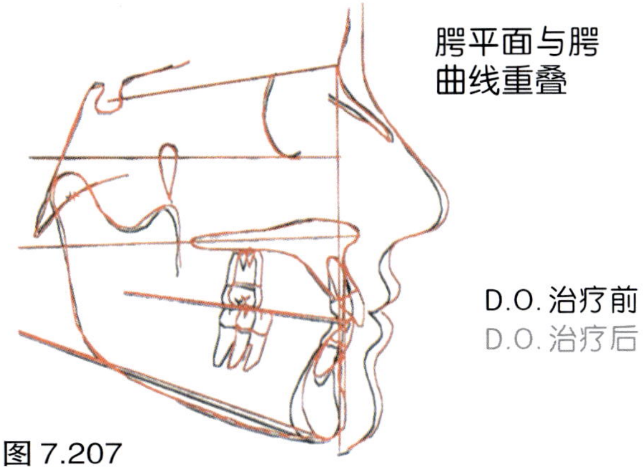

图 7.207

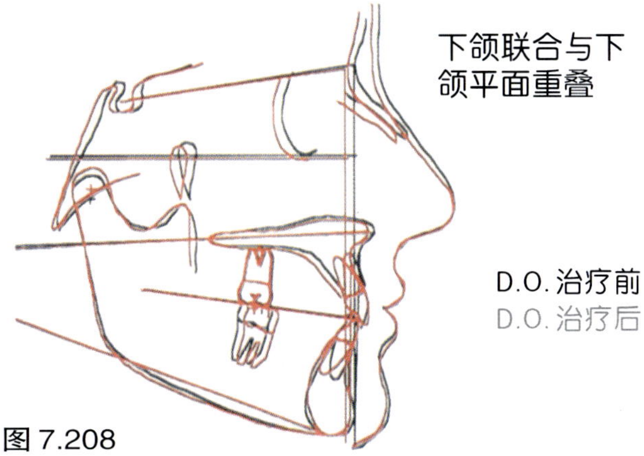

图 7.208

治疗后 19 个月的殆像显示左侧第三磨牙已经萌出，但位置不理想。

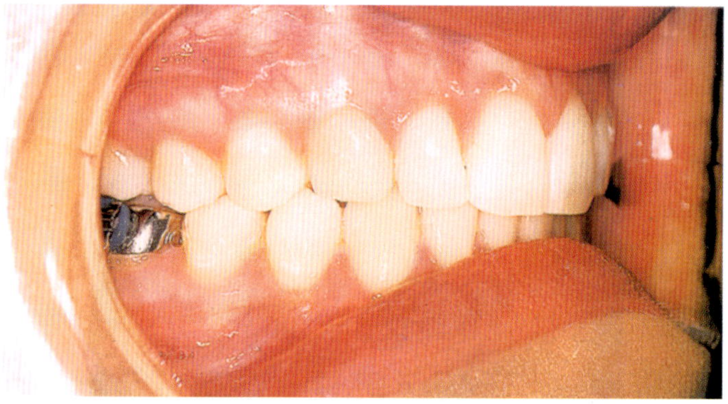

图 7.209

下颌双侧第一恒磨牙间安放舌弓，左侧第三恒磨牙带环，片断弓加分牙圈，直立左侧第三恒磨牙。

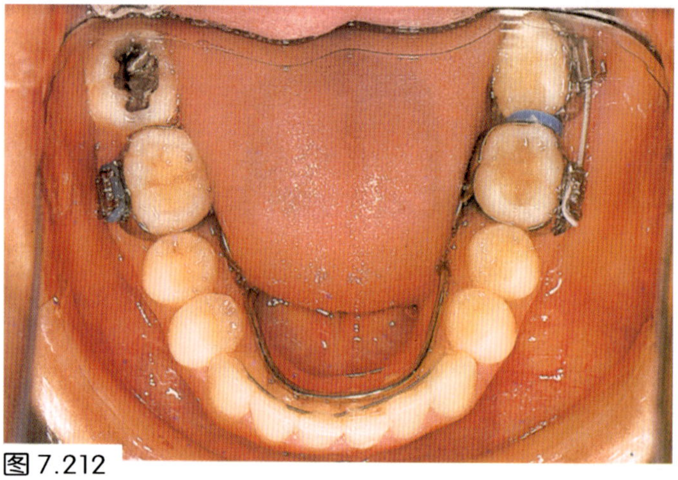

图 7.212

左侧第三磨牙矫正后殆像。

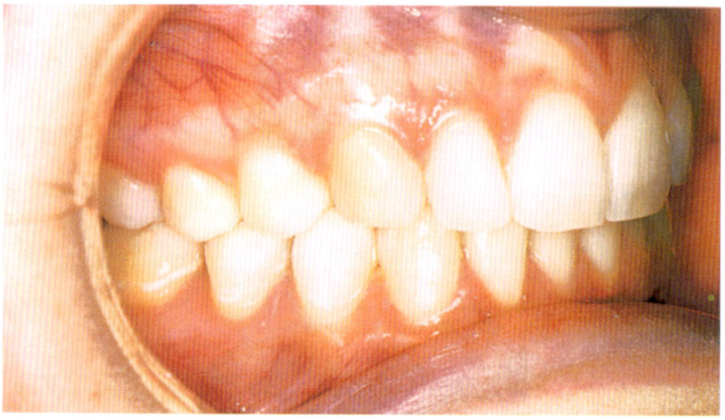

图 7.215

治疗后的殆面像，上颌第三磨牙萌出位置满意（第 173 页）。

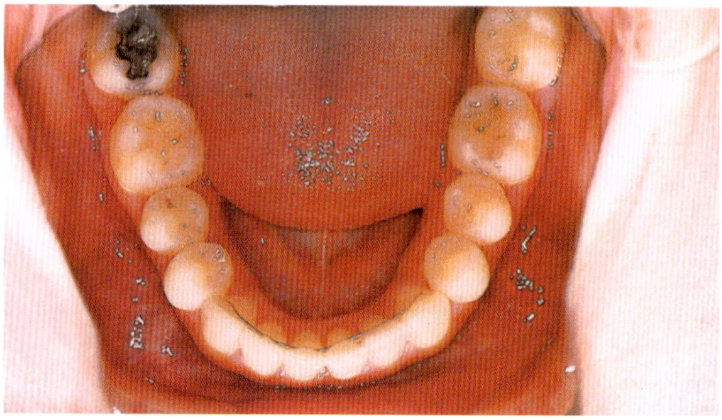

图 7.218

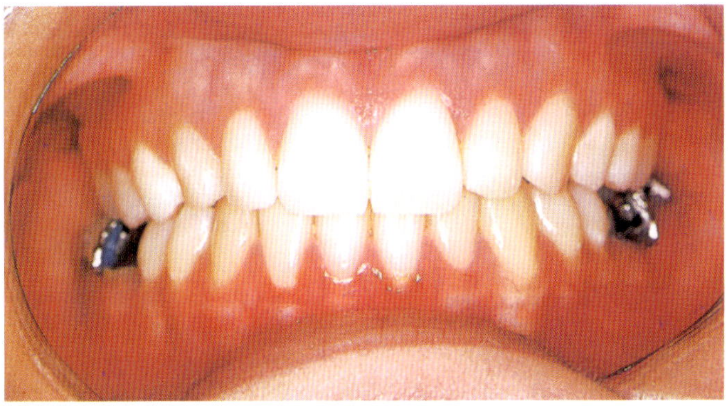

图 7.210

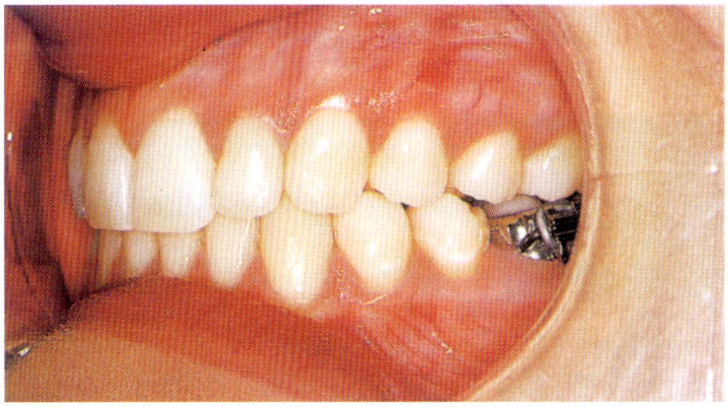

图 7.211

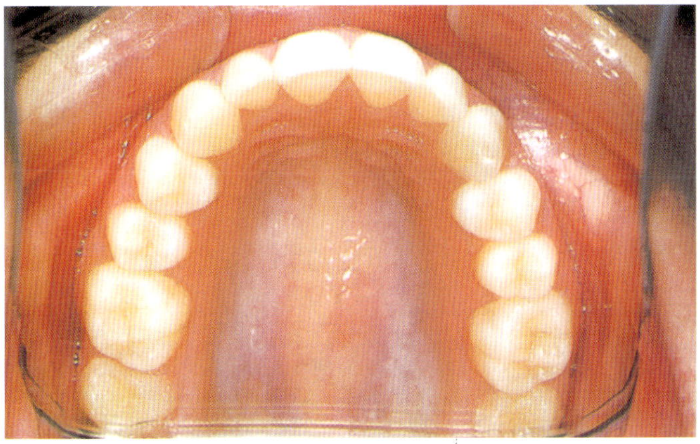

图 7.213

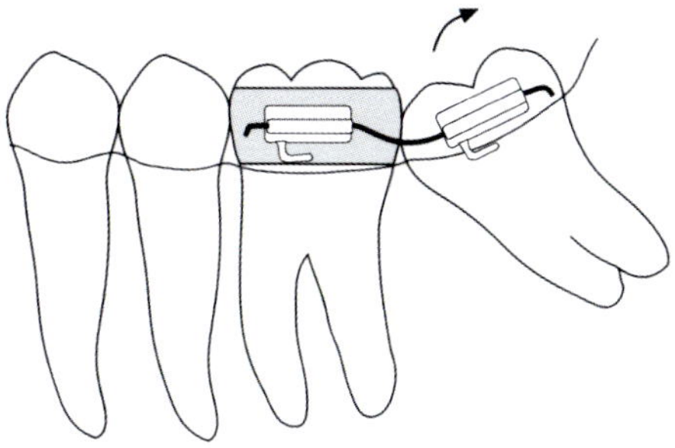

图 7.214

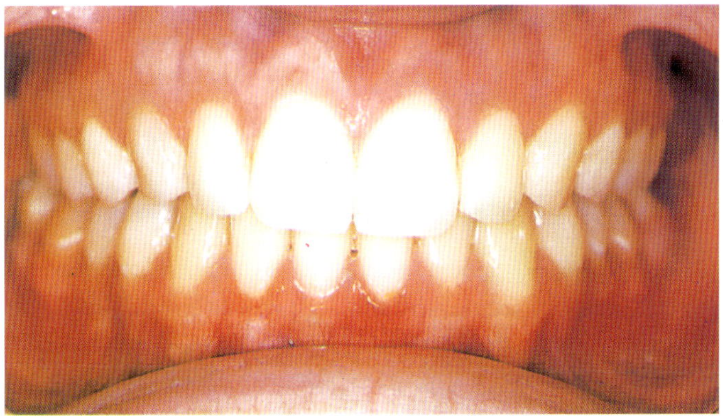

图 7.216

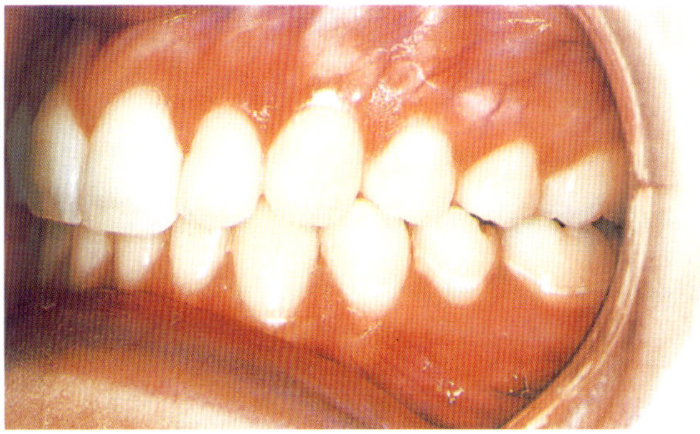

图 7.217

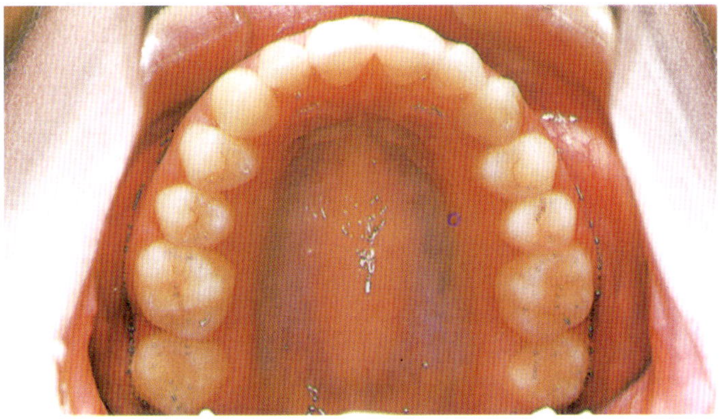

图 7.219

第8章

Ⅲ类错殆畸形的治疗

概述

第7章（第162页）概括地讨论了Ⅲ类错殆矫治中的“牙齿排齐”正畸（tooth alignment）和“牙列移位”（denture positioning）正畸。大多数Ⅲ类病例都需要有牙列移位过程，使切牙相对于颜面复合体（facial complex）达到并保持在正确的关系。详细地讨论Ⅲ类错殆的矫治设计过程已超出了本书介绍的内容，但是要强调以下与矫治技术有关的总的诊断设计原则。

Ⅲ类错殆矫治的成功依赖于正确认识错殆的实质以及预测可能发生的生长变化。下列总则强调了与治疗方法有关的诊断要点：

- 精确地记录下颌移位
- 下颌前伸还是上颌后缩？
- Ⅲ类错殆矫治的时机
- 手术或非手术矫治
- 磨牙拥挤的后牙区“挤压效应”(squeezing out effect)
- Ⅲ类矫治方法

精确地记录下颌移位

在初诊检查中，如果发现下颌在正中关系位（CR）和正中殆位（CO）之间有移位，在取牙殆模型时应确定并精确地记录这种移位。对一些患者来说，下颌是否移位可能是决定手术或非手术矫治的主要因素（图8.1）。

因此，为了在下颌处于正中关系位的情况下确定矫治计划，关键是取得髁状突在关节窝中央时下颌位置的殆记录。这一过程包括取殆蜡记录（图8.2）、取研究模型、拍摄面殆像、头颅侧位X片以及一些病例需要的曲面体层X片。在对X线片和面部软组织进行分析时，要在下颌轻微张开状态下调整下颌位置。以此确定髁状突在关节窝中央时下颌真正的前后位置，作为制定矫治计划的基础。

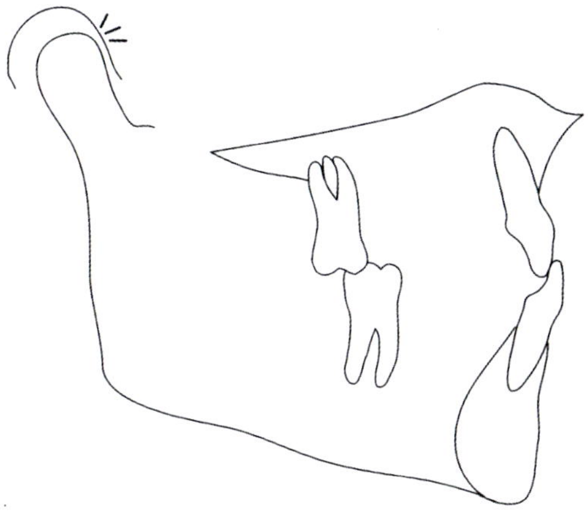

图8.1 Ⅲ类错殆常伴有下颌移位。需要确定并精确地记录。

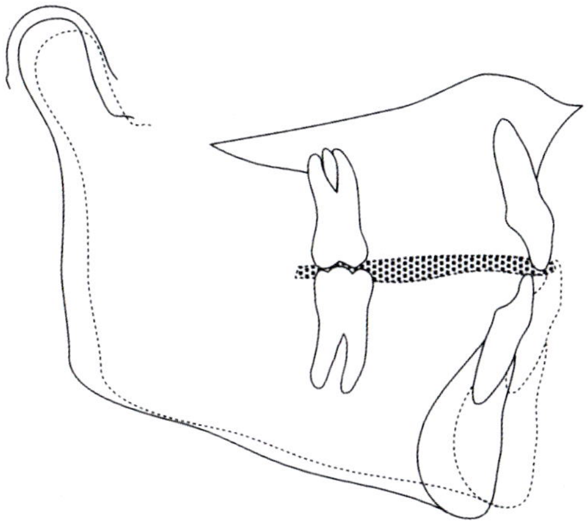

图8.2 需要用咬合蜡记录髁状突位于关节凹正中时下颌的前后向位置，从而根据下颌在正中关系位时的殆关系确定矫治计划。

下颌前突还是上颌后缩？

开始制定Ⅲ类错殆矫治计划时，需确定病例是下颌前突还是上颌后缩，或两者兼有。大多数病例通过临床检查和X线片即可明确。

可以用一些常规的头影测量分析法来评估颌骨前后向的不调。例如，可以将SNA、SNB和ANB的测量值与相同年龄男性或女性的密西根大学正常值进行比较。尽管此方法有不足之处，但多年来已作为颌骨不调测量的主要指标。McNamara[2]提出从N点做一条垂直于FH平面的直线，来评估A点和B点相对于此垂线的前后向位置，并以此作为评估颌骨前后向不调的指标（图8.3）。

Arnett分析法(第163页)使用铅垂线（TVL）作为面部分析的参考（图8.4），这是一种更具体、更精确地确定矫治计划的分析方法（图8.5）。

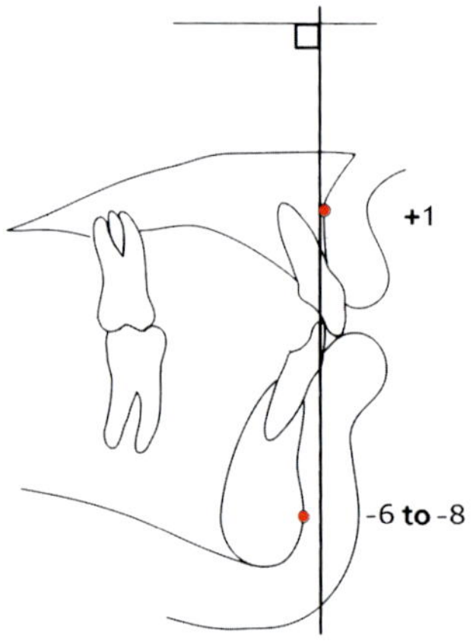

图8.3 McNamara建议的基于N点垂线的分析方法。

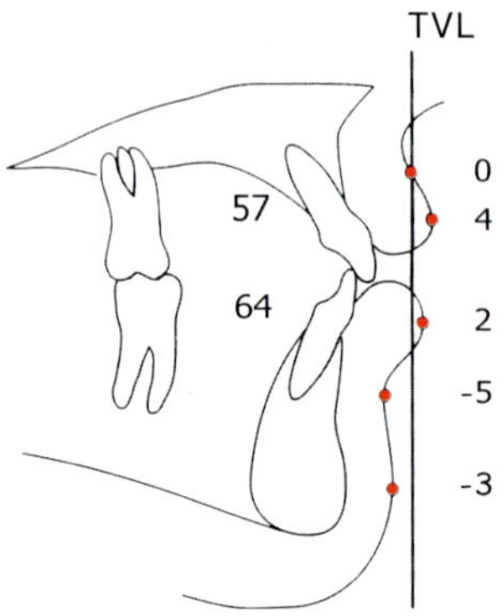

图8.4 Arnett分析法使用铅垂线（TVL）。

Ⅲ类错殆的矫治时机

早期矫治下颌移位

在8～9岁恒切牙萌出不久，就应明确下颌移位的情况。由于下颌移位所致的切牙反殆关系有可能限制上颌发育，促进下颌生长，因此将加重Ⅲ类错殆。这与Ⅱ类错殆治疗中功能矫治器的作用原理相似。

通常利用简单的牙齿移动就可以矫治下颌移位，但早期治疗非常重要。随着牙齿位置的改正，上颌生长不再受限，如果髁状突位于关节窝的中央，还可以消除由于下颌移位而产生的潜在的Ⅱ类“功能矫治器”的效应。

上颌后缩

处于生长期的上颌发育不足的患者应考虑早期扩弓，促进上颌发育。这包括使用快速腭开展矫治器和上颌前方牵引矫治器，然后用腭杆稳定骨骼的改变，并在12岁左右时开始全牙弓固定矫治器的治疗。

外科边缘病例

一些诊断为下颌发育过度的病例可能要考虑手术治疗。此种病例若有可能最好推迟正畸治疗。可以用常规头颅侧位X线片来评估生长型，以获得更详细的手术或非手术治疗的根据。

Ⅲ类外科病例

对一些早期就已明确需手术治疗的Ⅲ类错殆病例，在生长发育停止前不必治疗。治疗时机应征得颌面外科医生的同意，男性可能在20岁以后、女性在20岁稍前。

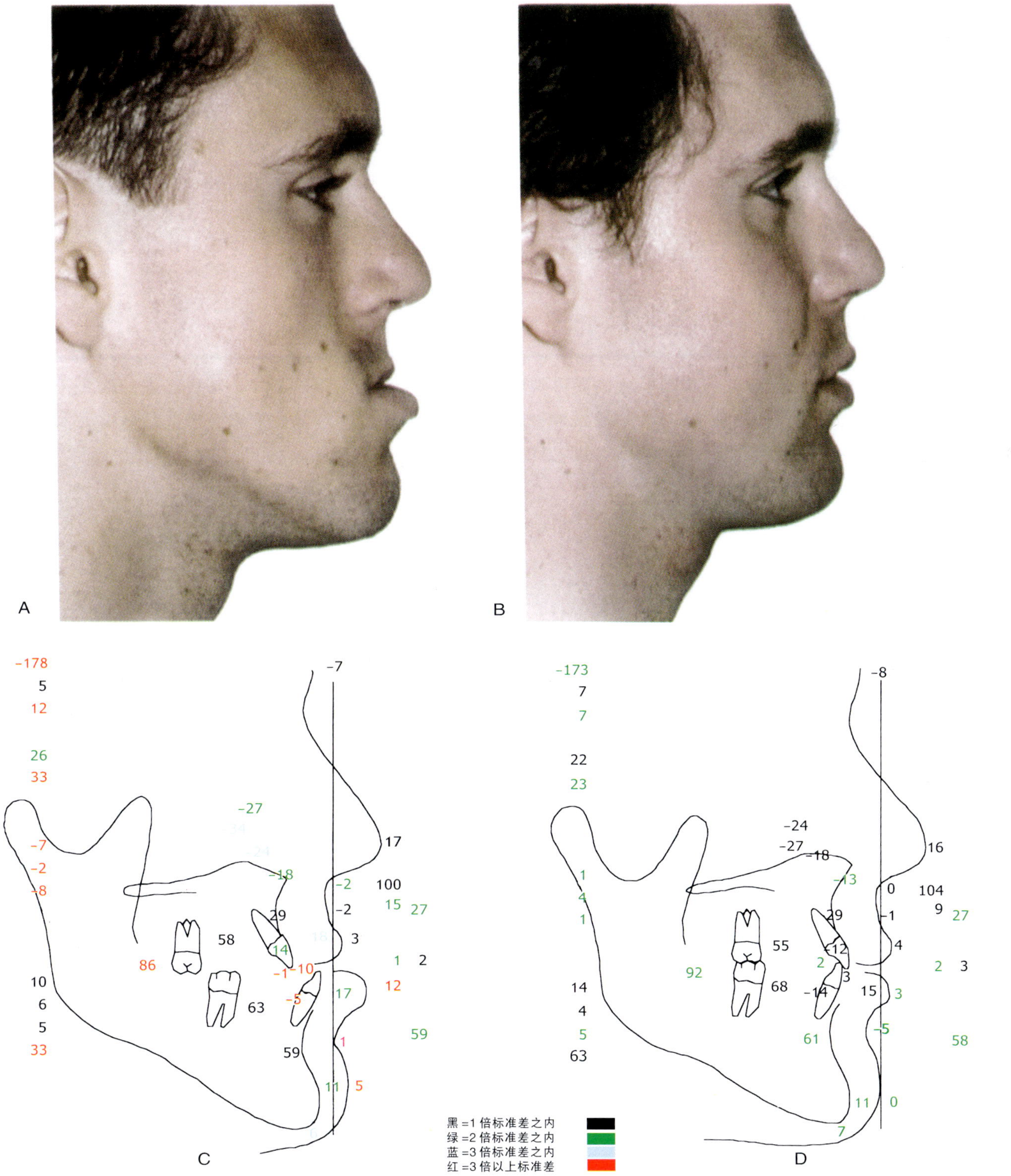

图 8.5 Arnett分析法从1999年9月起开始应用。它提供了新的、具体的测量指标以协助正畸和颌面外科医生进行诊断和矫治计划的确定。Arnett分析法强调面部软组织测量，数字打印结果用各种颜色标记。

此分析法相对于铅垂线，男、女分别有正常值。图中的患者经Arnett医师允许，利用双颌手术前移上颌、后退下颌，并在眶缘植入羟基磷灰石。

Ⅲ类错殆的手术或非手术矫治

如同Ⅱ类错殆的治疗一样，重要的是正畸医师应认识到，有的病例在就诊时就有明显的骨骼不调，或者有不利的生长倾向，对于这样的Ⅲ类病例应考虑采用外科/正畸联合治疗，单纯正畸治疗应当推迟甚至有可能放弃。

在第7章中已经讨论了Arnett的软组织分析法STCA（第163页），下面将从理论上考虑Ⅲ类错殆的治疗。假设上、中1/3发育接近正常值，上切牙位置正常，需要分析7个相同的测量指标。

以下A、B、C三种理论性的治疗情况，各有潜在的矫治困难。

治疗情况A——正畸/外科正畸联合治疗达到理想结果。如果确定下颌手术，外科医生一般要等到生长发育完成后再做。男性可能需到22岁以后。通常外科医生需要正畸医生对切牙位置进行去代偿后再手术。通过重新确定下颌和/或上颌前后向上的位置，必要时改正上颌横向位置来达到矫治的目的。这将获得面部、牙齿理想的矫治结果（图8.6）

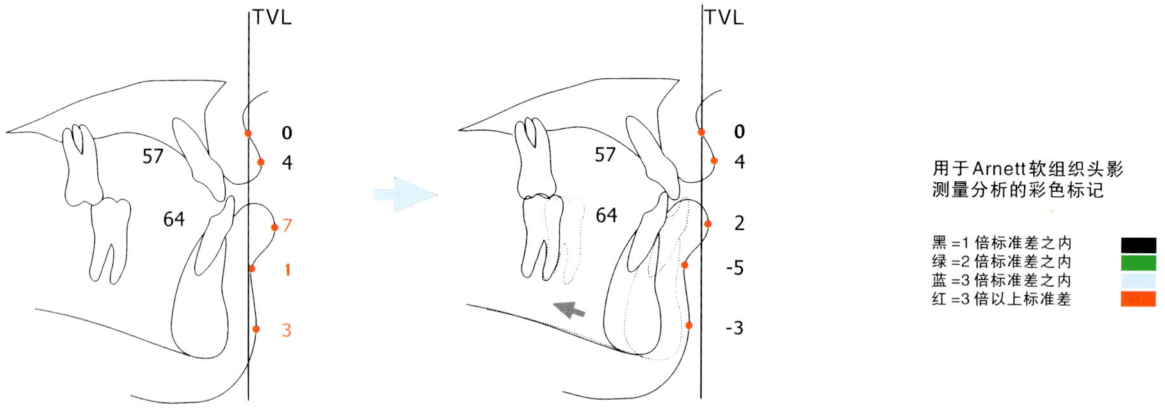

图8.6 此病例如果通过正畸－外科正畸联合治疗，将有可能获得接近于理想的软组织侧貌和牙殆关系。下颌后退6mm，将使各软组织点相对于铅垂线的测量结果位于正常值的1倍标准差之内。

治疗情况B——正畸掩饰性治疗改善轻度骨性Ⅲ类错𬌗。作为上述治疗情况A的另一种选择，如果骨性不调的程度较轻，可能会采取单纯正畸的矫治计划。这需要早期矫治，同时要使患者了解今后下颌继续生长的可能性。正畸医生将通过牙齿代偿性的移动来掩饰骨性Ⅲ类不调，这需要唇倾上切牙或/和舌倾下切牙；矫治中需要良好的配合以进行Ⅲ类牵引或/和上颌前方牵引。对那些不希望手术的患者来说，正畸矫治获得的牙𬌗、面形矫治结果是可以接受的（图8.7）。

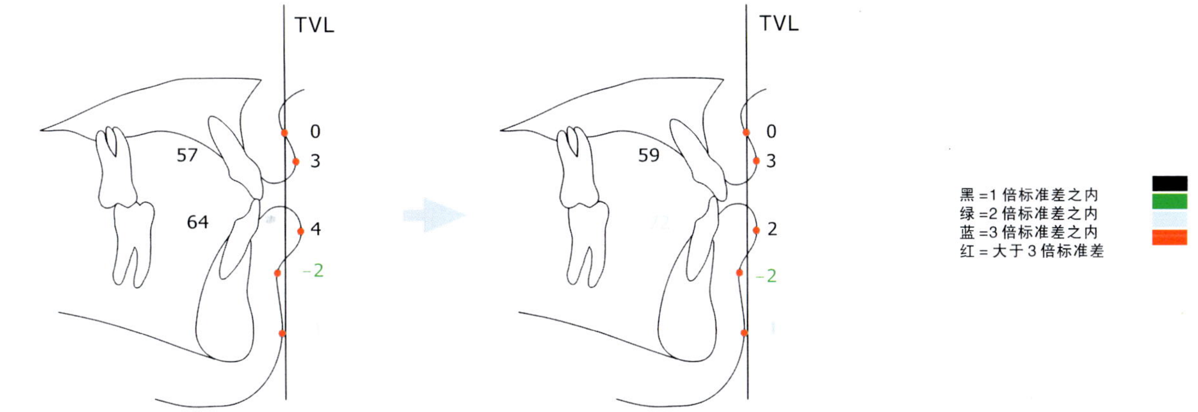

图8.7 轻度骨性Ⅲ类病例的矫治计划是建立在通过正畸牙齿移动来掩饰骨性不调基础之上的，这可以获得好的牙𬌗关系，软组织侧貌也能得到一定改善。理论上，此病例上切牙唇倾了2°，下切牙舌倾了8°。

治疗情况C——后期的下颌生长。轻度Ⅲ类错𬌗在正畸掩饰性治疗之后，下颌生长可能继续进行，尤其是男性。这是一种很难处理的情况。有时患者可以接受后期的生长所带来的牙𬌗、侧貌的变化结果，不愿意继续进行治疗。但是如必须手术，由于牙齿已经在正畸治疗中发生了代偿性的移动，面形的改善是有限的。如果希望通过手术获得更理想的面形，需要术前正畸使切牙去代偿（图8.8）。

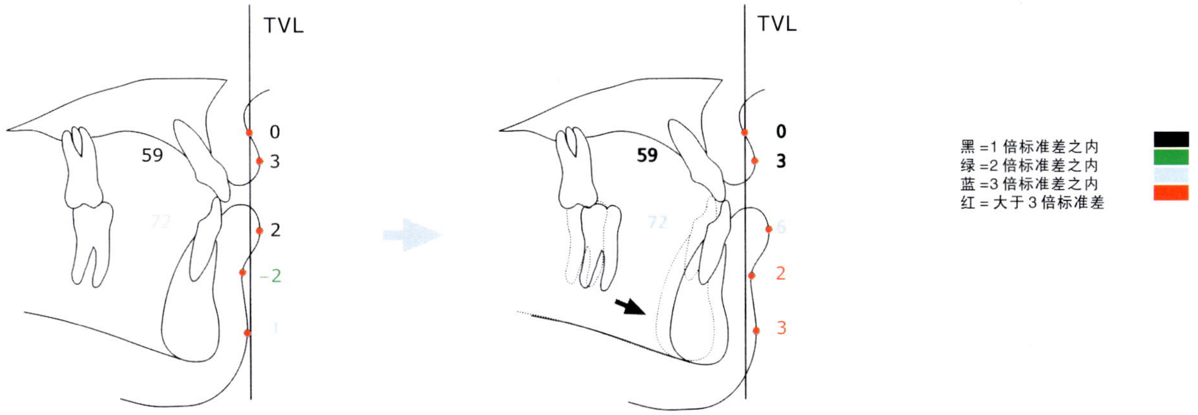

图8.8 上述“治疗情况B”经过正畸后，其中一些病例下颌生长仍将继续，这是一种很难处理的情况。如果决定必须手术矫治，则在术前需要进一步的正畸治疗，对切牙位置去代偿。

磨牙拥挤的后牙区“挤压效应”

已经有一些关于后牙区拥挤引起Ⅲ类错殆的研究[3]。磨牙区域拥挤会产生挤压效应（squeezing out effect），在下颌升枝垂直向生长不足情况下，这一效应会引起前牙开殆（图8.9）。反之，下颌升枝垂直生长良好时，将导致Ⅲ类错殆。

这一理论尚未被充分认识，也未被完全证实。然而，一些精选的Ⅲ类病例[4]（第242页，病例KB）和一些开殆病例[5]在拔除第二磨牙后均取得好的矫治效果，说明了挤压效应理论的可信性。这一效应也许是某些病例的重要病因。

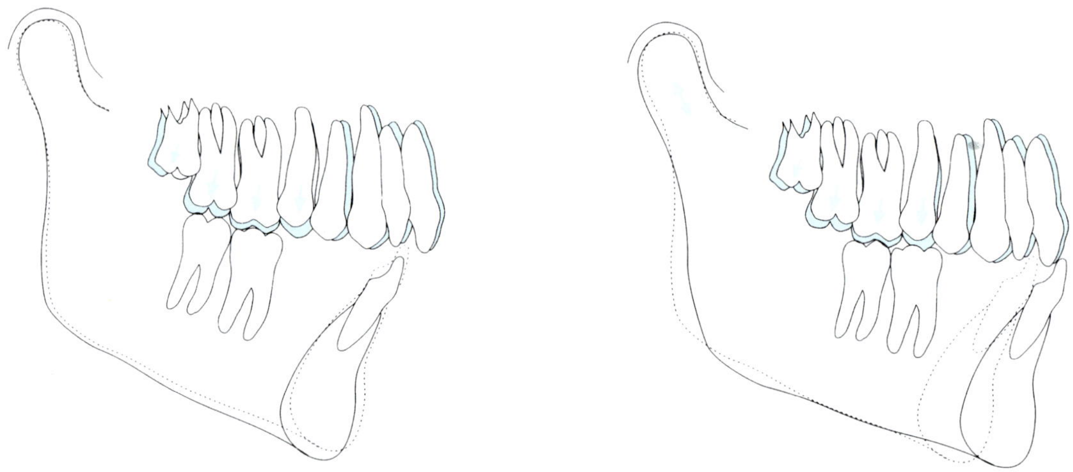

图8.9 后牙拥挤已被认为是引起Ⅲ类错殆和前牙开殆的病因，在一些特定的病例通过拔除第二恒磨牙能缓解后牙区“挤压效应”，有助于矫治。

Ⅲ类矫治方法

Ⅲ类颌间牵引(图8.10)是Ⅲ类病例正畸矫治(非手术)最有效的手段。它可以舌向倾斜下切牙、唇向倾斜上切牙、改善近远中向的磨牙关系(图8.11)。因此对均角或低角病例,Ⅲ类牵引的所有分力将有助于达到矫治目标。Ⅱ类牵引的垂直向分力被认为不利于高角病例的矫治(图8.12)。

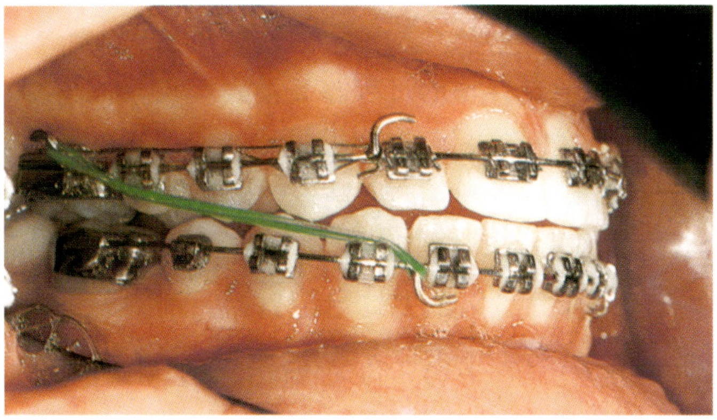

图8.10 Ⅲ类颌间牵引。

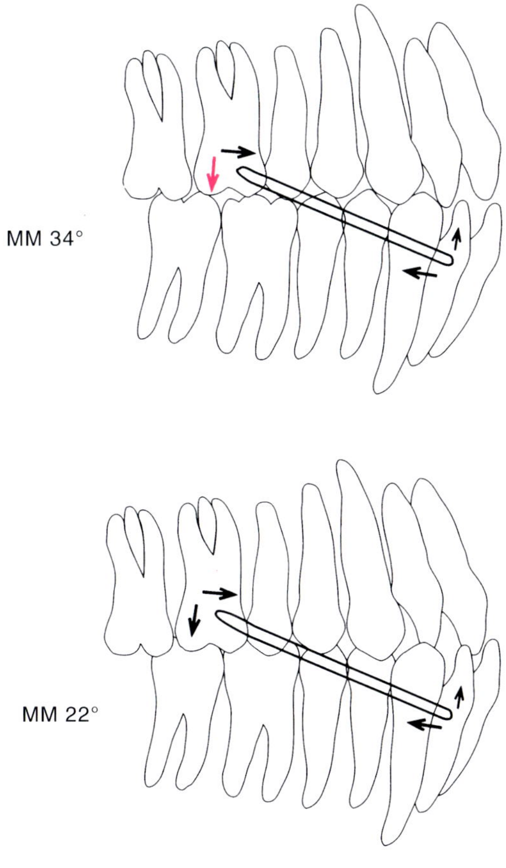

图8.11 图示Ⅲ类颌间牵引产生的4个分力。所有分力有助于低角深覆𬌗病例,但是,对于伴有开𬌗倾向的高角Ⅲ类病例,上磨牙升高是禁忌的,此时可以用横腭杆对抗(第107页,图5.29)。

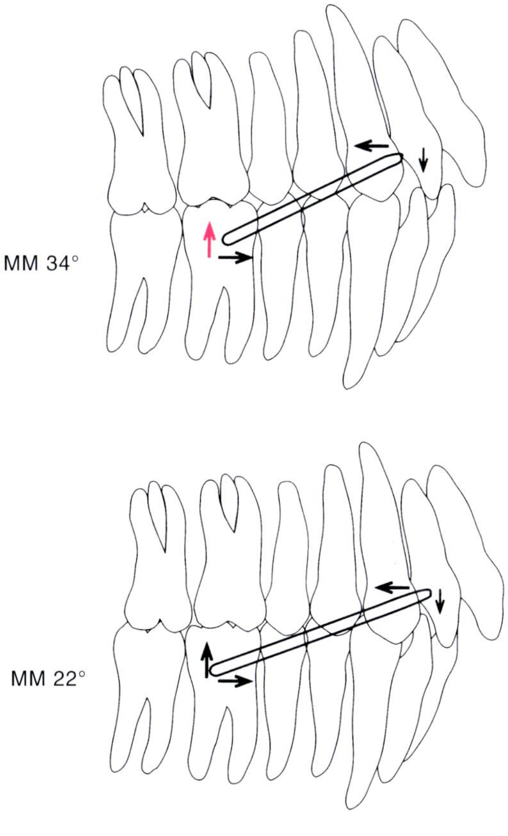

图8.12 图示Ⅱ类颌间牵引产生的4个分力。所有分力有助于低角的Ⅱ类病例。(上切牙的垂直向分力可以通过上颌弓丝上Spee氏弯曲抵消,因此不会加深覆𬌗。)高角型Ⅱ类病例应该避免磨牙升高,可考虑用短Ⅱ类牵引。

Ⅲ类病例制定矫治计划的四个步骤

制定治疗计划的过程与Ⅱ类病例相同，读者可以复习第166和167页。制定治疗计划的4个步骤叙述如下。

第一步：确定计划的上切牙位置

这包括确定上切牙的理想位置。上切牙能达到理想位置吗?如果不能的话，可以通过正畸使牙齿移动到一个接近理想而又是可以被接受的位置吗?或者是否需用上颌手术使上切牙达到一个可接受的位置?以此建立上切牙“计划的切牙位置”（PIP）（图8.13）。

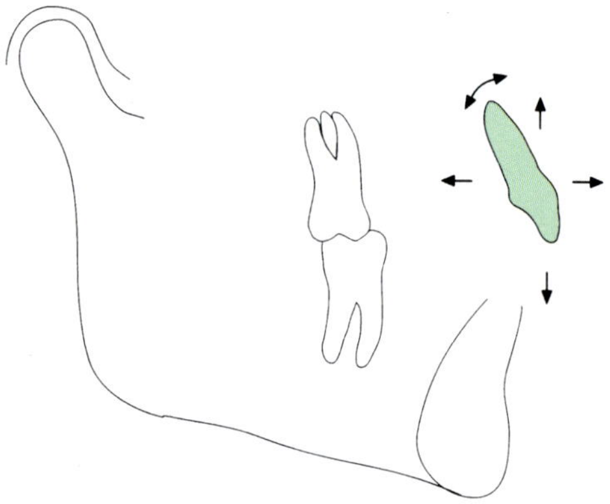

图 8.13 Ⅲ类病例制定矫治计划的第一步是有关上切牙的位置。首先必须确立一个理想位置，然后判断是否能达到。如果不能，一个改良的位置也许是合适的，尽管偏离理想值，但可以接受。以此确定“计划的切牙位置”。

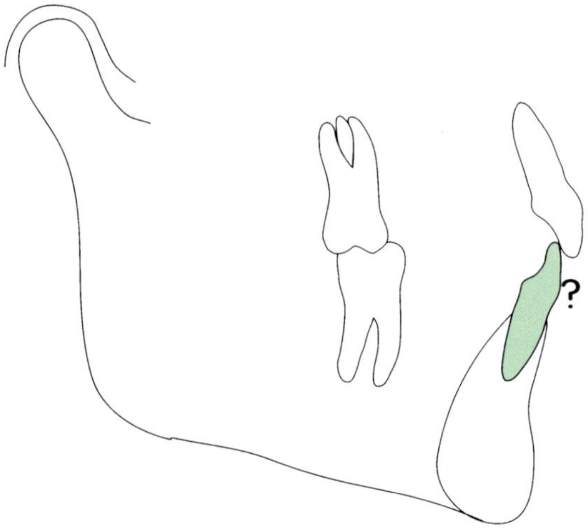

图 8.14 制定治疗计划的第二步是确定下切牙的位置。对于下颌发育过度的Ⅲ类病例，此步是矫治的关键。

第二步：下切牙

能否给下切牙定位，使之与“计划的上切牙位置”建立良好的关系呢?仅通过正畸治疗是否能使下切牙位于所需要的位置?对于下颌发育过度的Ⅲ类病例，尤其是一个关键问题（图8.14）。经常的回答是：“只要没有不利的生长，就有可能”。或者回答：“可能，但还要注意将来的生长，最好等到生长潜能充分表现后再矫治（第234页）。”

第三步：评价上牙列

制定Ⅱ类错𬌗的治疗计划时（第 167 页），第三步是评价下牙列，接下来的第四步是评价上牙列。Ⅲ类错𬌗制定治疗计划时则相反，第三步评价上牙列是有益的。如果Ⅲ类病例必须拔除上颌前磨牙（通常是第二前磨牙），则下颌可考虑拔除第一前磨牙。但是，如果上颌不拔牙矫治，下颌选择何种治疗方案将有多种考虑。

因此，第三步是确定如何将上牙列其它牙齿定位，使之适应上切牙计划的切牙位置。上颌不拔牙将有助于Ⅲ类病例的治疗。牙齿的可视性治疗目标(VTO)将可以确定磨牙和尖牙所需要的移动（图8.15）。

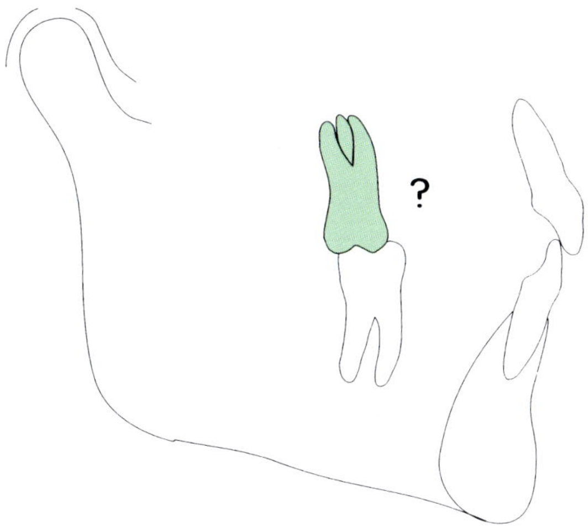

图 8.15 Ⅲ类错𬌗制定治疗计划的第三步评价上牙列，使上牙弓其它牙齿适应上切牙计划的切牙位置。

第四步：评价下牙列

除下切牙外下牙列的其它牙齿如何定位才能适应下切牙计划的切牙位置（图8.16）呢？下颌是否需要拔牙来解决下牙弓拥挤或充分内收下切牙？许多Ⅲ类病例下颌拔除前磨牙可以充分内收下切牙，有助于错𬌗的治疗，牙齿可视性目标VTO[6]可用来进行正确的判断。一些Ⅲ类边缘病例，也许会考虑拔除第二磨牙（第 242 页，病例 KB）。

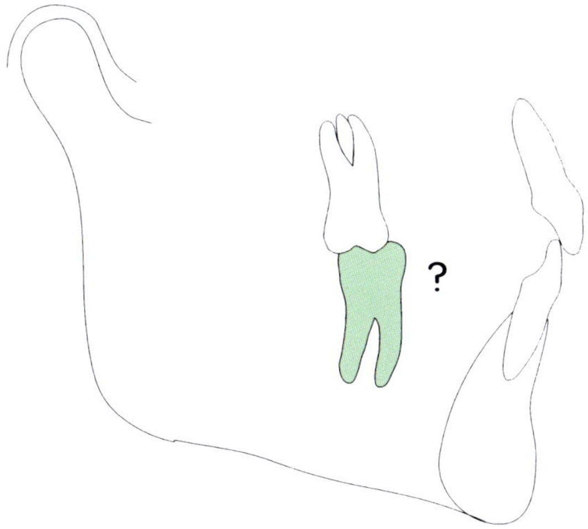

图 8.16 Ⅲ类错𬌗制定治疗计划的最后一步。必须评估下牙弓拥挤或间隙，然后决定下牙弓其它牙齿如何定位以适应下切牙计划的切牙位置。

Ⅲ类治疗中"计划的切牙位置"的成分

每一个Ⅲ类病例都应确立一个"计划的上切牙位置（PIP）"，并将其作为治疗的目标，使上切牙具有正确的近远中向、垂直向位置及适宜的转矩（图8.17）。讨论和详细说明精确的治疗目标已超出本书的内容，但每一个正畸医师都了解上切牙应该位于何位置，对于大多数病例，这一位置被广泛共识。正如Ⅱ类病例，在确定适宜的矫治目标之前，必须用传统的头影测量分析法或Arnett分析法分析矫治前切牙的位置。PIP成分与Ⅱ类病例一样（第168页）。

分析Ⅲ类病例矫治前上切牙位置时，可以使用同样的测量方法和测量值。

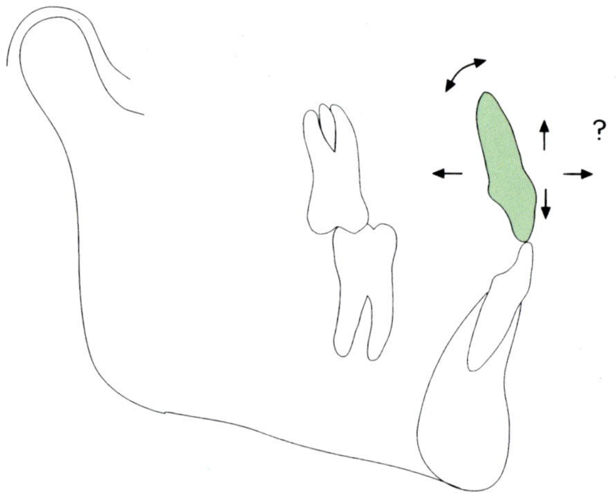

图8.17 Ⅲ类病例在开始确定治疗计划时，必须建立一个"计划的上切牙位置（PIP）"，使上切牙位于一个正确的近远中向、垂直向位置，并具有适当的转矩。

Ⅲ类治疗中上切牙的移动

确定了病例“计划的切牙位置”后，还需要控制上切牙移动达到矫治目标。此时首先应当单独计划上切牙的移动，然后再考虑下切牙的移动。可以忽略下牙弓，除非在Ⅲ类牵引下牙弓被作为支抗源时。后文将介绍使用推荐的MBT™矫治技术控制Ⅲ类病例上切牙移动的方法。

在上颌发育正常、下颌发育过度的轻度骨性Ⅲ类病例中，矫治前的上切牙位置可能接近“计划的切牙位置”。此种情况下，上切牙的移动范围可能相对较小，但是许多Ⅲ类病例仍然有必要近中移动上切牙。对一些上颌发育不足的Ⅲ类病例，困难在于如何近中移动切牙又不至于过分前倾。Ⅲ类病例可通过两个途径完成上切牙的近中移动：

1. 在基骨范围内通过唇向倾斜和近中移动上切牙（图8.18）。许多Ⅲ类病例需要近中移动上切牙以适应下颌骨的生长。当上切牙唇向倾斜时，每唇倾2.5°，将在每侧产生1mm，即总共产生2 mm的间隙，因此许多Ⅲ类病例上颌不宜拔除前磨牙。如果拔除上颌前磨牙将很难甚至不可能唇向倾斜上切牙。

2. 通过上颌骨的近中移动（图8.19）。这种移动是上颌骨本身生长或者正畸治疗的结果。

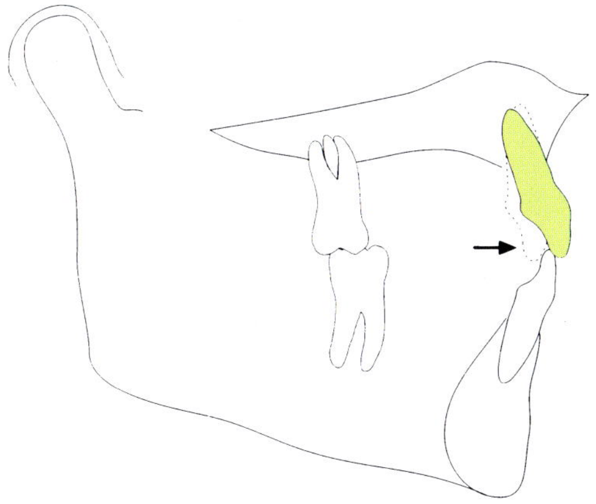

图 8.18 通过唇倾使上切牙牙冠近中移动。

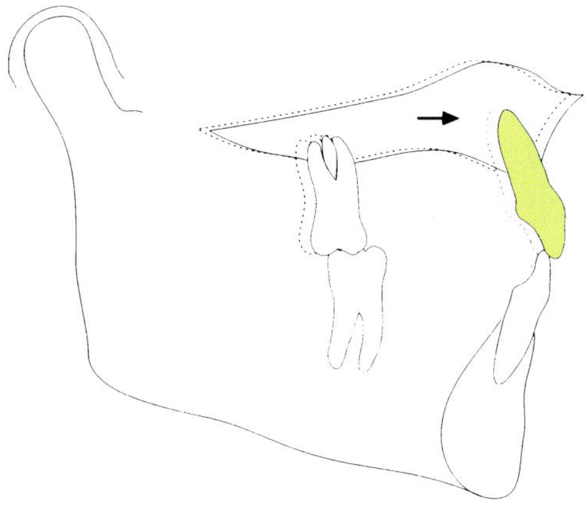

图 8.19 通过上颌骨的近中移动使上切牙牙冠近中移动，这种移动是上颌骨本身生长或者正畸治疗的结果。

上切牙在基骨内的近中移动

如前所述，在用初始弓丝整平牙齿时，由于托槽的轴倾度，上切牙有向近中移动的趋势。在Ⅲ类病例中，这一倾向是有益的，它可以唇向移动上切牙至计划的切牙位置。同样，在使用热激活的镍钛方丝和不锈钢方丝阶段，前后向扩弓和转矩的作用有益于大多数Ⅲ类病例的治疗。此外，Ⅲ类牵引可以进一步加强这一作用。由于在整平和排齐过程中，这种牙齿的自动移动，轻度Ⅲ类病例上牙弓的早期治疗一般较为单纯。

上切牙近中移动的限度

近中移动上切牙在临床上有明显的限度。在看似简单的治疗中，可能出现问题。风险表现在两方面：

1. **过度的唇向倾斜** 必须避免过度唇倾上切牙，否则会影响侧貌和功能运动。尽管存在个体差异，但作为一个常规，要避免上切牙与上颌平面的交角超过120°（图8.20）。一些病例切牙唇倾度小于120°可能是合适的。过度唇倾会引起牙龈退缩和临床冠伸长。
2. **不能达到正常的覆盖** 这可能是由于下切牙的位置太靠前，或其他原因使咬合很难调整（图8.21）。如果这一情况持续存在，有可能引起釉质损坏或/和牙根吸收。因此，仅仅通过正畸手段矫正Ⅲ类切牙关系是不明智的，除非治疗开始时就明确能够完全矫正并能获得接近正常的覆盖关系。

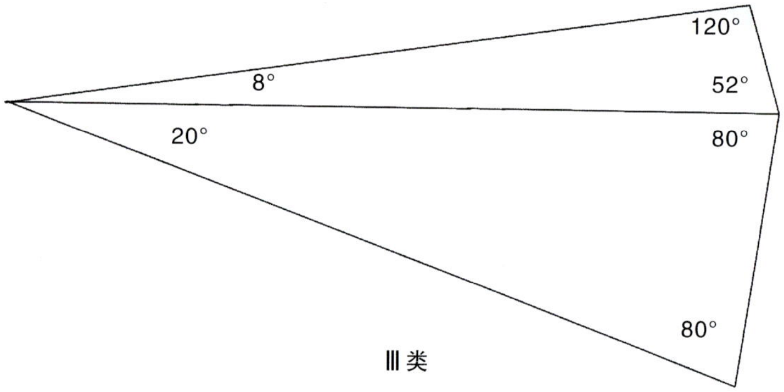

图8.20 尽管有个体差异，但作为一个常规，应避免上切牙过度唇倾，上切牙与上颌平面夹角不应超过120°。

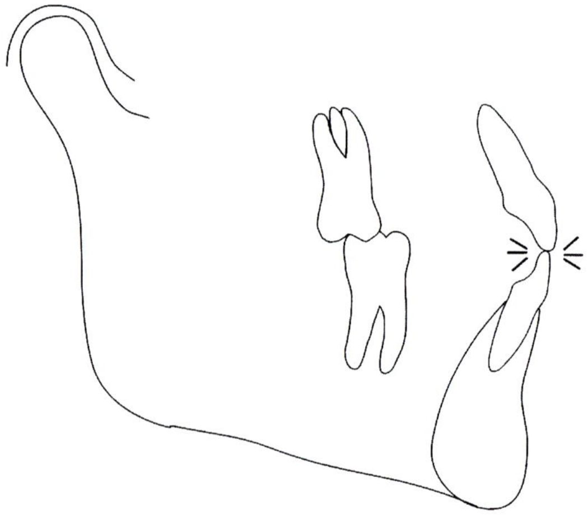

图8.21 仅仅通过正畸手段矫正Ⅲ类切牙关系是不明智的，除非很明确可以获得正常的覆盖关系。持续的切对切咬合可能引起牙根吸收或/和釉质损伤。

生长产生的上颌骨近中移动

不能依赖上颌骨的生长作为矫治Ⅲ类错殆的有效手段。一般来说，这类病例的上颌生长对于上切牙达到计划的切牙位置并没有什么帮助。

正畸治疗产生的上颌骨近中移动

生长发育期上颌发育不足的个体，可以采用能使上颌骨产生矫形变化的治疗措施（图8.22）。这些措施包括快速腭开展、上颌前方牵引。但是有关这种治疗的效果及稳定性，存在许多争论和不确定性。然而，文献中的一些证据[7]表明上颌能产生一些有利的近中向变化，这有助于上切牙近中移动达到计划的切牙位置。

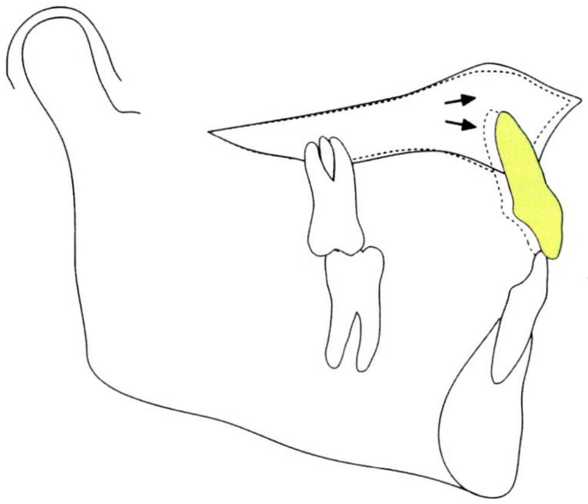

图 8.22 如果上颌能够产生有利的矫形变化，可以协助上切牙达到计划的切牙位置。

Ⅲ类病例下切牙的移动

在下颌基骨内远中移动切牙或当下颌存在前移位时通过远中移动下颌骨本身，都可以使下切牙远中移动。但由于下颌生长，下切牙可能会发生不利的近中移动。下面将逐一讨论这些可能性，并介绍MBT技术如何完成Ⅲ类病例下切牙的移动。

在下颌骨内远中移动和内收下切牙

内收并舌向倾斜下切牙有助于大多数非手术Ⅲ类病例的治疗（图8.23）。这对轻度的下颌前突或轻度的上颌后缩是一种代偿，因此可以掩饰骨性的不协调。下切牙区的下颌骨解剖形态限制了下切牙内收的程度。内收并舌向倾斜下切牙时，不宜使下切牙与下颌平面的夹角小于80°，因为过度舌倾的下切牙将有齿槽骨裂和失去骨支持的危险。此外，牙齿的美观和功能也受到有害的影响。将80°与密西根大学[1]正常值95°做比较，虽然80°是一个较好的标准，但在一些病例中85°作为限度也许更合适，最好具体病例具体分析。

通常可以用Ⅲ类牵引来协助完成下切牙所希望的内收和舌向倾斜移动。下颌拔牙的病例治疗较简单。拔除下颌第一前磨牙最有利于下切牙的远中移动，但也可以考虑拔除下颌第二磨牙（见242页，病例KB）。

如果决定下颌不拔牙，可以用Ⅲ类牵引少量内收并舌向移动下切牙。Ⅲ类牵引还可以远中倾斜下颌前磨牙和磨牙，从而减小了下颌第三磨牙的萌出间隙（见241页，病例MS）。因此某些病例可能需早期拔除下颌第三磨牙。

Ⅲ类不拔牙矫治病例的下切牙常不能充分地内收达到治疗的需要。错𬌗可能被矫正，但却无法过矫正，因此不能为Ⅲ类病例特别是男性病例经常发生的后期生长变化采取预防措施。

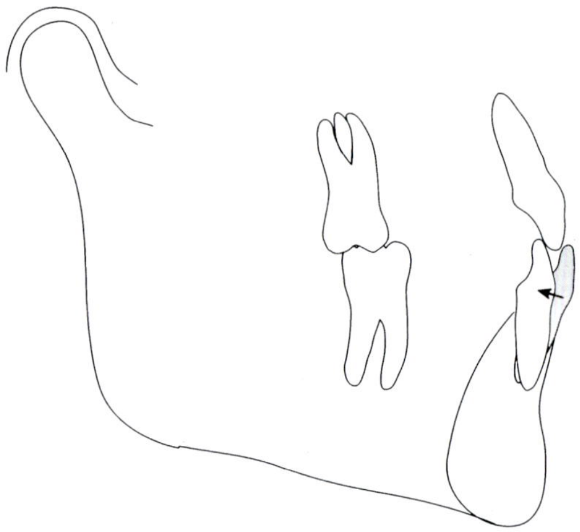

图8.23 内收和舌向倾斜下切牙有助于大多数Ⅲ类病例的非手术治疗。

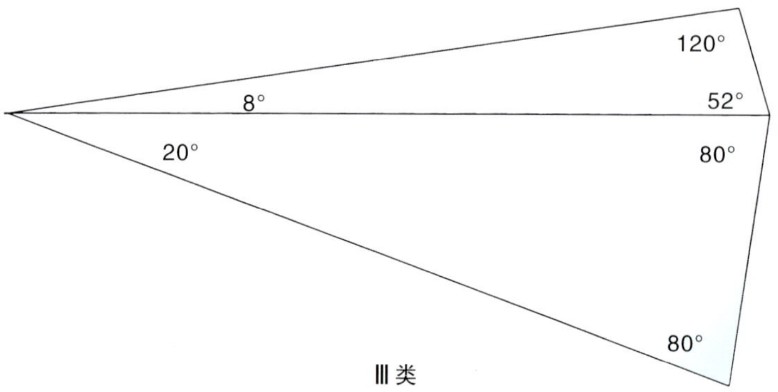

图8.24 作为常规，内收和舌向倾斜下切牙时，不能使下切牙与下颌平面的夹角小于80°。

下颌骨远中移动——远中移位

许多Ⅲ类病例治疗开始时有下颌前移位。随着治疗的进展，下颌骨后移到髁状突位于关节窝的正中的位置。在确定治疗计划时，应该预见到这一有利的变化，它可以有效地辅助下切牙在颌面复合体内远中移动（图8.25）。

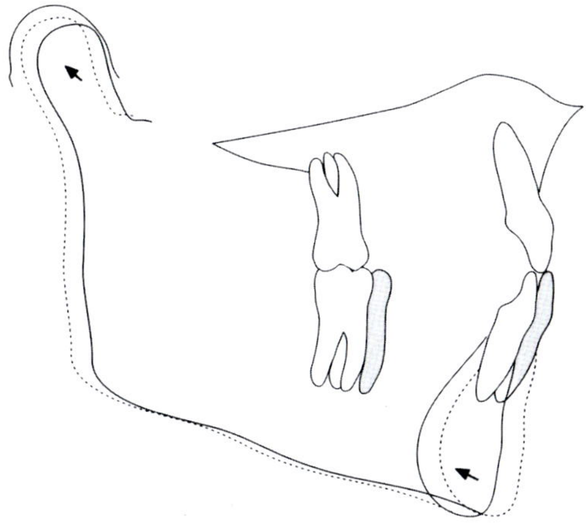

图8.25 许多Ⅲ类病例治疗开始时有明显的下颌前移位。随着下颌在治疗过程中远中移位，髁状突将位于关节窝的正中，下切牙在颌面复合体内也发生了远中移动。

下颌骨远中移动——生长抑制？

过去很注意使用诸如颏兜之类的矫形装置（图8.26）抑制下颌前突型Ⅲ类病例的下颌生长。然而临床经验和研究结果[8]却发现矫形方法对抑制下颌骨最终长度几乎没有作用。因此，作者已经放弃使用颏兜及类似的装置。

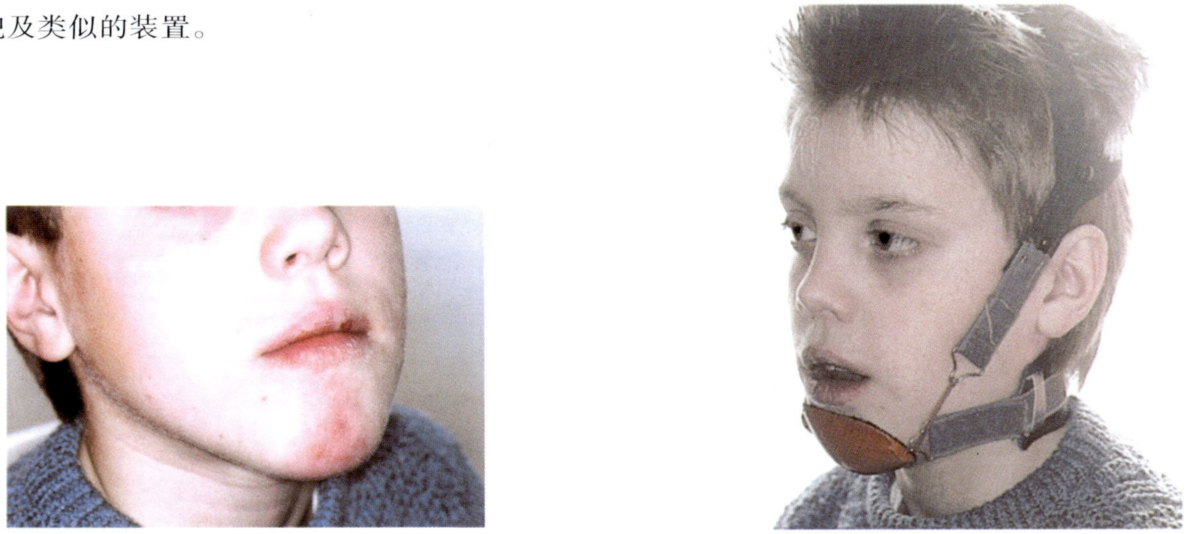

图8.26 临床医生使用颏兜和其他矫形装置来限制Ⅲ类病例的下颌生长，但却很少取得成功，作者已经放弃使用这些矫形装置。

下颌骨的近中移动——Ⅲ类生长

Ⅲ类病例尤其是男性Ⅲ类病例，在矫治和矫治后的保持中，下颌骨的生长是要考虑的主要问题。如前所述（第226页），任何显现出不利的Ⅲ类生长型的病例，在决定单独采用正畸方法矫治之前，都应该认真地监控。如果决定单独通过正畸的方法矫治错殆，每一个患者都应被告之：Ⅲ类下颌生长是不可预测的。在保持阶段，任何不利的生长都可能发生。正如第226页所述，对矫治后的患者来说，这种不利的下颌生长很难控制。因此，从矫治开始就应该仔细地鉴别那些需手术的病例，特别是不要过早地决定采取不可逆转的拔牙矫治方案。

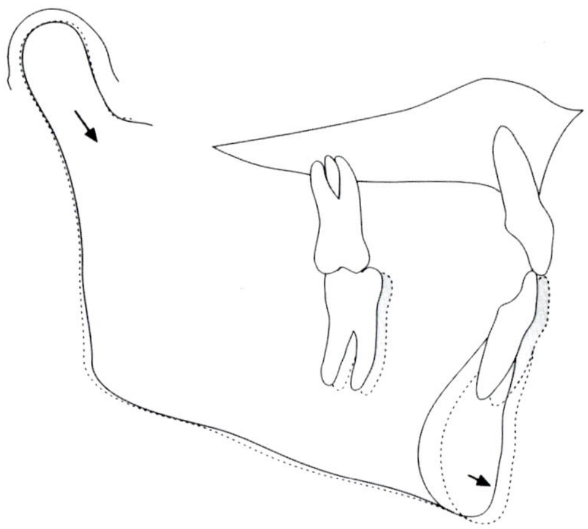

图8.27 对正畸后的病例来说，不利的Ⅲ类生长很难处理。

（魏松 译）

参考文献

1 Riolo M et al 1974 Atlas of craniofacial growth. Center for Human Growth and Development, University of Michigan
2 McNamara J A 1984 A method of cephalometric evaluation. American Journal of Orthodontics 86:449-469
3 Sato S, Suzuki Y 1988 Relationship between the development of skeletal mesio-occlusion and posterior tooth-to-denture base discrepancy. Its significance in the orthodontic correction of skeletal Class III malocclusion. Journal of the Japanese Orthodontic Society 48:796-810
4 Bennett J, McLaughlin R P 1997 Orthodontic management of the dentition with the preadjusted appliance. Isis Medical Media, Oxford (ISBN 1 899066 91 8) pp. 344-350. Republished in 2002 by Mosby, Edinburgh (ISBN 07234 32651)
5 Bennett J, McLaughlin R P 1997 Orthodontic management of the dentition with the preadjusted appliance. Isis Medical Media, Oxford (ISBN 1 899066 91 8) pp. 338-343. Republished in 2002 by Mosby, Edinburgh (ISBN 07234 32651)
6 McLaughlin R P, Bennett J 1999 An analysis of orthodontic tooth movement-the dental VTO. Revista Espanola de Ortodoncia 29:2 10-29
7 Pangrazio-Kulbersh V, Berger J, Kersten G 1998 Effects of protraction mechanics on the midface. American Journal of Ortodoncia and Dentofacial Orthopedics 114:484-491
8 Ishikawa H et al 1998 Individual growth in Class III malocclusion and its relationship to the chin cap effects. American Journal of Orthodontics and Dentofacial Orthopedics 114:337-346

病例 MS

Ⅲ类拥挤病例的不拔牙矫治

男性患者，13.11岁，轻度Ⅲ类骨型（ANB-1°），MM平均25°。下切牙舌倾，与下颌平面交角为84°，侧貌轻度Ⅲ类。

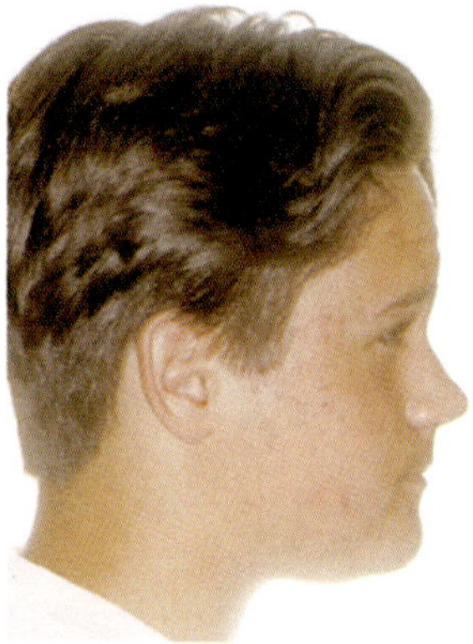
图 8.28A

双侧磨牙关系为轻度Ⅲ类，切牙关系为轻度Ⅲ类，下切牙拥挤并舌倾。上前牙轻度拥挤，左侧第一前磨牙反殆。第三磨牙大小发育正常，位置好。曾考虑拔除第二磨牙并与家长商量，但最终采取了不拔牙矫治。

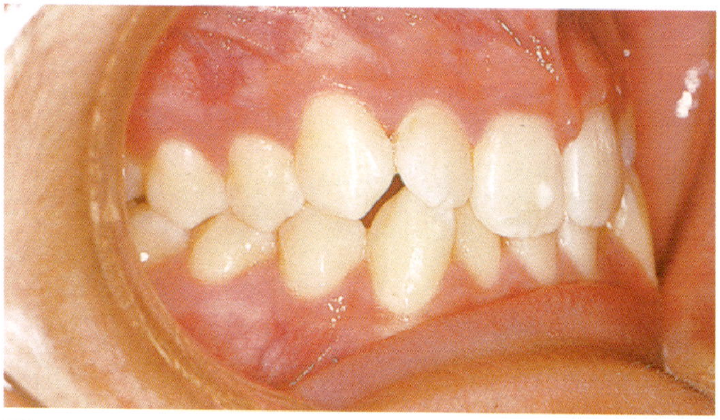
图 8.30

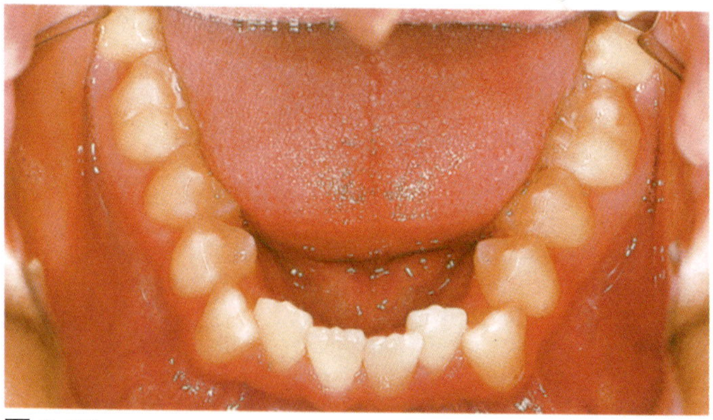
图 8.33

为了获得最佳的控制，使用了标准的金属托槽。上颌全部粘托槽并使用0.016英寸的热激活镍钛弓丝。下切牙因为分牙和邻面去釉而未立即粘托槽，这样做是为了防止排齐过程中下切牙唇倾。在下牙后牙段使用0.015英寸的多股麻花丝片段弓。

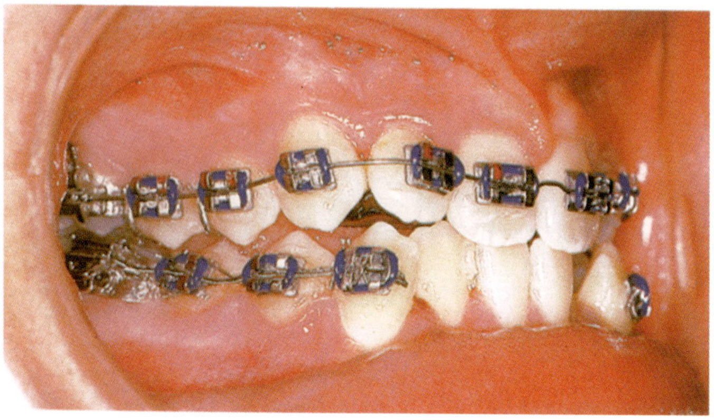
图 8.36

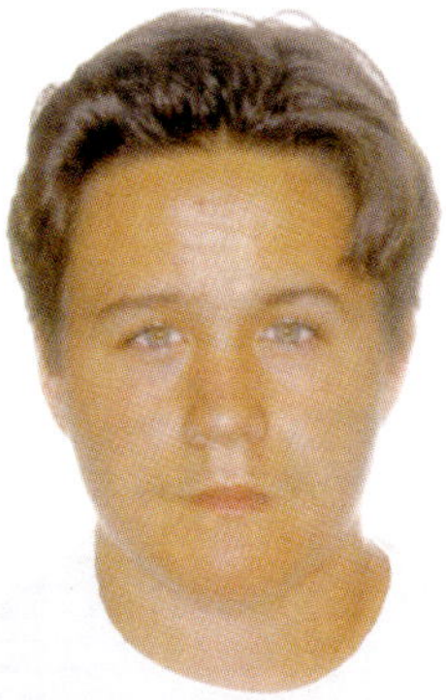

图 8.28B

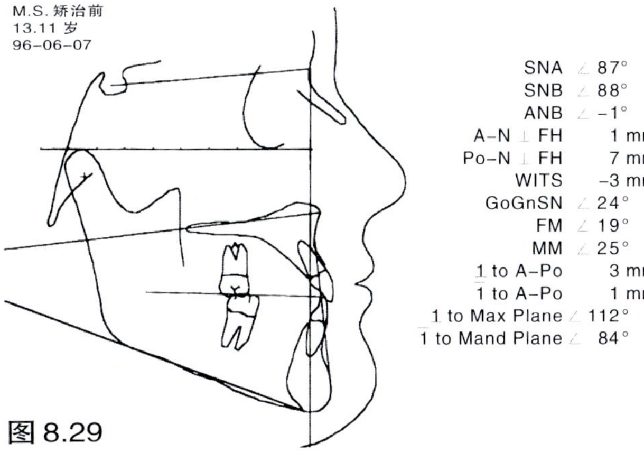

图 8.29

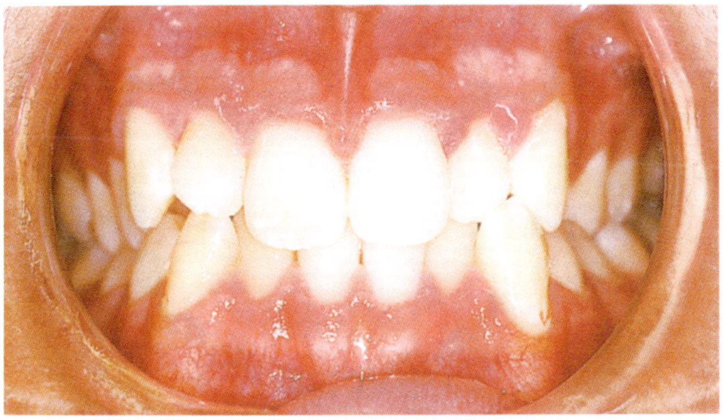

图 8.31

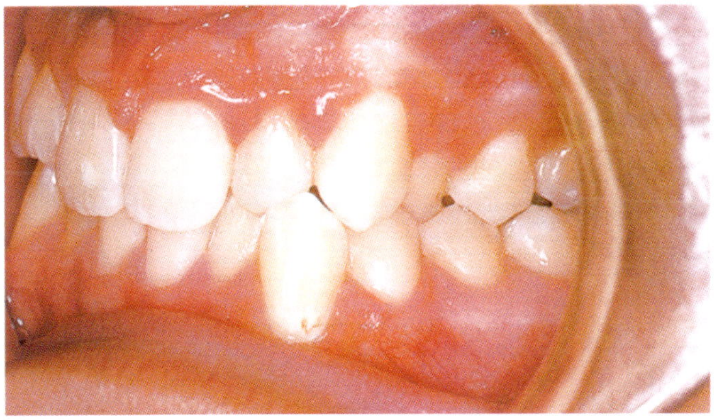

图 8.32

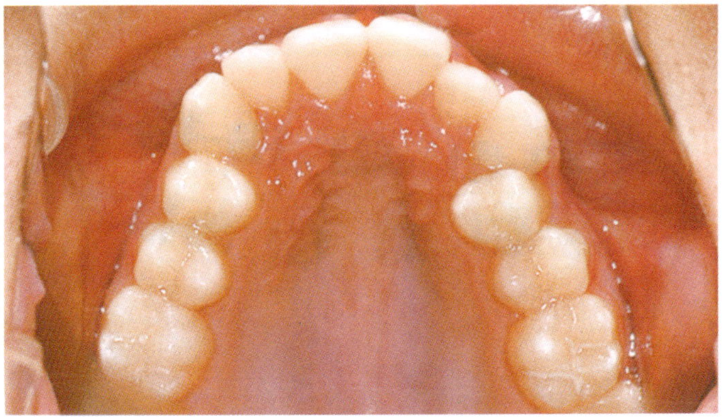

图 8.34

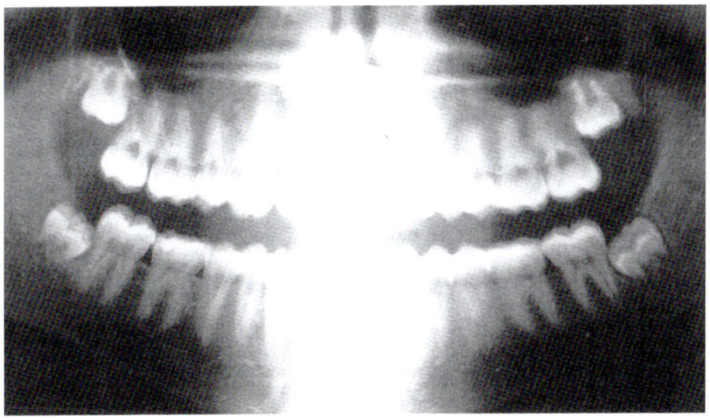

图 8.35

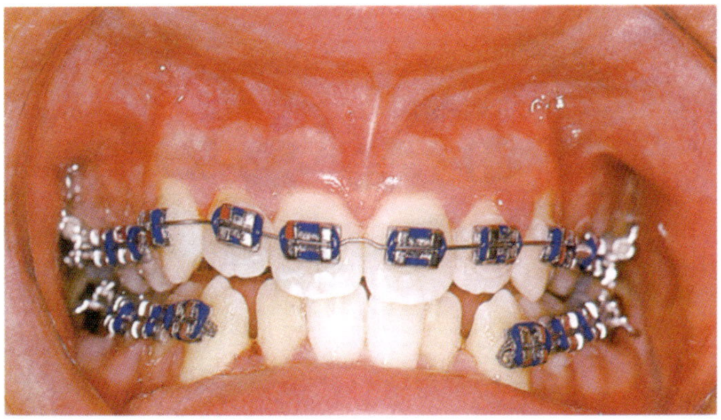

图 8.37

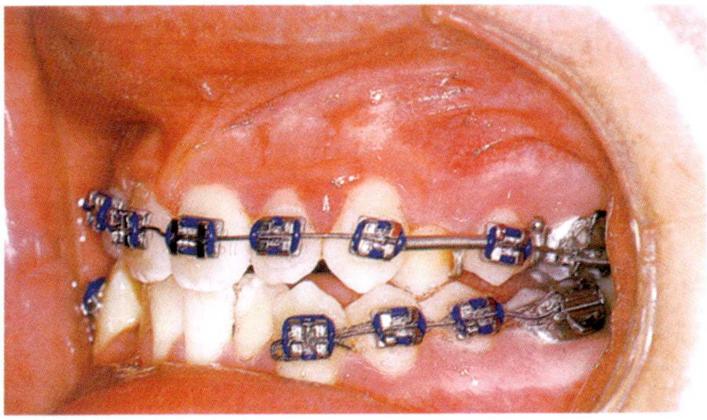

图 8.38

图示治疗后10个月的情况。上下颌均为热激活镍钛方丝，并用0.036英寸的“jockey”弓（“骑师”弓）（第82页）以协助上牙弓扩弓。在粘托槽时，本应将下尖牙托槽颠倒粘接以有助于控制尖牙的转矩。

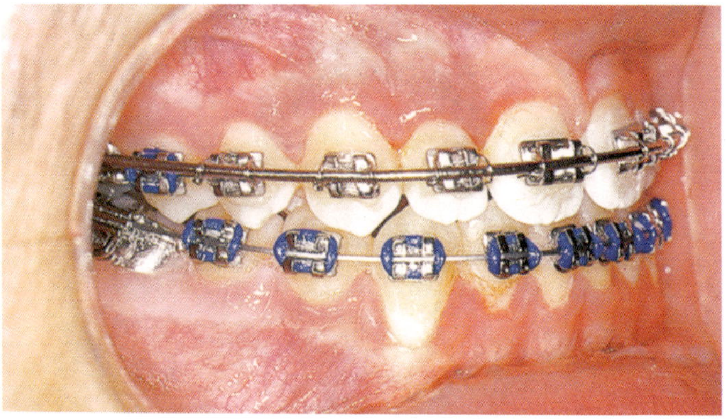

图 8.39

此阶段下颌第二磨牙已经完全萌出，可以粘带环。下颌0.019英寸×0.025英寸的热激活镍钛方丝有利于在早期改善牙位，这种弓丝与不锈钢丝不同，不会因咀嚼的原因在下颌第二磨牙区产生永久形变。

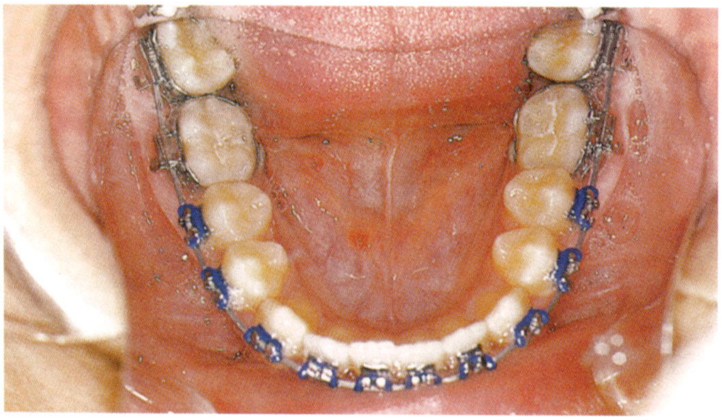

图 8.42

治疗13个月后，下颌第一磨牙带环和某些托槽重新粘接，上下颌继续使用热激活方丝。

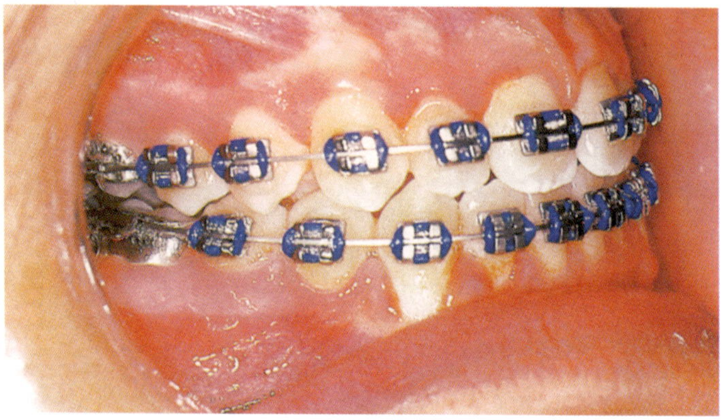

图 8.45

上下颌使用常规的0.019英寸×0.025英寸不锈钢方丝，上牙弓弓丝宽一些，以保持正确的颊舌向磨牙关系。

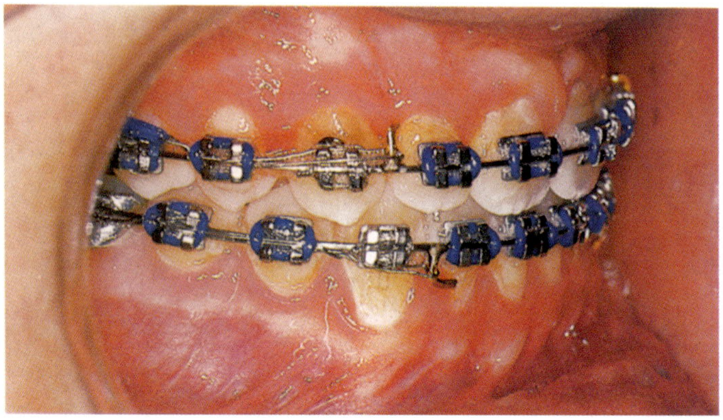

图 8.48

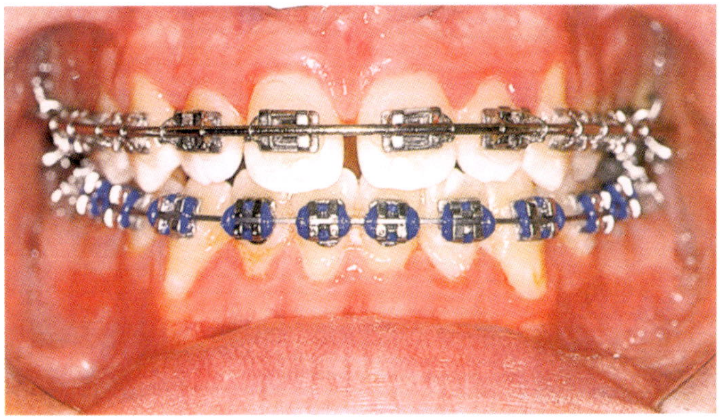
图 8.40

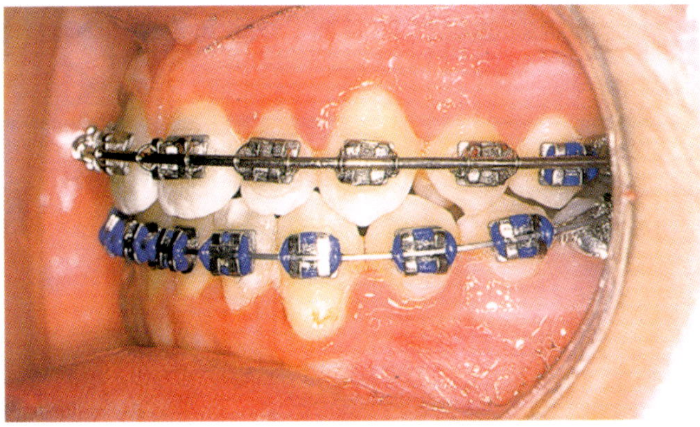
图 8.41

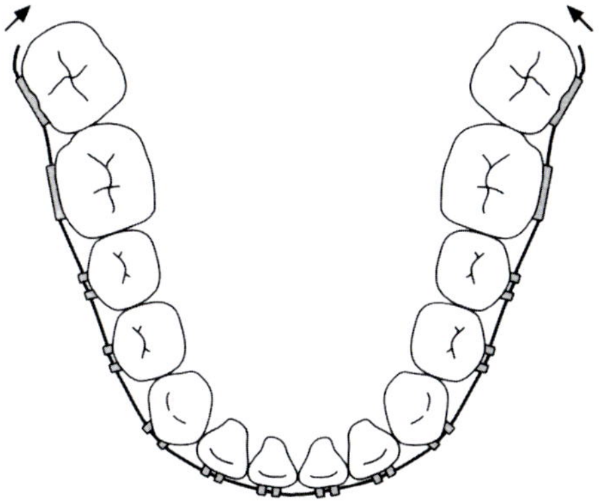
图 8.43

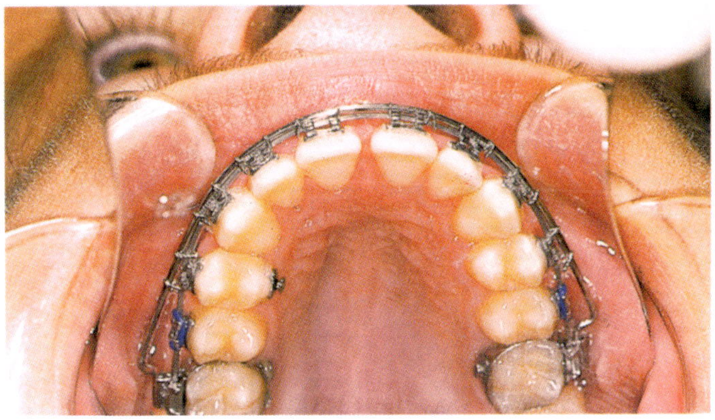
图 8.44

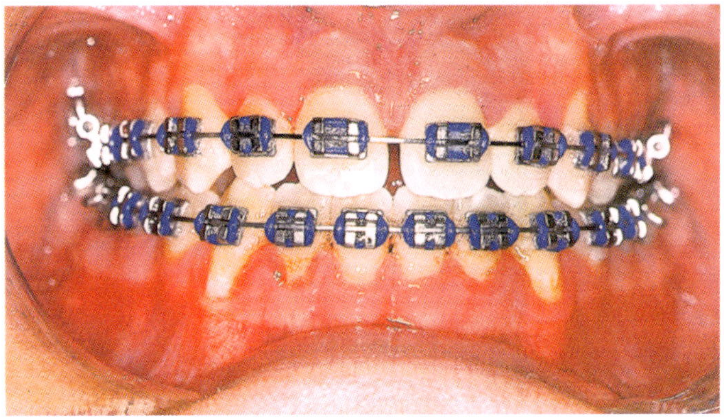
图 8.46

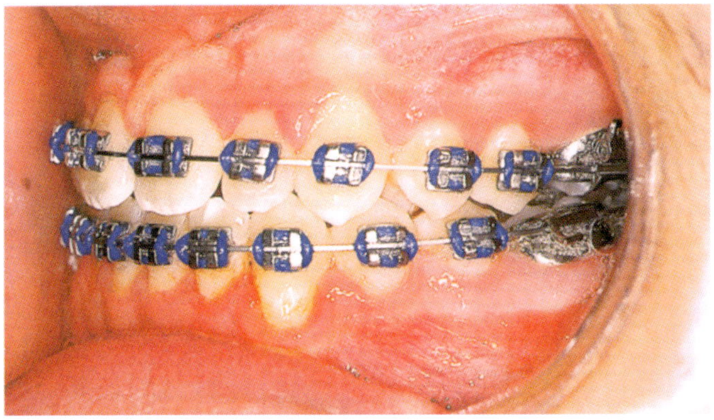
图 8.47

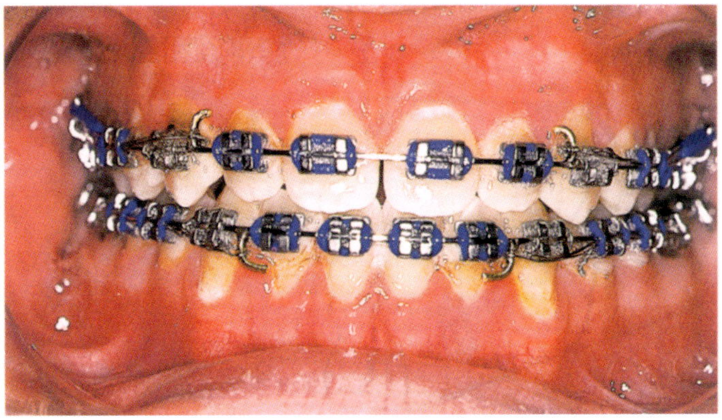
图 8.49

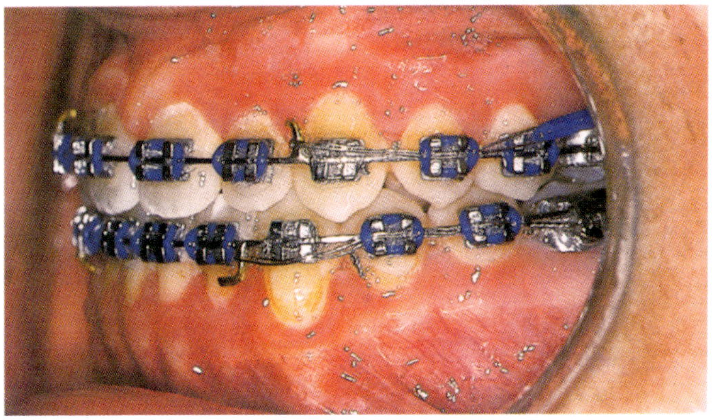
图 8.50

矫治器拆除时的正、侧殆像。主动矫治时间26个月。

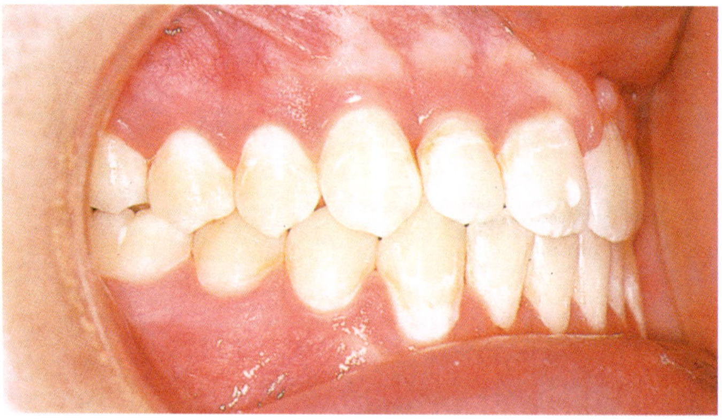

图 8.51

矫治后获得良好的牙殆结果，但全颌曲面断层X片显示下颌第三磨牙阻生。于是建议患者与外科医生商议拔除下颌第三磨牙的问题。纯粹是后见之明，第三磨牙本应该在治疗早期拔除，这可以有助于Ⅲ类病例的治疗，而且避免加重第三磨牙的阻生。

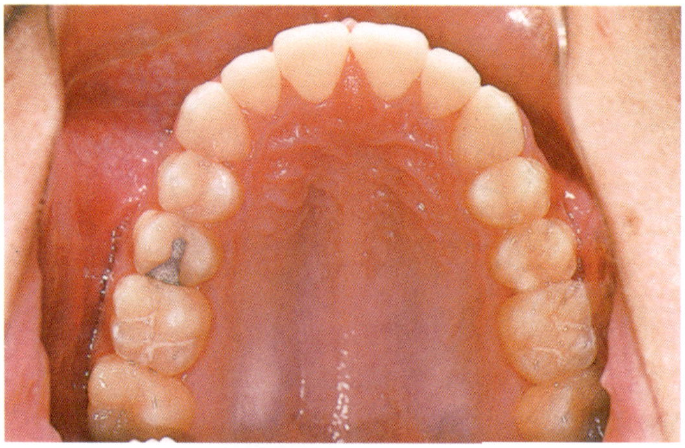

图 8.54

侧貌轻度Ⅲ类，令人满意。矫治过程中几乎无生长。由于下颌后期的生长，因此仍存在复发的危险。拔除第二磨牙也许会容易控制轻度的下颌后期生长，并能避免外科拔除第三磨牙。

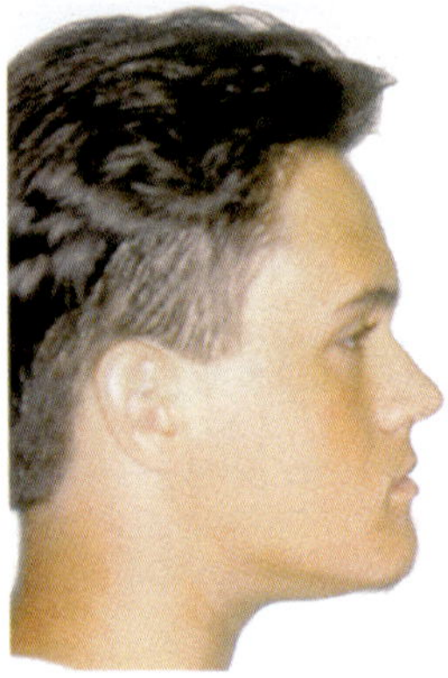

图 8.57

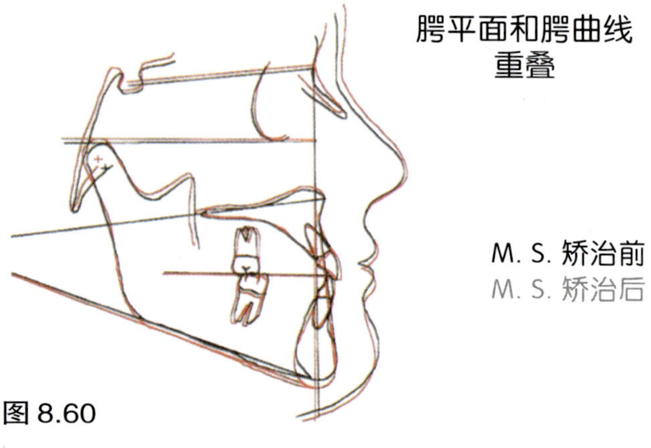

图 8.60

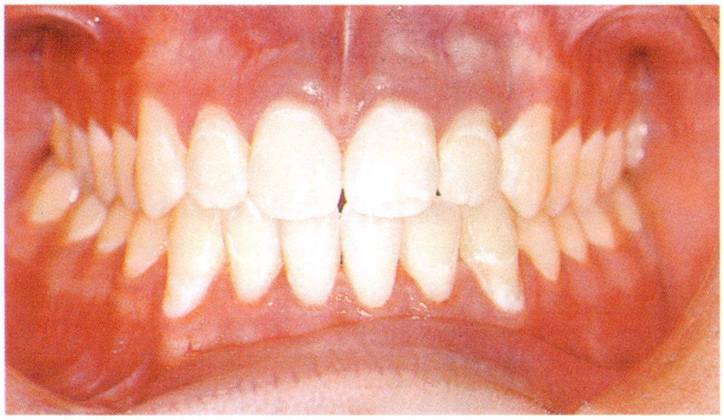

图 8.52

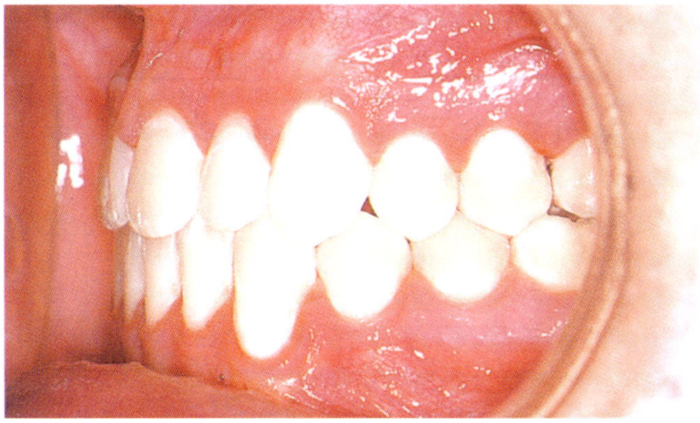

图 8.53

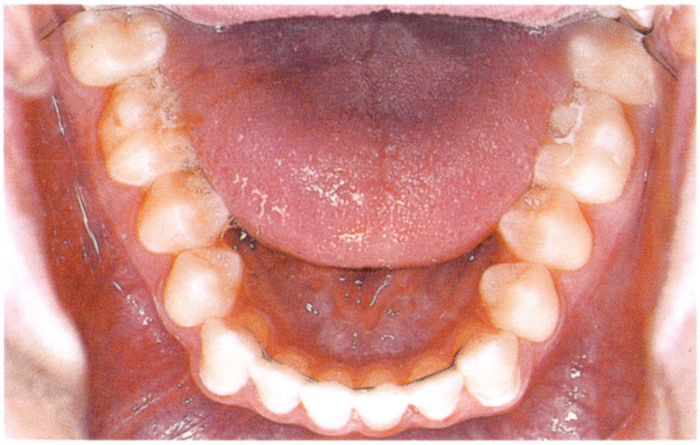

图 8.55

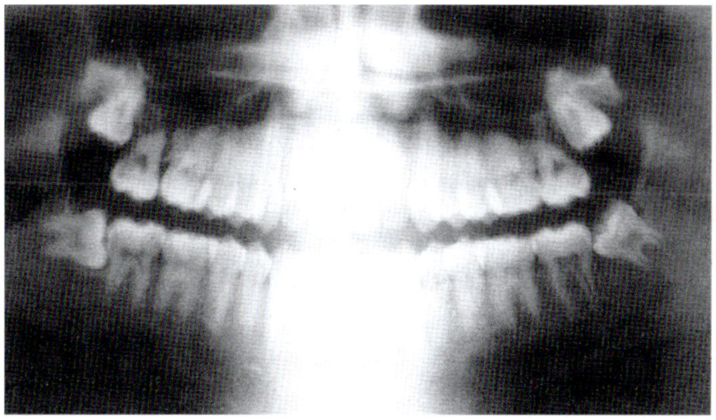

图 8.56

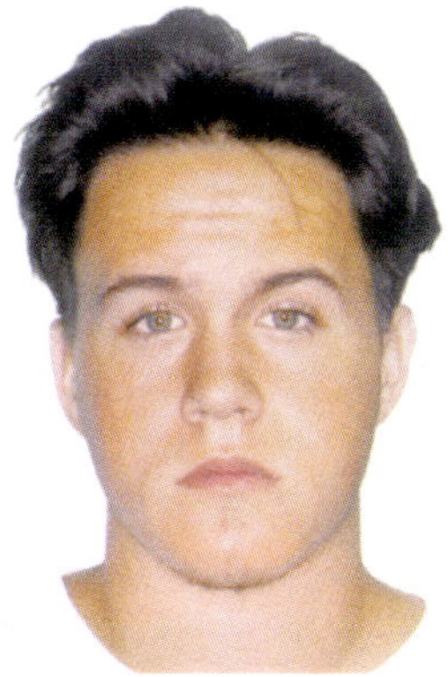

图 8.58

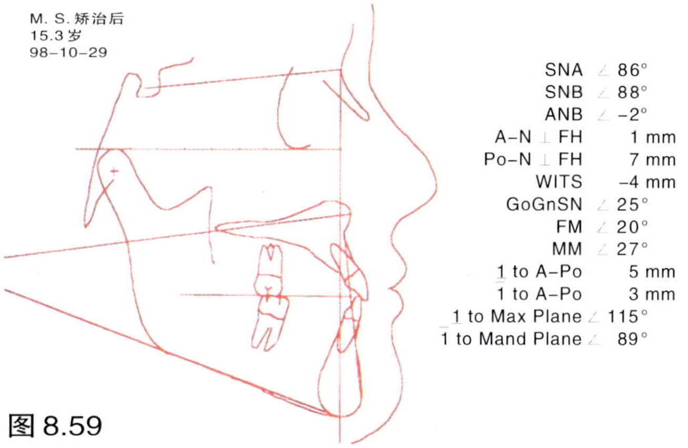

图 8.59

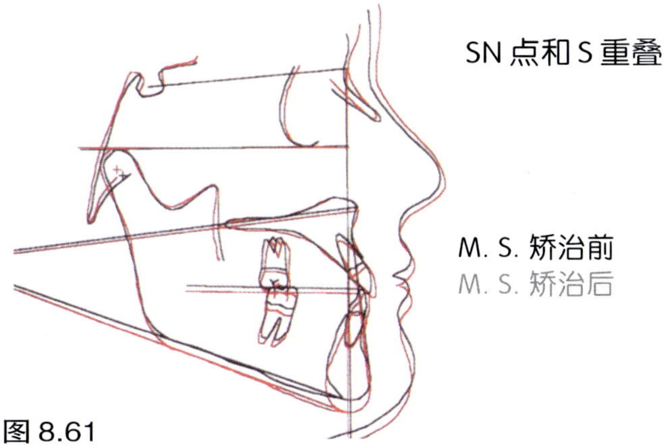

图 8.61

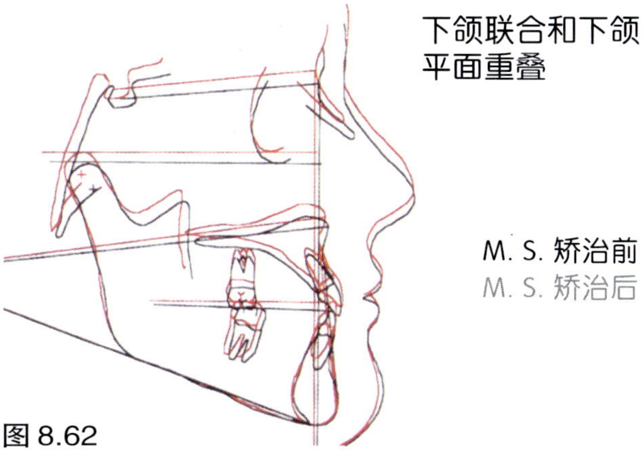

图 8.62

病例KB

Ⅲ类病例拔除下颌第二磨牙的矫治

女性患者，13.4岁，轻度高角（MM 31°），轻度Ⅲ类骨型（ANB 1°）侧貌协调。

Ⅰ类磨牙关系，但是切牙关系为轻度Ⅲ类，覆䪼浅。下切牙拥挤、舌倾，上牙弓轻度拥挤。

下列理由支持采取拔牙矫治的方案:

- 良好的或许是轻度的平直侧貌
- 骨垂直生长型为轻度高角
- 前牙开䪼倾向
- 轻至中度的前牙拥挤

由于没有严重的牙列拥挤，拔除前磨牙可能会对侧貌造成不良的影响。然而，不拔牙矫治可能会导致前牙开䪼。

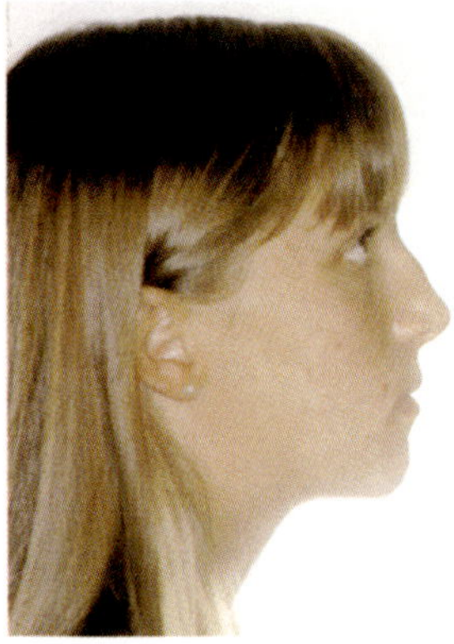

图 8.63

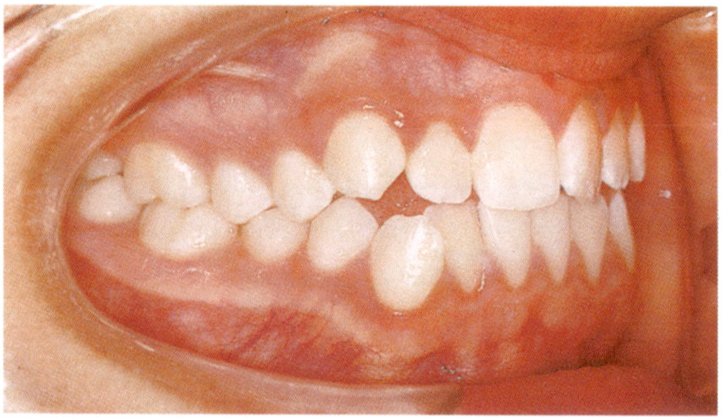

图 8.66

曲面断层片证实所有牙齿，包括第三磨牙大小、位置发育都正常。临床经验感到通过上切牙的转矩调整，可使上切牙与上颌平面的交角从107°接近115°，但是矫治前上切牙的垂直位置和近远中向位置已经正常。因此，上下切牙"计划的切牙位置"可以接近矫治前的位置，但要有适当的转矩改变。矫治方案决定拔除下颌第二磨牙以减轻下牙弓的拥挤，用Ⅲ类牵引远中移动下颌第一磨牙和前磨牙。为了保持上下牙弓的协调，上颌也拔除第二磨牙（假如此Ⅲ类病例拔除上颌前磨牙将很难处理）。告知患者和家长，下颌第三磨牙萌出后可能需要竖直。

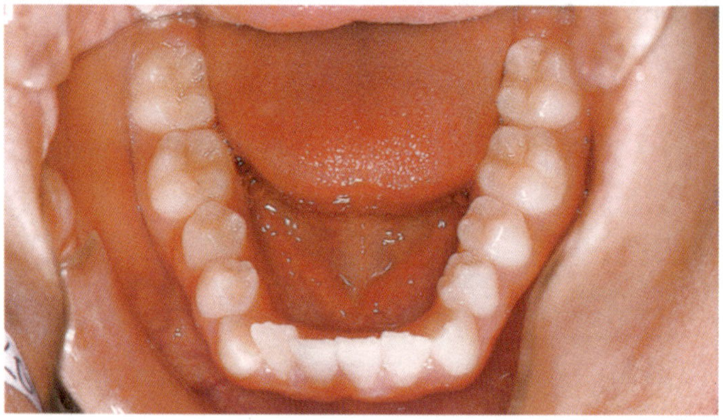

图 8.69

使用标准的MBT™金属托槽。所有牙齿粘托槽或带环。用0.015英寸的多股麻花丝。患者已转科拔除4个第二恒磨牙。

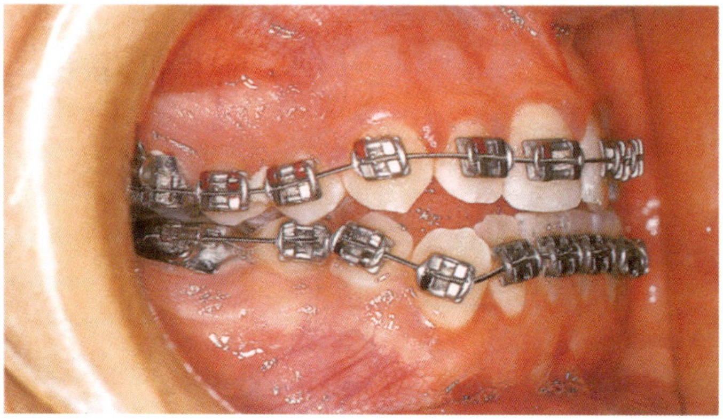

图 8.72

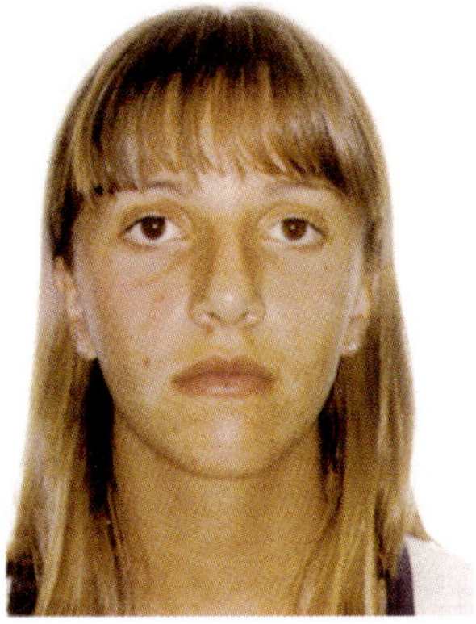

图 8.64

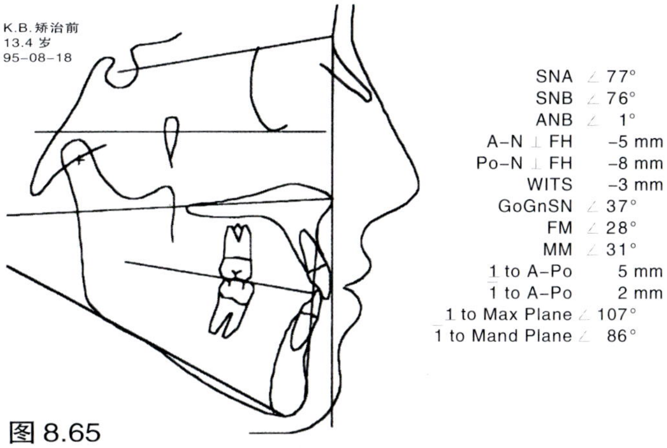

图 8.65

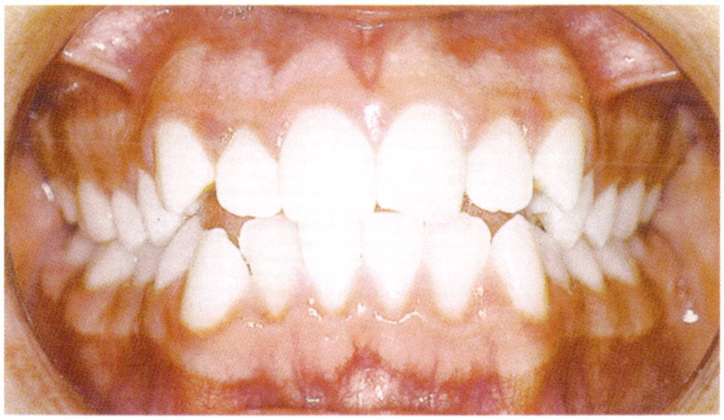

图 8.67

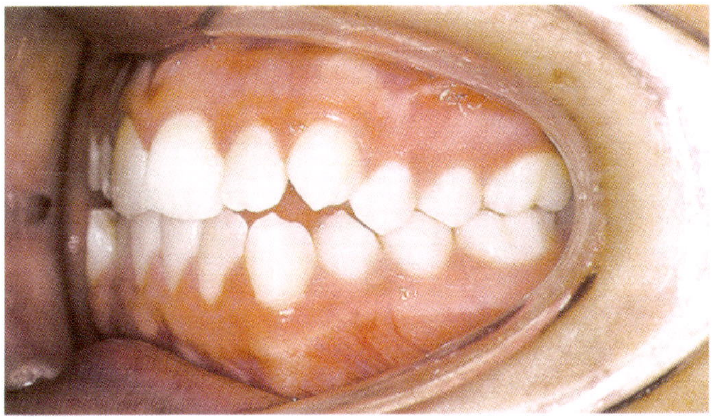

图 8.68

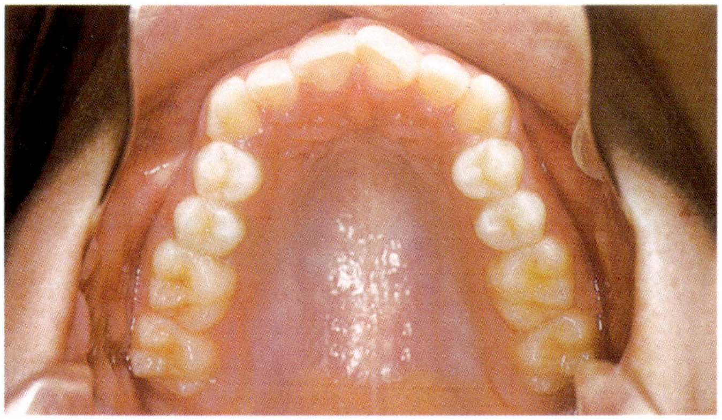

图 8.70

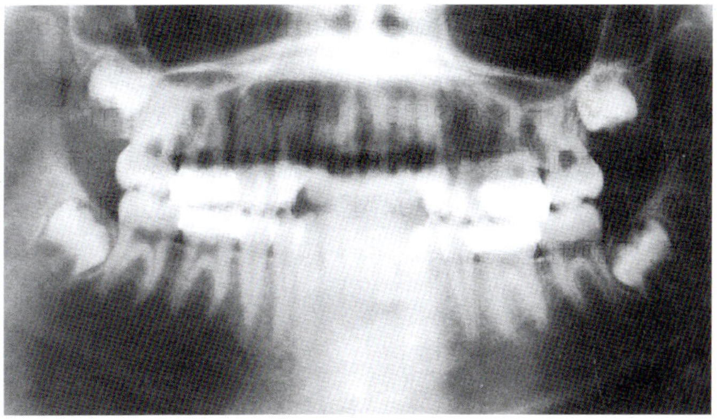

图 8.71

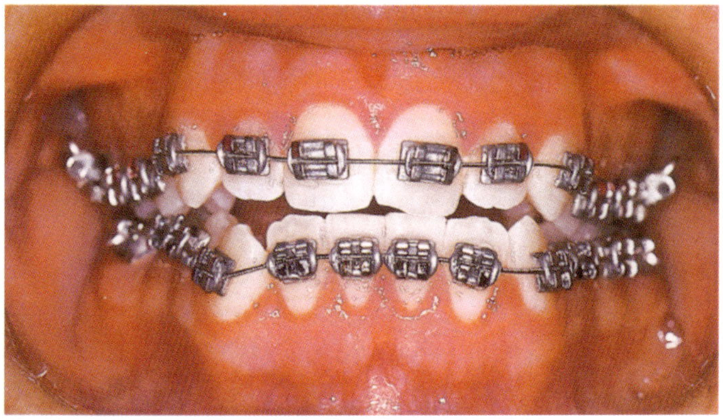

图 8.73

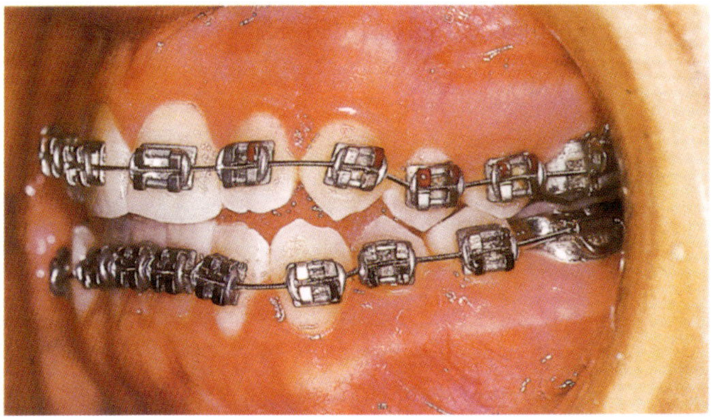

图 8.74

1个月后，上下颌均换为0.019英寸×0.025英寸热激活镍钛丝，下尖牙结扎丝附牵引钩（Kobayashi结扎），要求患者全天戴Ⅲ类牵引（75g）。

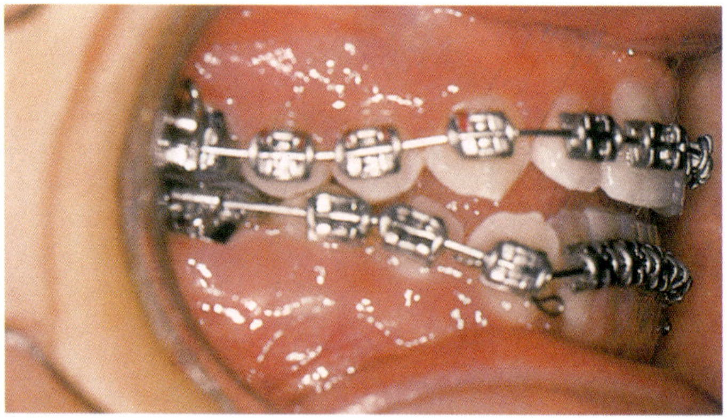

图 8.75

治疗4个月后，下颌换为0.016英寸的热激活镍钛丝，使用三角形牵引关闭前牙开殆。

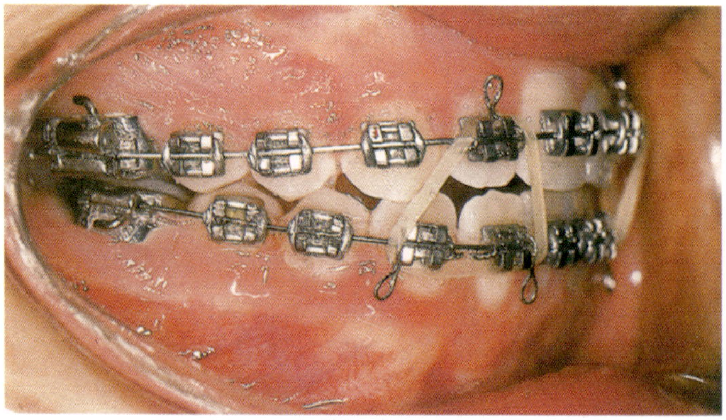

图 8.78

治疗7个月后，下颌重新使用0.019英寸×0.025英寸的热激活镍钛丝，左侧磨牙要求戴交互牵引橡皮圈。接下来，上下颌均用0.019英寸×0.025英寸的不锈钢丝改善前牙转矩，并过矫治切牙关系。然后进行常规的尖窝关系定位（第294页）。上颌用环绕式可摘保持器，下颌用粘接式保持器。

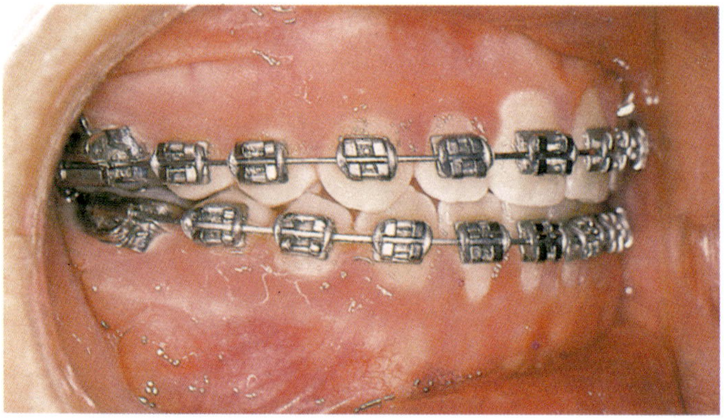

图 8.81

总治疗时间18个月，图示拆除矫治器后的牙殆情况。

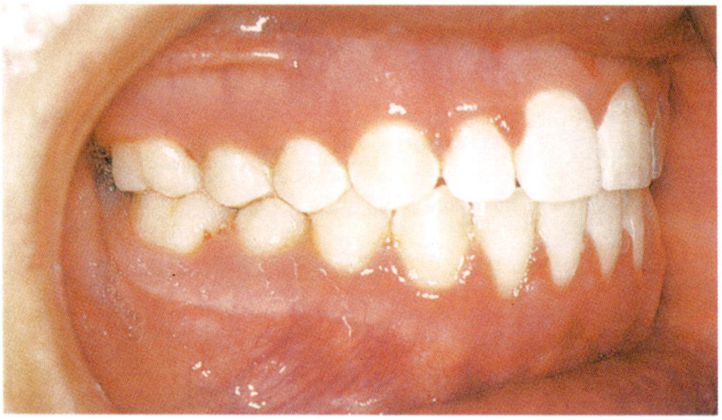

图 8.84

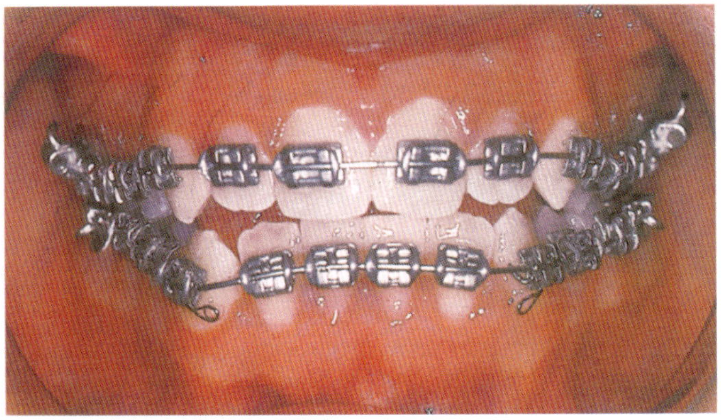
图 8.76

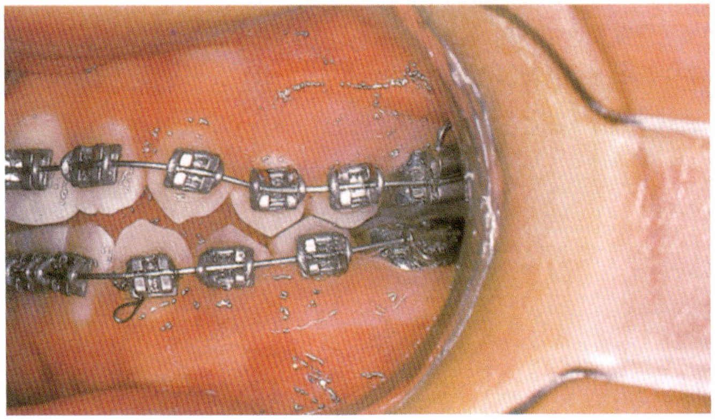
图 8.77

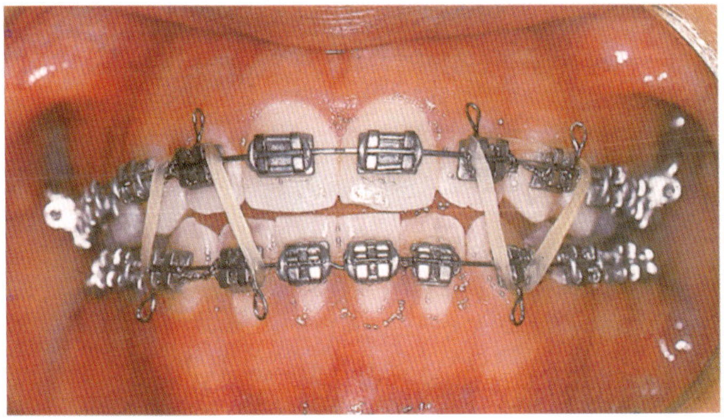
图 8.79

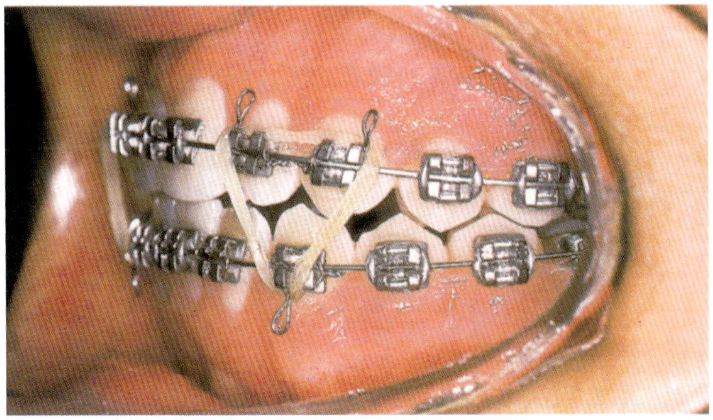
图 8.80

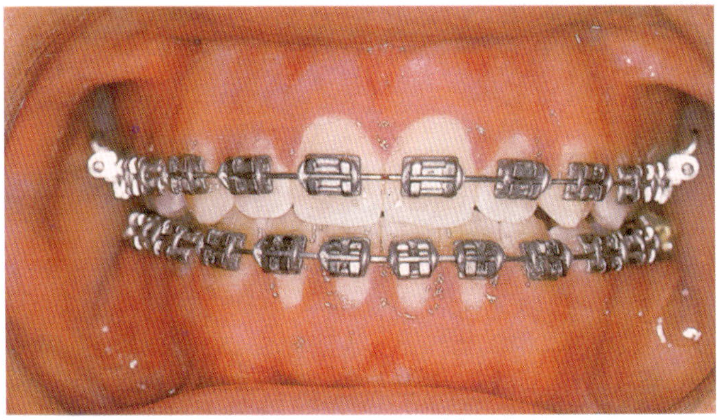
图 8.82

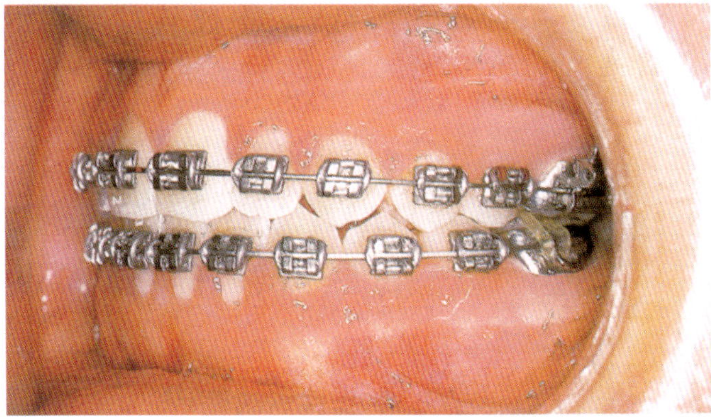
图 8.83

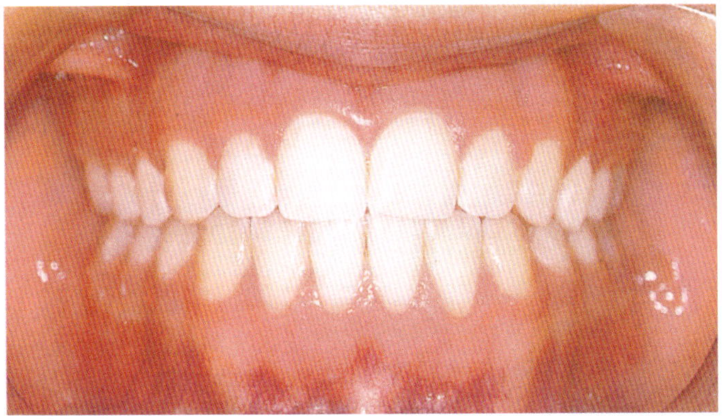
图 8.85

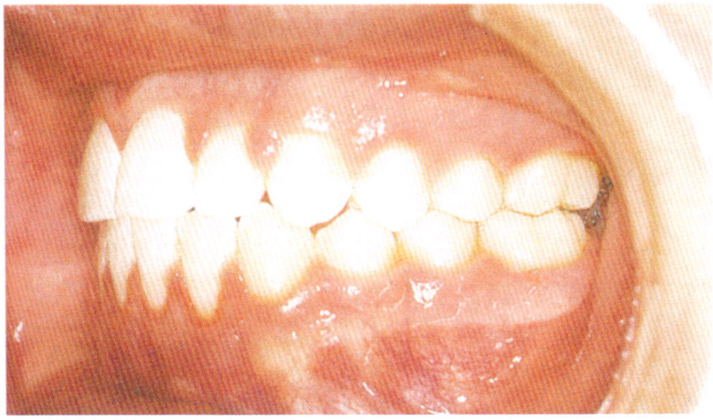
图 8.86

治疗结束时，侧貌协调，相对于 APo 线，切牙的近远中位置无变化，转矩值接近正常。

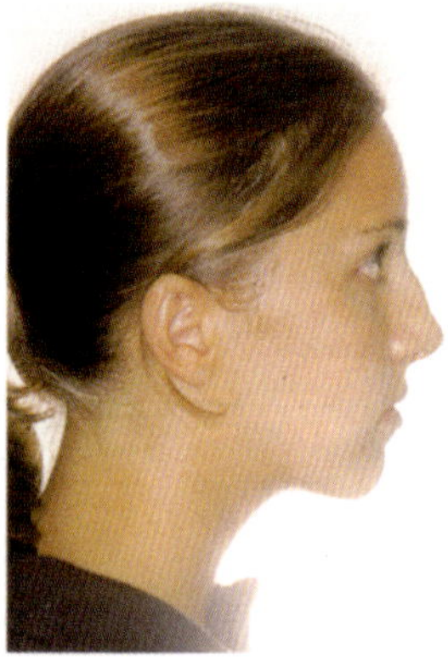

图 8.87

矫治前后重叠图显示磨牙有一些远中移动，由于Ⅲ类牵引殆平面显出典型的顺时针旋转。

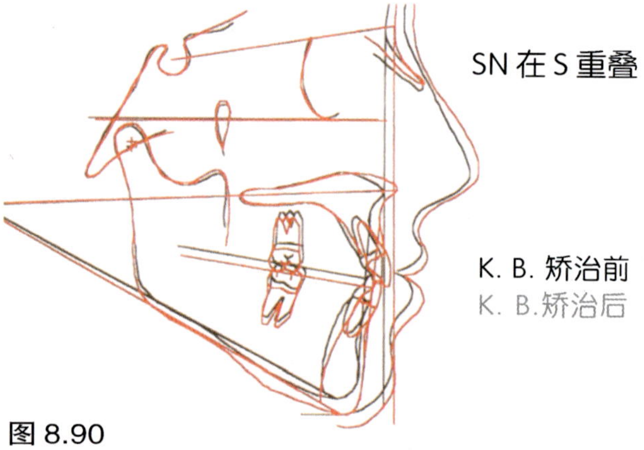

图 8.90

矫治结束时的殆面像和曲面断层片。

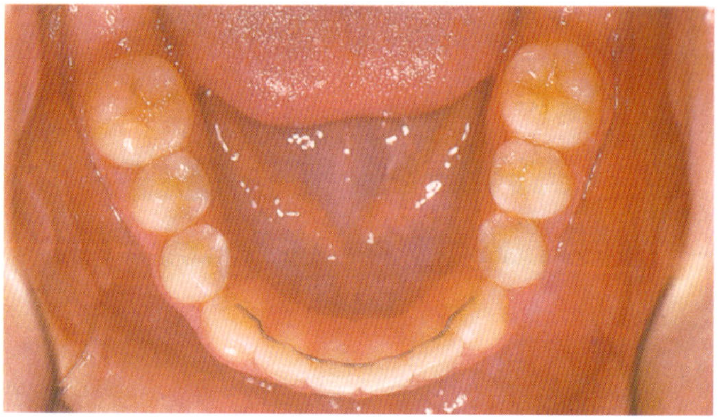

图 8.93

矫治结束 1 年后的殆面像和矫治结束 7 个月后的曲面断层片。所有第三磨牙均萌出到较好的位置。这种情况并不常见，有些病例需要竖直第三磨牙（第215页，病例 DO）。

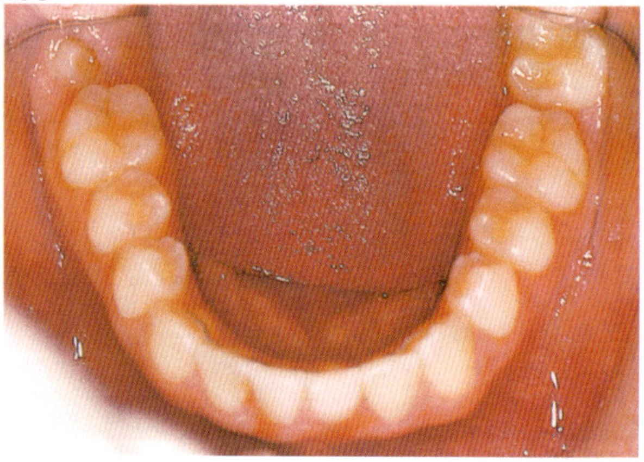

图 8.96

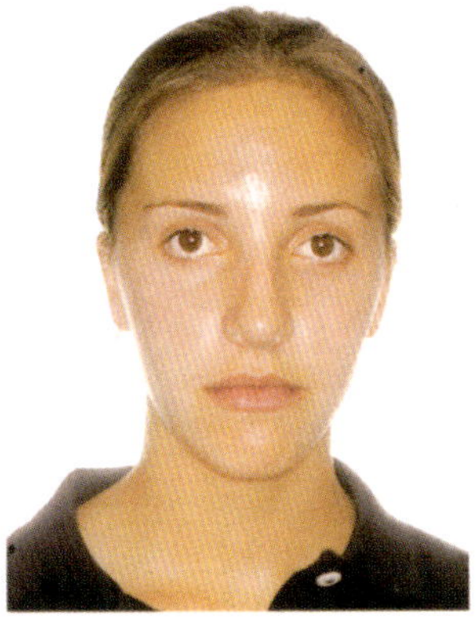

图 8.88

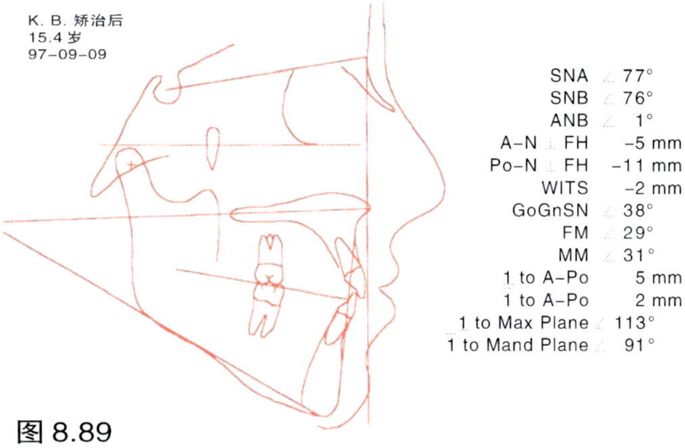

图 8.89

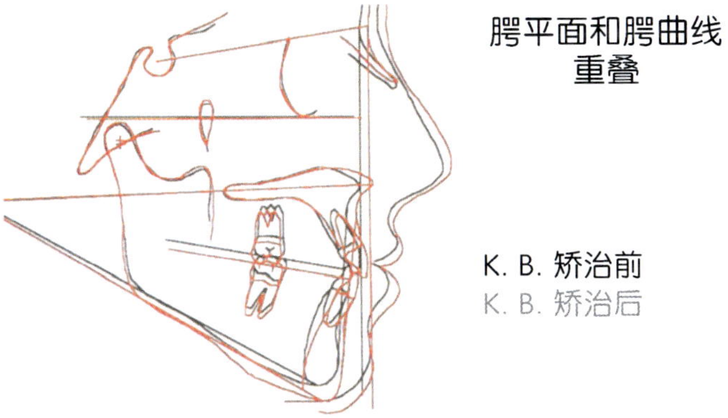

图 8.91

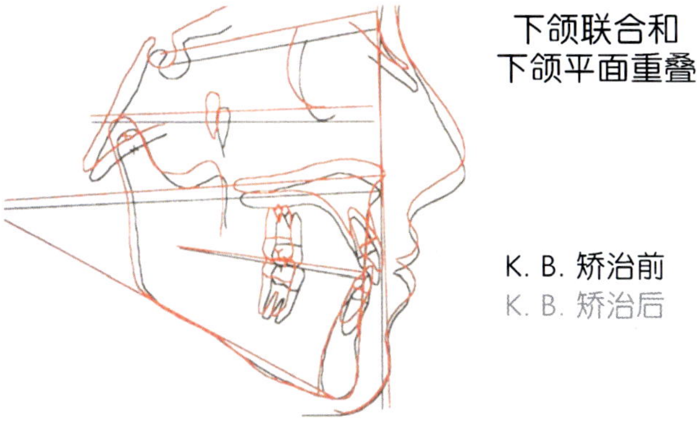

图 8.92

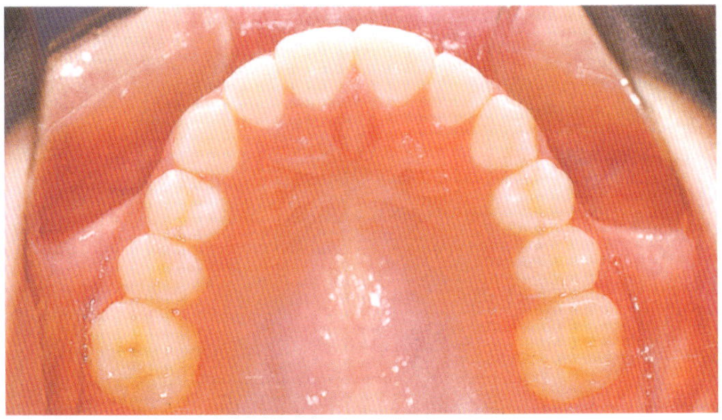

图 8.94

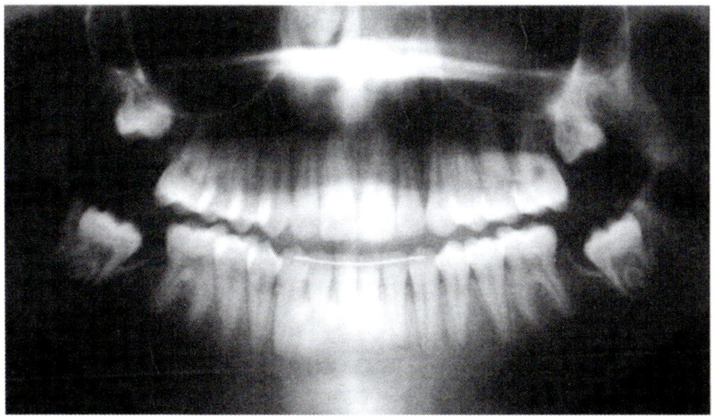

图 8.95

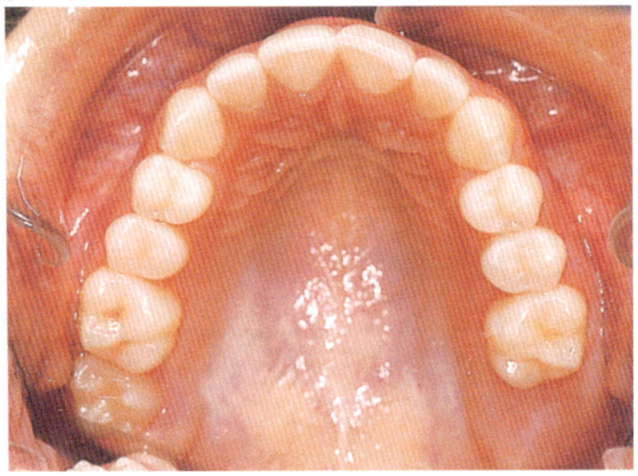

图 8.97

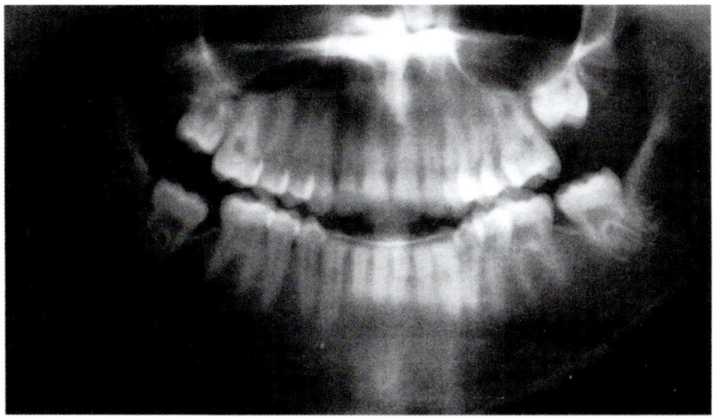

图 8.98

第9章

间隙关闭与滑动技术

概述：有效间隙关闭的需求

尽管在不拔牙矫治中有时也需要关闭间隙，这里主要讨论前磨牙拔除病例。两者间隙关闭的特征相同。在过去一段时间内正畸拔牙充满争论，但目前均接受对一些病例拔除4个前磨牙是有利的观点。每个象限内获得7mm间隙可以使患者在以下几方面获益：

- 解除拥挤，获得稳定的牙齿排列
- 在Ⅱ类1分类患者，内收上前牙矫正覆盖
- 内收下前牙矫正Ⅲ类关系
- 对双颌前突的患者，内收上下前牙改善面型及咬合关系
- 前移磨牙，为第三磨牙萌出创造间隙

在最大支抗的病例，大部分的间隙用于解除拥挤（图9.1）或内收切牙（图9.2）。

然而，在最小支抗病例，拥挤及前突很小，每个象限用于解除拥挤或内收切牙的间隙小于7mm。在这些病例中，需要前移第一、第二磨牙关闭剩余间隙，同时为第三磨牙萌出提供较多的间隙（图9.3）。

许多病例可以交互关闭前磨牙间隙（图9.4），尤其是较小的余隙。但在有些病例中，需要变换治疗方法以控制支抗平衡，或者内收切牙（图9.5），或者前移磨牙（图9.6）。

因此，在成功的正畸实践中，需要有有效的方法关闭间隙，控制支抗平衡。

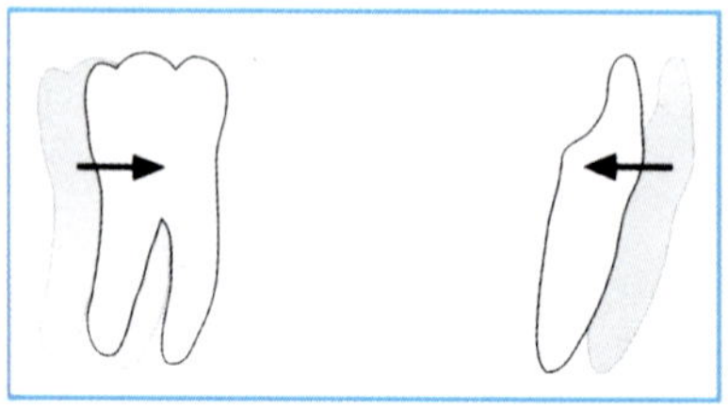

图9.4 间隙的交互关闭。

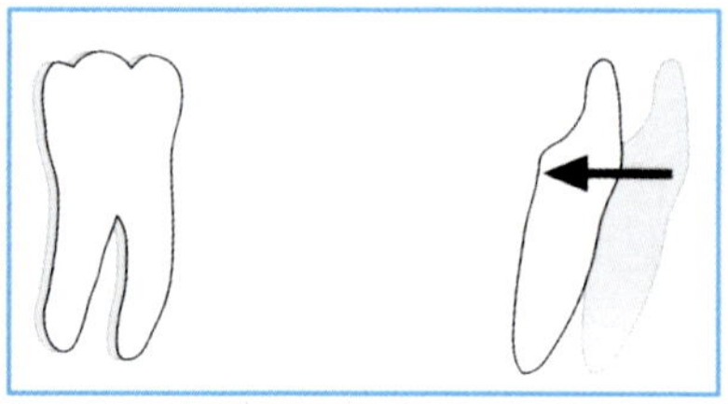

图9.5 切牙内收。

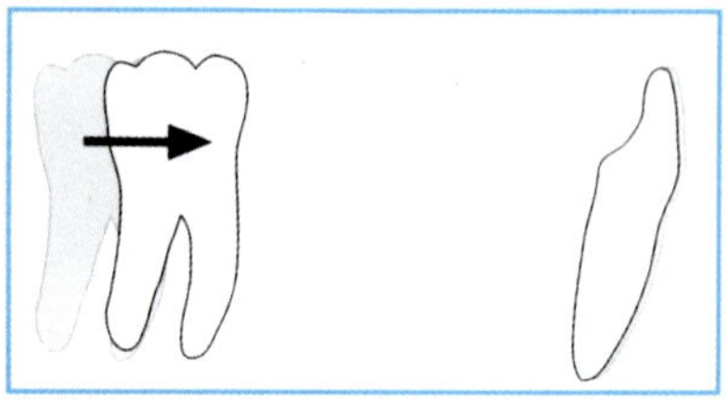

图9.6 磨牙的近中移动。

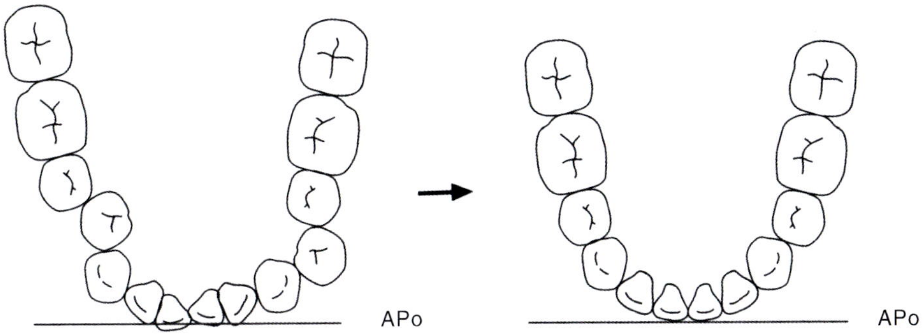

图 9.1 前磨牙拔牙间隙可用来解除拥挤获得稳定的牙列排列。

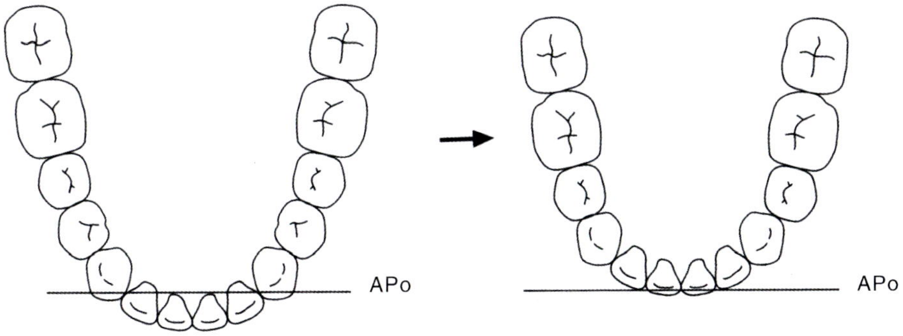

图 9.2 将切牙及尖牙移入前磨牙拔牙间隙可改善过度前突的面型。

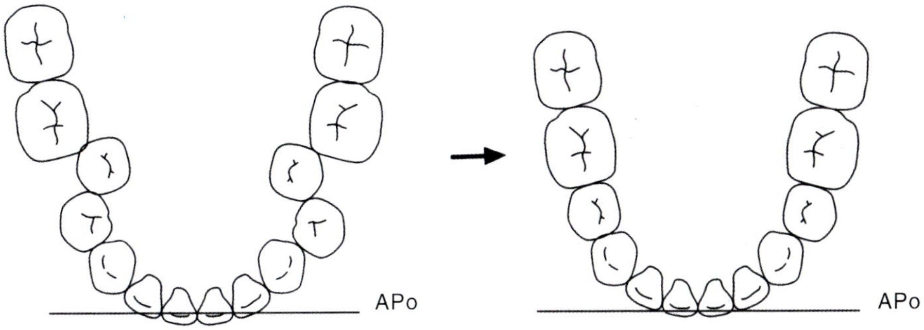

图 9.3 最小支抗的病例可能需要磨牙的近中移动以关闭剩余间隙。这会为第三磨牙的萌出提供间隙。

间隙关闭的方法

- 关闭曲弓丝
- 重力滑动法
- 弹力链
- 轻力滑动法（推荐）

关闭曲弓丝

Edward Angle 喜欢用不拔牙方法治疗所有病例，间隙关闭的方法不经常使用。然而，后来像 Tweed[1] 所介绍的，关闭曲弓丝成为传统方丝弓治疗技术的一部分。每根方形不锈钢丝一般有4个曲，两个欧米伽曲和两个关闭曲(泪滴曲)–必须为每个患者单独弯制。在欧米伽曲与磨牙颊管接触之前弓丝加力的范围较小。

关闭曲弓丝由于有曲的存在而弹性较好，但是在拔牙区用于关闭间隙的力却较大。因此，应用这种技术时，需要额外的轴倾、旋转及支抗的控制，这可以通过在弓丝上每个牙处加曲来实现。这些曲可以在以后的治疗中选择性的减小或去除。

这种间隙关闭的方法存在缺点。弯制弓丝需要很多时间且矫治力很大；滑动很差且加力范围很小。因此，在直丝弓技术中不推荐常规使用关闭曲弓丝(图 9.7)。偶尔，在关闭小的剩余间隙，尤其对成人会有所帮助。

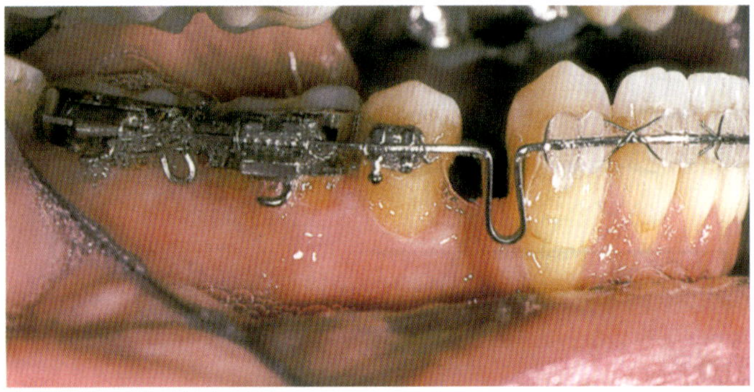

图 9.7 关闭曲弓丝是传统方丝弓技术的一部分。每个患者单独制作，在欧米伽曲与磨牙颊管接触之前加力的范围很小。

重力滑动法（原方丝弓）

70年代是直丝弓的早期，许多治疗技术被评价过。曾试图将传统方丝弓的力值(500 ~ 600g)用于新的托槽系统，结果发现重力关闭间隙(如0.018 英寸 × 0.025 英寸不锈钢丝上使用 Pletcher 弹簧)会造成不希望产生的倾斜、旋转及支抗变化(图9.8 ~ 9.11)。

因此，当使用重力关闭间隙时，需要额外的轴倾、旋转及转矩控制。这些额外的控制可以通过在托槽中增加额外的轴倾、旋转及转矩来实现。这就是 Andrews[2] 设计‘拔牙系列’或‘平移系列’托槽的背景。然而，这种托槽自始至终保持额外的控制(不像传统的方丝弓技术，如支抗曲，可在治疗末期进行调整)。因此，用拔牙系列托槽及重力治疗的病例，在治疗早期即需要较强的支抗，在治疗结束时，牙齿常过矫正(图 9.12)。

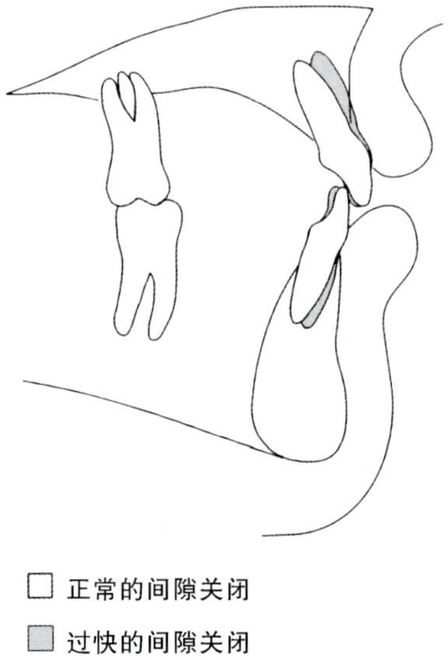

图 9.8 切牙内收过快会产生切牙的转矩不足。

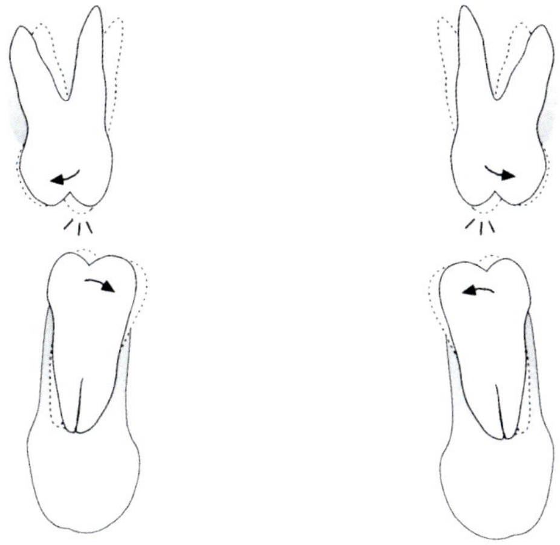

图 9.9 间隙关闭过快也会造成上下磨牙不利的转矩变化。这种变化不利于正常的咀嚼功能运动，需要额外的转矩以使磨牙达到理想的位置。

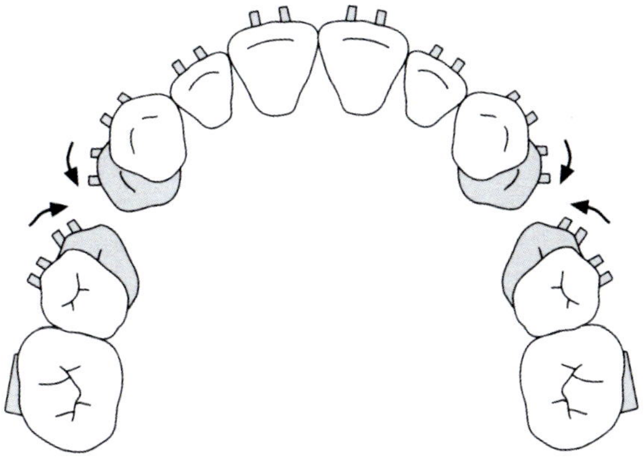

图 9.10 间隙关闭过快会加重拔牙区两侧的牙齿向拔牙区旋转。

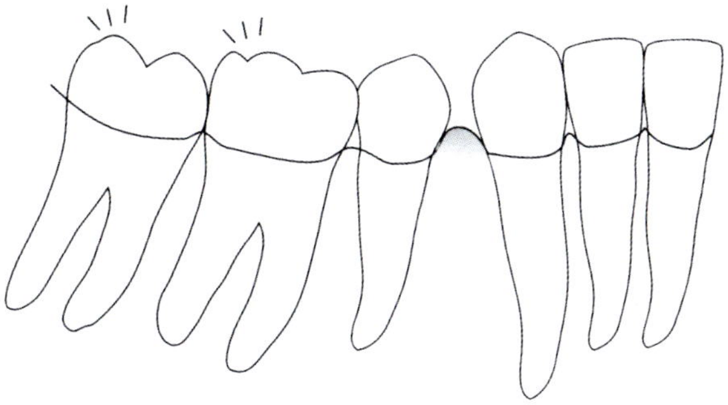

图 9.11 间隙关闭过快，尤其在高角病例，会造成不希望的磨牙倾斜、远中尖伸长。还会造成软组织堆积，影响间隙的关闭或引起已关闭拔牙间隙的复发。

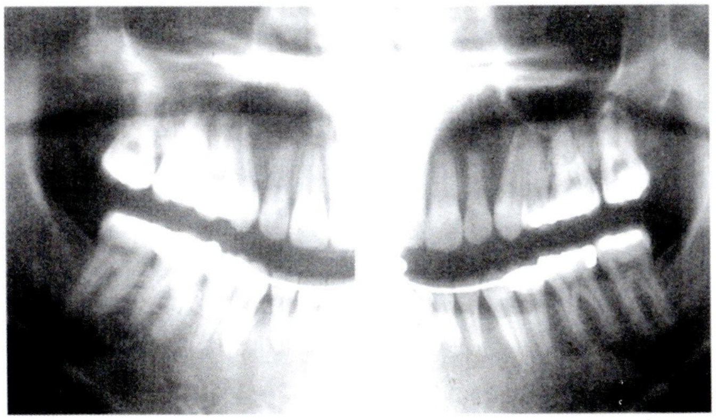

图 9.12 此患者用11°轴倾角的尖牙托槽治疗，使尖牙牙根与前磨牙牙根过于接近。

弹力链

由于力值的问题，不提倡使用弹力链关闭较大的间隙。如果在两个磨牙之间使用“C-1”弹力链，其产生的初始力值上颌为400g，下颌为350g。这个力的范围仅比关闭曲和Pletcher螺旋弹簧低一点。在第一前磨牙拔除的病例，假如在拔牙区使用过度拉伸的弹力链（图9.13），会造成邻近牙齿的扭转。若使用未拉伸的弹力链（图9.14），则不会产生间隙的关闭。

弹力链在治疗末期关闭一两个小间隙是很有效的（第295页）。在矫治末期使用0.014英寸钢丝完成弓丝时，用轻链可以防止间隙的张开。

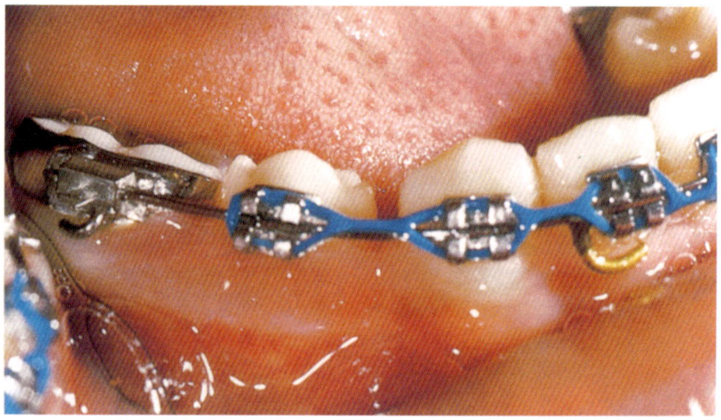

图9.13 过度拉伸的弹力链造成不希望的旋转。

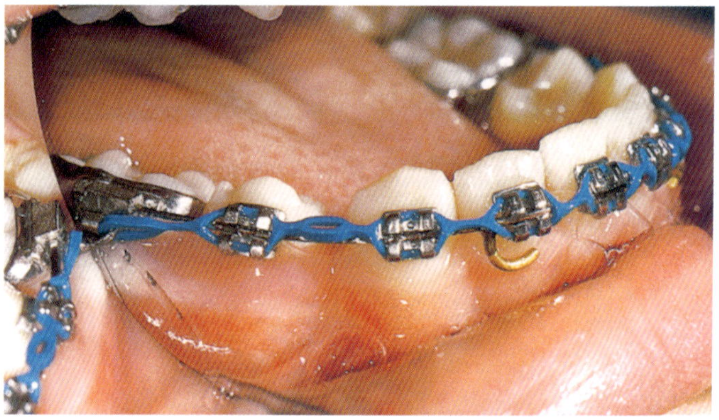

图9.14 未拉伸的弹力链不能关闭间隙。

轻力滑动法

1990报道[3]了有控制的滑动关闭间隙的方法。这些年来，这种方法已被证明是有效的、可信的，并被临床医师广泛接受。作者推荐使用如下方法：

- **弓丝** 对于0.022英寸槽沟系统推荐使用0.019英寸×0.025英寸不锈钢方丝（工作丝）（图9.15），因为这一尺寸的弓丝允许沿后牙段自由滑动，同时能很好地控制覆殆。较细的弓丝对覆殆及转矩的控制不好。较粗的弓丝有时会限制磨牙及前磨牙的自由滑动。
- **焊钩** 作者仍然喜欢0.7英寸的焊接铜钩。也可以用0.6英寸的软不锈钢丝焊钩代替，一些成人患者喜欢这种外形。牵引钩的间距沿弓丝测量，最常用的为36mm或38mm（上颌）、26mm（下颌）（图9.16）。作者发现下颌26mm牵引钩间距适合于大部分患者。但是上颌由于侧切牙大小的差别牵引钩间距的变化很大。因此，需要准备不同牵引钩间距的上颌弓丝。
- **被动结扎** 在关闭间隙之前，建议将0.019英寸×0.025英寸的弓丝被动结扎（图9.17）至少1个月，为个别牙齿的转矩变化和最后整平牙弓提供时间，从而使主动结扎应用时能顺利滑动。

- **用结扎圈的主动结扎** 在日常的临床实践中，这种方法简单、经济且有效。放置不困难经常更换也不复杂。尽管如下讨论的镍钛螺簧被证明更为有效和可信[4]，但大部分病例更多采用结扎圈进行主动结扎关闭间隙。
- **力值** 弹性结扎最初介绍时[3]使用弹力结扎圈，拉伸两倍。在使用前将结扎圈预拉伸，产生50～100g的力。如果不拉伸直接应用，则多产生200～300g的力。弹力圈产生的力因弹力圈的类型、使用前拉伸与否及拉伸的量而不同。研究表明不同的临床医生可以使用不同类型、不同预拉伸、不同拉伸量的弹力圈[6]。尽管方法、技巧和力值多种多样，弹性结扎都可以很好地关闭间隙。因此，精确的力值并不是临床成功的关键，如果遵循基本原理，大部分病例都能有效地关闭间隙。

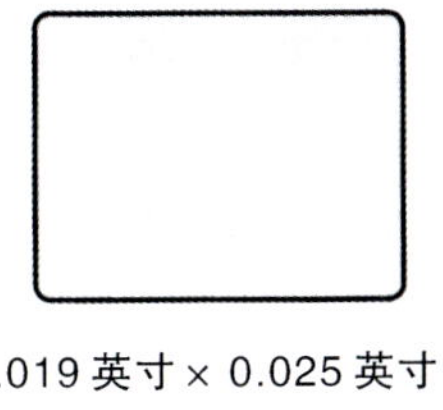

图 9.15 推荐使用 0.019 英寸 × 0.025 英寸的方形不锈钢‘工作’丝。

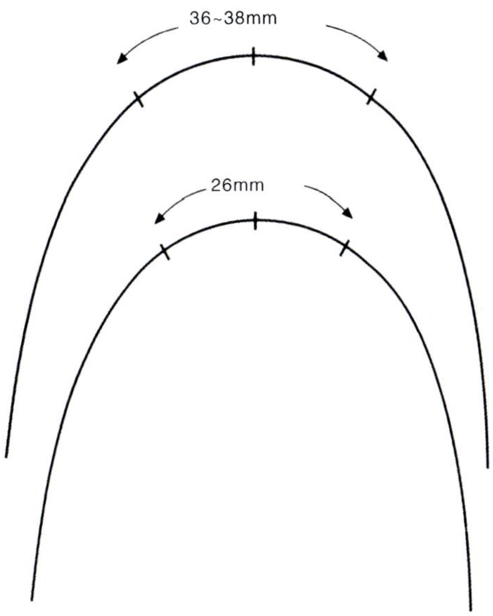

图 9.16 最常用的牵引钩位置。

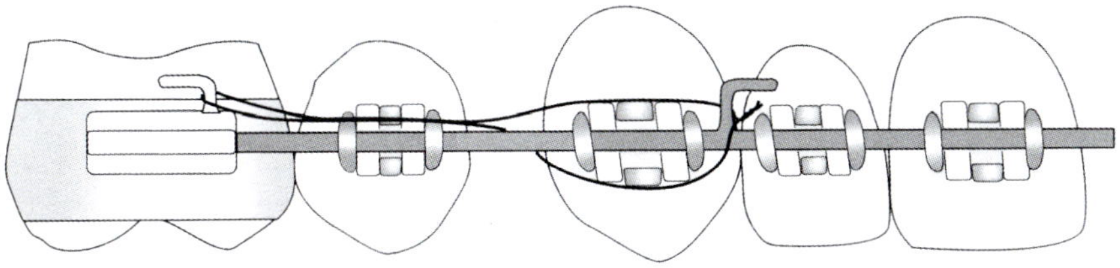

图 9.17 放置 0.019 英寸 × 0.025 英寸方弓丝时使用被动结扎。至少放 1 个月使个别牙的转距发生改变，然后主动结扎关闭间隙。

- **蹦床效应(Trampoline effect)** 临床经验表明，对于几个月未能复诊进行正常调整的患者，甚至在弹力圈的状况已经很差、明显的仅能产生很小的力的情况下，间隙仍能持续关闭。怎样来解释这种临床现象呢？推测可能在咀嚼时产生蹦床效应，从而产生间断的泵式的加力。
- **Ⅰ型主动结扎（远中弹力圈）** 将0.019英寸×0.025英寸的不锈钢丝放入，用结扎丝或结扎圈结扎所有托槽（图9.18）。弹力圈放于第一或第二磨牙牵引钩上。用0.010英寸的结扎丝一个臂放于弓丝下（图9.19），这可以使主动结扎更稳定，且使结扎丝远离牙龈组织。
- **Ⅱ型主动结扎（近中弹力圈）** 这种方法和Ⅰ型主动结扎的原则相同。但是，Ⅱ型主动结扎的弹力圈放于弓丝上的牵引钩上。将0.019英寸×0.025英寸的弓丝放入后，用结扎圈或结扎丝结扎除前

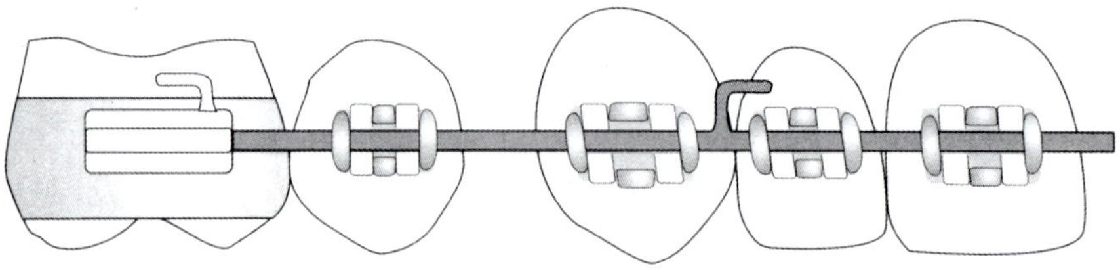

图9.18 Ⅰ型主动结扎前，0.019英寸×0.025英寸的不锈钢丝，用结扎圈或结扎丝结扎。

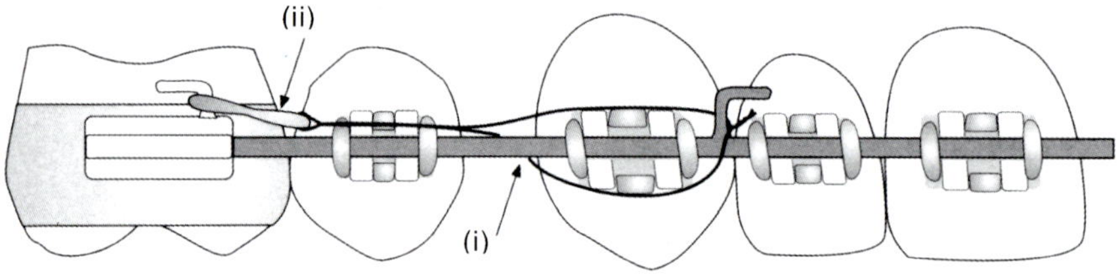

图9.19 主动结扎完成。将一个结扎丝臂(i)放于弓丝下。弹力圈拉伸至原来长度的两倍(ii)。

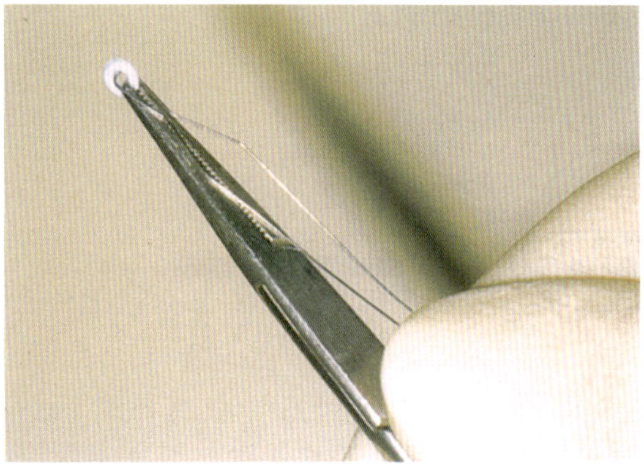

图9.20 Ⅰ型主动结扎放置前。

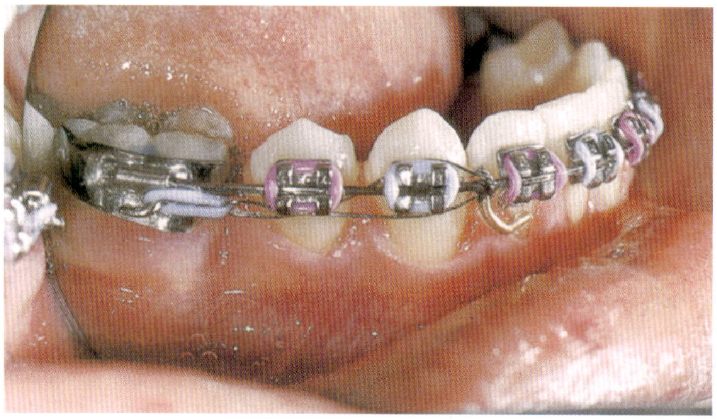

图9.21 下颌Ⅰ型主动结扎。弹力圈加力稍小，可以拉伸更多。

磨牙外的所有牙齿上的托槽(图9.22)。将0.010英寸的结扎丝扎于第一或第二磨牙的牵引钩，拧几圈后与一个弹力圈相连置于弓丝的牵引钩上。最后，在前磨牙上用结扎圈将主动结扎丝及弓丝一并结扎(图9.23和9.24)。用Ⅰ型和Ⅱ型主动结扎，加力时常将结扎圈拉伸至静止状态的两倍。如果口腔卫生状况良好，弹力圈的更换不必太频繁，可以在4～6周后调整并保留至下次复诊。如果口腔卫生状况不好，弹力圈可能受损，需要每次更换。在一些病例，间隙关闭的最后阶段用两个弹力圈或从磨牙到磨牙使用10～12单位弹力链可能会有所帮助。

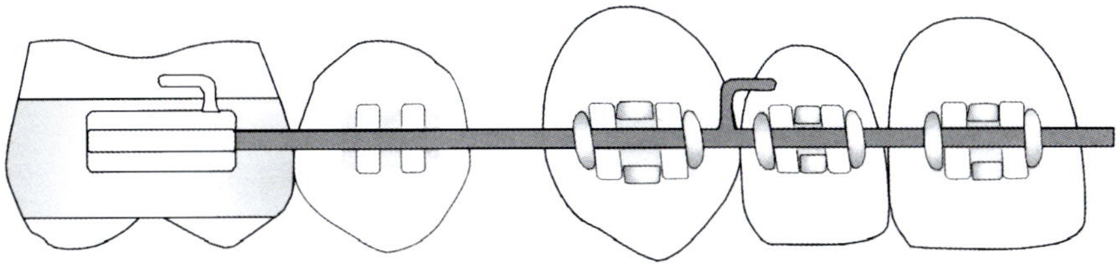

图9.22 放置Ⅱ型主动结扎前，放置0.019英寸×0.025英寸方丝弓，用结扎丝或结扎圈结扎除前磨牙以外的所有托槽。

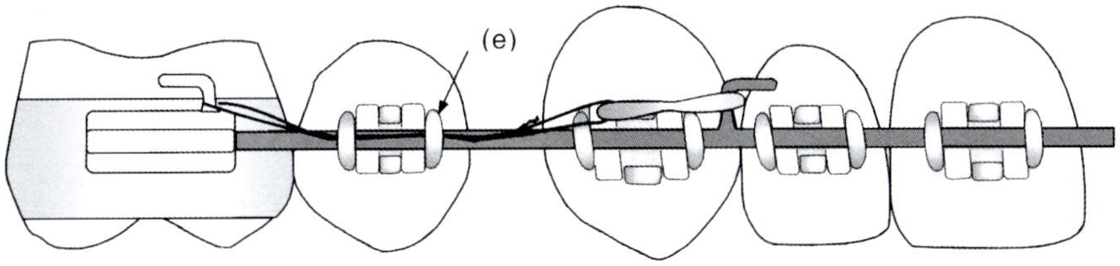

图9.23 Ⅱ型主动结扎完成。和Ⅰ型主动结扎的原则相同，但弹力圈挂在前面。最后一个结扎圈(e)在主动结扎及弓丝之后放入，它有助于稳定主动结扎并使之离开软组织。

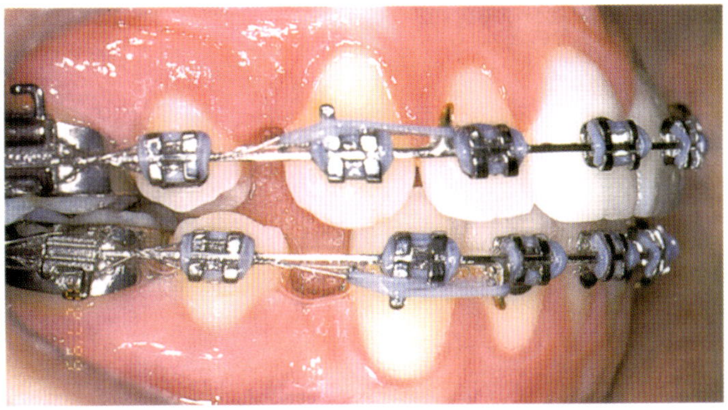

图9.24 上下牙弓上的Ⅱ型主动结扎。照片上弹力圈做了最大拉伸，在大多数治疗中，实际拉伸较此为少。参见275页图9.98。

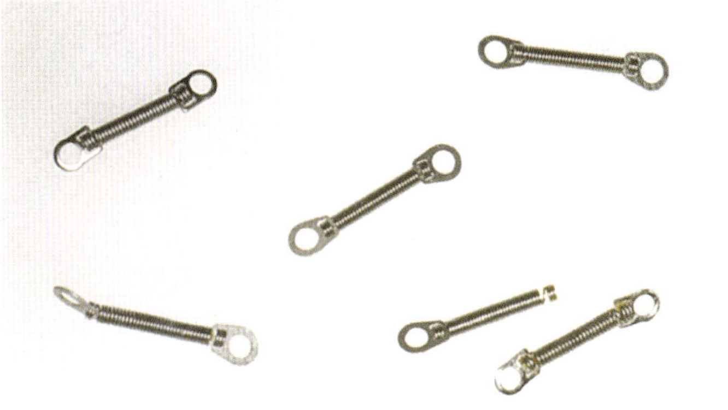

图9.25 尽管镍钛螺簧比弹力圈产生更持续的间隙关闭，考虑到舒适性及操作的简单性，对多数病例作者更喜欢用弹力圈。镍钛拉簧在关闭较大的间隙时或复诊时间较长的病例中会有所帮助。

- **用镍钛螺簧的主动结扎** 当有较大的间隙需要关闭或不能按时调整时，可以用镍钛螺簧（图9.25）。Samuels 等[7]最近的研究建议用镍钛螺簧关闭间隙时使用150g的力。他们发现150g力的弹簧比100g力 的弹簧更有效，但不如200g力的弹簧。这项研究进一步证实了他们原来的研究结果[4]，镍钛拉簧比弹力圈产生更持续的间隙关闭，并建议使用轻力的镍钛拉簧（344–150或346–150，3M Unitek）施加150g力。弹簧不应超过厂家推荐的拉伸范围（9mm弹簧至22mm,12mm弹簧至36mm）。

Nattrass等[6]证明链状弹力圈产生的力在前24小时内很快衰减，并受环境和温度的影响。镍钛螺簧的力的衰减没有那么快。尽管研究证明镍钛螺簧产生更快的间隙关闭，作者对大多数病例仍然喜欢使用弹力圈。如果间隙关闭得过快，切牙的转矩就会丢失，在间隙关闭的末期需要多用几个月重新获得前牙的转矩。弹力圈应用简单、经济且在大多数临床情况中很有效。尽管从理论上讲镍钛螺簧关闭间隙时不需要每月复诊时更换，但在间隙关闭中每1～2个月需要拆下弓丝检查并剪短。

关闭不易关闭间隙的其他方法

有些病例，应用常规的方法间隙关闭很慢或很困难。如果没有明显的间隙关闭的障碍(见下文)，可能需要应用其他方法关闭间隙。两个结扎圈的主动结扎可能会有所帮助，也可使用关闭曲弓丝。在间隙关闭困难的情况下还可使用Edenta生产的Hycon装置。本书作者之一在4年之中对一些选择病例使用获得了成功的矫治。

这种装置包括一段1cm长的0.021英寸×0.025英寸的方丝和焊于其上的7mm螺丝。方丝段放于磨牙辅弓管，远中回弯。螺丝上有一个大头，可以用结扎丝松松向前结扎在弓丝牵引钩上。Hycon装置的发明者是德国的正畸医生 Winfried Schütz，他建议使用一个小钥匙每周加力两次，顺时针旋转螺丝一圈(1/8mm)。这样，每月即能产生1mm的间隙关闭(第268页，病例NH)。这个装置产生短时间的但足以克服任何摩擦力的较大的力。但如果过度加力，会造成明显的弓丝形变，应避免。Hycon装置和腭开展扩弓器、骨牵引器及一些远中移动磨牙的装置一样，需要患者的积极配合才能保证成功。

间隙关闭的障碍

绝大多数病例间隙的关闭是很容易的、顺利的。仅在很少数情况下才遇到问题。如果发现间隙未能如期关闭（1mm/月），在以后的每次复诊中都应仔细地测量间隙。如果间隙没有减小，或者弓丝没有从磨牙颊面管的远中逐渐露出来，那么在准备更换其他方法之前，应检查可能存在的障碍。

- **牙弓没有整平** 为了有效地整平和缓解后牙转矩力，工作方丝应被动结扎至少1个月（见255页）。另一个主要的问题是下颌在关闭间隙的同时不能同时用反Spee氏曲线矫正覆殆。覆殆的控制应在关闭间隙之前。

- **损坏的托槽** 下颌磨牙的颊面管可以由于过度的咬合力而使受损部分阻塞。作为一个短期的措施，可以将那部分弓丝磨细，但最好还是更换磨牙颊面管。推荐使用磨牙不可揭盖颊面管，因为它不像可揭盖颊面管那样容易损坏，并有其他优点（见53页和54页）。

- **力值不当** 超过推荐值的牵引力会产生倾斜和摩擦，从而阻碍间隙关闭。不恰当的力有时会造成成人间隙的关闭缓慢或不能关闭。力的大小应与弓丝的尺寸和刚度平衡。如果不平衡，就会产生弓丝的形变和不期望的摩擦。研究表明[8,9]，弓丝形变会产生摩擦。最近日本[10]的研究测量了间隙关闭的力对方丝产生的形变。研究表明0.016英寸×0.022英寸的弓丝比0.019英寸×0.025英寸的弓丝形变平均多47%（图9.26）。

- **对颌牙齿的干扰**（图9.27） 这会妨碍下颌间隙的关闭，有必要仔细检查牙殆关系。过去常与上颌托槽垂直向粘结错误有关。使用托槽定位器后减少了这种错误，现在已很少成为间隙关闭的障碍了。

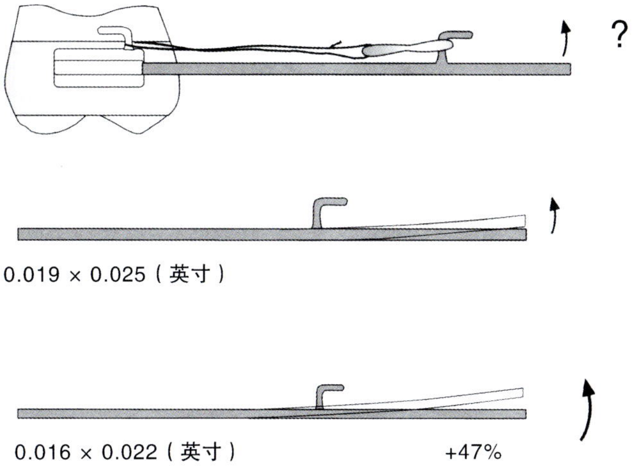

图 9.26 间隙关闭和滑动技术中力的大小需要平衡。0.022英寸槽沟中推荐使用0.019英寸×0.025英寸的不锈钢方丝。

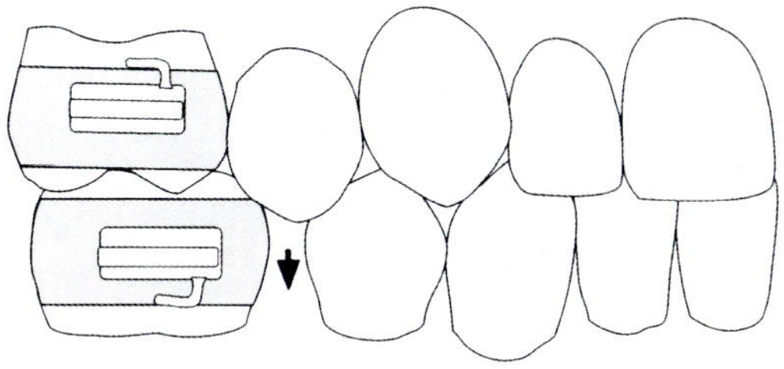

图 9.27 对颌牙齿的干扰会妨碍间隙的关闭。图中，上颌前磨牙的托槽过于龈向，前磨牙牙冠妨碍下颌间隙的完全关闭。

- **软组织的阻碍** 拔牙区牙龈的增生会妨碍间隙的关闭，并可引起矫正器去除后间隙的重新出现（第253页，图9.11）。这也是上中切牙间中缝关闭中的问题。需要小心保持口腔卫生，避免过快间隙关闭，因为这些可以造成局部牙龈增生。有些病例可能需要局部软组织手术。

间隙关闭中的支抗平衡

交互关闭间隙

如果在治疗早期恰当地设计并控制了支抗，许多病例都可以选择交互关闭间隙的方法。理论上这种方法会产生切牙与磨牙各50%的移动（图9.28），许多病例尤其是间隙较小的时候是可取的。

最大支抗——拥挤病例的间隙关闭

这些病例中大部分的前磨牙拔牙间隙用于解除拥挤。这要求治疗早期精细的支抗控制（第266页，病例NH），但是由于间隙大部分已用于解除拥挤，随后的间隙关闭阶段通常很短。

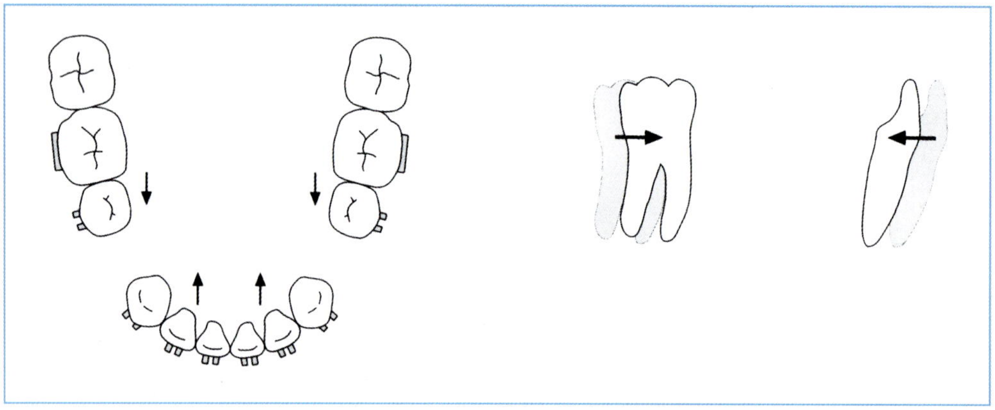

图9.28 间隙的交互关闭。许多病例可选择这种方法。

最大支抗——前突病例的间隙关闭

在这些病例中间隙关闭是十分重要的。为了使切牙尽可能内收至拔牙所提供的间隙中，间隙关闭时必须有良好的支抗控制。通常选择拔除第一前磨牙。如果可能，第二磨牙也应该包括入矫治器系统中。这样，6个较大的后牙对抗6个前牙，理论上具有支抗优势(图9.29)。在排齐阶段可以使用腭杆和舌弓以限制磨牙的前移，腭杆在间隙关闭阶段仍能继续使用。如果患者能够配合，还可以考虑头帽，有时可以加Ⅲ类牵引（图9.30）。

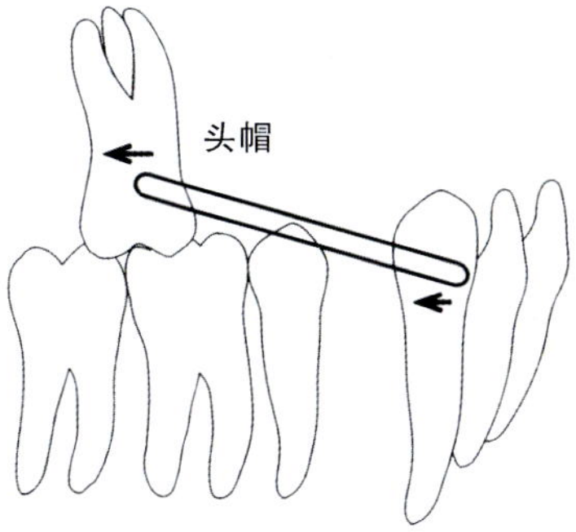

图9.30 最大支抗病例，下牙弓的内收可以在戴用口外弓的同时配合Ⅲ类牵引。

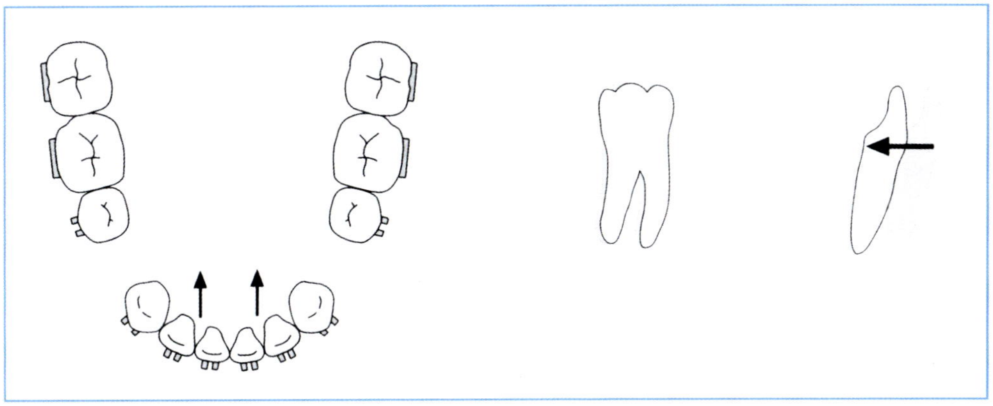

图9.29 最大支抗——前突病例的间隙关闭。

最小支抗——消耗支抗病例的间隙关闭

这是一些仅有轻度拥挤或前突但为了获得恰当的治疗目标需要拔除前磨牙的病例。剩余间隙的关闭主要是通过磨牙的前移完成，从而为第三磨牙的萌出提供间隙并保持了面型。这种病例可以选择拔除第二前磨牙，第二磨牙一般不放带环或托槽。这种方法是基于滑动中两个磨牙对8个前牙的数学平衡。逻辑上讲，磨牙的近中移动是主要的（图9.31和9.32）。

在这类病例中，为了避免可能出现的牙槽骨的变窄，拔除第二前磨牙后应立即开始治疗。在滑动法中，夜间戴用的轻力(100g力)Ⅱ类牵引可有助于下颌磨牙的近中移动。上颌中切牙+17°、侧切牙+10°的转矩有助于对抗10～12小时的Ⅱ类牵引，维持上颌前牙段的前后向位置。磨牙受到24小时的近中移动的力，由于Ⅱ类牵引，下颌的力较大。

拔除第二前磨牙后如果遵循一定的治疗方法，可以主要通过第一、第二磨牙的近中移动关闭拔牙间隙，并为第三磨牙提供间隙，同时保持下切牙在面部的适当位置。

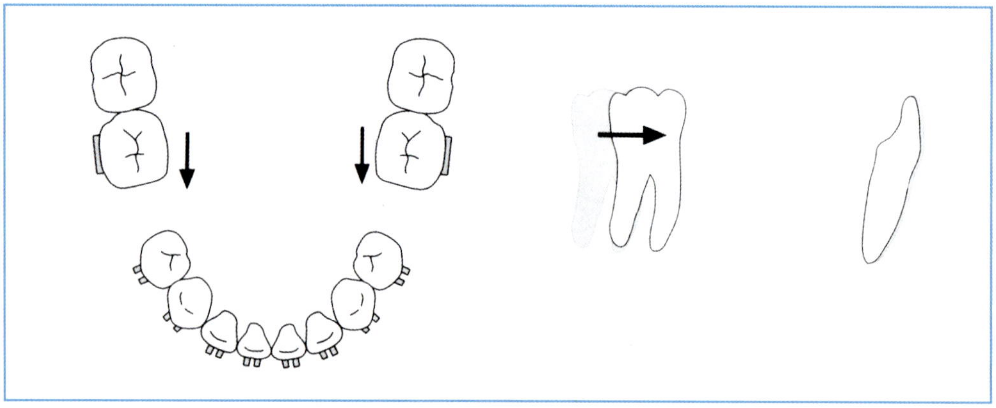

图9.31 最小支抗病例间隙的关闭——消耗支抗。

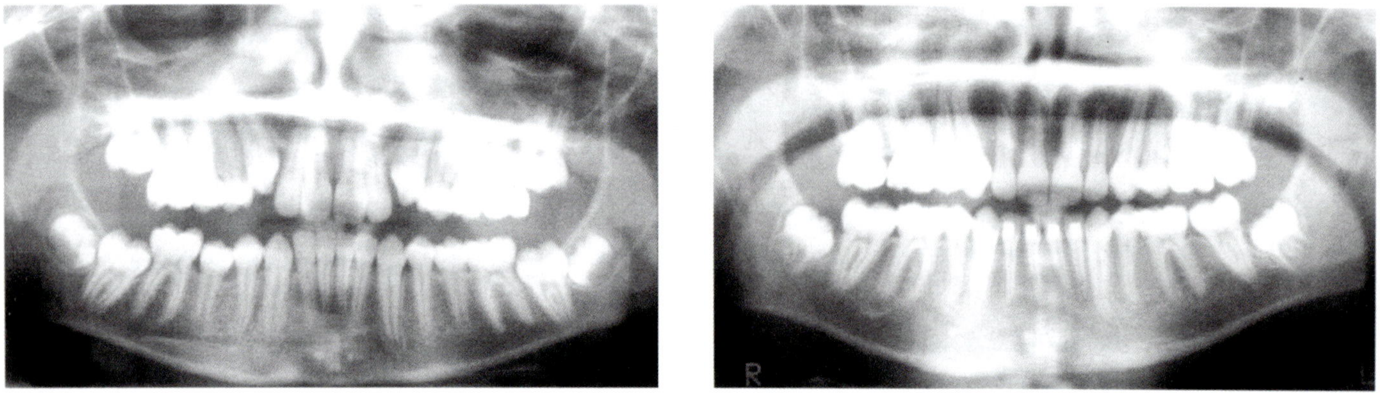

图9.32 第二前磨牙拔除病例治疗前后的X光片。第一磨牙的近中移动为第二、第三磨牙提供了间隙。

（李巍然 译）

参考文献

1 Tweed, C H 1966 Clinical orthodontics. Mosby, St Louis
2 The 'A' Company Straight-Wire Appliance. An eight page descriptive brochure. 'A' Company, San Diego, CA, USA
3 Bennett J C, McLaughlin R P 1990 Controlled space closure with a preadjusted appliance system. Journal of Clinical Orthodontics 24:251-260
4 Samuels R H, Rudge S J, Mair L H 1993 A comparison of the rate of space closure using a nickel-titanium spring and an elastic module: a clinical study. American Journal of Orthodontics and Dentofacial Orthopedics 103:464-467
5 Nattrass C, Ireland A J, Sherriff M 1997 An investigation into the placement of force delivery systems and the initial forces applied by clinicians during space closure. British Journal of Orthodontics 24:127-131
6 Nattrass C, Ireland A J, Sherriff M 1998 The effect of environmental factors on elastomeric chain and nickel titanium coil springs. European Journal of Orthodontics 20:169-176
7 Samuels R H, Rudge S J, Mair L H 1998 A clinical study of space closure with nickel-titanium closed coil springs and an elastic module. American Journal of Orthodontics and Dentofacial Orthopedics 114:73-79
8 Pizzoni L, Ravnholt G, Melsen B 1998 Frictional forces related to self-ligating brackets. European Journal of Orthodontics 20:283-291
9 O'Reilly D, Dowling P A, Lagerstrom L, Swartz M L, 1999 An ex vivo Investigation into the effect of bracket displacement on the resistance to sliding. British Journal of Orthodontics 26:219-227
10 Ouchi K, Koga M, Watanabe K, Issiki Y, Kawada E 2001 The effects of retraction forces applied to the anterior segment on orthodontic arch wires-changes in wire deflection with wire size. Presented to southern California component of Edward H Angle Society. In press.

病例 NH

轻度骨性Ⅲ类拔除第一前磨牙的成人病例

男性患者，30岁，前牙严重拥挤，轻度Ⅱ类基骨关系（ANB 5°）。后牙为Ⅰ类关系，第三磨牙已经拔除。

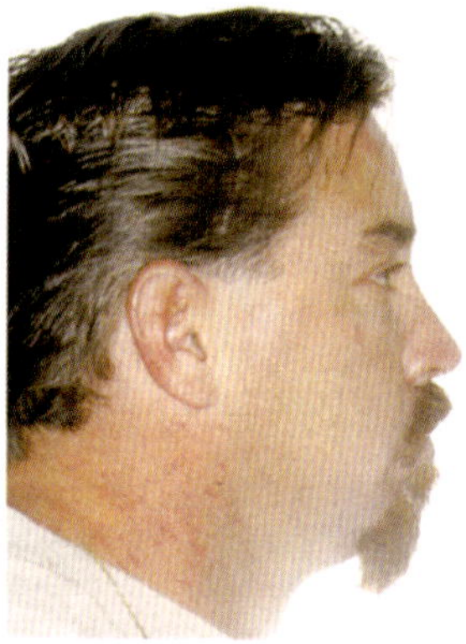

图 9.33

高角型（MM角 35°）。用透明的模板弓形图检查下牙弓后，基本为卵圆形。

上颌右侧中切牙距 APo 线 12mm，下颌中切牙距 APo线5mm。决定的治疗目标为内收并排齐切牙至计划的位置（PIP），上颌切牙至APo线7mm，下颌切牙至APo线 3mm。

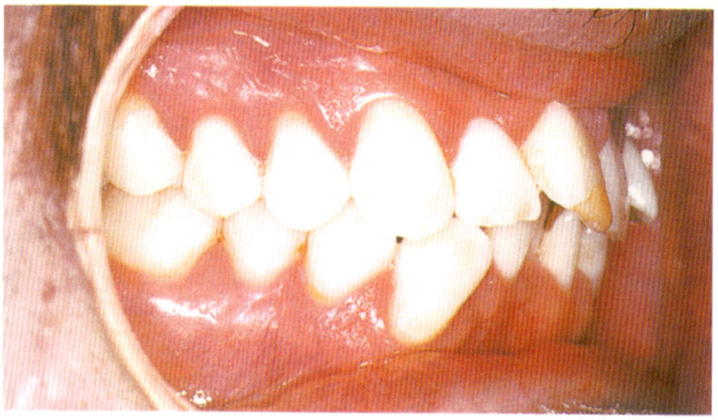

图 9.36

治疗中要求将上颌切牙排列至上颌左侧中切牙或稍后一点的位置。下颌治疗目标是将切牙排列至下颌右侧中切牙的位置。我们希望尽可能多的病例采用不拔牙矫治。但此病例需要为下切牙排齐和内收提供间隙。通过扩弓或去釉不能获得足够的间隙，所以决定拔除4颗第一前磨牙，采用最大支抗治疗，在排齐和整平阶段，上颌用腭杆，下颌用舌弓以支持牙齿的移动。

为了使磨牙区舒适并防止前牙的近中移动，弓丝末端回弯。（多数病例，弓丝的末端回弯及尖牙的向后结扎在排齐及整平阶段一直应用，直至不锈钢方丝阶段。）放置卵圆形0.016英寸的上下颌热激活镍钛弓丝。为了取得理想的控制，应用标准的0.022英寸的托槽系统，所有磨牙及前磨牙均置带环。由于没有足够的间隙，不齐的下切牙在此阶段没有粘托槽。同时为了患者的舒适，弓丝上套了橡胶管。

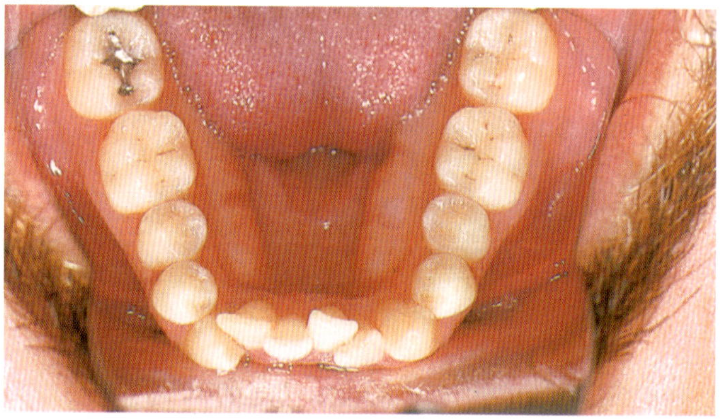

图 9.39

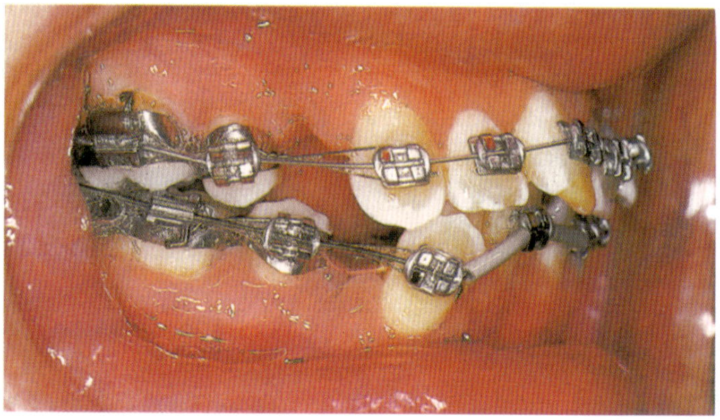

图 9.42

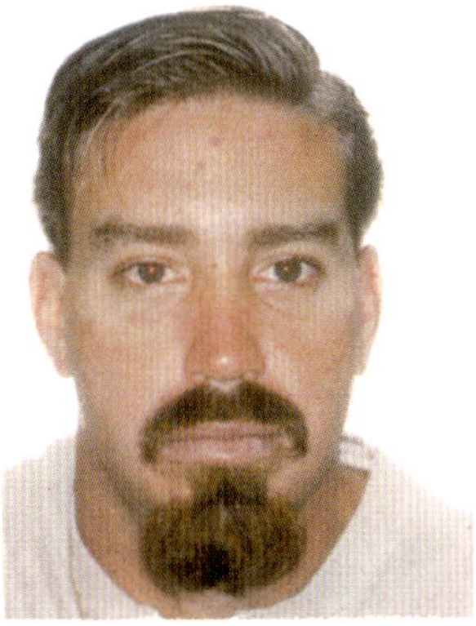

图 9.34

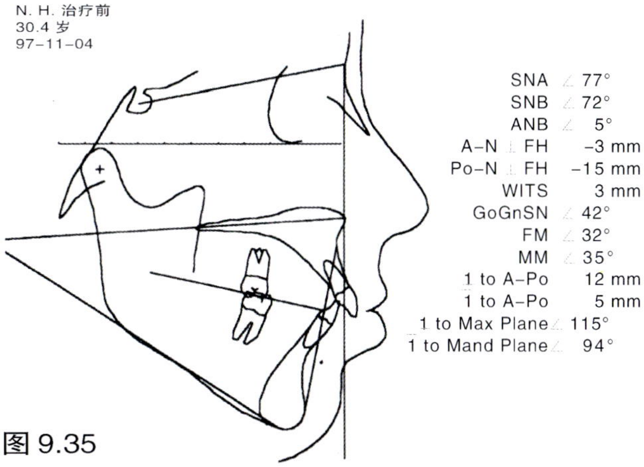

图 9.35

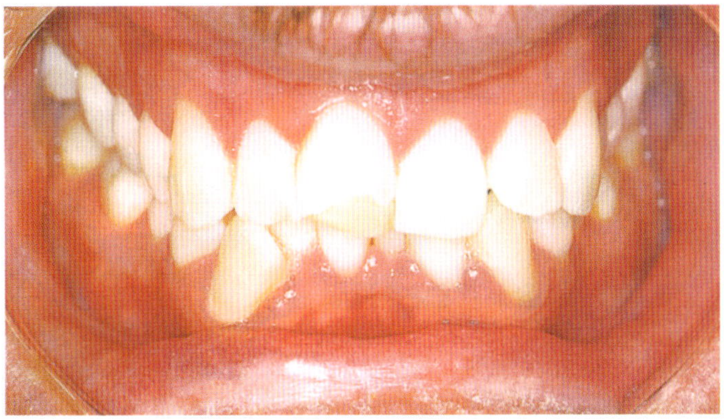

图 9.37

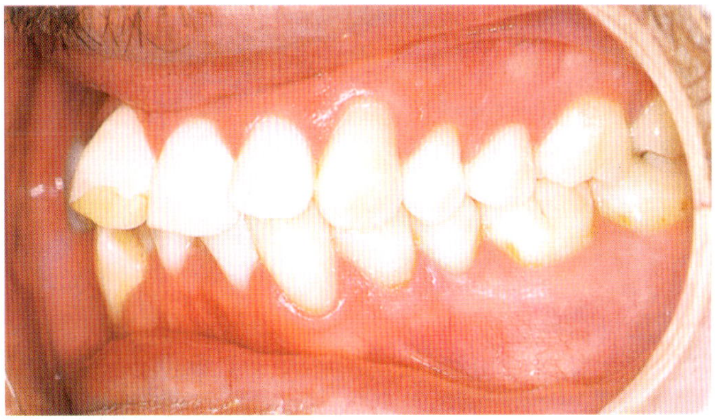

图 9.38

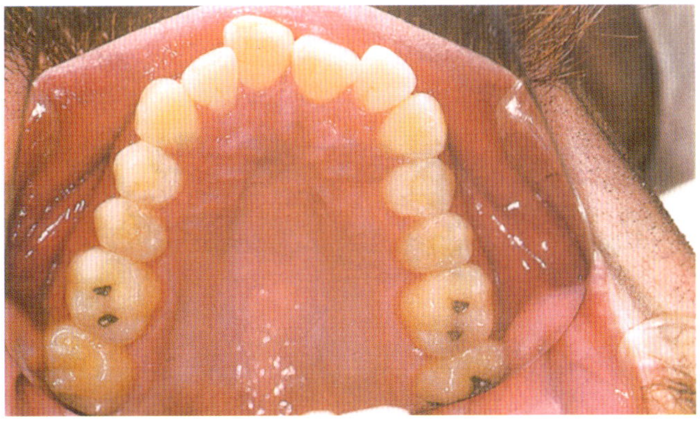

图 9.40

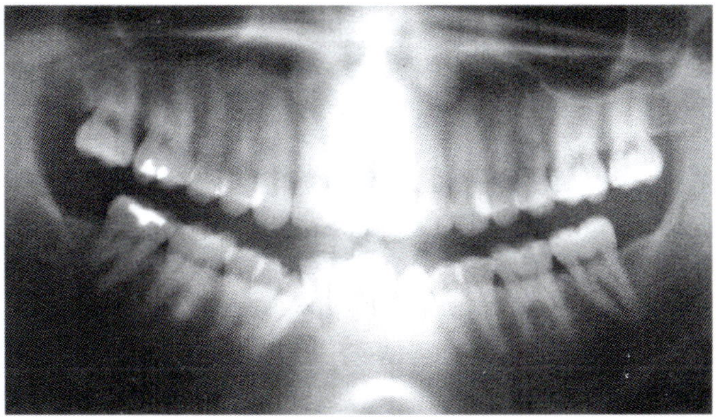

图 9.41

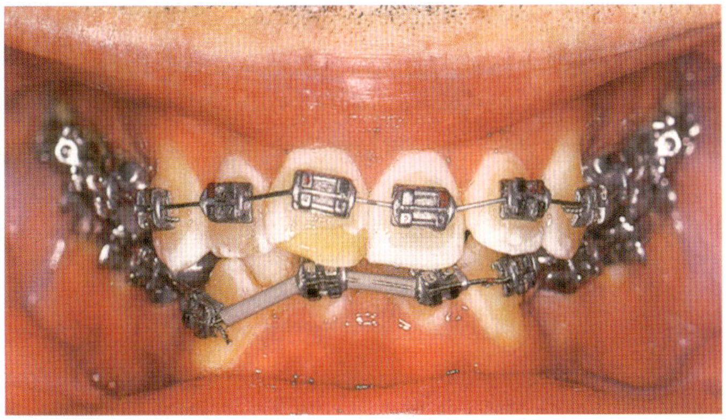

图 9.43

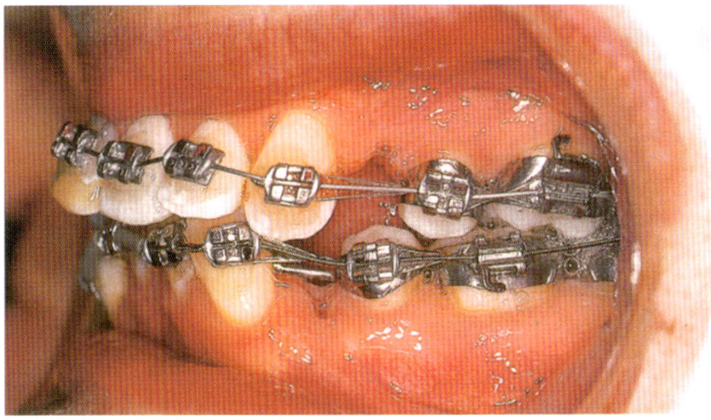

图 9.44

治疗开始时的殆面观。在治疗开始即用上颌腭杆和下颌舌弓进行支抗控制。

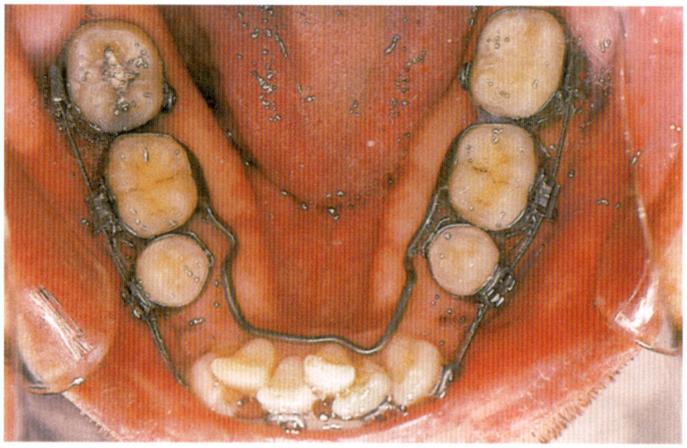

图 9.45

治疗早期复诊时的序列殆像。第一次复诊，将弓丝移去。检查下颌弓丝，末端再次淬火使之能回弯。轻轻拧紧上下颌尖牙向后结扎的结扎丝，以去除治疗早期两次复诊之间结扎丝通常产生的 1mm 左右的松弛。上颌更换 0.019 英寸 × 0.025 英寸的热激活镍钛弓丝，末端回弯。热激活镍钛弓丝放入前末端应淬火处理。

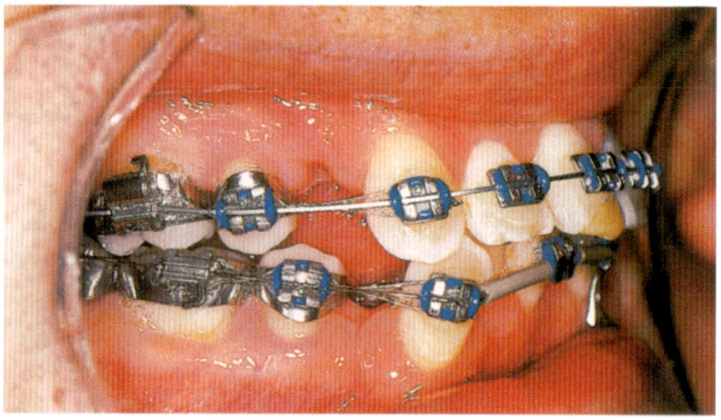

图 9.48

此阶段可以清楚地看到该病例的牙齿排列。随着上颌切牙的开始整平，可见上颌右侧中切牙托槽偏龈向 0.5mm（图9.52），该牙将进行修复，轻微的伸长有利于修复。上颌磨牙双颊管是为了使用口外弓。

常规使用上颌 −7°、下颌 −6° 转矩的尖牙托槽。此类病例可考虑使用0° 转矩的尖牙托槽以保证牙根于松质骨中。在之后的复诊中，将下颌0.016英寸的热激活镍钛弓丝更换为0.016英寸的不锈钢弓丝，加用开大螺簧为下切牙创造间隙。邻近螺簧的托槽用结扎丝结扎以避免旋转。

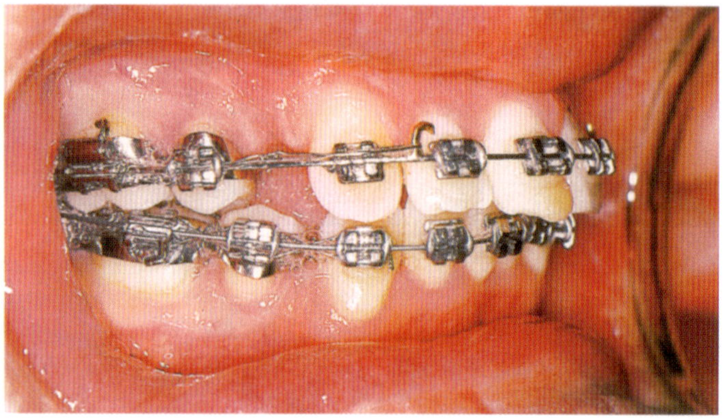

图 9.51

治疗 9 个月后。上颌去除尖牙向后结扎，将热激活镍钛方丝更换为0.019英寸 × 0.025英寸的焊牵引钩不锈钢丝，被动结扎。排列不齐的下切牙有了足够的间隙，可粘上托槽。

用 0.016 英寸卵圆形的热激活镍钛弓丝，末端回弯及尖牙结扎，开始将下切牙移入牙弓中。在获得足够的间隙之前，不要试图做这一步，因为下切牙有唇倾的危险且随后需要转矩的矫治。

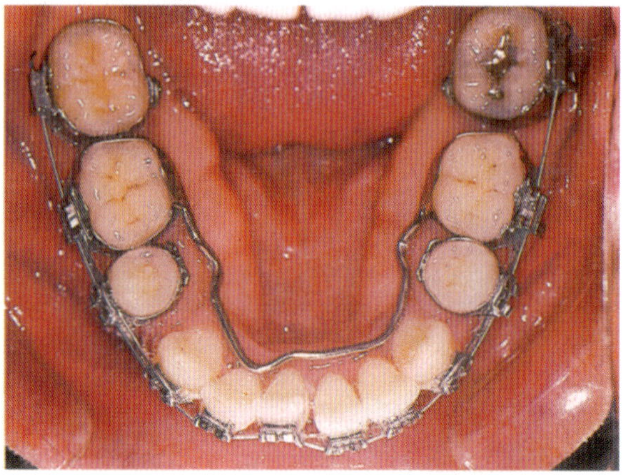

图 9.54

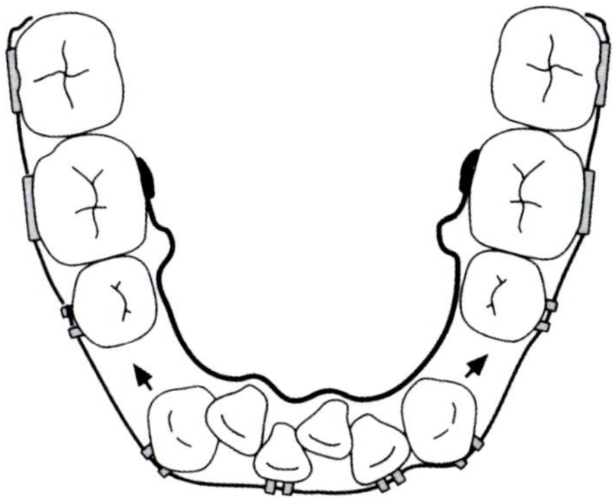

图 9.46

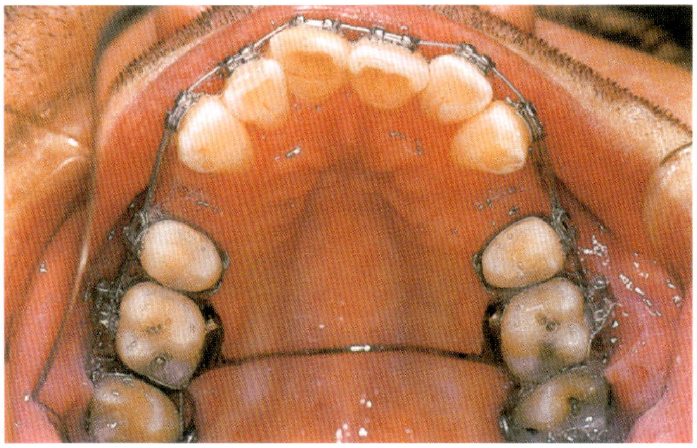

图 9.47

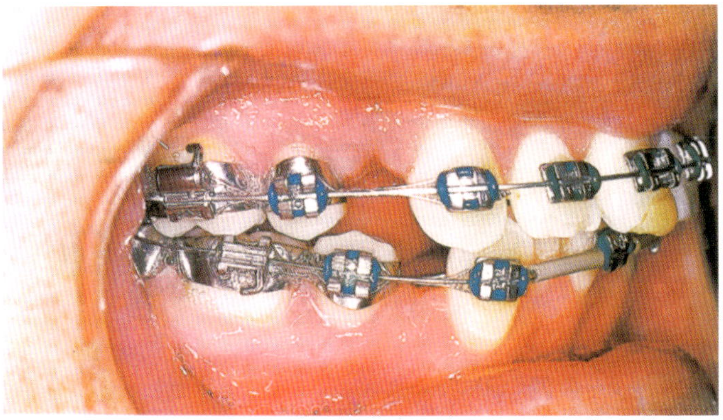

图 9.49

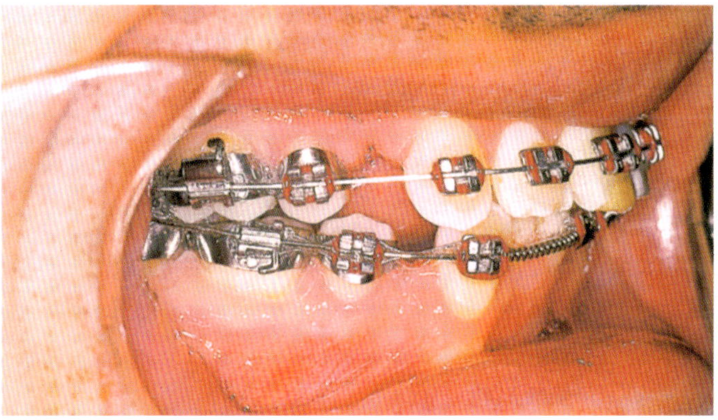

图 9.50

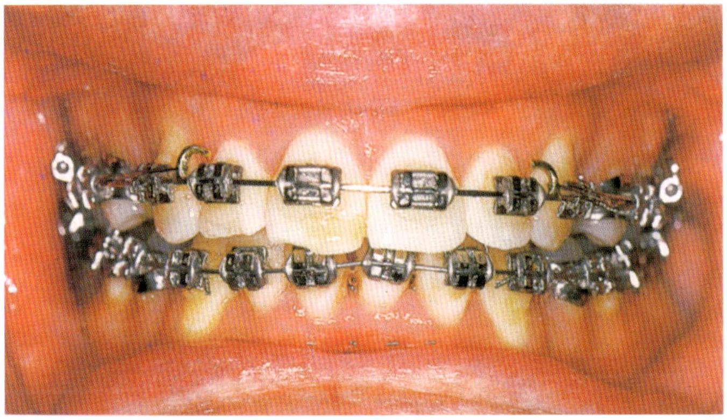

图 9.52

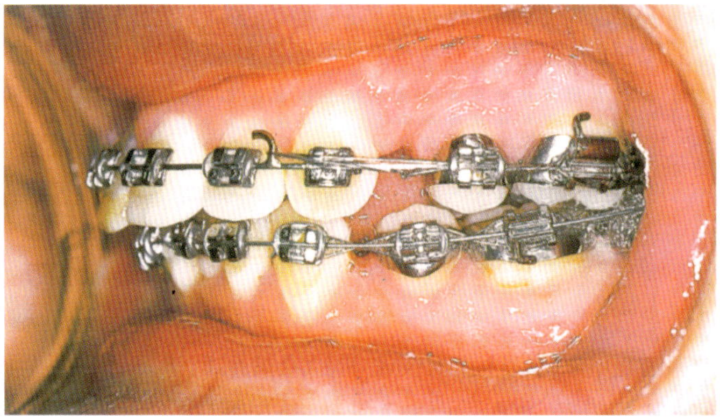

图 9.53

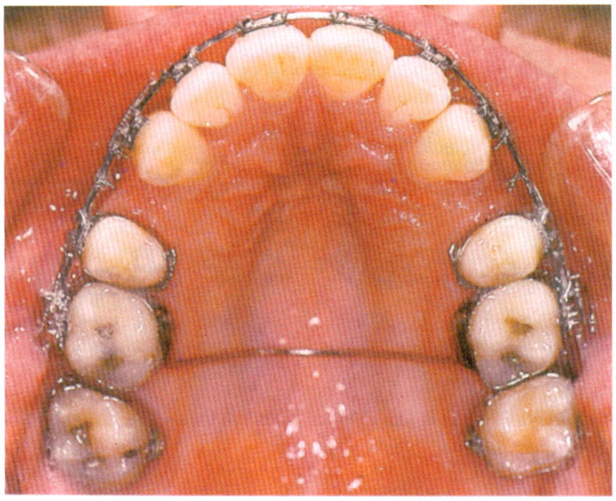

图 9.55

治疗10个月（图9.56）、13个月（图9.57）和18个月（图9.58）的序列𬌗像。

在第7个月复诊时，下颌更换0.019英寸×0.025英寸卵圆形的热激活镍钛弓丝，10个月复诊时才可能更换焊牵引钩的0.019英寸×0.025英寸不锈钢方丝（卵圆形）并被动结扎。此时考虑使用个体化的弓丝（IAF），但对此患者卵圆形弓丝很接近开始阶段的下颌弓形，因而选用。

用常规的主动结扎方法关闭间隙，但上颌右侧前磨牙区间隙关闭遇到困难。这不太常见。

几乎所有的儿童病例，应用主动结扎和滑动法能顺利地关闭间隙。在个别的成人病例，可能会发现用常规的方法关闭间隙很慢或较为困难，可能需要用关闭曲弓丝或Hycon装置。

应用Hycon装置关闭右侧间隙的序列𬌗像。若没有明显的关闭间隙的障碍，可以考虑其他方法，例如两个结扎圈的主动结扎或闭合曲弓丝。这个病例决定使用Edenta生产的Hycon。作者之一4年来在选择的病例中使用都很成功。

间隙关闭的序列𬌗像。每月关闭约1mm间隙。该装置产生短暂但很大的力足以克服任何摩擦力。如果加力过度，会产生弓丝的显著形变。Hycon装置和腭开展、骨牵张螺丝及一些磨牙远中移动装置一样需要患者的积极配合才能取得成功。

治疗20个月后，最后的尖窝关系定位阶段。此患者由于治疗早期的效果好，完成及细调阶段并不是分开的漫长的过程，在保持之前仅需要尖窝关系定位。下颌使用0.016英寸的热激活镍钛丝，上颌为侧切牙到侧切牙的0.014英寸片断弓丝。由于拔除了前磨牙，8字结扎越过拔牙区以保持间隙的关闭。

在0.014英寸弓丝和轻力垂直三角牵引下，尖窝关系的定位很好。托槽粘着准确的病例很少使用这样的牵引。在尖窝关系定位阶段保留所有的托槽和带环，以便在不期望的变化发生时进行调整。尖窝关系的定位阶段需2周复诊一次。牵引皮圈开始2周全天戴用，接着夜间戴用2周。

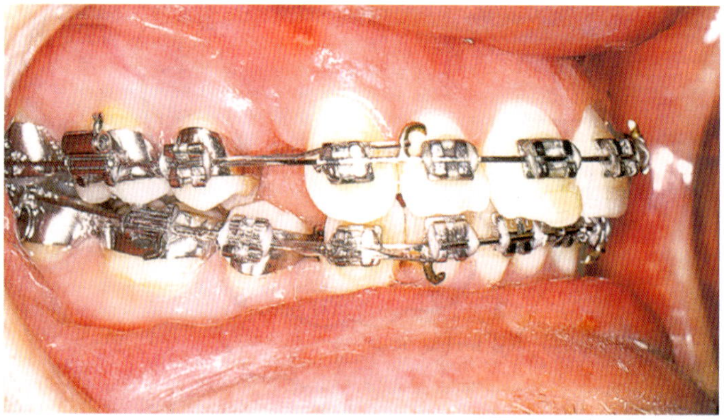

图 9.56

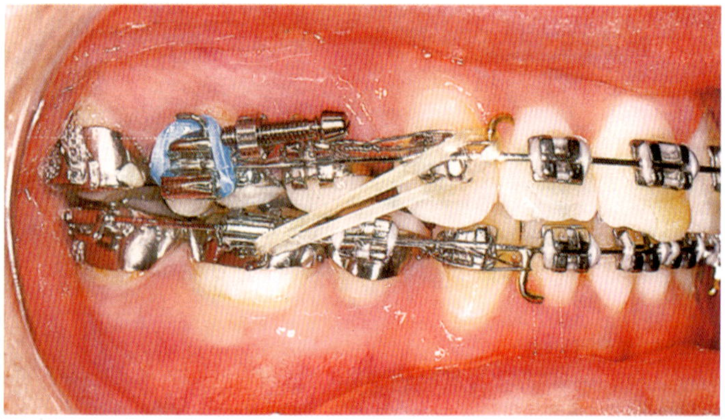

图 9.59

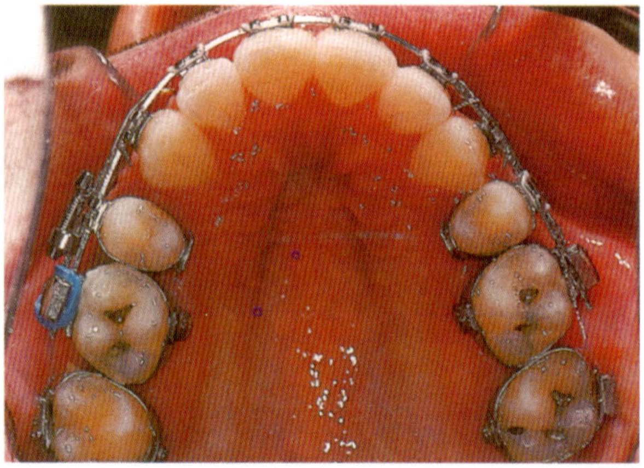

图 9.62

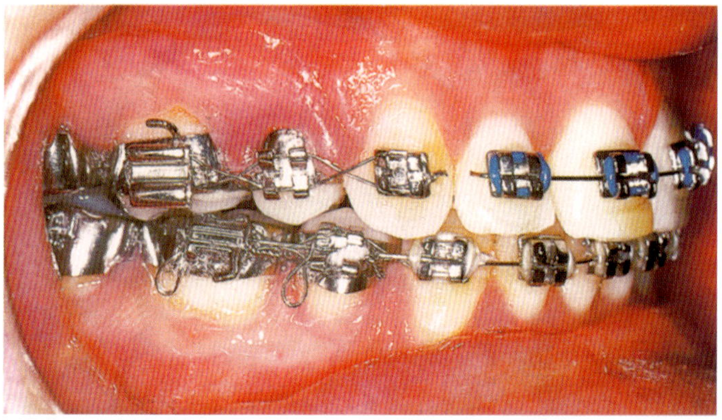

图 9.65

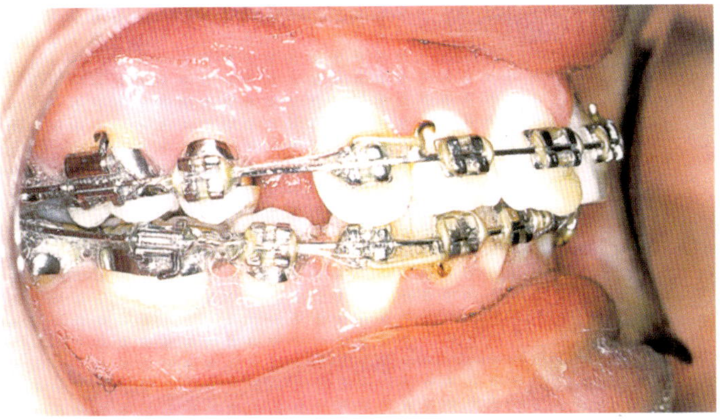

图 9.57

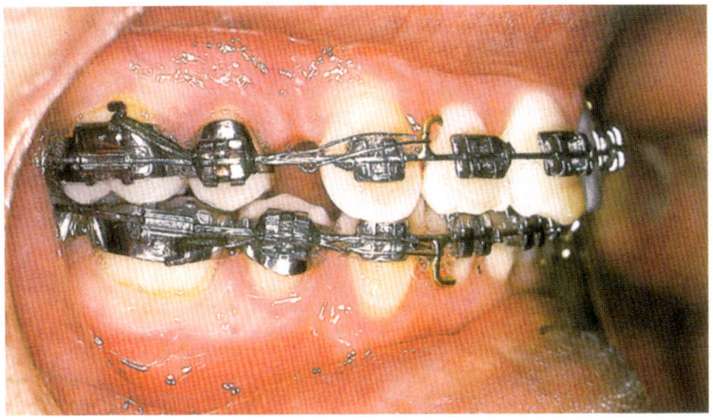

图 9.58

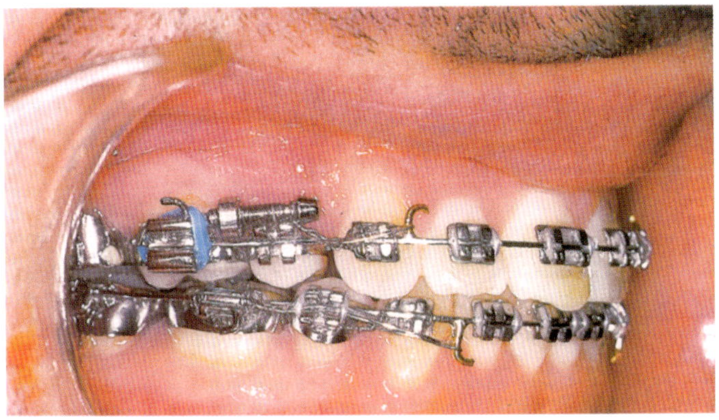

图 9.60

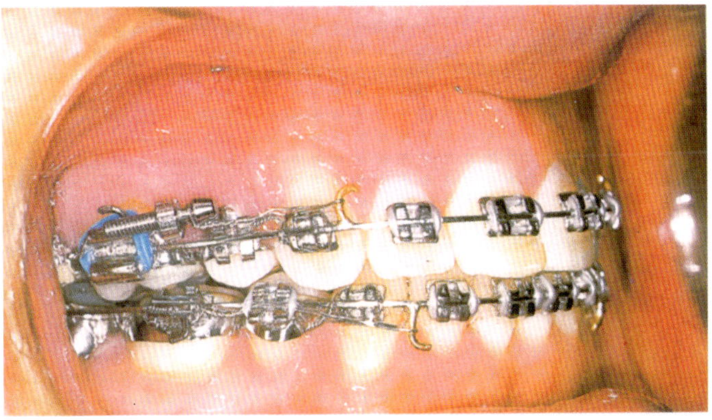

图 9.61

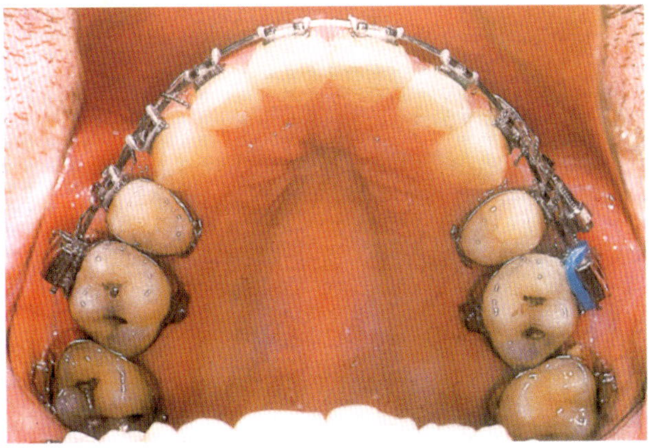

图 9.63

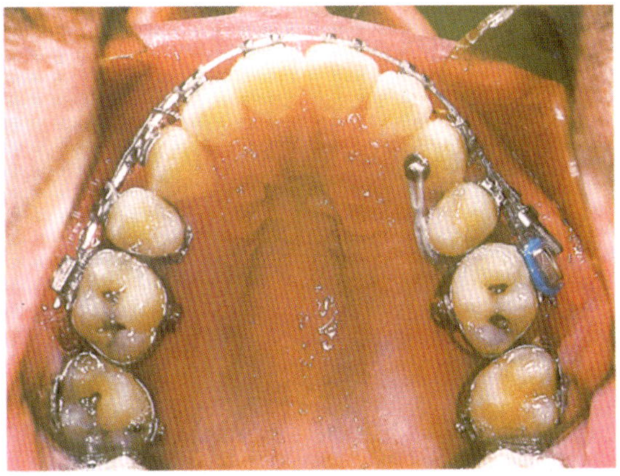

图 9.64

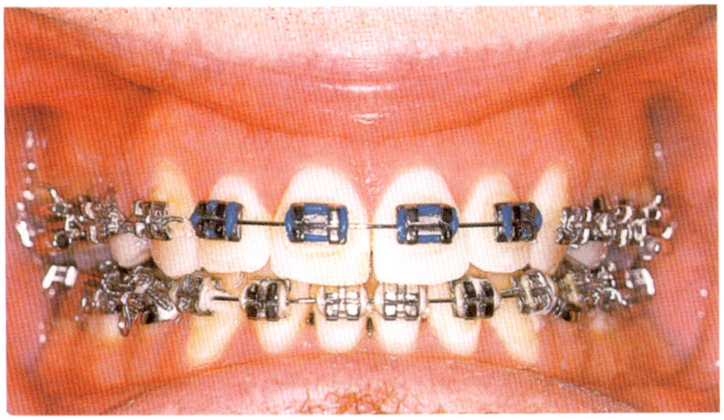

图 9.66

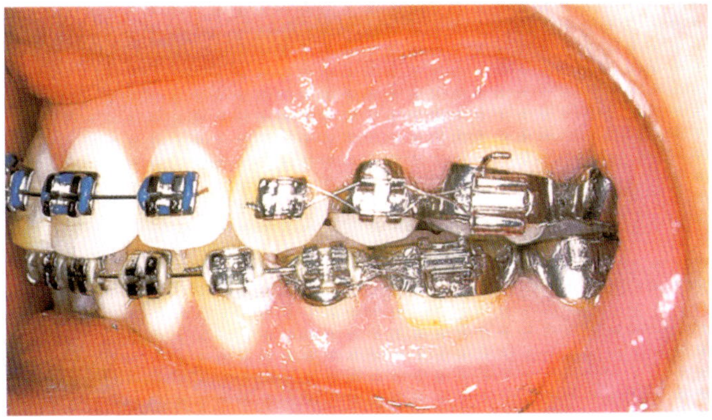

图 9.67

去除矫正器后。下颌使用从第二前磨牙到第二前磨牙的舌侧粘着式保持器，稳定前牙的排列，防止拔牙间隙的张开。建议下颌舌侧保持器永久使用。

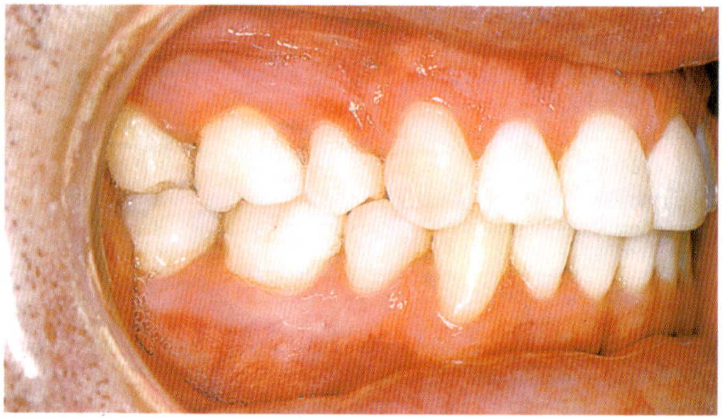

图 9.68

所有的病例治疗结束时，作者们均使用尖牙至尖牙的舌侧粘着式保持器，对于像该病例一样拔除第一前磨牙的病例，保持器延长至第二前磨牙近中窝。可以用0.015英寸或0.019英寸的麻花丝，应用Transbond LR™仔细地粘结。上颌右侧中切牙修复之后，戴用真空成形的保持器。在上颌牙弓，由于复发大部分容易发生在前6个月，所以前几个月要求患者全天或尽可能多地戴用活动保持器。

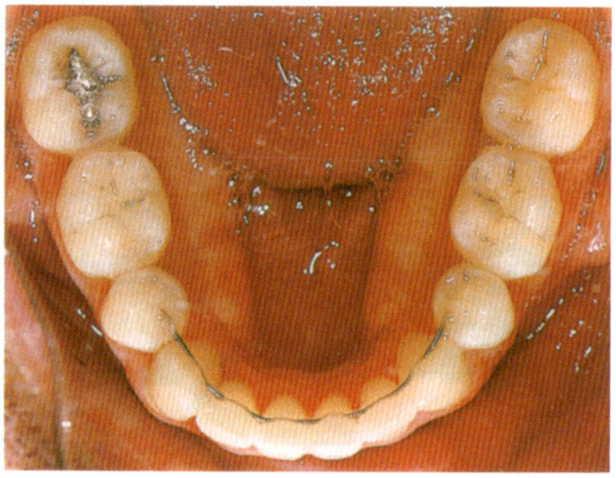

图 9.71

第二磨牙的近中存有少许带环间隙。这在成人患者常见。治疗完成时，将第二磨牙带环更换为颊管，保留切牙、尖牙及前磨牙托槽，在方丝上用弹力链关闭带环间隙。

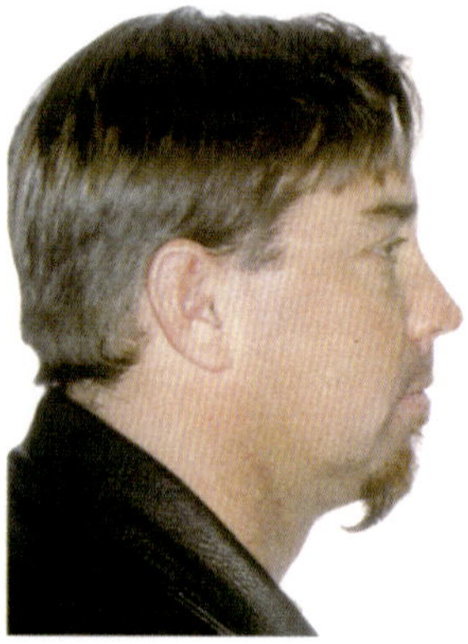

图 9.74

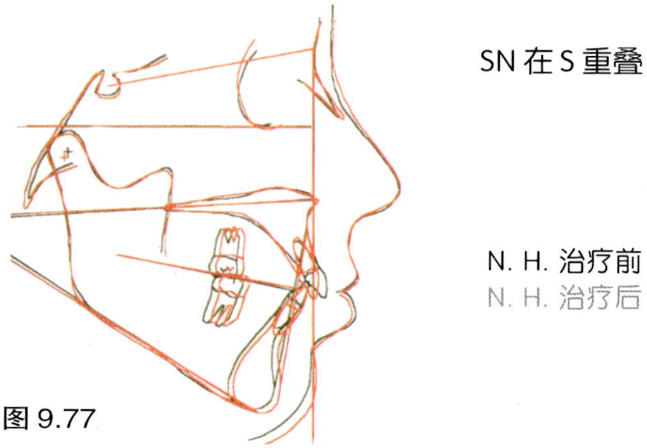

图 9.77

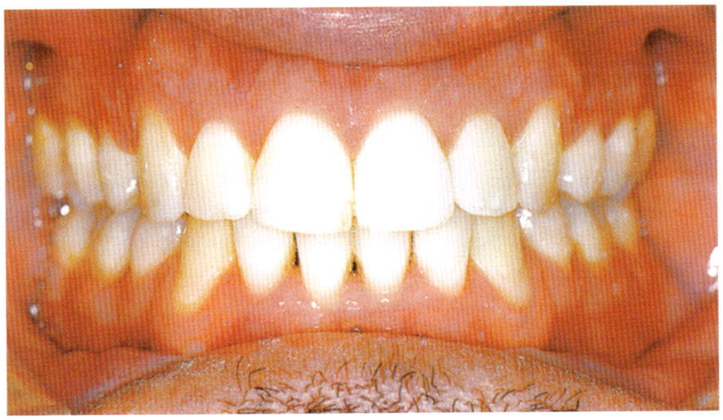

图 9.69

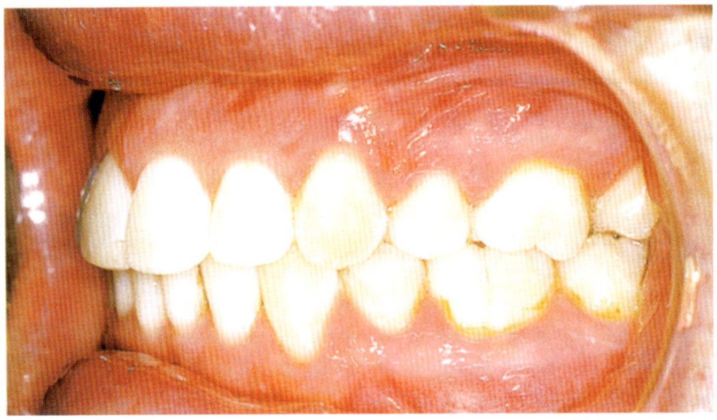

图 9.70

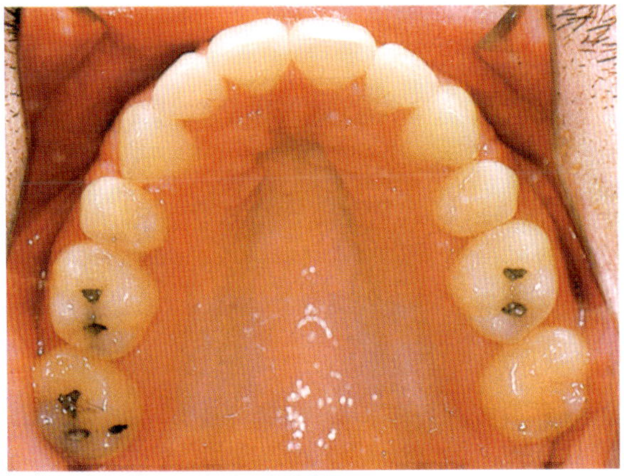

图 9.72

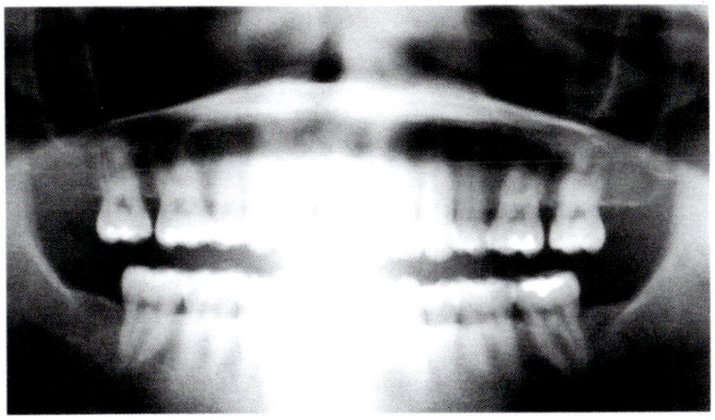

图 9.73

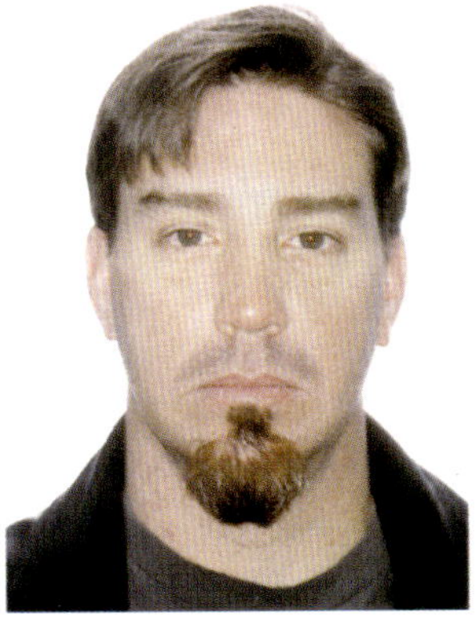

图 9.75

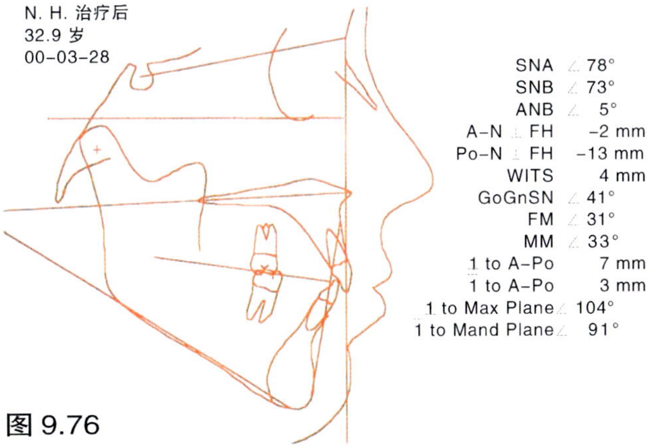

图 9.76

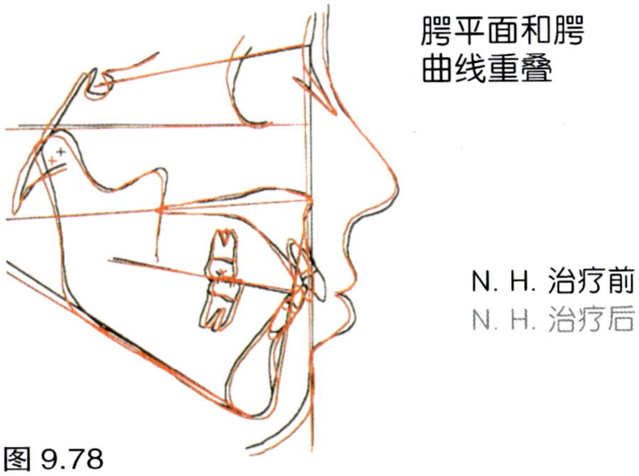

图 9.78

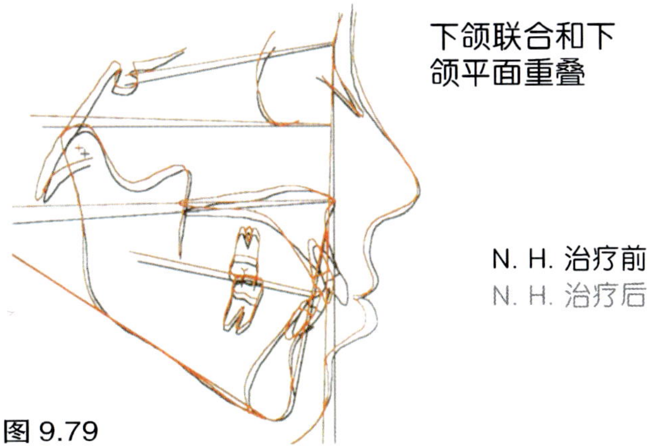

图 9.79

病例 MO'T

拔除第一前磨牙的病例

女性患者，拔除第一前磨牙，治疗开始时为11.6岁，Ⅱ类骨面型（ANB 7°），均角型（MM 28°）。

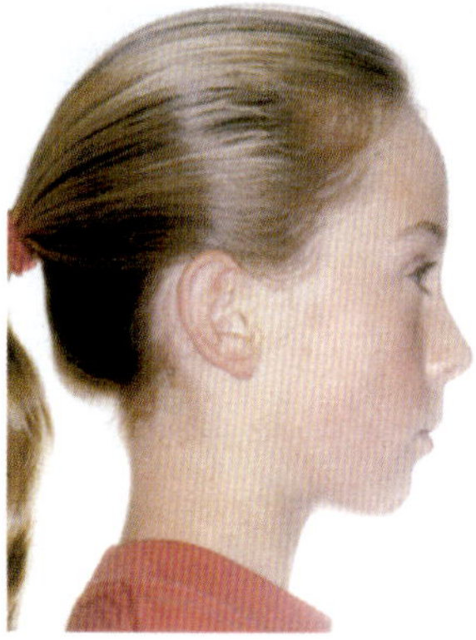

图 9.80

前牙和后牙拥挤，尖牙萌出的间隙不足。上下切牙均存在拥挤扭转。牙弓形态为卵圆形。为了获得稳定的结果、良好的面型和健康的牙周组织，应拔除4个第一前磨牙。

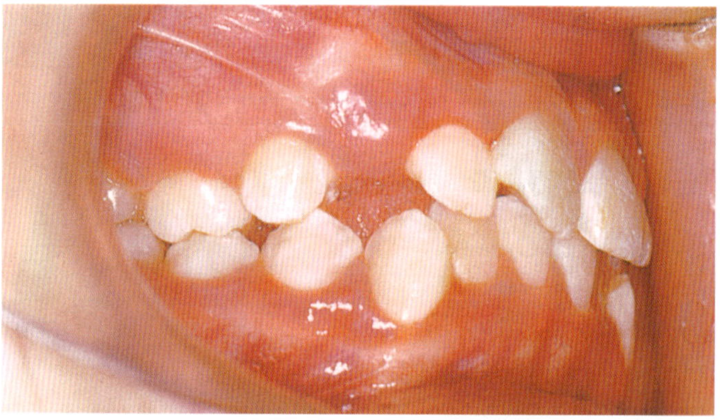

图 9.83

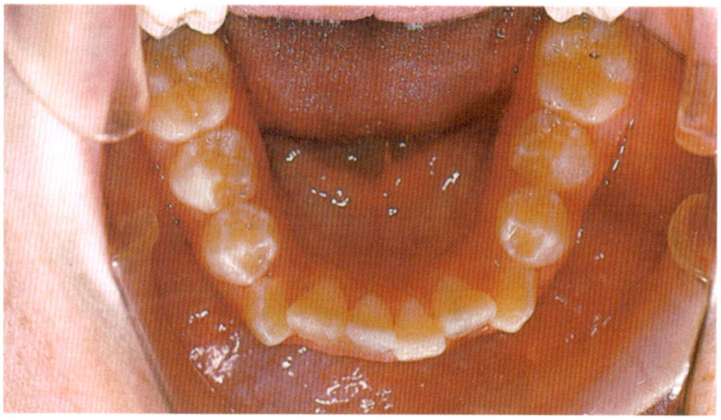

图 9.86

第一前磨牙拔除后，第一磨牙粘着带环，下颌牙弓粘着标准的金属托槽。上颌托槽的粘着待第二前磨牙萌出后。下颌初始弓丝是0.016英寸的热激活镍钛丝，治疗2个月后下颌更换为0.020英寸的不锈钢圆丝。下颌应用了尖牙向后结扎，控制和稍后移尖牙。

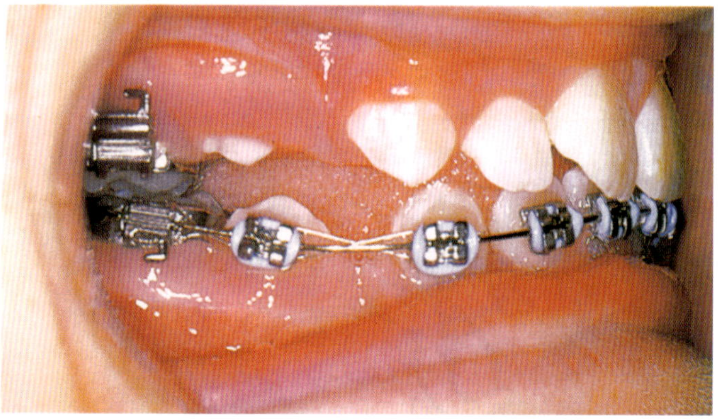

图 9.89

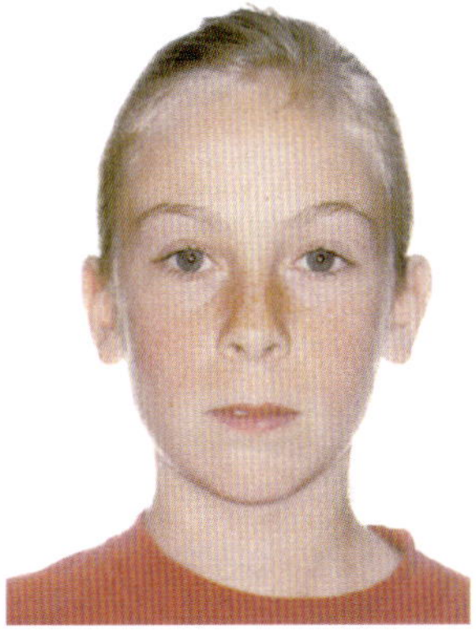

图 9.81

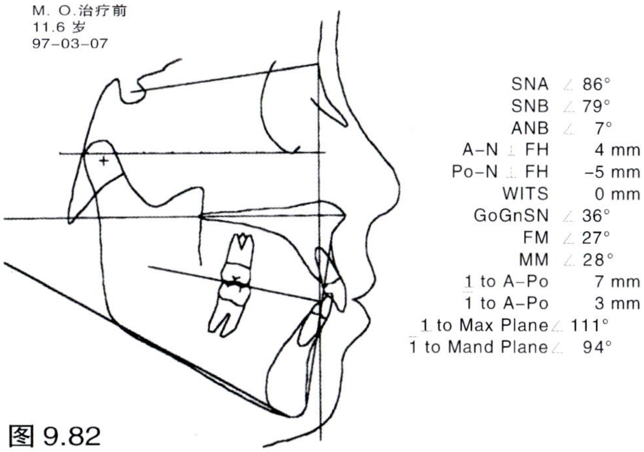

图 9.82

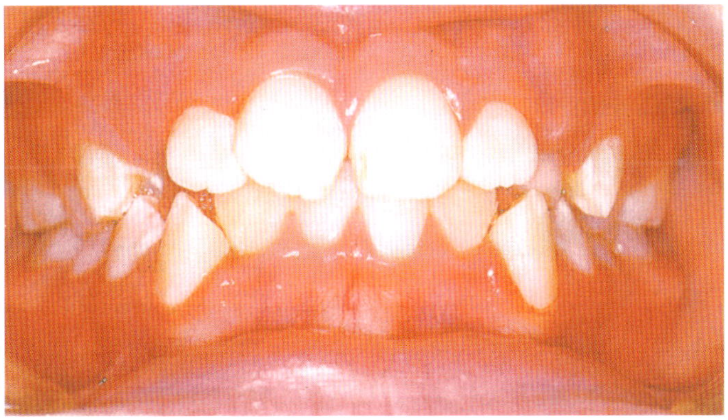

图 9.84

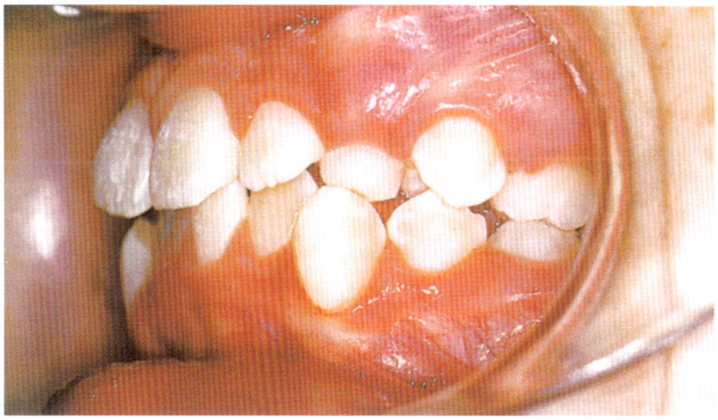

图 9.85

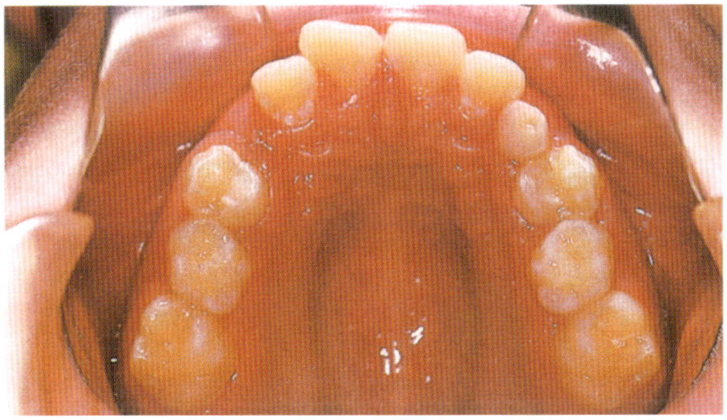

图 9.87

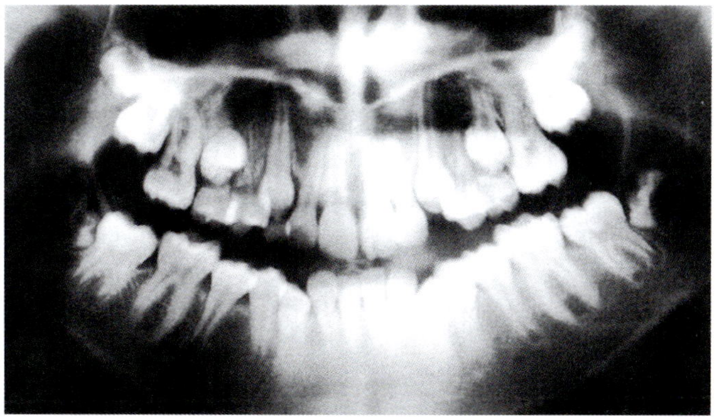

图 9.88

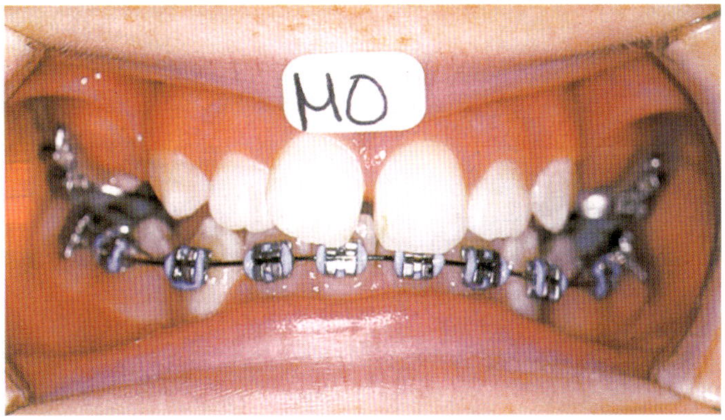

图 9.90

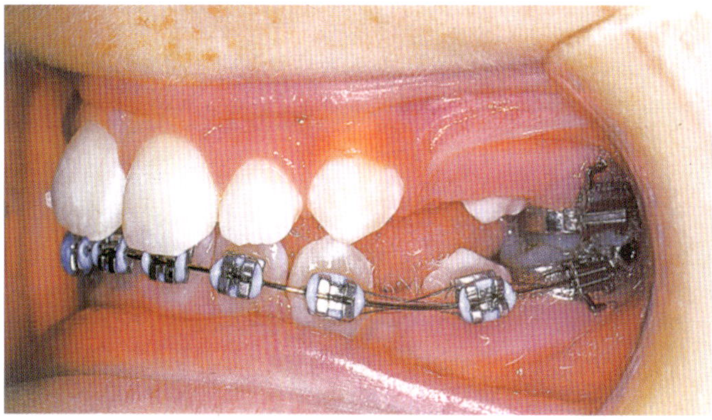

图 9.91

在牙齿排齐的早期，使用下颌舌弓和上颌腭杆增加支抗。

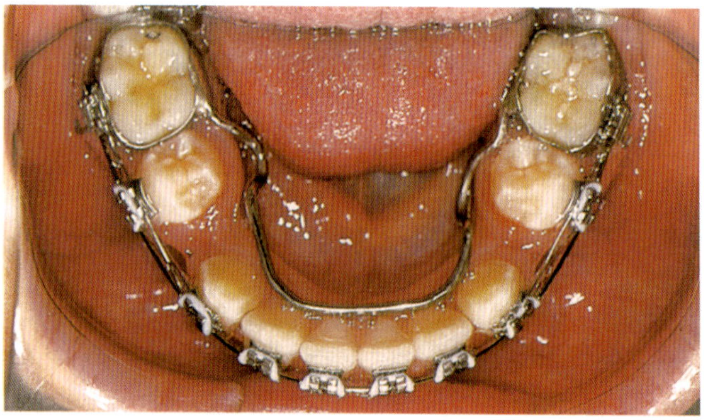

图 9.92

当上颌第二前磨牙快完全萌出时，粘着上颌 6 个前牙的托槽，放入0.016英寸热激活镍钛丝，并用被动螺簧保护较长的后段弓丝。由于下颌尖牙开始与侧切牙分开，此时不再使用尖牙向后结扎。

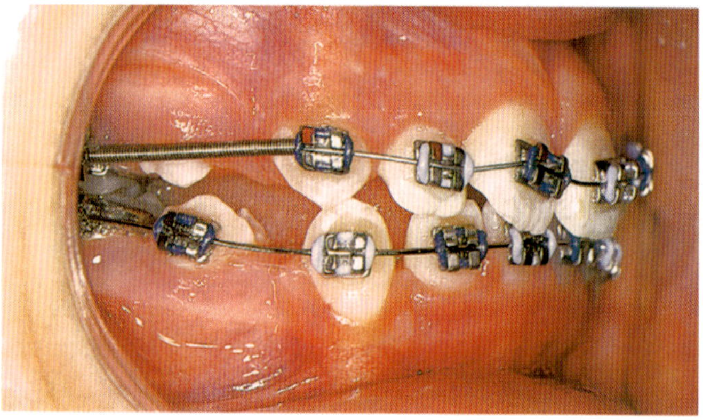

图 9.94

在治疗7个月、11个月、15个月时右侧的序列𬌗像。治疗7个月时，上下颌均更换为热激活镍钛方丝，由于下颌尖牙远中移动，上尖牙后移稍离开侧切牙。这在牙列排齐及整平阶段是允许的，并提供了小量的额外的支抗。然后，上下颌更换不锈钢方丝，在间隙关闭阶段应用轻力 II 类牵引。被动结扎保持已关闭的间隙。

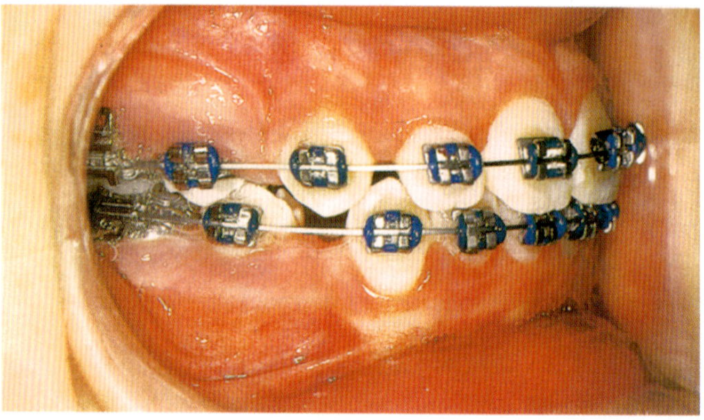

图 9.97

两年的主动治疗后，进行尖窝关系的定位。图示矫正器去除之前，磨牙及前磨牙区使用轻力三角牵引，患者两周复诊一次。

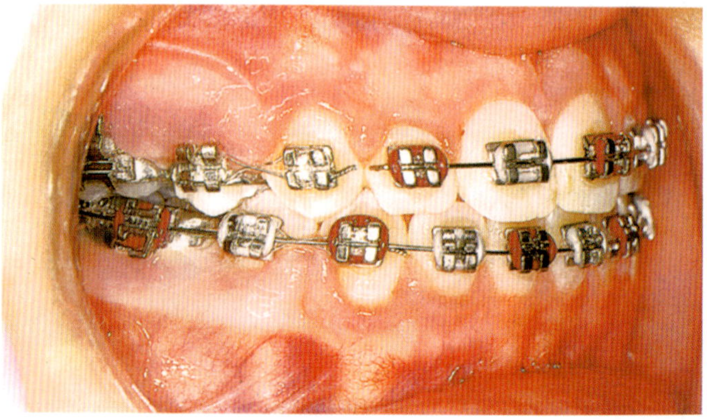

图 9.100

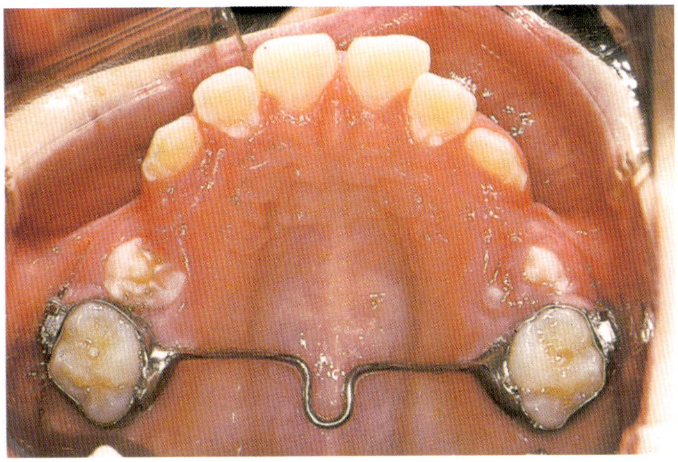

图 9.93

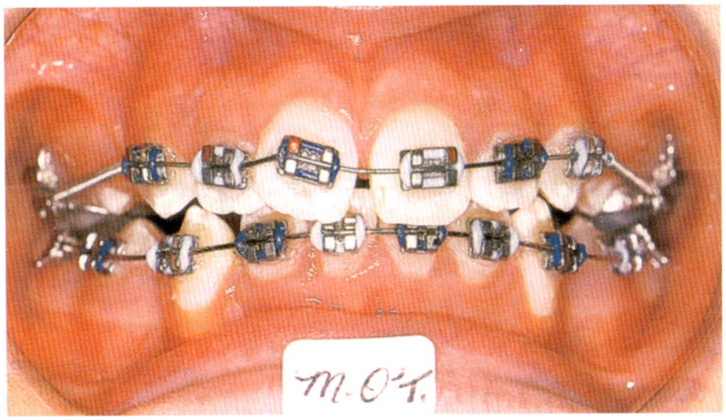

图 9.95

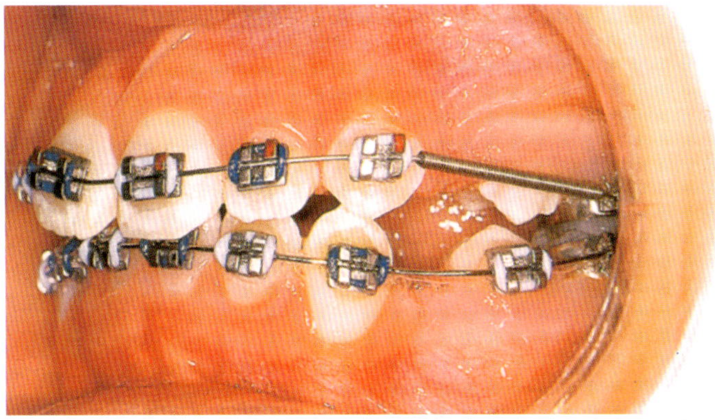

图 9.96

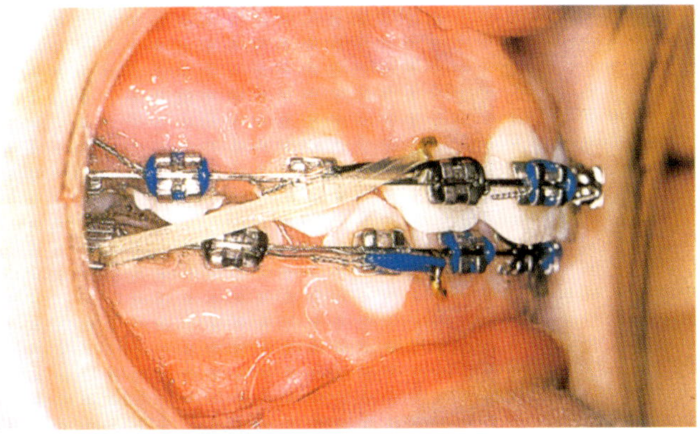

图 9.98

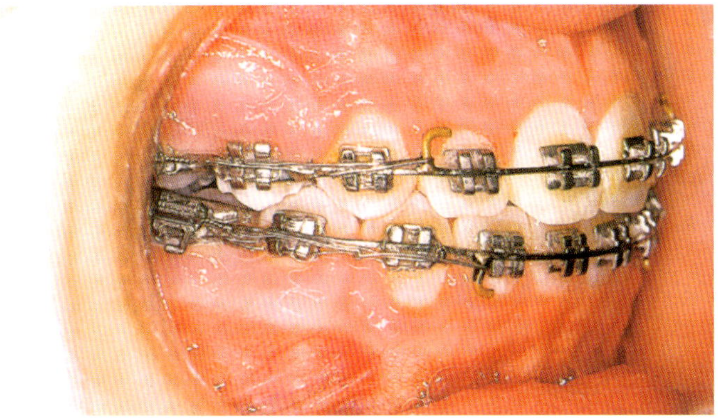

图 9.99

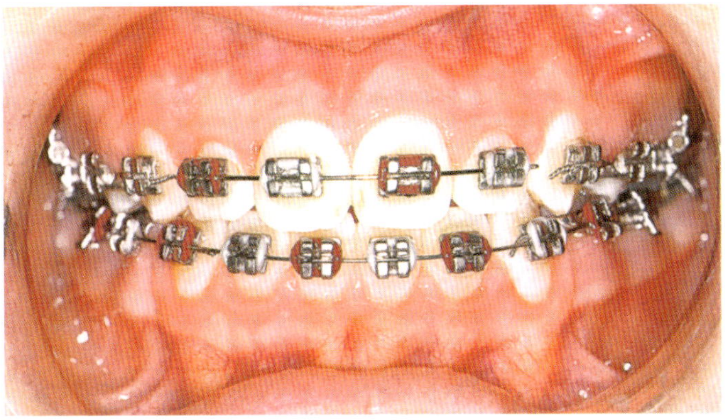

图 9.101

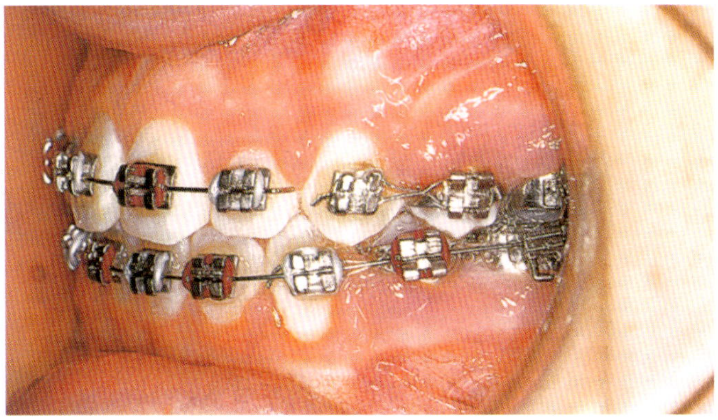

图 9.102

去除矫正器后。由于治疗早期等待前磨牙的萌出，治疗时间稍延长至27个月。

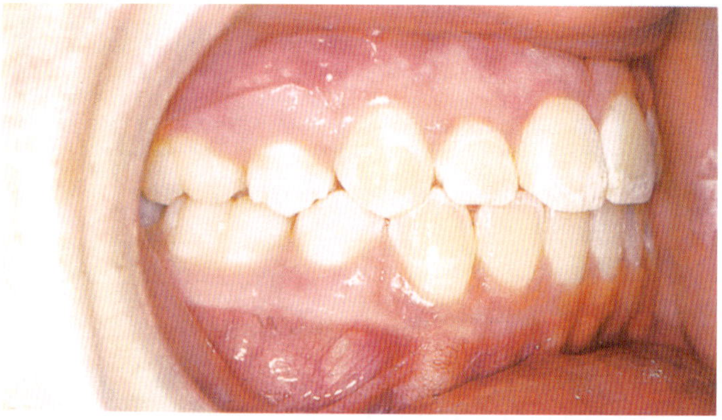

图 9.103

常规的保持，下颌保持器延至第二前磨牙。治疗后的X光片显示第三磨牙有足够的萌出间隙，尖牙和第二前磨牙牙根关系良好。

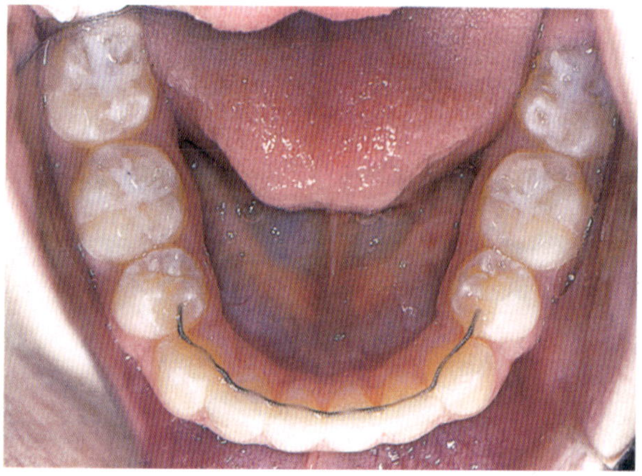

图 9.106

治疗后的面形美观，头影测量值接近正常。

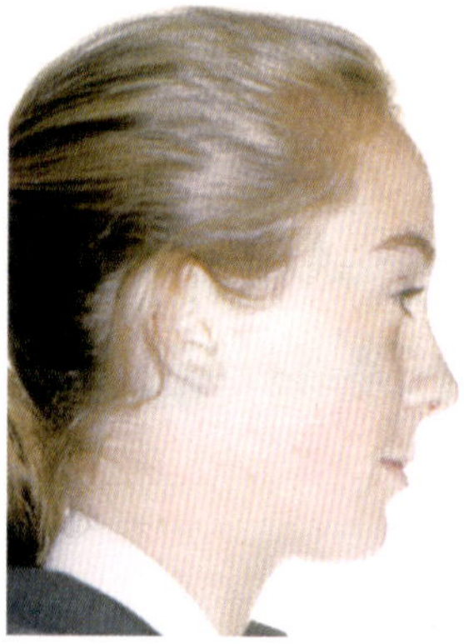

图 9.109

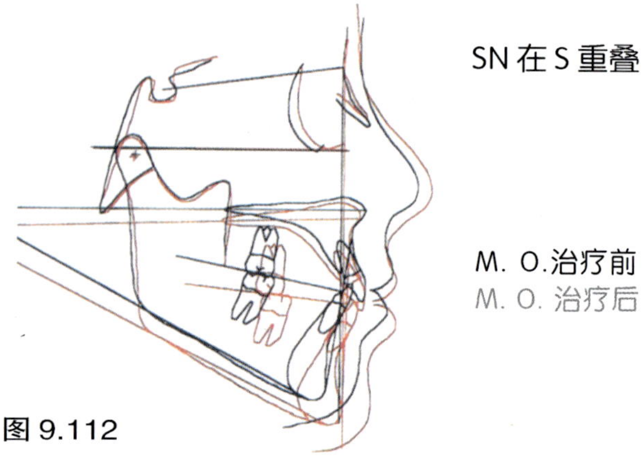

图 9.112

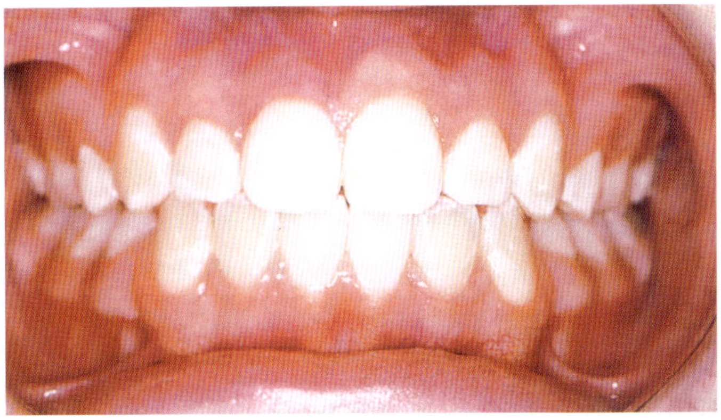
图 9.104

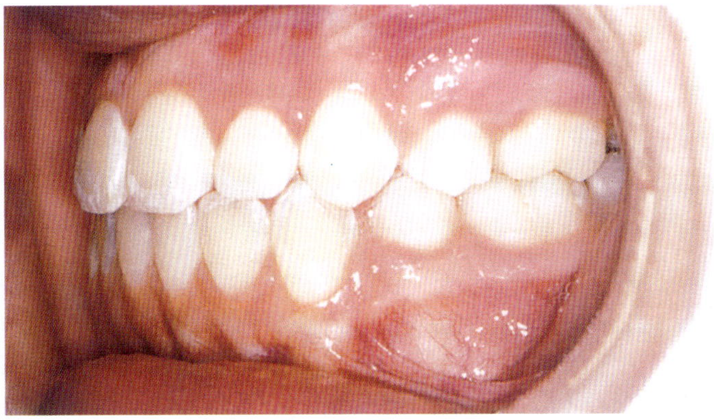
图 9.105

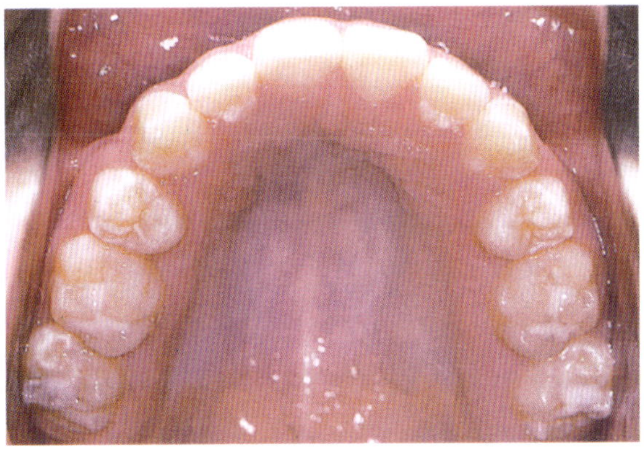
图 9.107

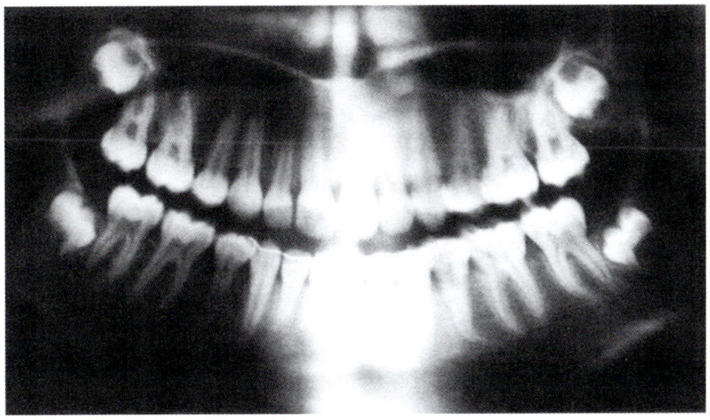
图 9.108

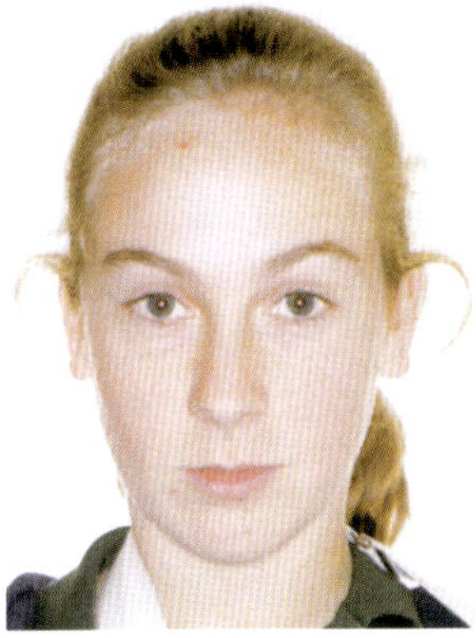
图 9.110

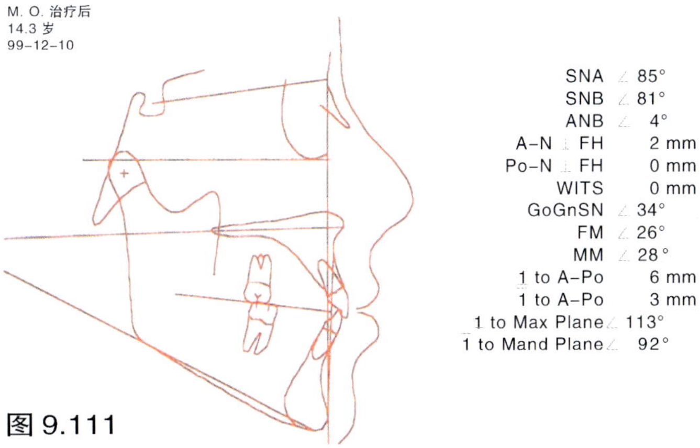

图 9.111

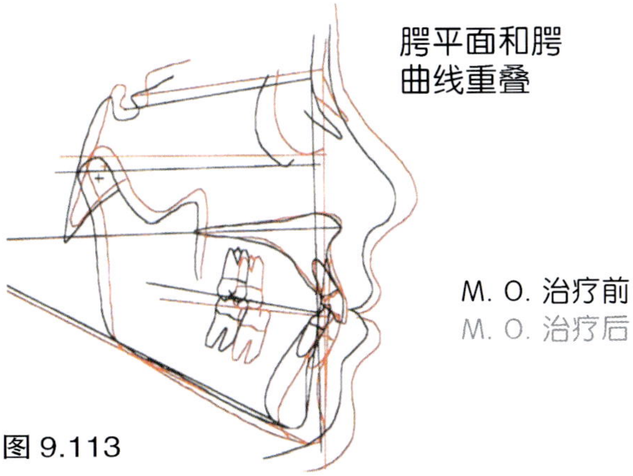

图 9.113

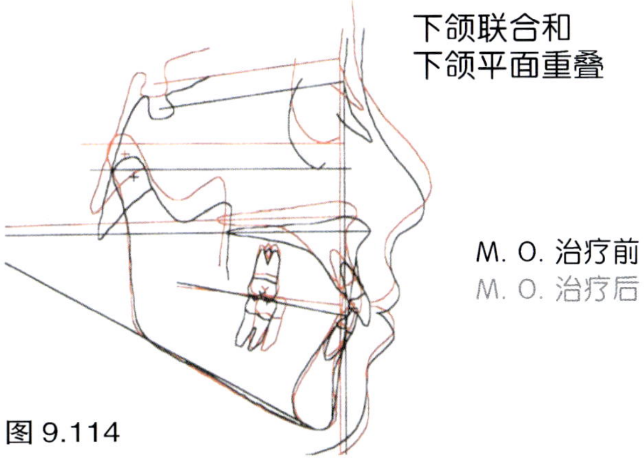

图 9.114

第 10 章

完成阶段

概述

在治疗的最后阶段——完成和精细调整中，重要的是集中精力在治疗目标上。治疗目标如在序言中所述：

- 髁突位于正中关系位
- 健康松弛的肌肉系统
- 达到六项标准的 I 类殆关系
- 理想的功能运动——交互保护殆
- 牙周健康
- 尽可能的美观

用标准方丝弓治疗的患者，完成阶段需要大量的弓丝弯制（图 10.1）。在治疗早期,牙齿移动到所在牙弓中的合理的位置，上下牙弓也大致相互协调。然后，繁杂的精细调整工作开始了，弓丝弯制最好的人取得最好的结果。因此将完成作为一个独立的阶段来讨论是恰当的，这是一个长而具有挑战的阶段。

由于预调矫正器的预置特点（图 10.2），同时由于强调托槽的粘着位置，一旦第一根弓丝结扎入托槽后，牙齿即朝向最终的位置移动。这是一个缓缓向完成阶段过度的过程，结束时仅需要小量的工作。因此正如作者在第一部书中描述的那样，完成及精细调整不再是治疗中独立漫长的阶段，而是治疗早期对病例良好处理的受益期。

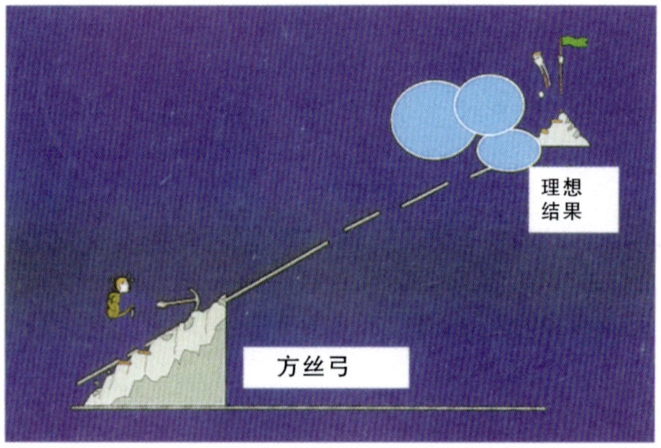

图 10.1 由于需要大量的繁杂的精细调整，标准方丝弓技术很难获得理想结果。

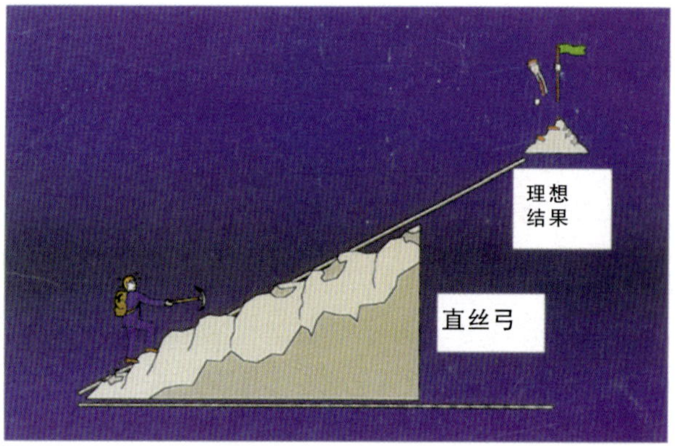

图 10.2 70 年代预调托槽系统的出现，使理想矫治结果的获得较为容易了。

例如，矫正器与矫正医师的技术越匹配，完成阶段需要的工作越少。托槽的位置粘着得越好或者必要时即重粘，完成阶段的工作越少。越注意牙弓的形态和弓丝间的协调，完成阶段的工作越少。越少使用过大的力将牙齿移至不恰当的位置，完成阶段的工作越少，等等。换言之，这是一个逐渐的、进行的变化过程，而不是突然的明确界定的治疗阶段（图10.3）。因此，直丝弓矫正器最大的优点是让我们将完成和精细调整阶段重新定义为：

对完成及精细调整前产生的错误的矫正、必要时的过矫正及尖窝关系的定位。

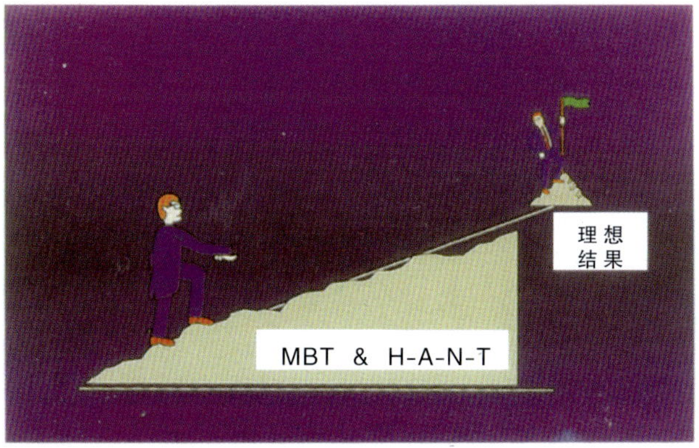

图10.3 MBT™托槽系统和热激活镍钛丝的应用，使技术上得以进一步改进。如果病例在治疗早期处理得好，完成及精细调整就不再是一个孤立而繁锁的阶段。

本章将复习和总结使正畸医生获得良好完成病例的水平向、垂直向及横向因素。在完成和精细调整阶段，牙齿的移动是微小的，用照片很难记录。因此，本章主要用文字而不是图片来解释必要的过程。

在治疗的结束阶段，需要注意考虑以下方面：

- 水平向
- 垂直向
- 横向
- 动态考虑
- 头影测量和美学

水平向考虑

上下颌牙齿的协调

完成阶段的一个主要的考虑是前牙段和后牙段上下牙齿的协调。作者发现大约20%的病例（图10.4）前牙段、后牙段上下牙齿协调很好，不需要调整。然而，在接近完成阶段时，发现60%的患者上颌前牙与下颌前牙相比牙冠较小而无法占据足够的间隙（图10.4）。在以下的情况中可以见到：

- 当要保持正常的覆盖时（3～4mm），上颌后牙间隙关闭困难。
- 前牙覆盖正常，但后牙段为轻中度Ⅱ类关系。
- 要保持正常的覆盖时，上颌前牙段完全关闭间隙是困难的。

作者发现剩下20%的病例（图10.4）上颌牙量大于下颌。这些病例上颌前牙段的牙冠不成比例的大于下颌前段牙量，患者表现为后牙为Ⅰ类关系时前牙覆盖较大。常见于以下情况：

- 上切牙过大的病例；
- 一些上切牙唇倾下切牙舌倾的Ⅲ类病例。

这些病例在完成阶段通过在上前牙段邻面去釉，然后关闭间隙很容易处理。

挑战来自于处理60%的上颌前牙段牙量相对小的病例。在水平向上，这些困难主要和前牙的轴倾、切牙的转矩以及牙齿大小有关（图10.5）。下面将逐一讨论。

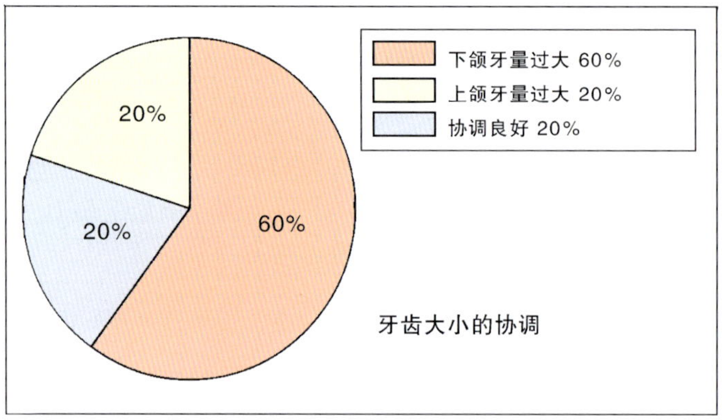

图10.4 牙齿大小的协调。

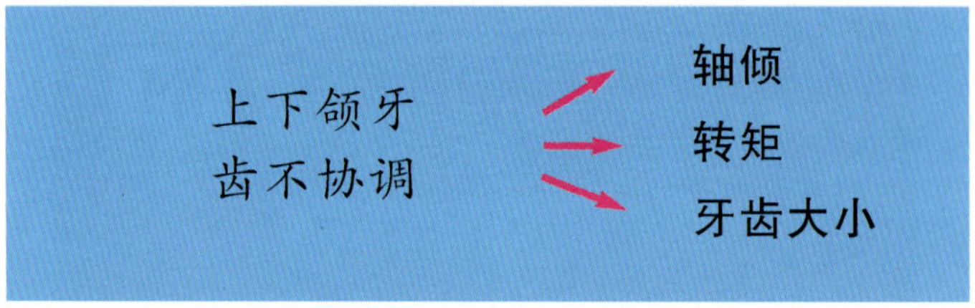

图10.5

建立正确的前牙和后牙轴倾度

轴倾度是预调矫正器的强项之一，尤其在使用宽度合适的双翼托槽时。预置在托槽上的轴倾角几乎毫不费力就能完全表达，通常不需弯制轴倾弯。

然而，标准方丝弓矫正器有两个原因需要弯制第二序列（轴倾）弯曲。第一，在轴倾度为0°的托槽上恰当地移动牙齿，第二，使用较大 的力移动牙齿，需要额外的轴倾度补偿。所以，预调矫正器治疗时，除非使用过大的力，没有必要改变由Andrews未经正畸治疗的正常𬌗所得的轴倾度测量值。这一直是作者们的选择，在发明MBT™矫正器时，相对于研究的数据轴倾度仅做了微小的调整。

托槽的轴倾角是影响每个牙齿占据间隙的主要因素之一。当托槽严格按照Andrews测量的轴倾值时，上颌前牙段共加了40°轴倾角，下前牙段仅为6°（图10.6）。34°的轴倾度的差异增加了上颌前牙段的大小，减小了下颌前牙段的大小。这会有助于改善上述60%的病例牙齿的配合情况。

完成阶段需要评估牙齿的形态。改变桶状和三角形的切牙牙冠的轴倾角时，其占据的牙弓长度无明显改善(图10.7)。 然而，桶状牙冠很罕见。三角形牙冠因为美观问题常被正畸医生改形为更接近方形。所以，除了在治疗设计阶段，牙冠形态很少再成为一个问题。

在设计MBT™上颌前磨牙托槽时，轴倾度依研究测量值做了较小的改动。从2°变到0°。这会有助于牙齿的配合，同时将上颌前磨牙放于更直立的位置上，这样使磨牙关系更易从开始的Ⅱ类关系到Ⅰ类关系。MBT™的下颌前磨牙有2°轴倾，为研究测量值。这有利于前磨牙从开始时的Ⅱ类关系调至Ⅰ类关系。

磨牙的轴倾角上颌为5°，下颌为2°。这一轴倾值使磨牙位置正确，牙尖与𬌗平面平行。在磨牙上使用MBT™ 0°颊管并将带环与牙尖平行粘着可以获得这一轴倾角（第66和67页）。这种位置可使磨牙调至理想的Ⅰ类关系。

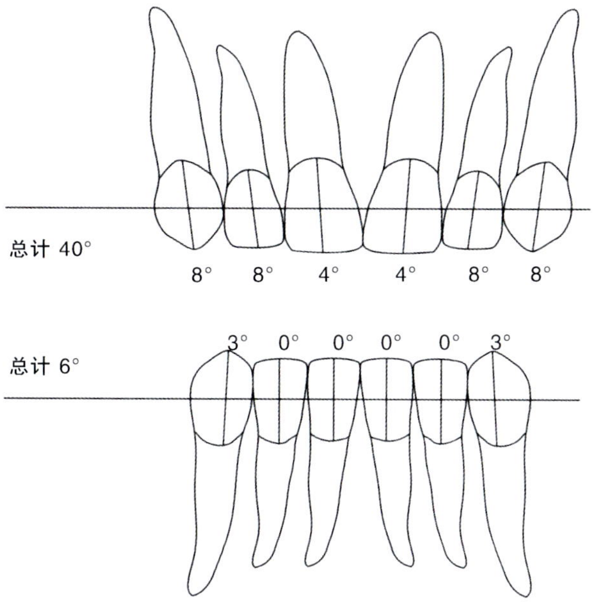

图 10.6 上下颌前牙段轴倾度的差异有助于上颌前段牙冠相对于下颌前段牙冠不能占据足够间隙的病例改善牙齿的协调关系。此组病例占全部病例的60%。

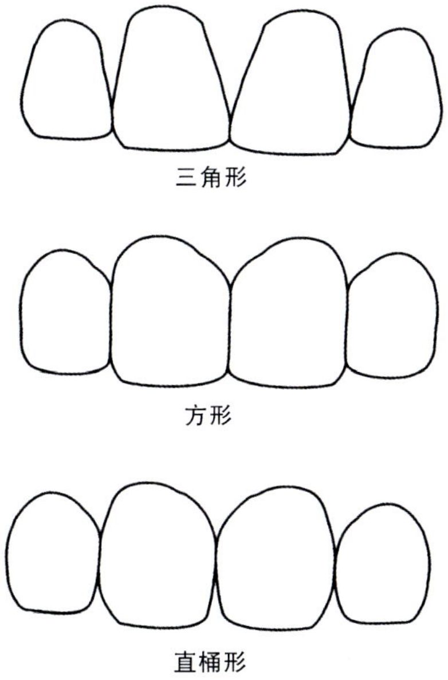

图 10.7 完成及牙齿定位时，应评价牙冠的形状。

提供适当的切牙转矩

转矩的控制是直丝弓系统及任何一种建立在方丝弓托槽基础上的系统的弱项。由于以下3个原因的存在，不可能有一套单一的转矩值能满足所有患者的需要。

1. 一段1mm左右宽的方形不锈钢丝放入同样大小的托槽中，使整个牙根在牙槽骨中移动，这种移动相当困难（图10.8）。
2. 通常不使用与槽沟等粗的弓丝，因为弓丝不能有效地在后牙托槽中滑动。为了使滑动法有效进行，作者在0.022的英寸槽沟中应用0.019英寸×0.025英寸的弓丝。这减小了方丝对转矩控制的效率（图10.8）。
3. 患者上下前牙对转矩的需求差异很大。

在大部分Ⅰ类、Ⅱ类患者，上颌切牙有舌倾的倾向，下切牙有唇倾的可能。Ⅲ类患者存在相反的倾向。由于临床实践中所遇到的大部分患者是Ⅰ类或Ⅱ类病例，正畸矫治器一般倾向于在上切牙托槽上增加额外的根舌向转矩，下切牙托槽上增加额外的根唇向转矩。

当设计MBT™系统时，作者选择了在上颌中切牙上增加10°根舌向转矩，上颌侧切牙上增加7°根舌向转矩，下切牙上增加5°根唇向转矩。研究发现，这些额外的转矩是很有用的。然而，在前牙区仍经常需要在方丝上弯制转矩。在大多数Ⅱ类及很多Ⅰ类双颌前突的患者，在弓丝的上前牙上增加根舌向转矩（可至20°），下切牙上增加10°~15°的根唇向转矩，会有助于治疗。总之，MBT™托槽的转矩特征，加上弓丝上恰当弯制的转矩，使上颌前段所占弓长增大，下颌前段所占弓长减小，有助于改善占60%的那组病例的牙齿协调关系（第194页，病例TC）。

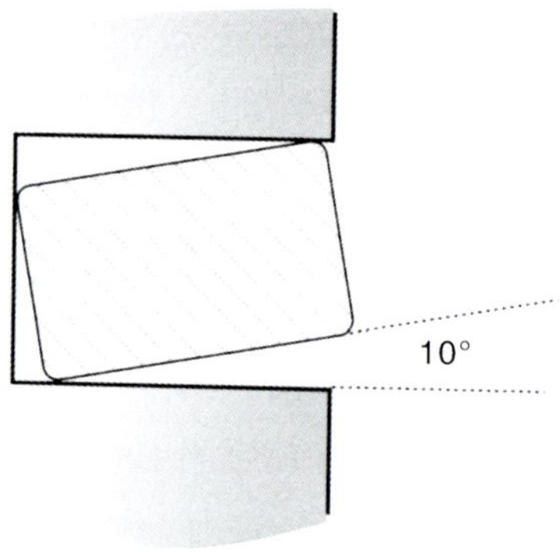

0.019英寸×0.025英寸的方丝放于0.022英寸槽沟中会产生10°自由间隙

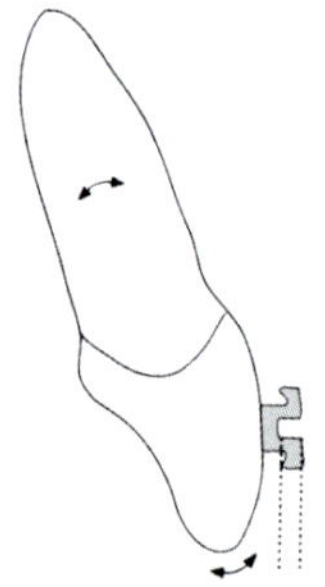

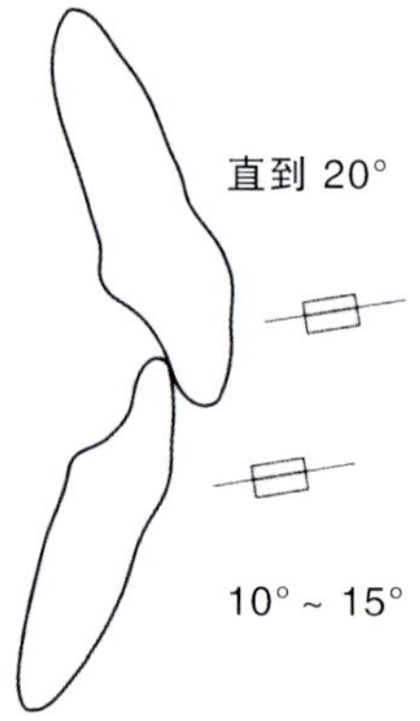

图10.8 由于方形不锈钢丝在托槽中很小，同时由于弓丝与托槽间的"斜坡"，使得预调矫正器系统在转矩控制上不很有效。经常需要在弓丝上的切牙段上弯制转矩。

牙量不调的处理

牙量实际上是获得正常殆的“第七个标准”。很明显Andrews未经正畸治疗的正常殆模型的牙量都是协调的。如果不是，则要么在一个牙弓存在间隙，要么对侧牙弓存在拥挤。

如前文所述，经常出现上颌前牙段相对于下颌前牙段的牙量不足。其常见的原因是牙齿大小不协调。最常见的前部牙齿大小不调包括上颌侧切牙过小或/和下颌侧切牙较大。在后牙段，较小的上颌第二前磨牙常与牙齿大小的不调有关。

牙齿大小不调的分析用Bolton分析[1]。牙齿大小不调的矫正可以通过邻面去釉（通常是下切牙）或/和用修复的方法在对颌（通常是上颌侧切牙）添加牙量来完成。

下颌的牙量过大较常见。如果经Bolton分析证实，建议治疗初期在下颌前牙段进行邻面去釉（第236页，病例MS）。治疗早期很少在上颌前牙段去釉。当进入治疗的完成阶段时，可以评估上颌前段的牙量。如果下颌牙量减小后上颌牙量相对大，可在上颌前部进行邻面去釉。如果在治疗中过早进行上颌牙弓去釉，可能造成上颌间隙，需要用粘接材料修复。

旋转的控制

在完成及精细调整阶段旋转的控制是十分重要的。预调矫正器系统加入了底板厚度的补偿，再加上正确的托槽粘接位置，能有效地控制旋转。最明显的例子是在上颌磨牙托槽上加入了10°的旋转，下磨牙上加了0°的旋转。这种组合有利于上颌磨牙与下颌磨牙咬合在恰当的Ⅰ类关系上。

对Ⅰ类和Ⅱ类患者，将上颌前磨牙的托槽向近中粘接约0.5mm是有利的。这使上颌前磨牙的颊尖向远中旋转，获得Ⅰ类磨牙关系，腭尖向近中旋转以利于与对颌的中央窝咬合得更精确。如果前牙在治疗开始时存在扭转（图10.9），将托槽稍稍向扭转侧粘接有助于扭转的矫治（第61页）。此外，将下颌尖牙托槽稍向近中粘接，使尖牙的近中稍稍向外旋转可以与下颌侧切牙远中有更好的接触。

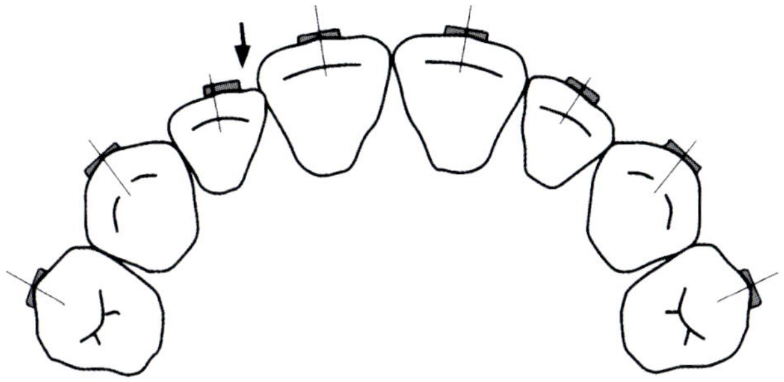

图10.9 治疗开始时精确的托槽粘接有助于完成阶段旋转的控制。

已关闭间隙的保持

在完成阶段保持间隙的关闭是重要的，尤其是拔牙病例。这可以通过应用被动结扎在方丝阶段来保持（图10.10），或用尖牙向后结扎在细丝阶段保持。拔牙病例尖窝关系定位阶段，将拔牙隙两侧牙齿做"8"字结扎可保持间隙的关闭。同时，在其它所有难于关闭间隙的部位，在尖窝关系定位时，都要使用8字结扎或轻力弹力链保持间隙的关闭。应用这些简单的方法就能防止完成阶段间隙重新出现。

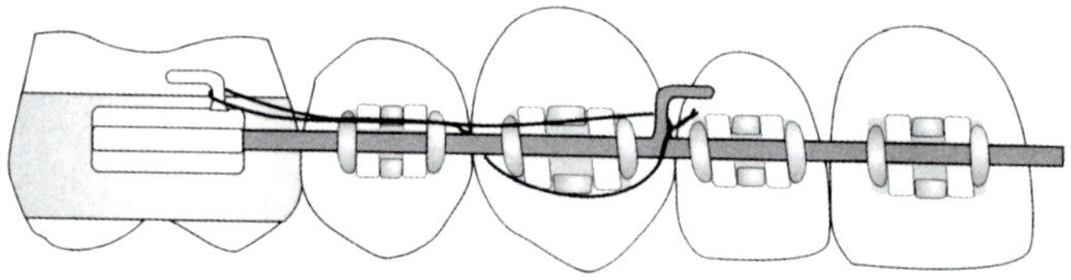

图 10.10 在应用方丝阶段用结扎丝被动结扎可以保持间隙的关闭。

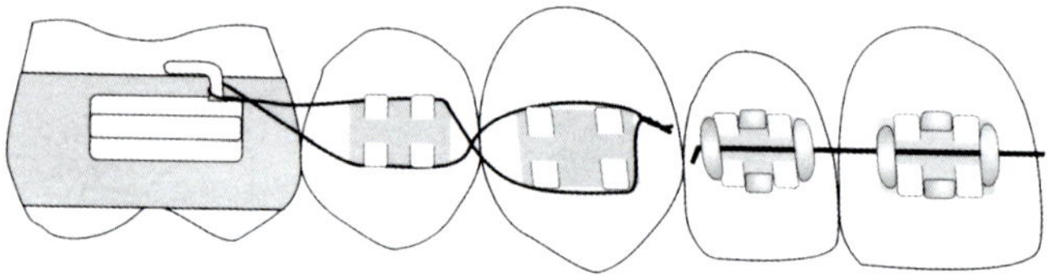

图 10.11 前磨牙拔除病例，尖窝关系定位阶段，拔牙隙两侧牙齿的8字结扎可以避免间隙的重新出现。

水平向过矫正

Ⅱ类和Ⅲ类错𬌗有必要在水平向上过矫正。在治疗的完成阶段，应用Ⅱ类或Ⅲ类牵引或头帽等方法彻底矫治牙齿的近远中向关系是重要的。治疗完成后，可以不再使用或部分时间使用这些方法。观察患者6～8周。如果稳定，可以去除矫治器。如果不稳定，这些病例需要在水平向过矫正。

Ⅱ类患者可以让前牙切对切并保持6～8周（图10.12）。然后，去除牵引或仅夜间戴用，观察牙齿的定位情况。

Ⅲ类患者水平向上可以有2～3mm覆盖的过矫正，然后像Ⅱ类病历一样保持或观察。

即使非常小心地遵循过矫治的原则，保持阶段仍可能出现问题。这可能是由于后期异常的生长或重新建立的舌或吮指习惯引起。这些都需要向患者解释，并在保持期间定期复诊。

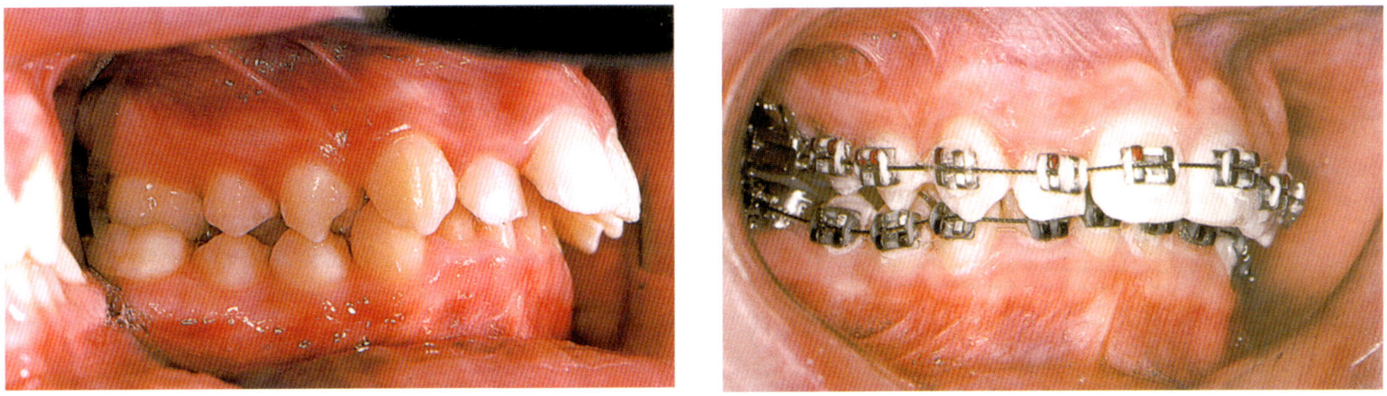

图 10.12A 和 B Ⅱ类 1 分类低角病例未用头帽，但拔除了上颌第二前磨牙。采用金属标准托槽。图示患者治疗前以及放置上下颌第一根 0.015 英寸多股麻花丝后。

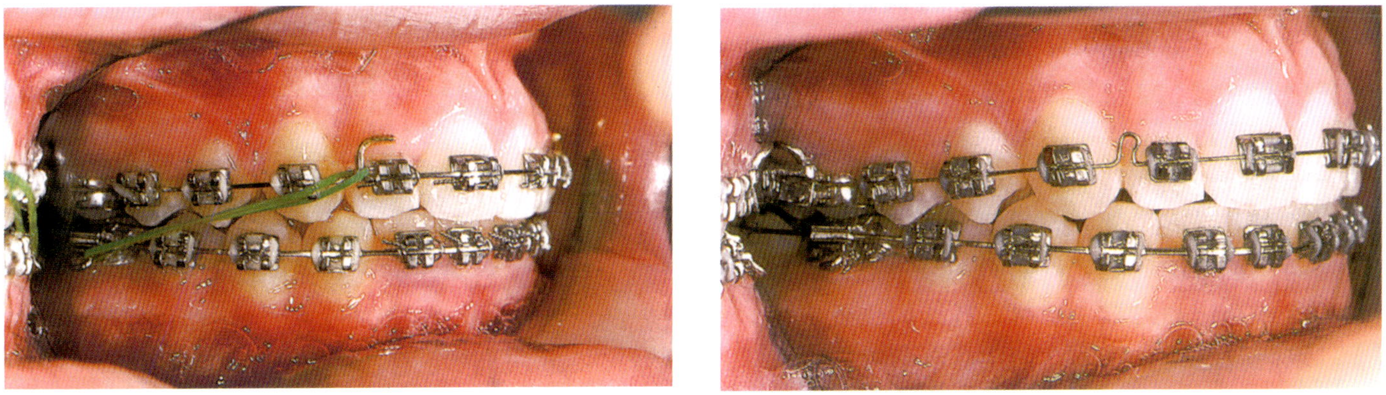

图 10.12C 和 D 上下颌不锈钢方丝和Ⅱ类牵引矫治覆盖。完成阶段时，上颌 0.014 英寸圆丝和轻力Ⅱ类牵引保证覆秴和覆盖的过矫正。

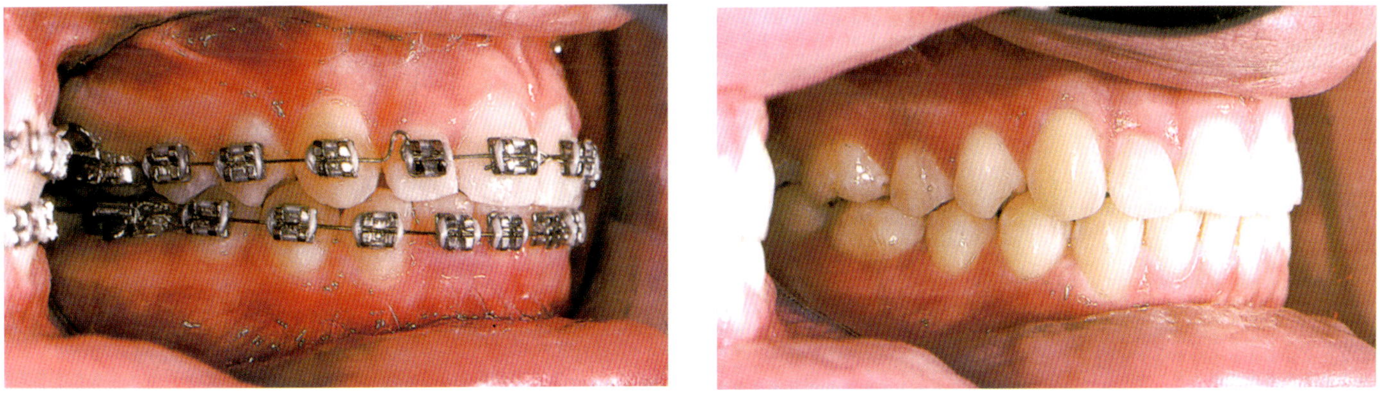

图 10.12E 和 F 经过一段时间的尖窝关系定位，矫治器去除之前。最后，矫治器去除 18 个月后，尖窝关系的定位良好，口腔卫生改善。

垂直向考虑

矫正牙冠高度、边缘嵴位置和接触点

牙冠的垂直向位置、边缘嵴关系和接触点的矫正应在热激活镍钛方丝阶段完成。如果没有做完，必须在完成及精细调整阶段去除托槽之前不久完成。但这并不能保证牙齿垂直向位置的稳定。在去除矫正器1～2年之前矫正这些关系稳定性会更好。治疗早期托槽位置的准确是稳定的关键。

作者在托槽粘着章节（第62页）详细讨论了确定托槽垂直向位置的方法。托槽高度定位表已经用了6年，并被证明很有效，使重粘托槽的必要性减少了大约50%，并增加了治疗的效果和稳定性。

如前所述，上颌尖牙和下颌第一前磨牙的牙尖常常又长又尖，这种牙齿托槽的位置应向龈方移动0.5mm。这会减少治疗结束时尖窝关系定位的需要或精细调整曲的弯制（图10.13）。

在托槽定位表上后牙的数值（第63页）是正常边缘嵴、正常位置的牙齿的平均数。然而，对于牙尖异常或边缘嵴异常的后牙，托槽的位置应稍做调整，以适应这些变异。在使用热激活镍钛方丝阶段时很容易看出是否需要进行这种调整。届时，可以重新粘着托槽矫正边缘嵴。

有时在治疗完成阶段需要在做小量的弓丝弯制矫正不正常的托槽位置，但是，在治疗接近结束时使用这种方法不太稳定。在治疗早期调整托槽垂直向位置会好得多。

Spee氏曲线的最后调整

低角病例

在多数均角和低角病例中，整平整个Spee氏曲线是有利的。完成这个过程需要在第二磨牙上放置托槽或带环。这些病例如果不完全整平Spee氏曲线，下颌切牙将咬合在上切牙腭侧的偏龈向。这种情况下将很难甚至不可能完全关闭上牙弓间隙并保持间隙关闭。只有咬合适当地打开且Spee氏曲线平整，才可能完全关闭上颌间隙并保持稳定。在保持期间覆𬌗有加深倾向的患者应考虑使用附上颌平导的保持器。这种类型的复发可能伴随上颌牙弓的间隙和/或下牙弓的拥挤。

高角病例

有开𬌗倾向的高角病例需谨慎处理。这些病例的牙弓后部尤其是第二磨牙区保留Spee氏曲线是重要的。这样可保持前部咬合的关闭。这些病例完全整平Spee氏曲线，有造成前牙开𬌗的危险。对于生长接近完成的患者前牙开𬌗很难甚至不可能完全关闭。

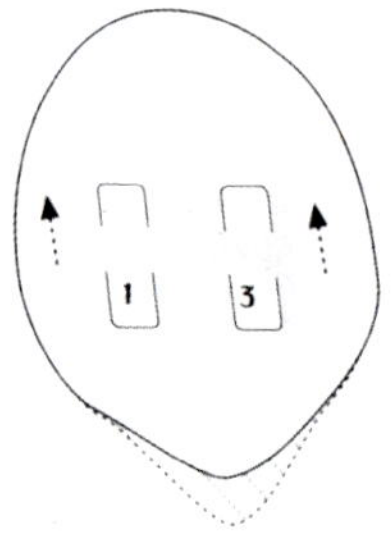

图 10.13 正确的托槽位置会减少治疗末期弯制精细调整曲的需要。

深覆𬌗和开𬌗病例的垂直向过矫正

过矫正对深覆𬌗和开𬌗病例是有利的。这个过程开始于托槽粘着。开𬌗病例的前牙托槽应向龈方0.5mm，深覆𬌗病例向𬌗方0.5mm移动（第65页）。这大大有助于过矫正。

在深覆𬌗病例，如果第二磨牙加入矫治器中，用平直的不锈钢方丝整平Spee氏曲线会产生有效的咬合打开。如果用平直方丝不能打开咬合，可以在弓丝上加打开咬合曲线。这可以迟至完成阶段，但一般都在早些时候解决。在深覆𬌗病例治疗接近完成时，患者的覆𬌗为1～2mm。然而，最终一般会定位在3～4mm。附平导的上颌保持器会有助于防止该类患者随后所产生的咬合加深。

开𬌗病例对正畸医师是一个较大的挑战。在治疗的完成阶段，评价舌的位置和舌习惯是很重要的。希望能尽早发现这些问题，如果习惯尚未被矫正应开始肌功能训练。这些病例保持阶段使用正位器有助于开𬌗的关闭。如果应用传统的上颌保持器，应在腭部自凝塑料上留一小孔帮助舌定位。这样，有些患者可以在吞咽和其他功能运动时，将舌尖放于腭顶部从而调整舌的位置及活动。然而对有些病例，无论患者及正畸医师如何努力，舌仍会回复原来状况。治疗前应告知患者这种可能性。

横向考虑

弓形

如果一种弓形用于所有患者，处理弓形问题就很有效率。然而这样不能获得精确性和稳定性。较好的处理弓形问题的关键是效率和精确性的平衡。第四章介绍的弓形系统包括以下内容：

- 从圆丝到热激活镍钛方丝阶段用3种牙弓形态的标准模板（方形、尖形和卵圆形）。这是治疗早期弓形处理的有效方法。
- 放入不锈钢方丝之前，用蜡片沿下颌牙弓压在托槽上。不锈钢方丝的形态依据蜡片的形态，并参考患者的下颌研究模型进行评估和调整。这就成为患者的个体牙弓形态（IAF）。这个简单的技术提供了精确的弓形系统。
- 在最后的治疗过程中，使用细丝（和不锈钢方丝相对）以允许病例尖窝关系的定位。这个技术将在本章的结尾介绍。

上下颌弓丝的协调

对所有尺寸的弓丝，一旦下颌弓形确立，上颌的弓形应和下颌协调。一般做法是调整上颌弓丝使前部和后部均宽于下颌3mm。这有助于建立前牙和后牙3mm的覆盖关系。考虑到后部的转矩（见下），对大多数患者上颌后部的弓丝调宽5mm是有利的。如果在治疗中一直遵循此原则，完成阶段很少再需要调整弓丝的协调。

一些病例在接近治疗结束时会出现后牙段稍窄，此时可用0.045英寸的辅弓，辅弓与上颌弓形协调，每侧宽出6mm，放于口外弓管中（第82页）。这种辅弓或“骑师弓”（jockey wire）在完成阶段处理上颌宽度稍稍不足时很有效。

建立后牙的转矩

如第2章（第33页）所述，下后牙渐进性的根颊向转矩已经加在矫正器设计中，这是个显著的改进。当不锈钢方丝放入托槽中时，下颌后牙段向较直立的位置移动，提供了一个比较平缓的Wilson曲线（图10.14）。这使下颌牙弓有轻微变宽的趋势。然而，如果根据下颌的基骨而保持弓形，这种效果很小。一般来说，是下后牙的根舌向移动离开骨皮质，而不是牙冠向颊侧移动。

上颌尖牙和前磨牙上有 -7° 的根转矩，这将它们放于相对于下颌的理想位置。与研究结果相比，上颌磨牙托槽已加入额外的根颊向转矩，这使它们的位置更恰当。然而，仍有很多病例上颌弓丝的后牙段需要再加上额外的根颊向转矩。由于上颌磨牙的解剖，上颌骨应具有足够的的宽度以避免颊根与皮质骨接触（图 10.15）。如果发生这样的情况，上颌后牙段建立正常的根颊向转矩是不可能的。

最后，上颌应用0.045英寸的“骑师弓”放于口外弓管中（第82页）对很多病例是有利的。辅弓的扩弓效果出现后，可以去除辅弓，并在不锈钢方丝上加上额外的根颊向转矩。这使后牙移入较恰当的位置。然后，在完成阶段的末期尖窝关系定位时，上颌后牙通常与下后牙咬合很好。

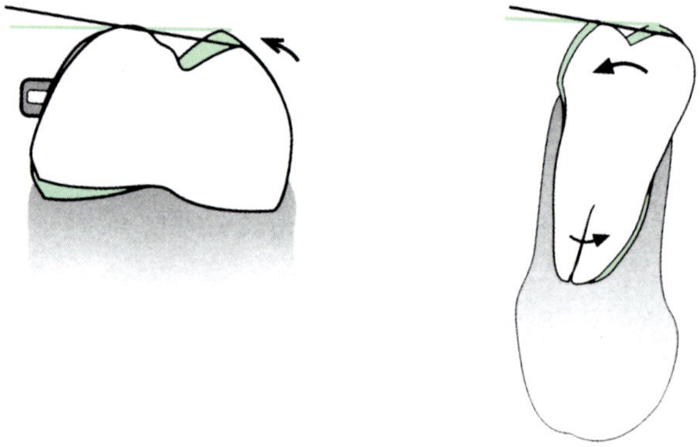

图 10.14 在转矩矫正时，如果保持下颌弓形与下颌基骨一致，下颌后牙的根舌向移动离开骨皮质，牙冠稍向颊侧移动。

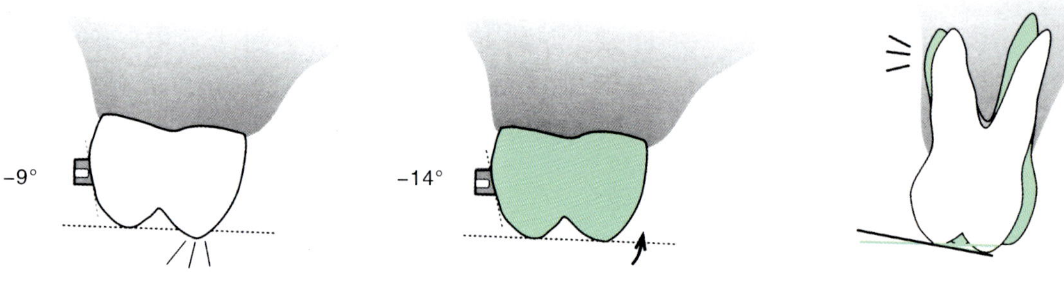

图 10.15 上颌磨牙区应有足够的骨质以获得正确的根颊向转矩。

横向过矫正

上颌狭窄的病例应恰当的过矫正并在此位置保持一段时间。上颌可开展到上后牙舌尖与下后牙颊尖相接触（图 10.16A）。最好在正畸综合治疗之前 1～2 年进行扩弓并用腭杆保持。这样常能保持稳定。

如果扩弓在正畸治疗开始时进行，扩弓后应放置腭杆。腭杆可以放至不锈钢方丝放入后。不锈钢方丝有足够的硬度保持扩弓的效果。上后牙托槽的转矩以及弓丝上加的额外根颊向转矩，有利于后牙恰当的定位。

动态考虑

确立正中关系并检查功能运动

治疗开始时在正中关系位置评价正畸病例是很重要的。否则会出现重大误诊。在整个正畸治疗过程中需要监控此位置，并在完成阶段重新评价下颌位置（图 10.16B）。

有的病例可能需要进一步的治疗，如在完成之前使用颌间牵引。若患者𬌗关系为Ⅰ类，髁突位于正中关系，则应再检查前伸和侧方运动是否存在干扰。在前伸运动中，下颌8个最前部的牙齿应当与上颌6个最前方的牙齿接触，后牙无接触。在侧方𬌗时，患者应有尖牙保护𬌗，前牙稍有接触，工作侧及平衡侧后牙均无接触[2]。

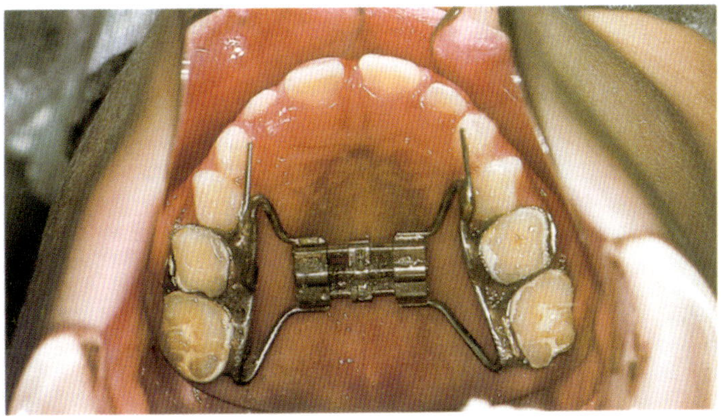

图 10.16A 上颌狭窄的病例可以在替牙期用快速腭开展。扩弓效果用腭杆保持，这有助于上颌后牙获得恰当的根颊向转矩。

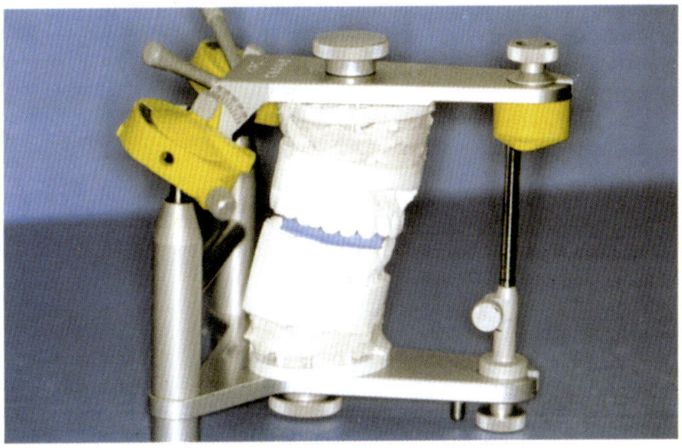

图 10.16B 完成阶段开始时，可用模型上𬌗架重新评价下颌位置和检查功能运动情况。

检查颞下颌关节紊乱

正畸治疗前应当记录颞颌关节（TMJ）功能紊乱的证据并将现状告知患者。无症状的弹响，正畸治疗前一般不治疗，但需要在正畸治疗中监控。如果存在肌肉的不平衡和/或疼痛，正中关系位就不能准确地记录，那么在正畸治疗前需要戴用𬌗板治疗或物理疗法。在患者稳定后才开始正畸治疗。

患者在正畸治疗中也需监测，以防产生TMJ症状。如果这些症状开始出现时即得到了控制，在真性内部紊乱形成之前，正常的TMJ功能会重新建立而不产生永久的损害。但如果症状发展了，在解决TMJ问题时最好停止使用所有的力，如头帽、牵引皮圈等。要求患者进软食，并用保守疗法处理症状。

如果症状持续，应开始𬌗板或物理治疗，并将正畸治疗推迟一段时间。然后大多数患者可以恢复常规的正畸治疗。一般认为髁突在关节窝内的中央是正畸治疗中建立起来的最有利的位置。髁突位置的临床评估可以用下颌定位技术或正确的X线断层片。虽然一些临床医师认为X线断层片对所有病例都很重要，但作者并不作为常规拍摄，除非有关节症状。

多数患者治疗完成阶段可以小量调整髁突及下颌位置。例如当患者表现出髁突向前滑动伴有髁突前位时，继续使用一段头帽和Ⅱ类牵引将有助于消除向前滑动使髁突回到关节窝中（图10.17）。

相反，如果患者表现出髁突后位而没有明显的向前滑动，使髁突稍向前滑动回到正常的位置是有利的。这可以通过停止使用Ⅱ类牵引或头帽或者使用Ⅲ类牵引完成，这对于Ⅲ类生长趋势的患者尤其重要（图10.18）。

最后，髁突在合适的中央位置且牙齿在Ⅰ类关系定位下来，即可去除矫正器。这可以使患者正畸治疗后颞颌关节发育和功能正常。在治疗的保持阶段，应监测患者以确定是否有颞颌关节症状发生。正畸医师不能预测患者将要发生的物理和感情的压力，但确可以提供一个最满意的结构环境以抵抗这些压力。

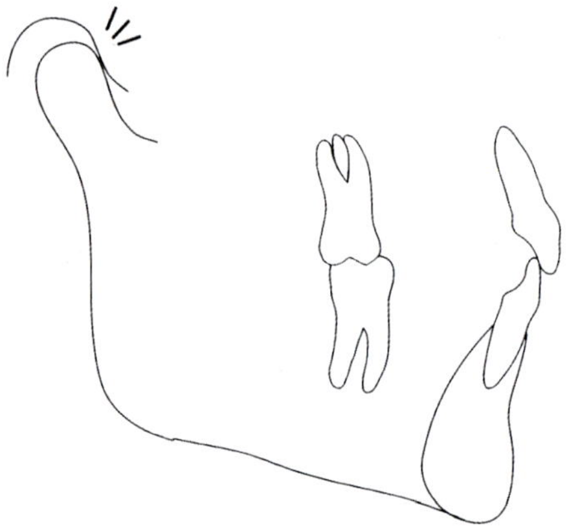

图10.17 如果患者表现出髁突前滑伴随着髁突的前移位，使用头帽和Ⅱ类牵引有利于髁突进入关节窝。

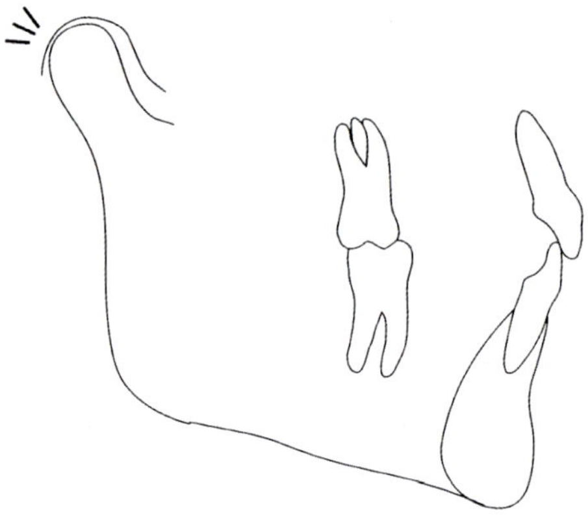

图10.18 如果患者的髁突明显后位，应进一步治疗以达到较正中的位置。

头影测量及美学考虑

在治疗中期拍摄头颅片确定骨骼、牙齿及软组织的治疗进展很有帮助。治疗中的头颅片可以在治疗期间重新评价支抗因素和修订治疗计划。对一些病例有必要拍摄治疗结束的头影测量片。这应该在去除矫正器前3～4月拍摄，而不是在治疗后。在治疗完成后拍摄头颅片，对以后病例学习及评价治疗成功和失败上是有用的，但对患者却没有特殊的好处。最好在矫正器去除之前拍摄头颅片，这样如果需要可以为患者达到计划的切牙位置和其他矫治目标而矫正牙齿位置（第166页）。

治疗中和治疗后的头颅片中主要评价软组织面型、切牙的近远中向位置、切牙的转矩、患者下颌平面角的变化、垂直向发育或者被限制的程度以及水平向、骨骼及牙齿的矫治进展。包括将治疗中和治疗结束的头颅片与治疗前的头颅片重叠，精确确定发生的变化。

如果治疗计划以Arnet分析法[3]（第163页）为基础，在治疗结束阶段矫治器去除前，可评价5个牙－骨结构（图10.19）。Arnet牙骨骼理想值为：

	女性	男性
• MxOP	95.6 ± 1.8	95.0 ± 1.4
• Mx1 至 MxOP	56.8 ± 2.5	57.8 ± 3.0
• Md1 至 MdOP	64.3 ± 3.2	64.0 ± 4.0
• 覆盖	3.2 ± 0.4	3.2 ± 0.6
• 覆𬌗	3.2 ± 0.7	3.2 ± 0.7

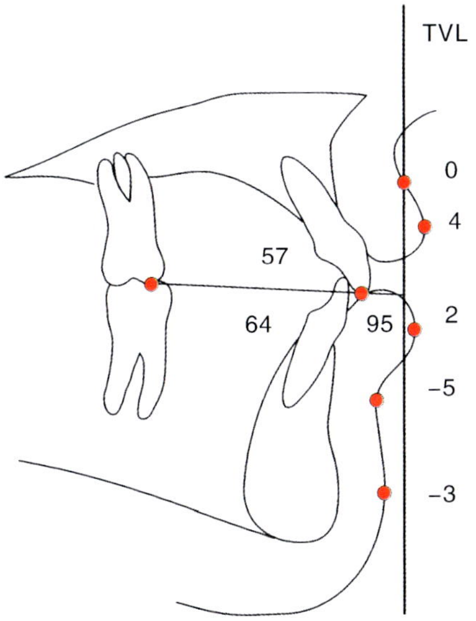

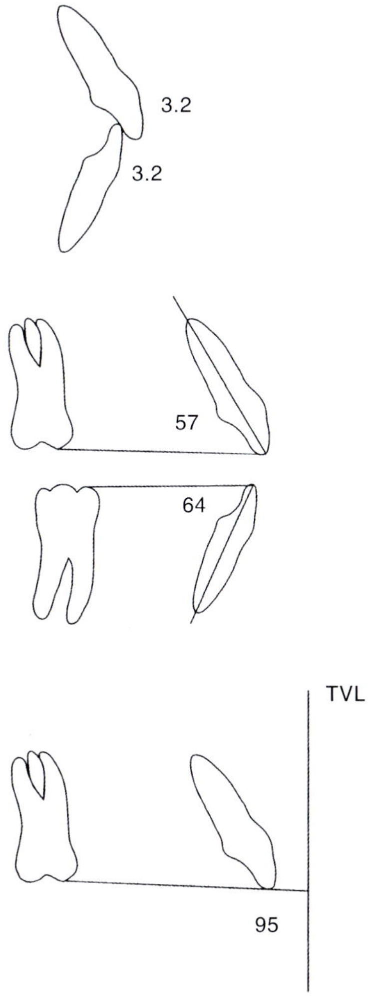

图 10.19 治疗结束阶段，可用Arnet分析法评价侧貌和牙－骨骼结构。如果需要，正畸医生可以很有效地改变前牙的转矩和覆𬌗/覆盖，但却不太能影响上颌𬌗平面相对于铅垂线（TVL）的位置关系。

完成的最后阶段——尖窝关系的定位

在覆殆控制、近远中向矫正和间隙关闭时需要不锈钢方丝，但是在治疗的结束阶段尖窝关系定位时使用却受到限制。尖窝关系定位时应当使用细丝。下颌一般应用0.014英寸或0.016英寸的与患者个体的牙弓形态一致的热激活镍钛丝。上颌可用从侧切牙到侧切牙的0.014英寸的圆丝片断弓。必要时这些弓丝上可以同时使用垂直三角牵引以使尖窝关系定位。托槽粘着得越好，这样的垂直牵引需要得越少。尖窝关系的定位阶段应保持所有的托槽和带环，这样，一旦出现不期望的变化即可以被矫正。

经过这样的处理，在矫治器去除之前，牙齿就会逐一地定位在它们最终的位置上。尖窝关系定位阶段，应间隔2周复诊一次。前2周可以全天戴用牵引皮圈，如果有效，后2周改为夜间戴用。然后计划去除矫正器。

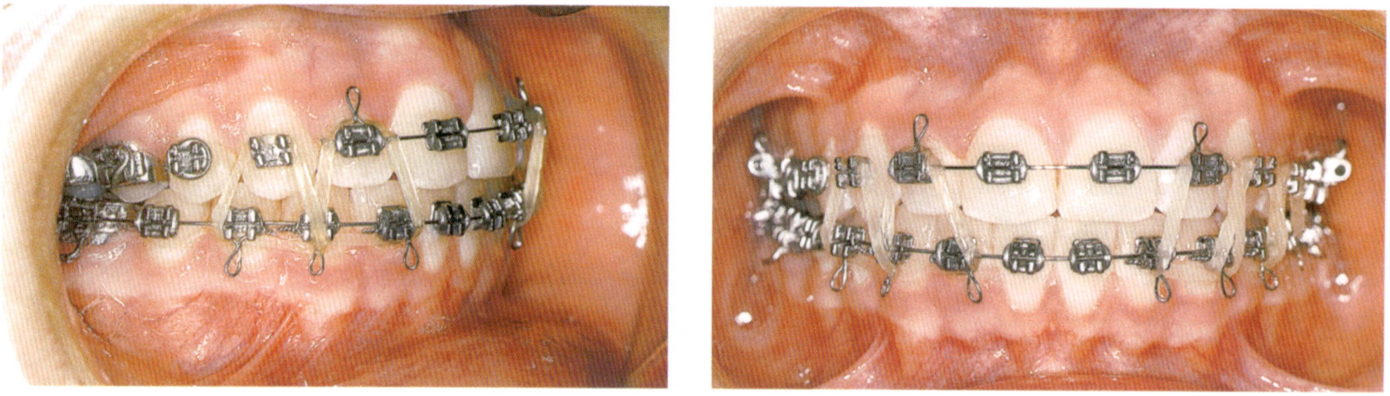

图 10.20　需要尖窝关系定位时，可以用轻力垂直三角牵引。如果托槽粘着位置准确，很少需要这种牵引。

常规的尖窝关系的定位技术有如下的一些变化：

- 如果上颌尖牙唇向错位，片断弓应延伸至尖牙，保持其位置。
- 如果上下颌前牙区治疗前存在间隙，应当用弹力线或结扎丝将前牙轻扎在一起（图10.21）。
- 拔牙矫治时，用跨越拔牙区的8字结扎保持间隙的关闭。
- 如果做了腭中缝开展，在尖窝关系定位阶段，用一附0.018英寸的伸向牙龈区域的邻间沟的活动腭板，保持扩弓效果（图10.22）。
- 中度和重度Ⅱ类1分类病例完成时，不宜使用上颌前部片断弓，因为覆盖会有些复发。在这种情况下，尖窝关系的定位用0.014英寸的全弓丝（第210页，病例DO），并在磨牙的远中做末端回弯。这可以控制覆盖但是一定程度上影响了后牙段的尖窝关系的定位。当个别牙齿需要定位时，可以在弓丝上弯曲。
- 如果确定尖窝关系定位的时间超过6周，最好在这段较长的时间中保留下颌的不锈钢方丝。这会有助于保持下颌牙弓形态。例如，较困难的后牙开骀，尖窝关系定位的时间较长。当估计还剩4～6周治疗时间时，下颌可以换成0.014英寸或0.016英寸的热激活镍钛丝。

偶尔尖窝关系定位不能如期进展，有必要更换回不锈钢方丝。有时还可能需要重粘托槽使牙弓重新整平并恰当地定位。当然这应在治疗早期完成，但是治疗完成阶段偶尔也可能需要。一旦正畸医师满意了牙齿的尖窝关系，可以取保持器印模并计划去除矫正器。

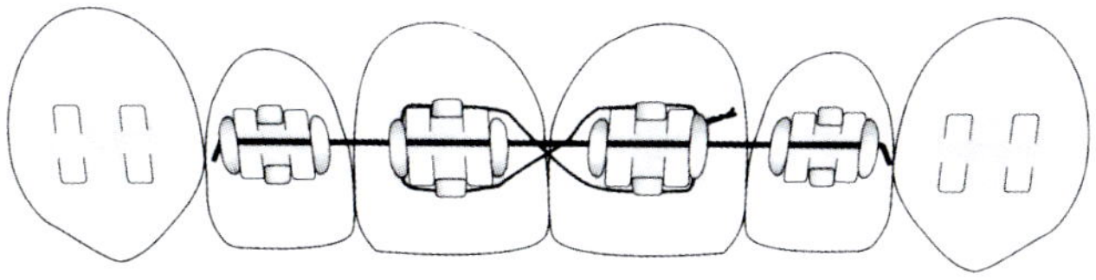

图10.21 如果治疗前存在切牙中缝，尖窝关系定位期需要将切牙轻扎在一起。

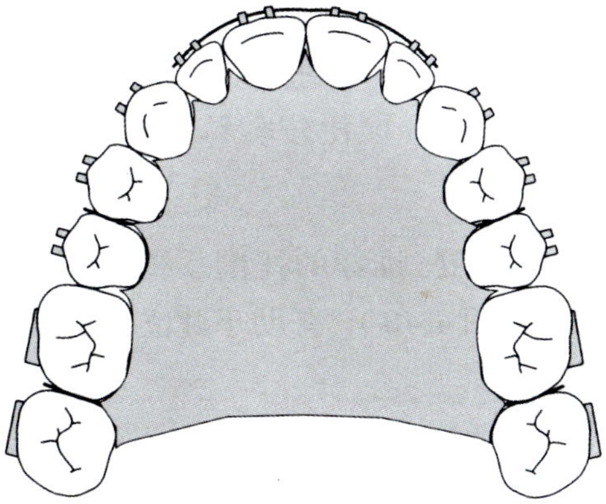

图10.22 尖窝关系定位期间，用活动腭板保持上颌扩弓效果。

完成ABO的要求

2000年7月美国正畸协会（ABO）出台了关于模型和曲面断层[4]的要求和分级系统。作者希望本书能对读者达到美国正畸协会的要求有所帮助。

美国正畸学会强调了牙殆模型自我评价的7项标准。有趣的是这7个标准与本章叙述并贯穿全书的完成目标非常接近。任何需要展示的病例，在治疗结束阶段矫正器去除之前，应取阶段模型，按照美国正畸学会的标准检查。具体如下：

- **牙齿排列** 几乎80%的排列不齐发生在侧切牙和第二磨牙区。准确地粘着托槽（第61、66、67页）能避免这种错误。
- **边缘嵴** 使用托槽定位器及托槽高度定位表（第62～65页）有助于增进边缘嵴的垂直关系。第一磨牙和第二磨牙区比较容易出现问题，应多加注意。
- **颊舌向倾斜度** 推荐的托槽系统的转矩特性（33页和89页图4.40），有助于建立正确的磨牙区颊舌向倾斜度。
- **殆关系** 用Angle的分类评价磨牙、前磨牙和尖牙的关系。要求牙齿的轴倾度、转矩角、牙齿大小协调（第282页），才能获得Ⅰ类关系，这是贯穿本书的中心。
- **殆接触** 在垂直牵引的帮助下后牙常可以获得良好的咬合接触（第294页）。另外，制作精良的定位器也可以有助于获得美国正畸学会要求的良好的尖窝关系的定位。最常出现问题的部位是上下颌第二磨牙[4]。
- **覆盖** 第7、第8章中回顾了矫正覆盖的方法。仍然需要注意轴倾度、转矩角和牙齿大小。
- **邻面接触** 介绍了关闭间隙（第254页）和完成阶段保持间隙关闭（第286页）的方法。成年拔牙病例尤其应该注意（第268页）。

最后，用曲面断层检查牙根的位置情况，发现MBT™系统的牙根尤其是尖牙的牙根位置符合美国正畸学会的要求。

（李巍然 译）

参考文献

1 Bennett J, McLaughlin R P 1997 Orthodontic management of the dentition with the preadjusted appliance. Isis Medical Media, Oxford (ISBN 1 899066 91 8) pp. 50-51. Republished in 2002 by Mosby, Edinburgh (ISBN 07234 32651)

2 Bennett J, McLaughlin R P 1997 Orthodontic management of the dentition with the preadjusted appliance. Isis Medical Media, Oxford (ISBN 1 899066 91 8) pp. 200-205. Republished in 2002 by Mosby, Edinburgh (ISBN 07234 32651)

3 Arnett G W, Jalic J S, Kim J et al 1999 Soft tissue cephalometric analysis: diagnosis and treatment planning of dentofacial deformity. American Journal of Orthodontics and Dentofacial Orthopedics 116:239-253

4 The American Board of Orthodontics Calibration Kit. July, 2000

病例MB

需要上切牙转矩及下切牙去釉的高角非拔牙病例

女性非拔牙病例，12.11岁，高角型（MM角37°）。

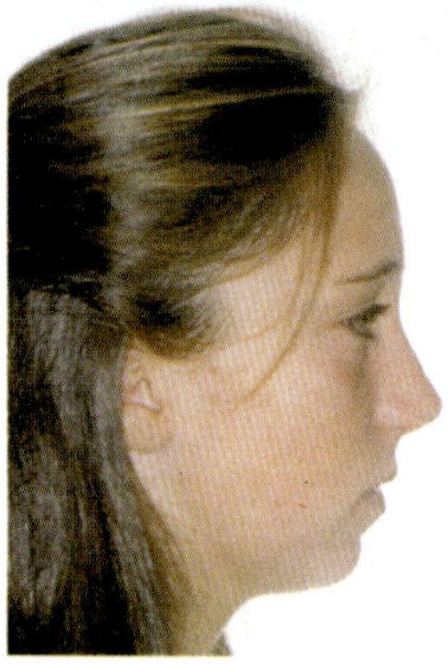

图 10.23

磨牙关系右侧为远中4mm，左侧远中2mm。除左上第三磨牙之外，所有牙齿发育正常。牙弓形态为卵圆形。决定不拔牙矫治，上颌前牙加转矩，下颌切牙邻面去釉。

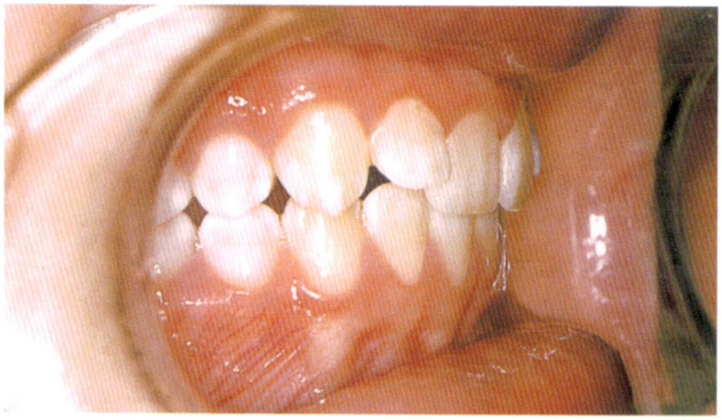

图 10.26

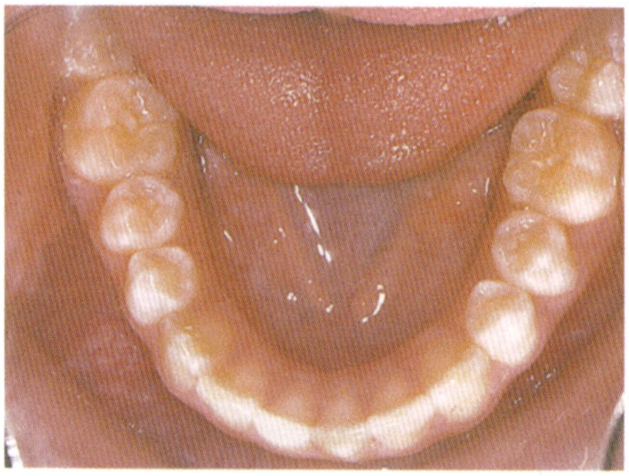

图 10.29

标准金属托槽，0.016英寸热激活镍钛弓丝排齐牙列。要求患者晚上和夜间戴用头帽。下前牙的邻面去釉推迟到上下前牙的转矩正常后再进行，这样可以有利于决定去釉的量。

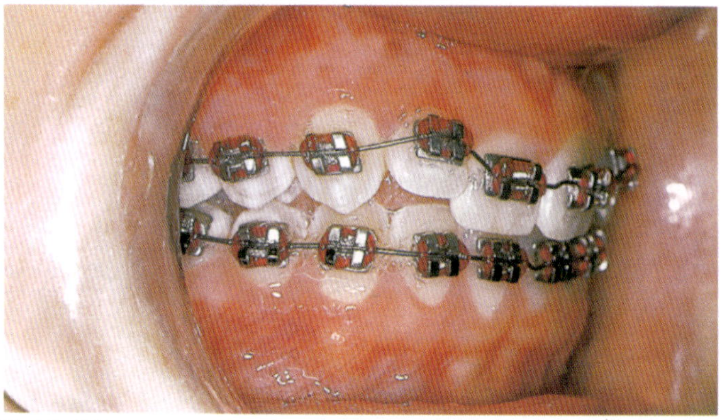

图 10.32

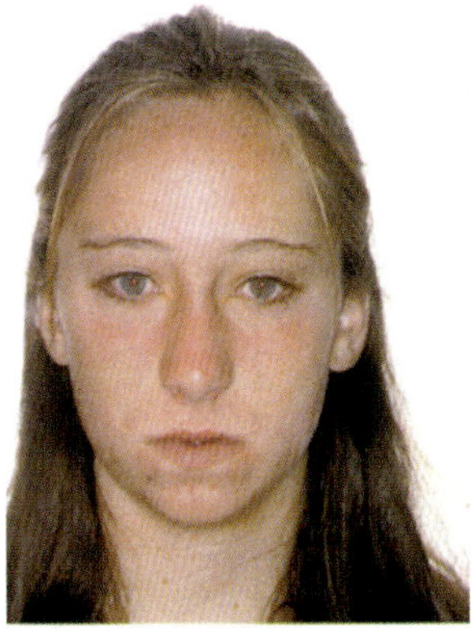

图 10.24

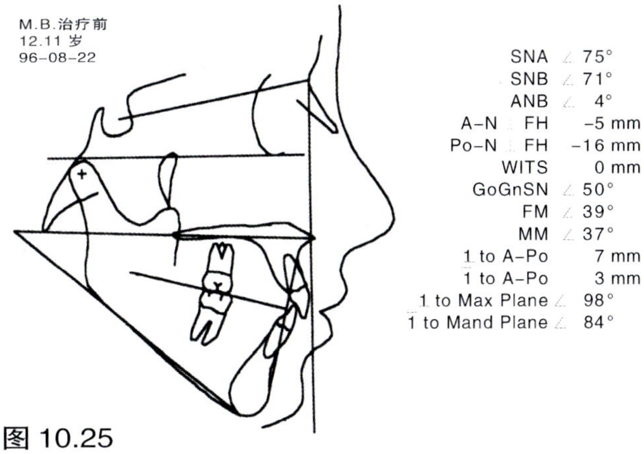

图 10.25

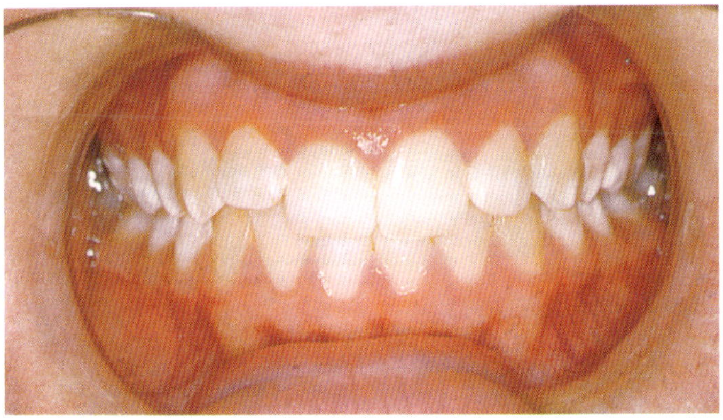

图 10.27

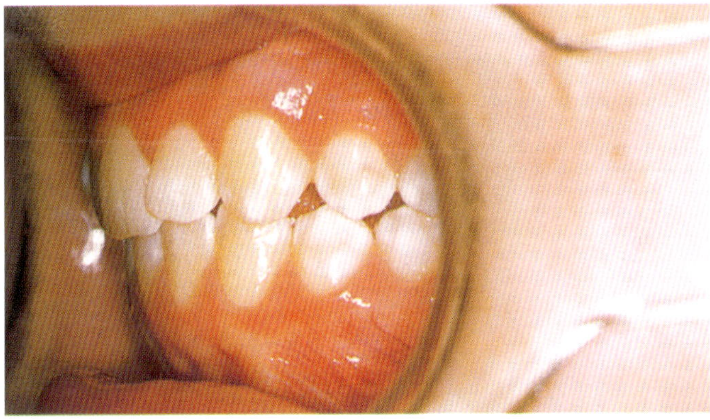

图 10.28

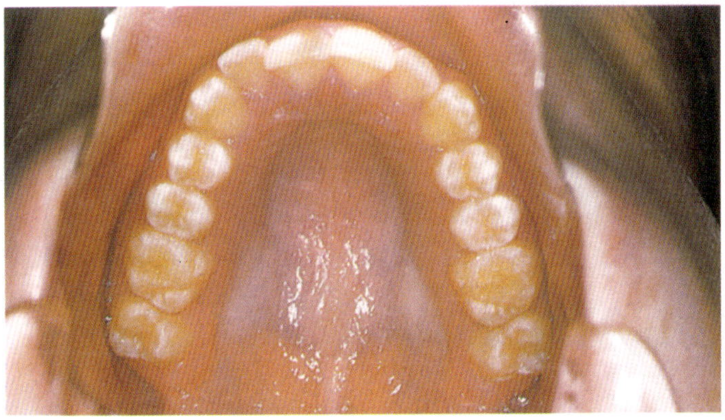

图 10.30

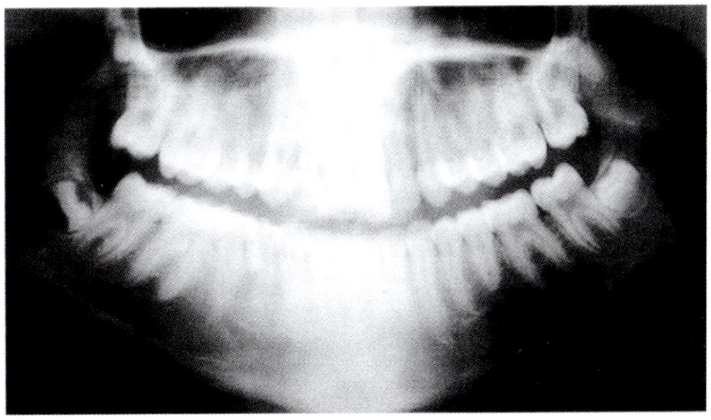

图 10.31

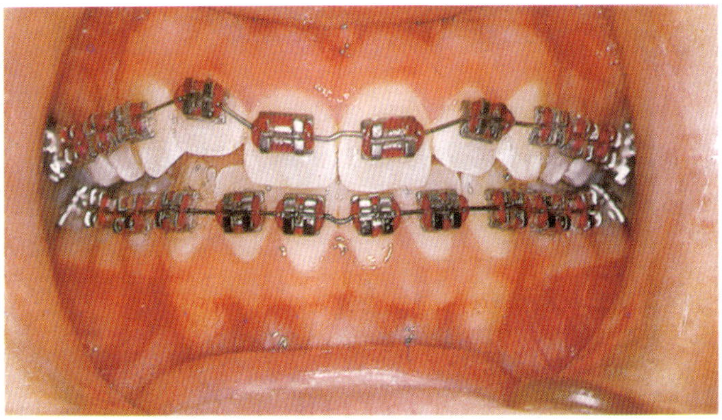

图 10.33

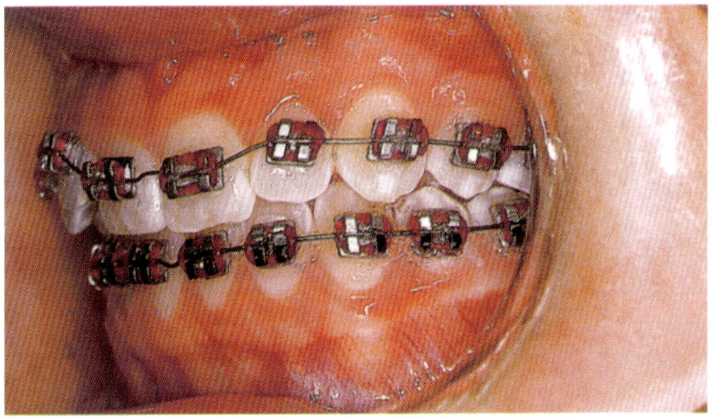

图 10.34

治疗3个月后，上下颌更换为0.019英寸×0.025英寸的热激活镍钛方丝。

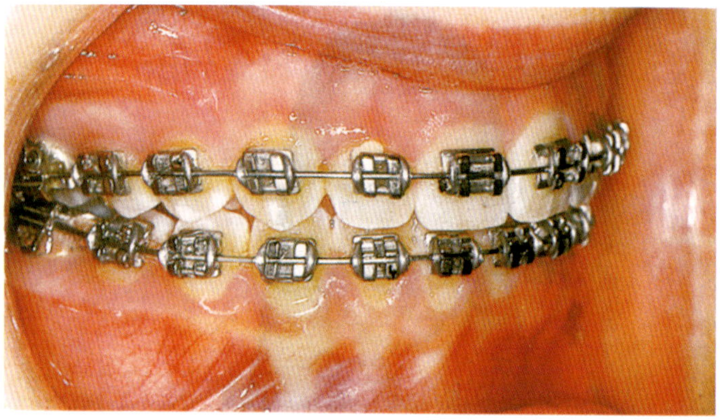
图10.35

治疗6个月后，放入0.019英寸×0.025英寸的不锈钢方弓丝。要求患者挂右侧Ⅱ类牵引（100g），矫正右侧咬合关系及中线。用平直弓丝未加额外的转矩。

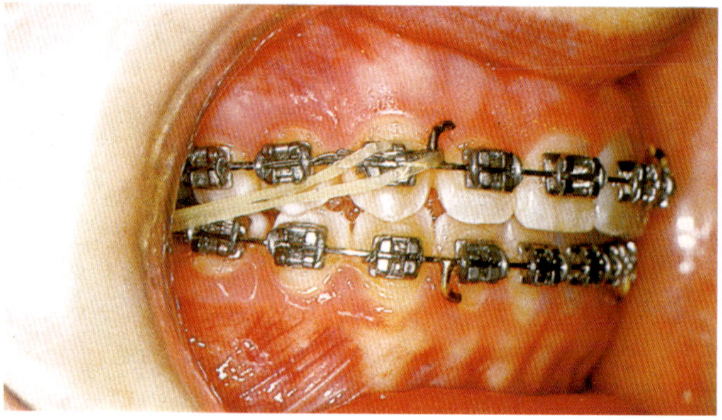
图10.38

治疗9个月后，上颌弓丝加额外的转矩（图10.41～10.43和图10.46）

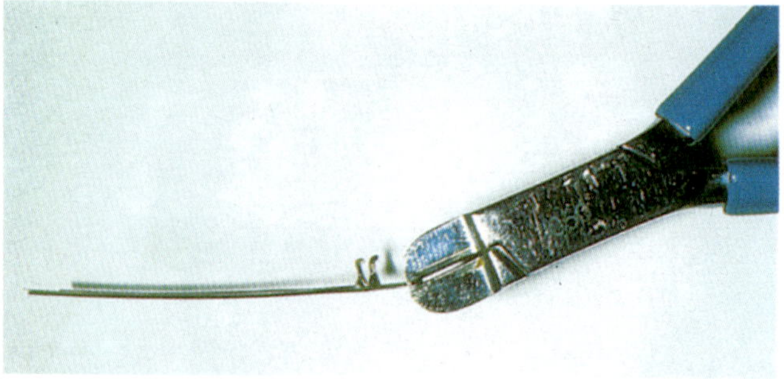
图10.41

很明显需要下颌去釉。治疗10个月后，下颌切牙分牙及去釉（图10.46），重新粘着第一磨牙带环及上尖牙托槽。

去釉和重新粘着托槽后，用热激活镍钛方丝重新排齐及整平1个月。

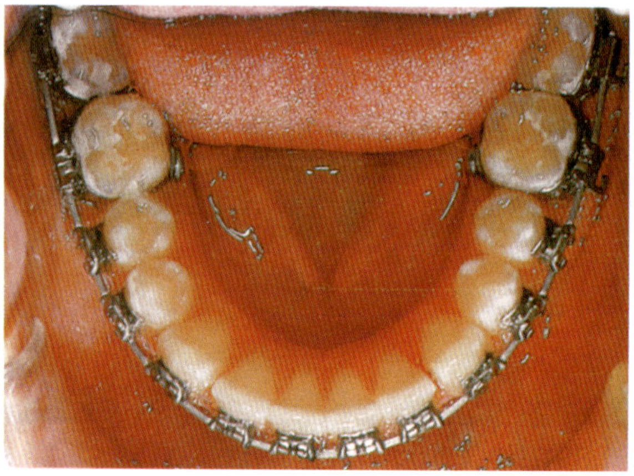
图10.44

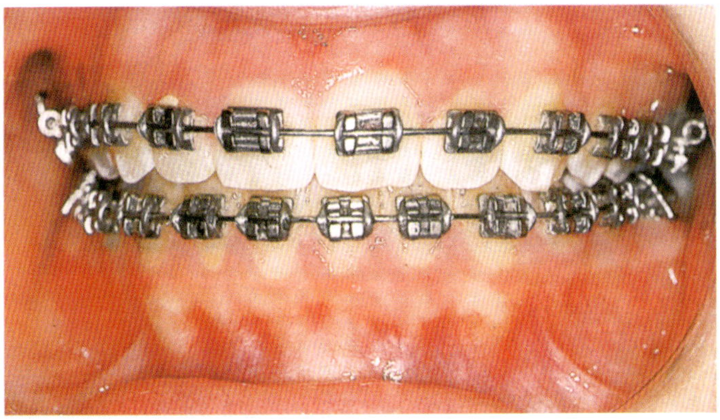
图10.36

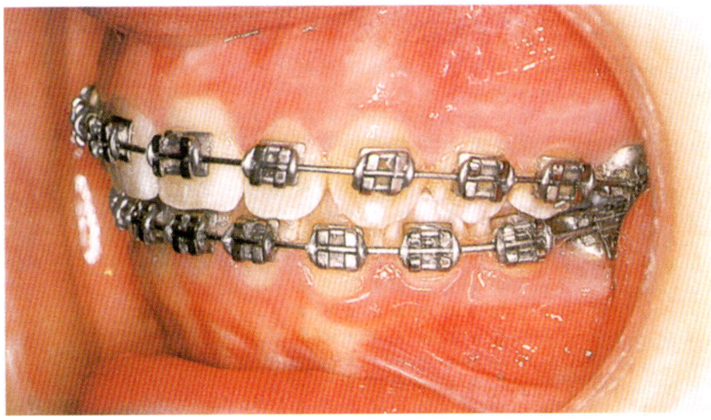
图10.37

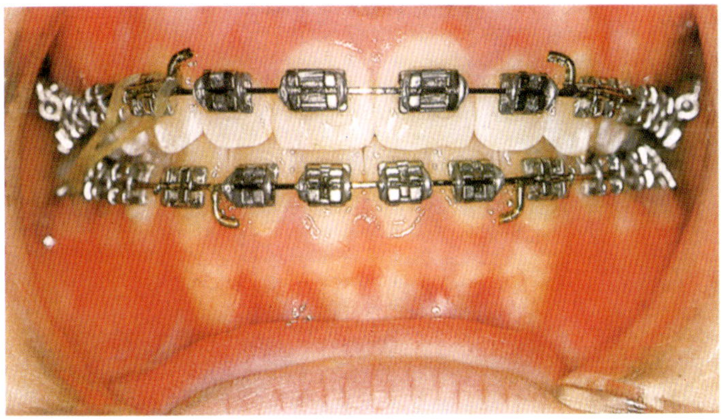
图10.39

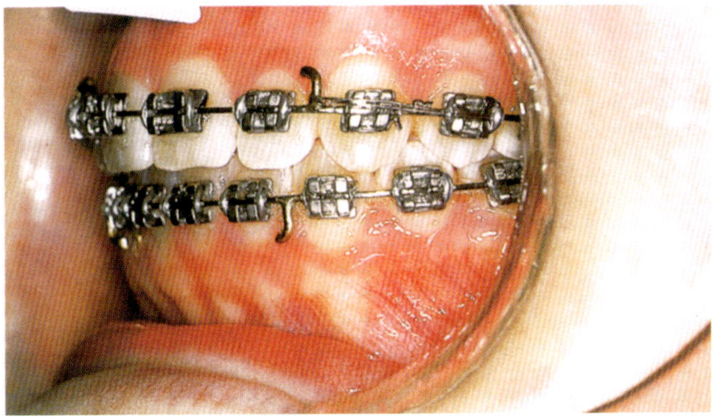
图10.40

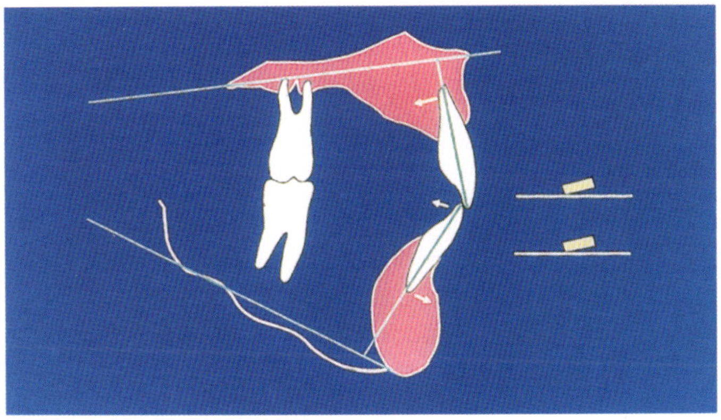
图10.42

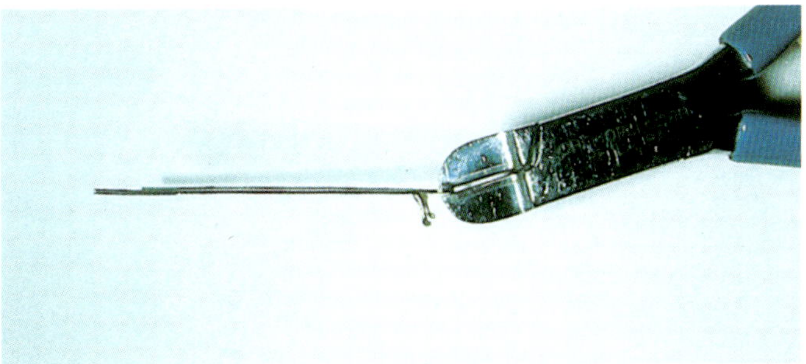
图10.43

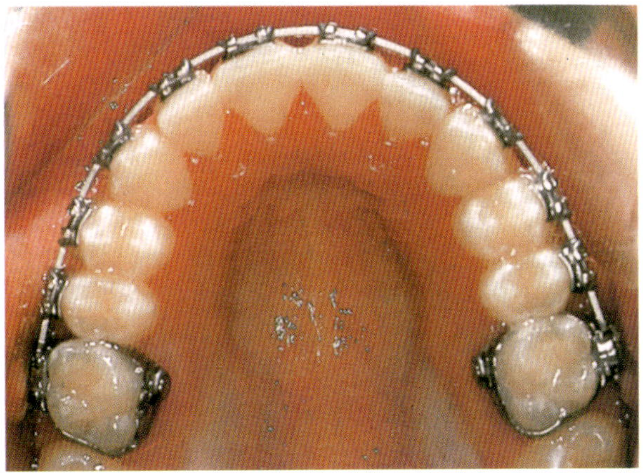
图10.45

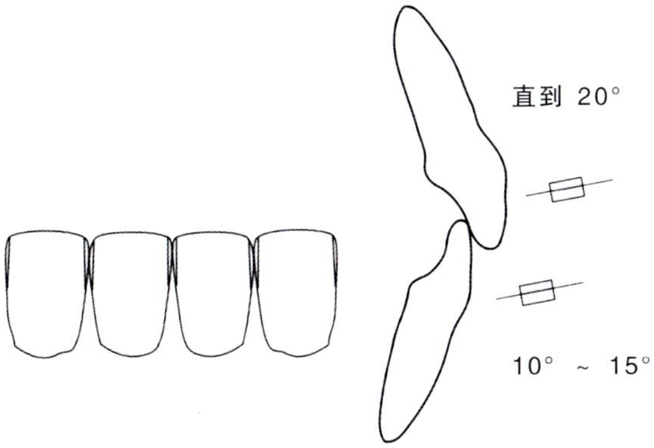

图10.46

常规的尖窝关系定位方法，上颌活动、下颌粘着型保持器。

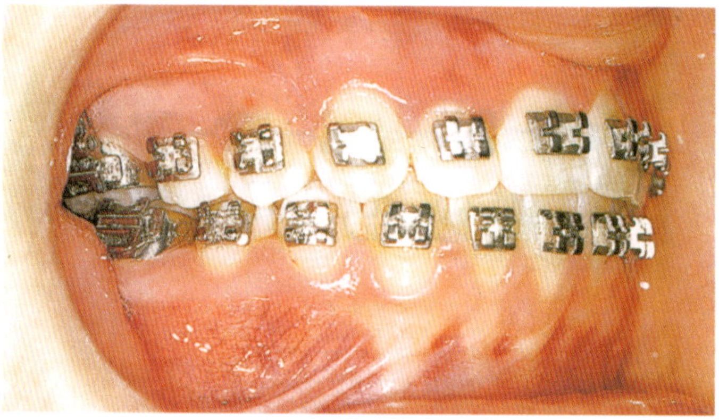

图 10.47

病例去除矫治器后。主动治疗时间为 15 个月。

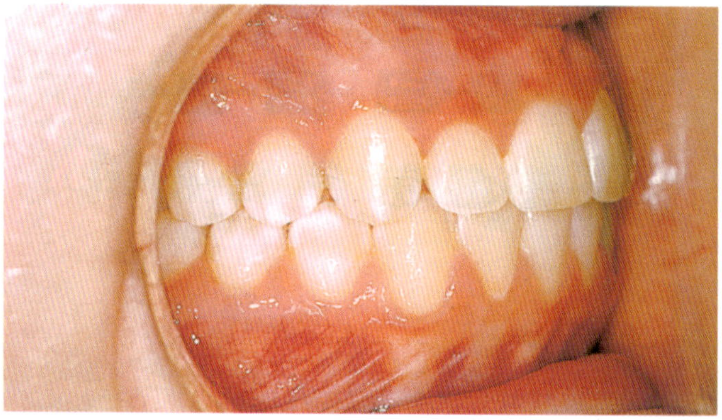

图 10.50

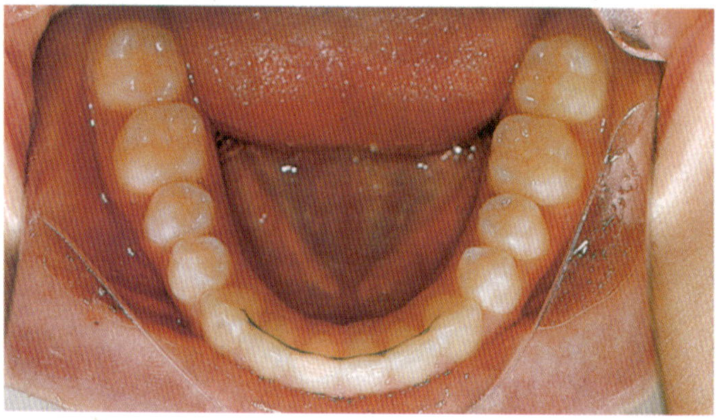

图 10.53

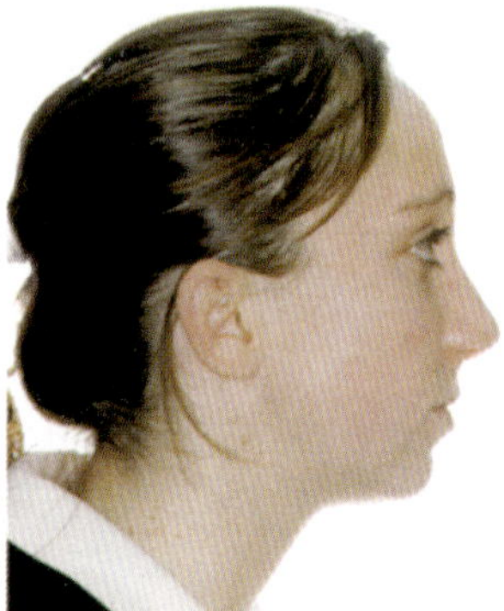

图 10.56

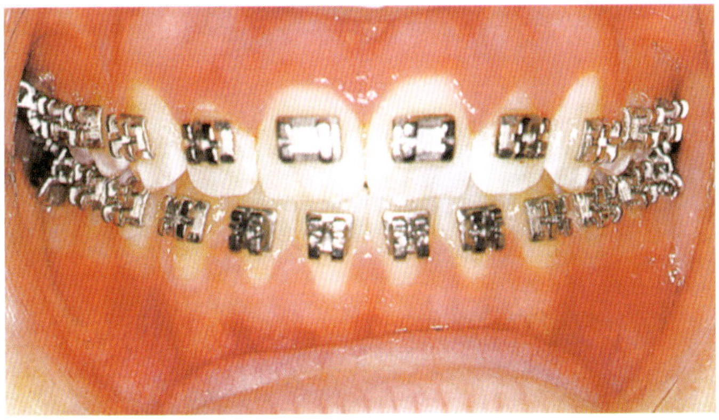

图 10.48

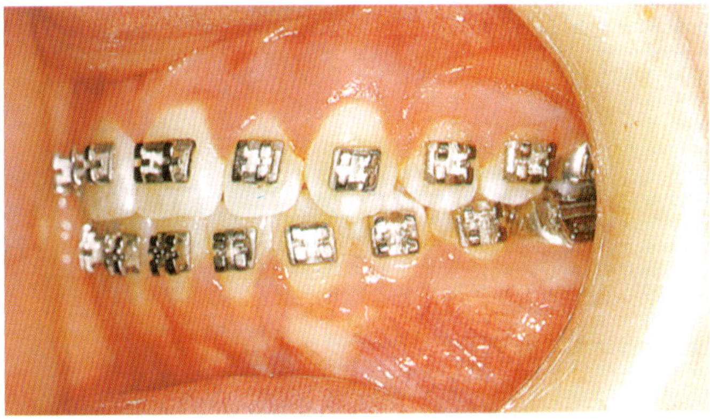

图 10.49

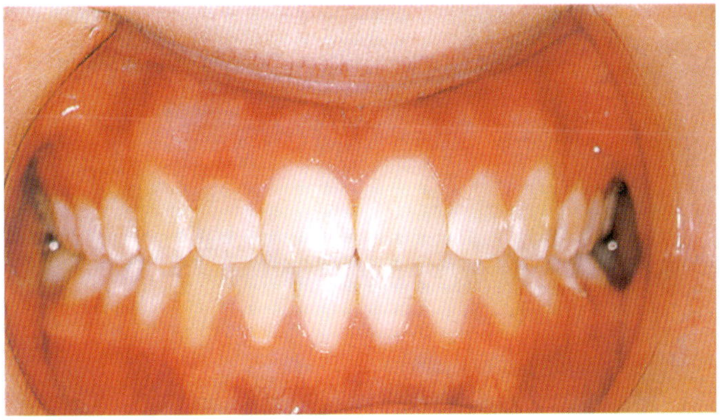

图 10.51

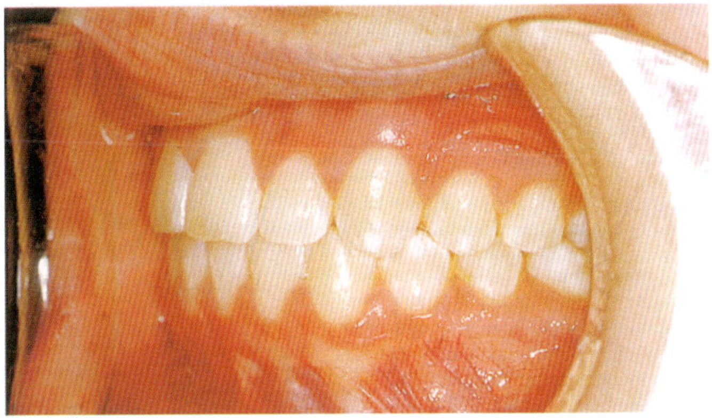

图 10.52

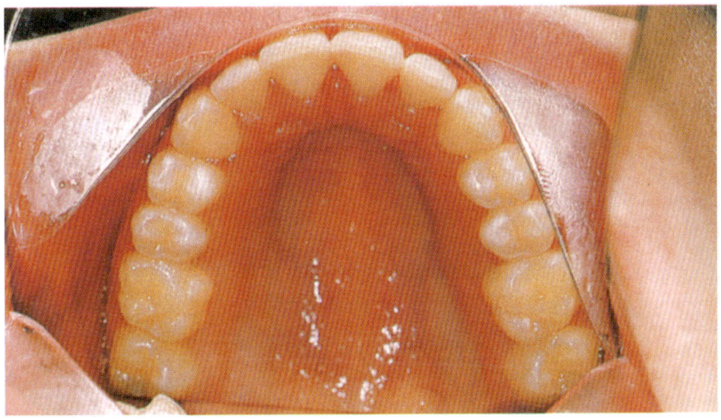

图 10.54

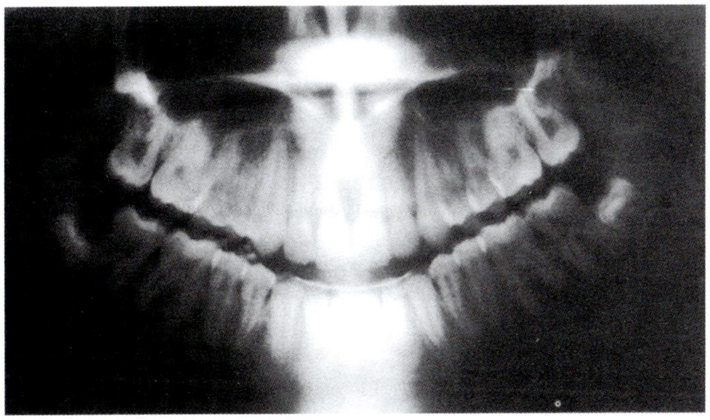

图 10.55

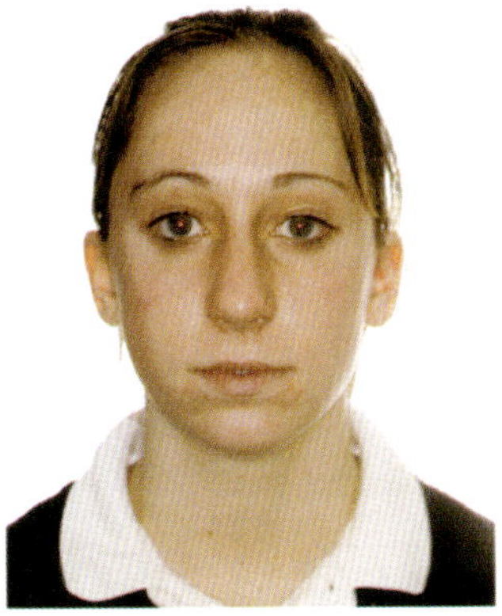

图 10.57

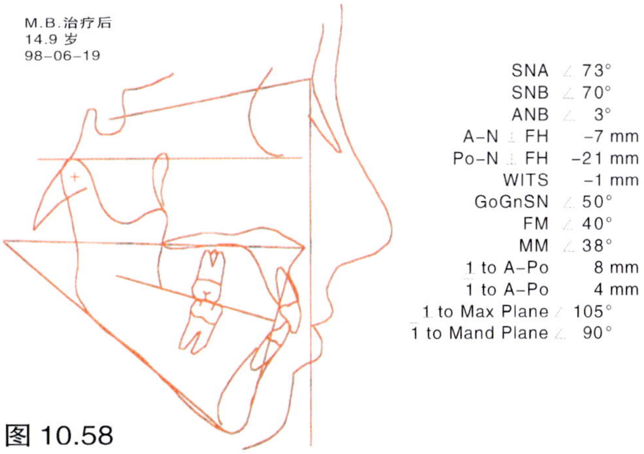

图 10.58

第 11 章

拆除矫治器和保持的程序

概述

只要有可能，正畸治疗都应采取常规、标准的方法。这些系统化的方法减少了日常所做的思考和决定，工作效率得以提高。它可以应用于包括保持在内的正畸治疗的各个方面。一个全面的保持计划是非常必要的。

作者常规使用舌侧粘接式保持器来保持大多数患者的下牙弓（图11.1），尽管不是所有的患者都适合此种保持器。一些病例的下前牙不需要用粘接式保持器来保持下前牙的直立，但是很难明确何种病例属于这一类。

这一措施也有不足，一些患者可能不需要这种保持器，正如他们有保险，却从未使用过一样。但这一措施的确至少可以防止青春后期下切牙拥挤或复发。青春后期的变化常令患者感到失望，届时患者往往不能接受进一步正畸治疗（图11.2）。此外，后期的变化也消耗资源并降低效率。

Reitan[1]认为：牙齿发生移动后，牙周韧带至少需要232天的时间才得以重建，而牙槽嵴上弹力纤维则需1年。因此必须保持矫治效果，防止复发的倾向以及青春后期不利的生长所引起的变化。虽然保持的方法由正畸医师自己选择，有关如何保持才稳定也有不同的观点，但是应该建立一个可遵循的保持方针。

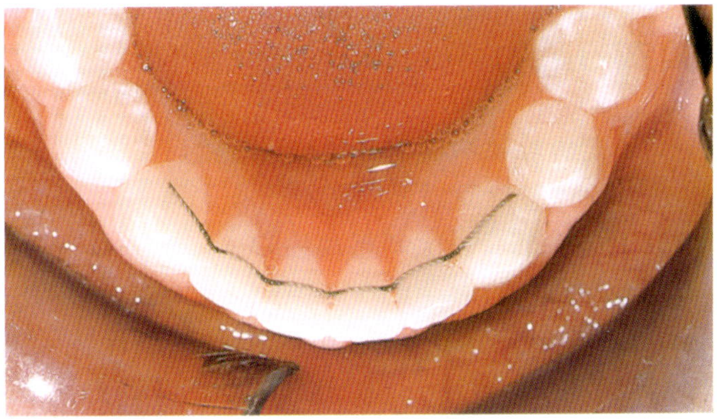

图11.1 不拔牙矫治后使用可粘接的0.015英寸的多股麻花丝进行保持。作者在大多数患者中常规使用舌侧粘接式固定保持器。

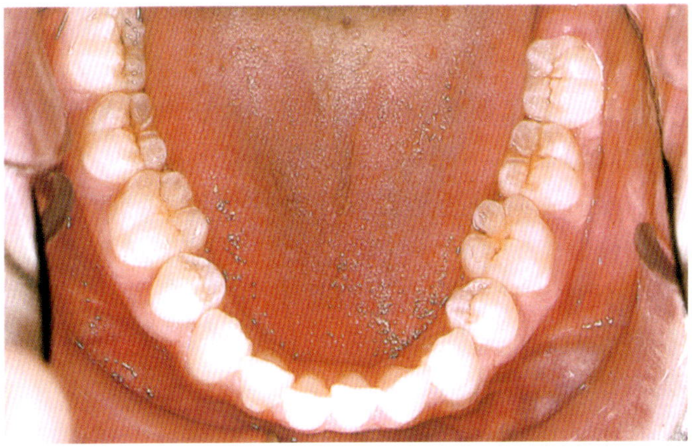

图11.2 图示拔除第一前磨牙的病例在18岁时表现出下切牙拥挤的复发，需要进一步的治疗以重新排齐下前牙。舌侧粘接式固定保持器可以防止复发。

拆除矫治器前的准备——最后调整预约

确定拆除矫治器前必须确认矫治已经完成。完成和精细调整阶段需要的所有检查（第 279 页，第 10 章）应在最后一次调整预约时进行。

治疗后期有时会出现间隙。因此，在最后调整预约时，应该用结扎丝或轻力链状弹力圈保持牙齿间的紧密接触（第286页）。这可以避免患者的失望，确保在拆除矫治器前延长复诊间隔的时间。

在最后一次调整时，如果用结扎丝而不是用弹性结扎圈来结扎，那么在下一次复诊时，拆除托槽也许会容易些（第 309 页）。

应该告诉患者下次复诊时可以拆除矫治器，使患者安心。由于技工室制作过程需要较长时间，还应告诉患者不要更改预约时间。并要求患者在拆除固定矫治器4～6周后，去家庭口腔医生处做常规的口腔检查。这是为了允许牙齿咬合关系的调整及牙龈的恢复。

此次复诊时要取下颌前牙的模型，以便在技工室将多股麻花丝弯制成适合下前牙的牙弓形态。如果下切牙舌侧有软垢或牙石，应该在此次复诊时清除并做牙面抛光。这可以为技工室预备更精确的石膏模型，同时使下次复诊拆除矫治器时牙周洁治的工作量减少。

由于种种原因，正畸医生可能会同意某些患者在牙齿移动完成前拆除矫治器。由于这些病例可能有更大的复发倾向，因此许多正畸医生要求患者在提前拆除矫治器的请求意见下签名，以表明患者认可，并了解矫治还没有结束，还可以取得更好的结果。

一次拆除全部矫治器

常规情况下在一次复诊中可以拆除所有矫治器。由于拆除矫治器和抛光牙面常在同一时间，因此一次复诊拆除所有矫治器对患者来说是最方便的，在实际计划的安排上也是最有效的。正畸医师有必要在完成牙齿的移动前，始终保持对上下牙弓的控制，部分拆除矫治器将使某些牙齿得不到保持而可能产生不希望的移动。

此次复诊对患者来说应该是正畸治疗中最重要的一次。因时间较长，可以安排在早上，这样就不会匆匆忙忙地拆除矫治器，并会有充足的时间与患者讨论保持的问题。

分次拆除矫治器

在一些情况下，可能会决定用两次或更多次的复诊来逐渐拆除矫治器。例如一个牙弓与另一个牙弓相比较几乎不需要治疗时，可以较早地拆除该牙弓的矫治器。在一些疗程较长的治疗中，患者一般愿意较早拆除上颌矫治器，并理解下牙弓需要多几个月的治疗。

分次拆除矫治器还可以用于后牙使用带环或拔牙治疗的成人患者。保留牙弓两侧的最后一个带环，以便于放置链状弹力圈或进行主动向后结扎关闭各处的带环间隙。

拆除矫治器的步骤

拆除金属托槽

用专用拆托槽工具（3M Unitek 444-761）或旧的结扎丝钳去除金属托槽（图11.3）。在使用专用拆托槽工具时，如果弓丝在托槽上，不必先卸下弓丝，可以直接拆除托槽。弓丝与托槽一齐取下（图11.4），可以避免个别托槽掉入口内。在用旧的结扎丝钳去除金属托槽时，如果托槽上有结扎丝或弹性结扎圈，也可以将弓丝与托槽一齐取下。

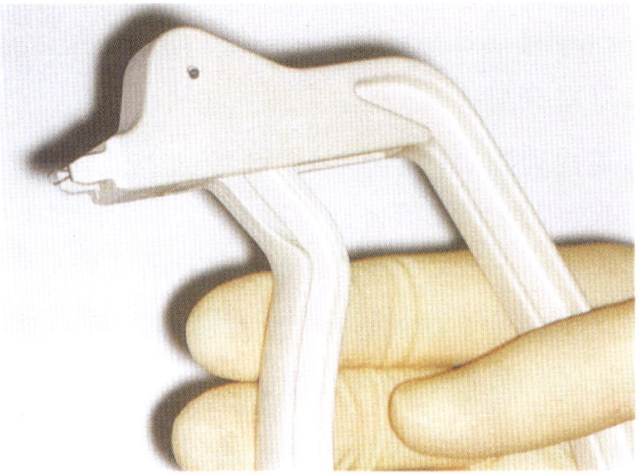

图 11.3 用专用去托槽钳或旧结扎丝钳拆除托槽。

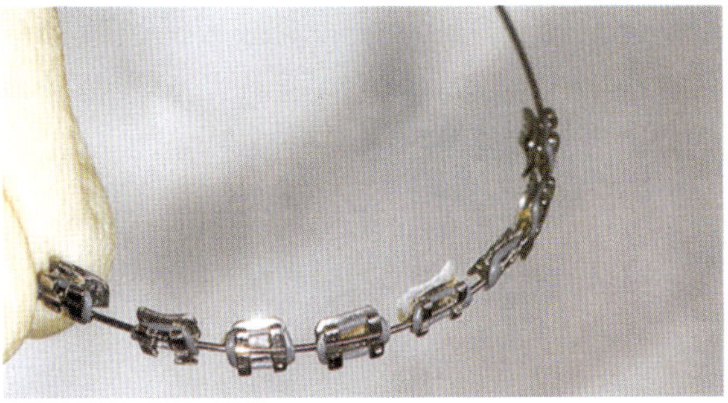

图 11.4 如果将托槽和弓丝一齐取下，可以避免托槽掉落口内。

拆除陶瓷托槽

拆除透明陶瓷托槽（Clarity™）时需使用不同的方法。首先取下弓丝，用高速涡轮钻磨除托槽周围多余的粘接剂（图11.5），再用带环就位钳（band-seating pliers）用力夹紧托槽的近远中，使托槽变形（图11.6）。拆托槽时如果让患者咬住一棉卷，将有助于缓解紧张情绪，并有利于轻度松动牙齿上的托槽拆除。

偶尔，当陶瓷托槽不能完全整体脱离牙面时，必要时可用高速涡轮金刚钻，在充分的喷水和高速吸唾情况下，磨除剩余的托槽和粘接剂。

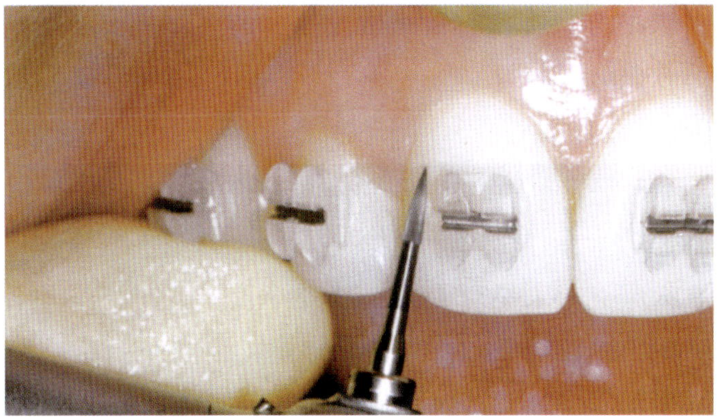

图 11.5 在拆除透明陶瓷托槽（Clarity™）前，需磨除托槽周围多余的粘接剂。

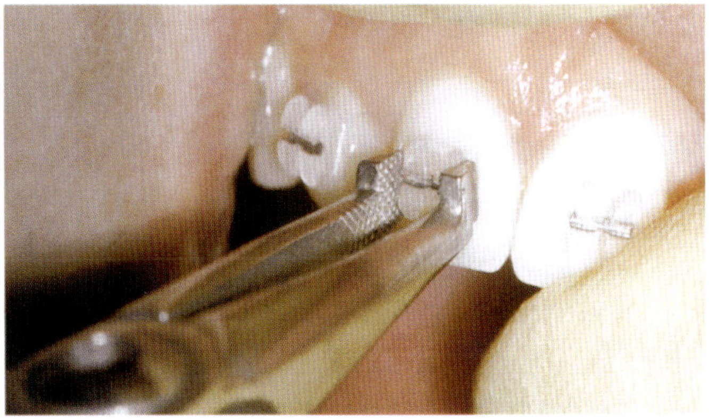

图 11.6 用带环就位钳（3M Unitek 900-711）紧紧夹住托槽的近远中，使Clarity™托槽变形。钳子要离开牙齿表面约1mm。

拆除带环

用去带环钳可以很容易拆下大多数磨牙的带环。最好首先使带环的远中龈向脱离牙面。极少有先用高速裂钻磨断带环再取下的情况。

去除残留的粘接剂和水门汀

拆除所有带环和托槽后，用洁治器或去带环钳去除残留的粘接剂，然后用高速裂钻（不喷水）继续磨除残余的粘接剂，常规使用橡皮杯蘸磨光剂后抛光牙面。有时在拆除托槽和带环时，有严重的牙龈红肿、增生，此时部分粘接剂可以暂时残留在牙面上，在充分去除菌斑和牙石一个月后，牙龈情况恢复正常。在视野清晰情况下，再去除残留的粘接剂并抛光。

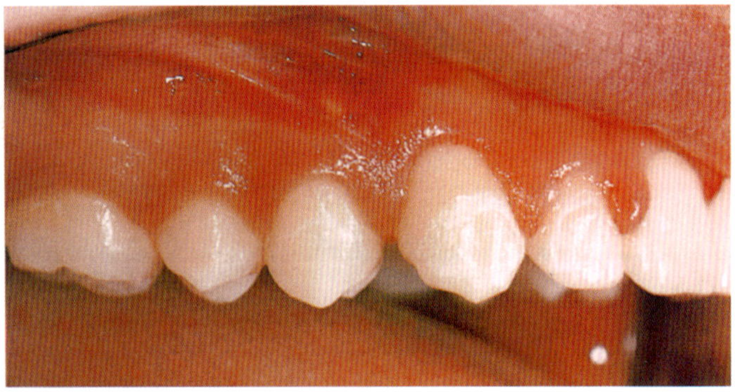

图11.7 减小牙齿表面脱矿的可能性是非常重要的。

釉面上的托槽印迹

有些患者的牙釉质呈现出高氟的特征（flurotic type of enamel），在拆除矫治器时，可能在釉面上显现出托槽的印迹。这种情况见于粘托槽时酸蚀剂范围常规地限于托槽底部的大小时。矫治完成拆除矫治器后，在以前酸蚀的釉质区域可能会残留一些粘接剂，与高氟的牙釉质表面有明显差别。这一“托槽底部区域”的外观比未进行酸处理的釉质好。基于此原因，高氟型釉质的患者在粘接托槽时，最好酸蚀牙齿的整个唇面。这一问题目前正在研究中。

白垩斑

牙齿表面脱矿后的白垩斑对正畸医生、患者、患者的父母及其他有关的牙医来说是最令人失望的（图11.7）。脱矿的原因往往归罪于正畸医师，但情况一般并不如此，如果患者在治疗早期不注意口腔卫生的话。如何减少这一问题的发生是非常重要的。这里提出一些建议，可以在治疗前用书信的形式向患者做解释。

- 在第一次复诊时，若患者口腔卫生不好，应提醒患者并告诉他下次复诊时，如果口腔卫生仍未改进，将拆除弓丝。
- 然后患者每2～3周简单复诊一次，直到口腔卫生得到改善。通常大部分患者的口腔卫生问题此时可以得到解决。
- 如果在去除弓丝后2～3次的复诊中，口腔卫生仍无改善，前牙托槽将被拆除直至改善。如果患者明确了这一点，这种情况一般出现得并不多。
- 如果患者仍无任何反应，就拆除所有矫治器并建议他转到另一个正畸医生。这种情况极少见。

局部釉质脱矿的原因有多种[3,4]。保持良好的口腔卫生是非常重要的，但是个体之间菌斑类型和组成成分上存在差异，一些患者对局部表现出的生态平衡上的变化有较高的敏感性，易导致脱矿。

鉴别出哪些是脱钙的易感个体是不可能的，但是发现有一小部分患者的大多数牙齿受累。对这些患者应建议他们用0.2%的洗必太漱口液按照厂家的说明含漱1～2周。这可能有助于菌群分布的变化，恢复口腔的生态平衡。

正位器

大部分病例可以矫治得很好，不需要牙齿正位器。但是以下情况正位器是有用的。

- 对那些非常合作，想得到更理想的尖窝咬合关系和最好的矫治效果的患者。许多患者到矫治结束前已经不太耐烦了，在常规的完成和精细调整阶段中不能充分合作。
- 对那些具有顽固性前牙或后牙吐舌习惯的患者。制作合适的正位器具有关闭咬合的作用。
- 对一些由于多种原因需要较早拆除矫治器的病例。如果他们能够戴正位器，就可以得到进一步的改善。但很少能得到进一步充分的配合。

正畸治疗结束后使用正位器可以获得更理想的尖窝咬合关系。但不可能控制主要的牙齿移动，例如转矩控制、明显的扭转及倾斜度的控制。如果合作好的话，小量的牙齿移动包括倾斜和扭转可以实现。

戴正位器取得成功的主要困难是患者的合作。患者在矫治后期经常很厌倦，不愿花费更多的时间和精力去戴正位器。如果计划使用正位器，最好在治疗开始时就向患者解释清楚。因此，经常用正位器的诊所，一般均在矫治前就通知患者，这要比在矫治快要结束前再告诉患者更能得到理解和合作。

正位器的制作

制作正位器的技术步骤如下所述：

- 充分完成病例的治疗，在牙齿调整阶段，尽可能做到尖窝咬合紧密。
- 在不拆除托槽情况下，取2副模型。1副用做参考，另一副用来制作正位器。
- 以面弓记录正中关系位蜡记录，并转移到殆架上。这一步非常关键，可以保证开闭口路径正确，上下颌前后牙间正位器的材料厚度准确。
- 在制作正位器的同时，根据需要可以继续精细调整。
- 技工按照医生的要求，将所有牙重新排列或对需改进位置的牙进行部分排列。正位器的材料一般包括中度柔软的白橡胶、透明软材料，或是一种加热后变软而在口腔温度下变硬的材料。
- 正位器的制作完成后，拆除矫治器，戴入正位器。正位器的戴用时间一般有两种选择：

— 尽可能多的时间内戴正位器2周，然后仅夜间戴1个月，最后换成保持器。

— 将正位器作为保持器长期戴用。

正位器对有开殆倾向的患者最有效，因为它一般都具有关闭咬合的作用。正位器还可以防止伸舌习惯造成的牙齿移动。但是，矫治前为深覆殆的病例不太适合用正位器，选择常规保持器会更好一些。

粘接式保持器

舌侧粘接式保持器

针对大多数矫治结束后的患者，学者们设计了一种下颌尖牙到尖牙的舌侧粘接式保持器。拔除第一前磨牙的病例，保持器常延伸到第二前磨牙的近中窝。利用Transbond LR™粘接剂，在严格的粘接技术保障下完成粘接。粘接丝是0.015英寸或0.0195英寸的多股麻花丝，它可以在椅旁弯制，但如果取模型在技工室制作会更精确、更合适。

牙齿舌侧的清洁比唇侧清洁更细致。当粘接舌侧或腭侧保持器时，需要严格的粘接技术做保障，从而确保粘接处绝对干燥。除传统的棉卷隔唾法外，可考虑用以下技术：放置橡皮障将被粘接区域隔离开。由于需要增加部分操作时间，因此正畸医生或其助手们不愿意用橡皮障隔唾。然而，由于这种方法很少引起粘接区域被唾液浸湿，因此如果具有一定的操作经验，操作将迅速、顺利地完成。短时间、轻压力的微蚀法（Micro-etching）可以用于初次清洁牙面时，但微蚀法不能完全代替酸蚀法[2]。还应该用通常的方法，即在充分漱口和干燥后，用37%的磷酸酸蚀20～30秒。注意粘接时不要移动弓丝，并有充分的光照。这样做很少会发生脱落。

腭侧粘接式保持器

由于𬌗接触或咀嚼时咬合接触可能会造成保持器脱落，因此上颌腭侧粘接式保持器不像下颌舌侧粘接式保持器那样经常使用。但是，一些成人由于有顽固性的间隙（特别是中线处）或其他上切牙的移动，有必要确保这些成人病例良好的稳定性。对于这些病例，腭侧粘接式保持器的优点已经超过了它易脱落的不足之处。

粘接保持器前，应检查患者的覆𬌗、覆盖，粘接位置应离开咬合接触的区域。使用0.015英寸到0.0195英寸的麻花丝，粘接方法与舌侧粘接式保持器相同（图11.8和11.9）。为了避免保持器脱落，应叮嘱患者注意保持丝，这样保持器应该可以维持很长时间。

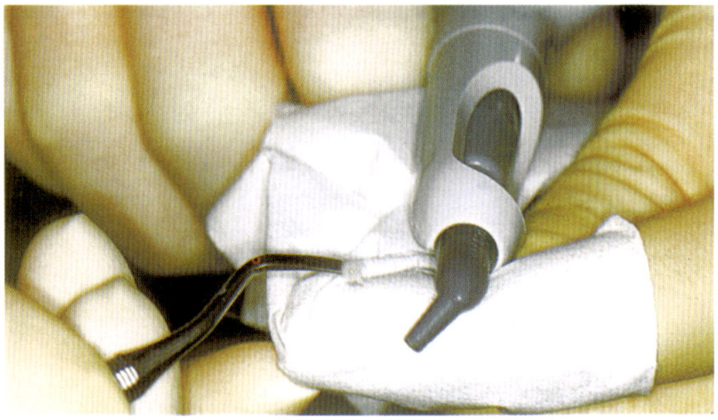

图11.8 将Transbond LR™粘接剂从注射管中挤到操作器械上。

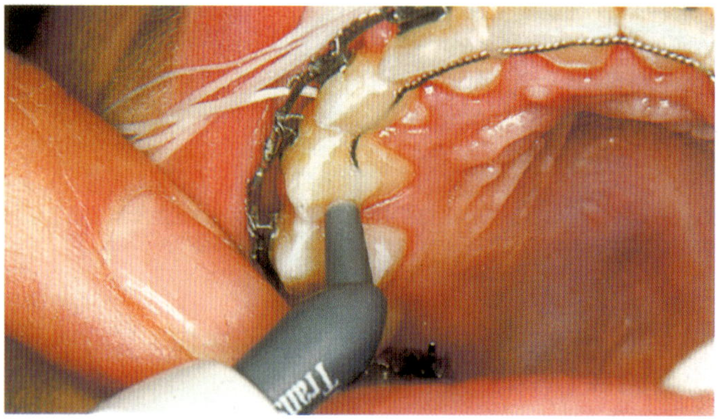

图11.9 或者可以将粘接剂从注射管直接挤到牙面上。这是经常使用的方法。

唇侧粘接式保持器

在上切牙唇侧粘接保持器的情况逐渐增多。作为一种短期的措施，对那些不能合作又希望尽早拆除矫治器的成人患者来说，也许是有效的。唇侧粘接式保持器保持几个月后，还需用传统的保持方法进行保持。对青少年患者来说，在等待恒牙萌出的“暂停”阶段，唇侧粘接式保持器是非常有用的（图 11.10）。

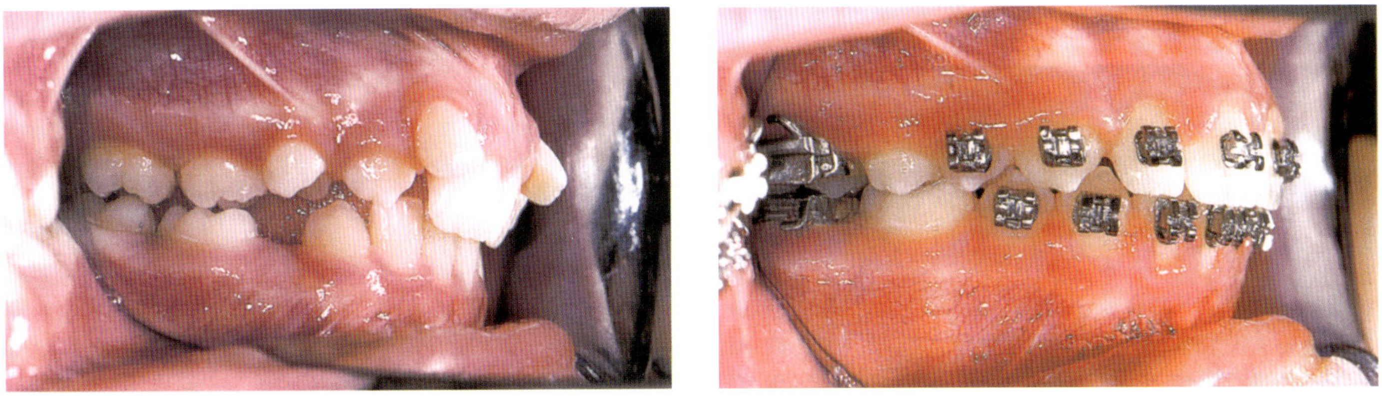

图 11.10A 和 11.10B 安氏Ⅱ类 2 分类的病例经过 9 个月的治疗达到初期排齐的目的。

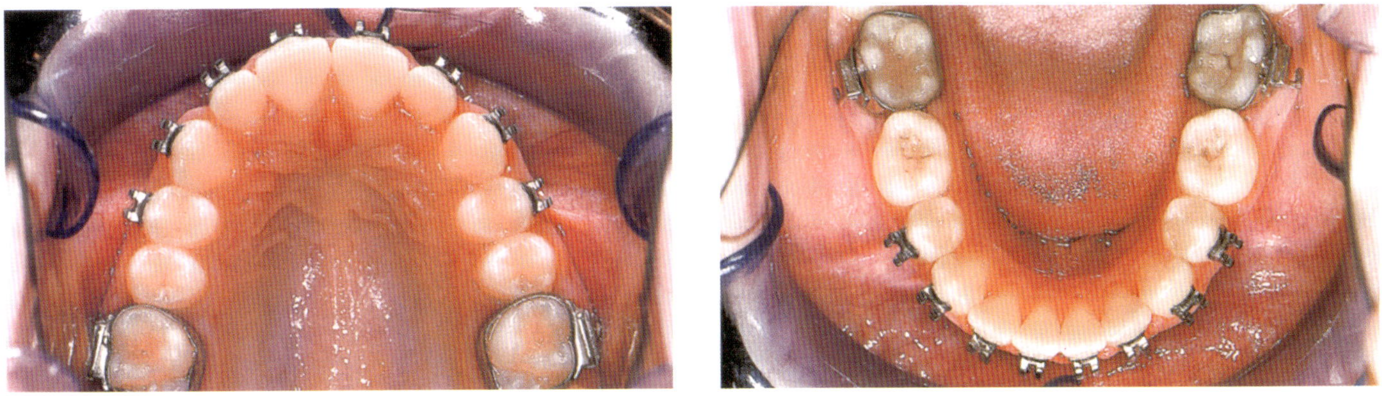

图 11.10C 和 11.10D 此时暂时停止治疗，拔除下颌第二乳磨牙，以利于第二前磨牙萌出。

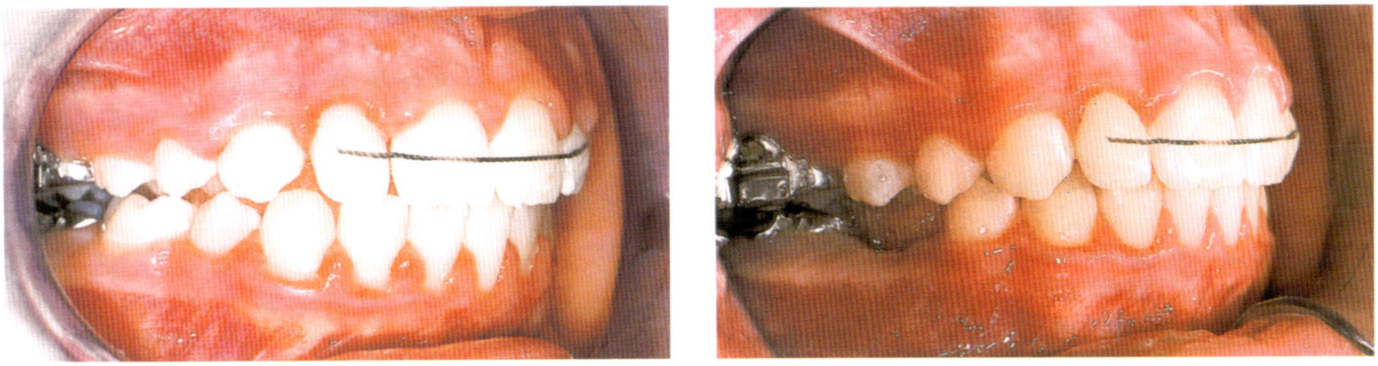

图 11.10E 和 11.10F 拆除上下颌托槽，在上前牙唇侧粘接弓丝以稳定当前的治疗效果，同时保留磨牙带环。暂停矫治 6 个月后，随着乳牙拔除以及下颌第二前磨牙萌出，可以重新开始治疗。在暂停期间，颊侧段的咬合自动改善，保持时对患者的合作要求较低。

在其它病例中，除了使用负压成形（vacuum-formed）保持器外，还可以同时对某些牙齿使用局部唇侧粘接式保持器。例如在严重扭转牙或舌侧埋伏的尖牙矫治后（图11.11），由于这些牙复发的可能性很大，因此，仅仅用Hawley保持器或负压成形保持器是不够的。

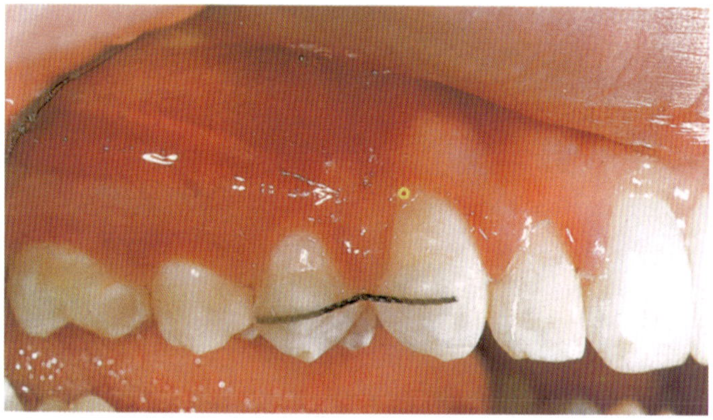

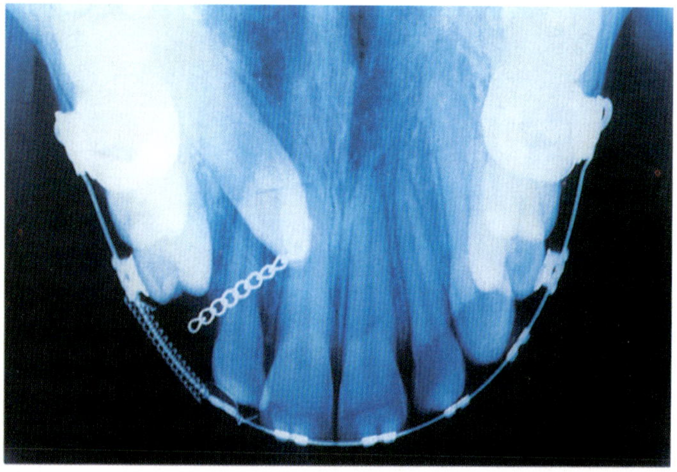

图11.11 腭侧埋伏的尖牙矫治后，除了用传统的上颌可摘保持器外，还可以用局部的唇侧粘接式保持器。因为这种牙齿复发的可能性很大，可摘保持器很难胜任。

可摘保持器

传统弓丝和塑胶

拔牙矫治后为保持间隙关闭，常规使用的所谓“环绕”（wrap-around）型或Begg型保持器、深覆殆病例上颌前部附有平面导板的Hawley保持器（图11.12A和11.12B），都是具有弓丝和塑胶的可摘保持器，它们在临床上都很有用处。

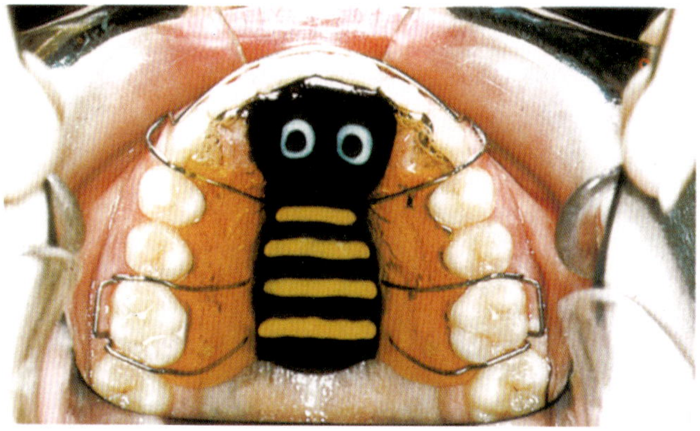

图11.12A 深覆殆病例矫治后的保持用塑胶的Hawley保持器非常有效。

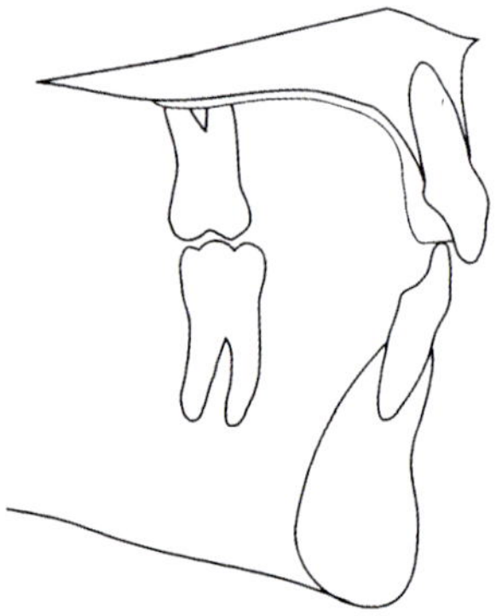

图11.12B 附有平面导板的Hawley保持器有助于深覆殆病例矫治后的保持。

负压成形保持器

对大多数需要使用可摘保持器的患者来说，负压成形保持器比弓丝塑胶保持器有更多的优点。它制作较快且成本低，不需要调整。如果制作好的话，很容易摘戴，而且舒适、美观。由于此种保持器的精确性很高，因此有人担心可能会减慢牙齿尖窝关系的定位过程。但是，许多正畸医生认为此问题并不像想象的那样大。

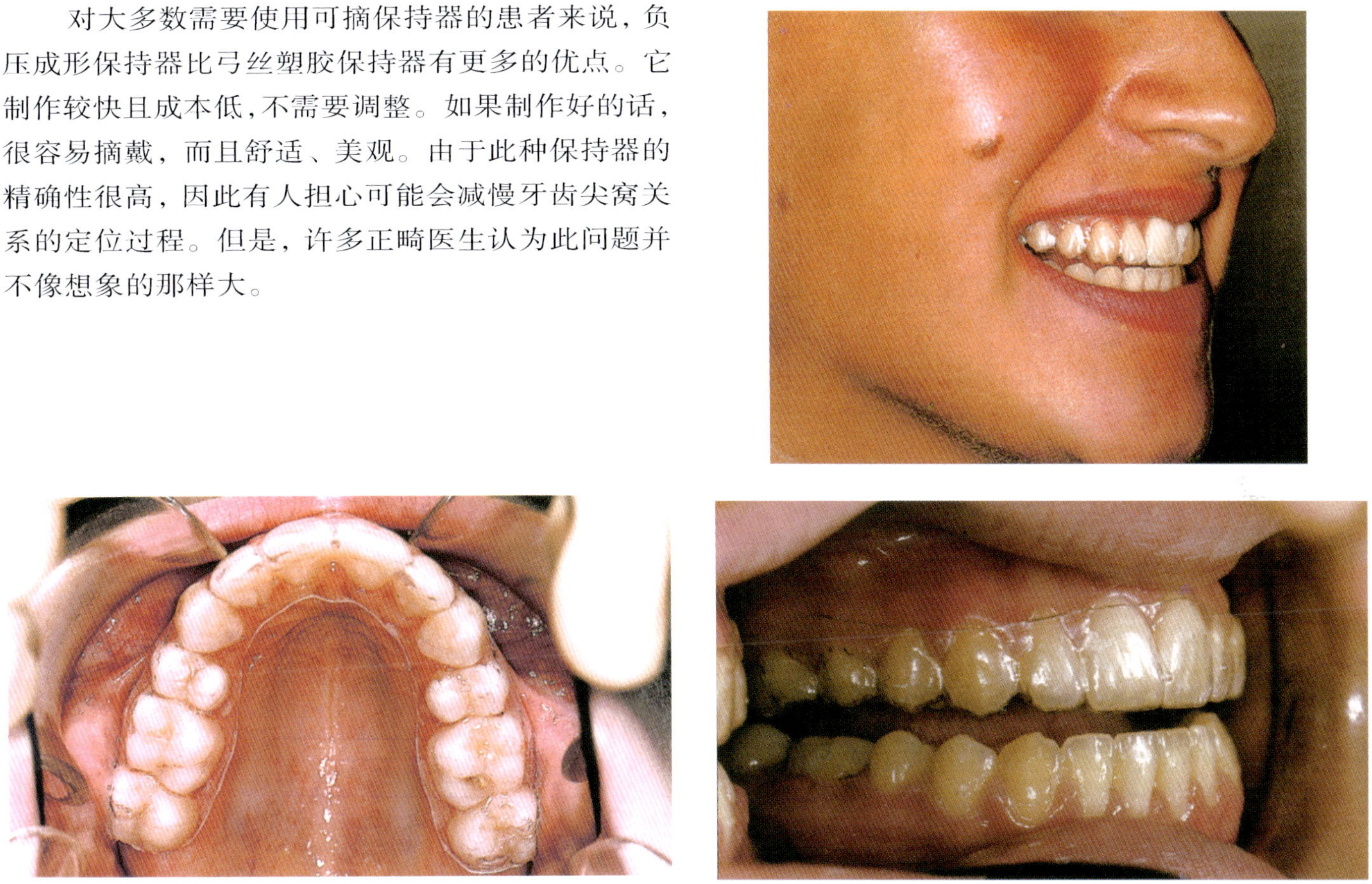

图 11.13 负压成形保持器制作快而且成本低，戴用舒适、美观。

治疗结束后的计划

治疗结束后的咨询

许多正畸医生发现短时期内的复查是有益的。在这次复诊时，可以回顾矫治前的问题和最终的治疗结果。令人惊奇的是，患者可能会忘记自己矫治前牙齿问题的细节。重新使患者回忆起矫治前的问题，可以使他们更加高兴、满意，并能引来更多的患者。

数字成像系统如Dolphin™影像系统的使用，可以相对迅速而且容易地提供矫治前后的照片。

给患者的信

在拆除矫治器数天后，郑重地给患者寄一封信是一件好事。这有助于保持阶段正畸医生减低紧张度，减轻工作负担。第二封信在一年后发出。第一封信主要强调保持阶段的重要性（许多正畸医生将此看做是一种主要的挑战），并建议患者矫治后要复查。第一封信的内容建议如下：

亲爱的×××：

祝贺你最近圆满结束了正畸的主动治疗阶段。现在固定矫治器已经拆除，即将进入保持阶段。由于牙齿和牙周组织尚未完全适应它们各自新的位置，因此必须用保持器来保持这些新的位置，以利于牙周支持组织进行调整和恢复。治疗费用已经包含了一套保持器以及一年保持当中的维护。如果有必要保持更长的时间，则需要酌情收费。我们建议在拆除矫治器后4～6周内请口腔综合治疗医生为您进行全面的口腔检查。

我们希望在您的保持阶段内，完美的矫治结果能够稳定，并希望在预约的下一次保持器复查时再次见到您。如果您有任何问题，请告诉我们。

此致

敬礼!

保持一年后，再郑重地发出第二封信。两封信都要写清楚所说的费用仅包括主动矫治阶段和一年的保持阶段，第二封信的内容如下：

亲爱的×××

我非常高兴地告诉您，您的保持器的督导期已经结束，不再需要常规的复诊。正像所建议的那样，为了保持最好的疗效，您应该继续戴保持器。谨慎起见，长期认真戴保持器将可以确保矫治效果的长期稳定。

如果您因为想进行常规的正畸后检查，或保持器有任何问题而希望继续复诊时，我们将非常高兴地再次帮助您，每次复诊时需要再付费用。如果需要一些建议或其他任何帮助时，请不要犹豫与我们联系。

我们愿意借此机会强调，为了维持和加强您已得到的治疗效果，需要定期去您的口腔综合医生处复查。

此致

敬礼!

根据患者是成人还是儿童，信件要有两种不同的写法。将信件保存在磁盘中，必要时要进行修改，或者更人情味些。

据Bishop[5]报告，澳大利亚的一位内科医生Dr.H.N.Tattersal发现，这种随访信件可以促进患者对他提供的服务的理解。收到信件的患者中，54%的人“完全满意”，达到最高的评价；未收到信件的患者中，比例数仅为16%。

长期保持

关于长期保持的计划，各个正畸医生之间看法很不相同。治疗后患者的合作程度也有不同，甚至有很大的差异。一些正畸医师认为[6,7]，如果保持矫治前的牙弓形态，特别是尖牙间宽度，相邻牙的接触点变平（需要切除牙龈纤维处的龈切除术已经完成），则很少需要甚至不需要保持。其他一些正畸医师则认为[8,9]，如果要将牙齿保持在一个位置，永久性保持是必要的。对某些病例，所有可能的保持方法中的任何一个都可能是满意的，但对其他的病例也许就不合适。正畸医生应该建立一个保持的计划，以下折衷的方法对做出决定会有所帮助。

上牙弓

由于上牙弓的复发大多发生在拆除矫治器后的6个月内，因此应该要求患者全天或者尽可能多的时间内戴保持器。以后可以渐渐地仅在夜间戴，同时检查可能产生压力的区域。如果有压力区，有必要长期保持。最后患者可以逐渐过渡到上颌不再保持。

下牙弓

下牙弓的前牙部始终被认为是“房屋的地基部分”，尤其是在生长发育阶段的晚期。因此青少年患者的下颌粘接式保持器要放置至生长发育停止；而成人患者要放置约2年。以后是否拆除保持器，每个病例再进行具体分析。

（魏松　译）

参考文献

1 Reitan K 1959 Tissue rearrangement during retention of orthodontically rotated teeth. Angle Orthodontist 29:105-113

2 Van Waveren Hogervorst W L, Feilzer A J et al 2000 The air abrasion technique versus the conventional acid-etching technique: a quantification of surface enamel loss and a comparison of shear bond strength. American Journal of Orthodontics and Dentofacial Orthopedics 117:20-26

3 Mitchell L, 1992 Decalcification during orthodontic treatment with fixed appliances-an overview. British Journal of Orthodontics 19:199-205

4 Twetman S, Hallgren A, Peterson LG, 1995 Effect of an antibacterial varnish on mutans streptococci in plaque from enamel adjacent to orthodontic appliances. Caries Research 29:188-91

5 Bishop J E 1991 Technology and medicine; doctors get results by sending letters after treatments. Wall Street Journal October 11:134

6 Boese L R 1980 Fiberotomy and reproximation without lower retention, nine years in retrospect: part 1. Angle Orthodontist 50:88-97

7 Boese L R 1980 Fiberotomy and reproximation without lower retention, nine years in retrospect: Part 2. Angle Orthodontist 50:159-178

8 Little R M, Reidel R A, Årtun J 1988 An evaluation of changes in mandibular anterior alignment from 10 years to 20 years postretention. American Journal of Orthodontics and Dentofacial Orthopedics 93:423-428

9 Little R M, Wallen T R, Reidel R A 1981 Stability and relapse of mandibular anterior alignment-first premolar cases treated by traditional edgewise orthodontics. American Journal of Orthodontics 80:349-365

索引*

* 为了便于读者查找，我们将索引按汉语拼音重新排序。字母、数字开头的词放在了最后面。

H

J

K

L

M

N

P

Q

R

S

T

W

X

Y

Z

字母

数字